普通高等医学院校药学类专业第二轮教材

生物药剂学与药物动力学

（第2版）

（供药学类专业用）

主　编　张淑秋　王建新　刘中秋

副主编　刘晓娟　丁志英　储晓琴　孙维彤

编　者（以姓氏笔画为序）

丁志英（吉林大学药学院）　　　　王建新（复旦大学药学院）

王锐利（山西医科大学）　　　　　刘中秋（广州中医药大学）

任亚超（哈尔滨医科大学）　　　　刘明妍（中国医科大学）

刘晓娟（锦州医科大学）　　　　　孙维彤（佳木斯大学药学院）

李海菊（长治医学院）　　　　　　宋　珏（安徽医科大学）

沙先谊（复旦大学药学院）　　　　张纯刚（辽宁中医药大学）

张淑秋（山西医科大学）　　　　　郭新红（郑州大学药学院）

常　星（陕西中医药大学）　　　　储晓琴（安徽中医药大学）

中国健康传媒集团

中国医药科技出版社

内 容 提 要

　　本教材为"普通高等医学院校药学类专业第二轮教材"之一，是根据本套教材的编写思路和原则要求，结合专业培养目标和本课程的教学目标、内容与任务要求编写而成。本教材专业性、针对性强，紧密结合新时代行业要求和社会用人需求；内容主要包括药物的跨膜转运、吸收、分布、代谢、排泄过程的规律及其影响因素，药物动力学基本概念、基本理论、进展及其在新药研发、合理用药中的应用等。本教材为书网融合教材，即纸质教材有机融合电子教材、教学配套资源（课件、微课、视频等）、题库系统、数字化教学服务等。

　　本书主要供高等医学院校药学类专业师生使用，也可作为药师、执业药师、临床医师以及医药生产与科研单位专业技术人员的参考用书。

图书在版编目（CIP）数据

　　生物药剂学与药物动力学/张淑秋，王建新，刘中秋主编 . —2 版 . —北京：中国医药科技出版社，2021.7

　　普通高等医学院校药学类专业第二轮教材

　　ISBN 978 - 7 - 5214 - 2448 - 5

　　Ⅰ. ①生…　Ⅱ. ①张…　②王…　③刘…　Ⅲ. ①生物药剂学 – 医学院校 – 教材　②药物代谢动力学 – 医学院校 – 教材　Ⅳ. ①R945　②R969.1

　　中国版本图书馆 CIP 数据核字（2021）第 131325 号

美术编辑　陈君杞
版式设计　易维新

出版　**中国健康传媒集团** ｜ 中国医药科技出版社
地址　北京市海淀区文慧园北路甲 22 号
邮编　100082
电话　发行：010 - 62227427　邮购：010 - 62236938
网址　www. cmstp. com
规格　889 × 1194mm $^1/_{16}$
印张　$20\,^3/_4$
字数　685 千字
初版　2016 年 1 月第 1 版
版次　2021 年 7 月第 2 版
印次　2023 年 6 月第 2 次印刷
印刷　廊坊市海玉印刷有限公司
经销　全国各地新华书店
书号　ISBN 978 - 7 - 5214 - 2448 - 5
定价　**55.00 元**

获取新书信息、投稿、为图书纠错，请扫码联系我们。

出版说明

全国普通高等医学院校药学类专业"十三五"规划教材，由中国医药科技出版社于 2016 年初出版，自出版以来受到各院校师生的欢迎和好评。为适应学科发展和药品监管等新要求，进一步提升教材质量，更好地满足教学需求，同时为了落实中共中央、国务院《"健康中国 2030"规划纲要》《中国教育现代化 2035》等文件精神，在充分的院校调研的基础上，针对全国医学院校药学类专业教育教学需求和应用型药学人才培养目标要求，在教育部、国家药品监督管理局的领导下，中国医药科技出版社于 2020 年对该套教材启动修订工作，编写出版"普通高等医学院校药学类专业第二轮教材"。

本套理论教材 35 种，实验指导 9 种，教材定位清晰、特色鲜明，主要体现在以下方面。

一、培养高素质应用型人才，引领教材建设

本套教材建设坚持体现《中国教育现代化 2035》"加强创新型、应用型、技能型人才培养规模"的高等教育教学改革精神，切实满足"药品生产、检验、经营与管理和药学服务等应用型人才"的培养需求，按照《"健康中国 2030"规划纲要》要求培养满足健康中国战略的药学人才，坚持理论与实践、药学与医学相结合，强化培养具有创新能力、实践能力的应用型人才。

二、体现立德树人，融入课程思政

教材编写将价值塑造、知识传授和能力培养三者融为一体，实现"润物无声"的目的。公共基础课程注重体现提高大学生思想道德修养、人文素质、科学精神、法治意识和认知能力，提升学生综合素质；专业基础课程根据药学专业的特色和优势，深度挖掘提炼专业知识体系中所蕴含的思想价值和精神内涵，科学合理拓展专业课程的广度、深度和温度，增加课程的知识性、人文性，提升引领性、时代性和开放性；专业核心课程注重学思结合、知行统一，增强学生勇于探索的创新精神、善于解决问题的实践能力。

三、适应行业发展，构建教材内容

教材建设根据行业发展要求调整结构、更新内容。构建教材内容紧密结合当前国家药品监督管理法规标准、法规要求、现行版《中华人民共和国药典》内容，体现全国卫生类（药学）专业技术资格考试、国家执业药师职业资格考试的有关新精神、新动向和新要求，保证药学教育教学适应医药卫生事业发展要求。

四、创新编写模式，提升学生能力

在不影响教材主体内容基础上注重优化"案例解析"内容，同时保持"学习导引""知识链接""知识拓展""练习题"或"思考题"模块的先进性。注重培养学生理论联系实际，以及分析问题和解决问题的能力，包括药品生产、检验、经营与管理、药学服务等的实际操作能力、创新思维能力和综合分析能力；其他编写模块注重增强教材的可读性和趣味性，培养学生学习的自觉性和主动性。

五、建设书网融合教材，丰富教学资源

搭建与教材配套的"医药大学堂"在线学习平台（包括数字教材、教学课件、图片、视频、动画及练习题等），丰富多样化、立体化教学资源，并提升教学手段，促进师生互动，满足教学管理需要，为提高教育教学水平和质量提供支撑。

数字化教材编委会

主　编　刘中秋　王建新　张淑秋

副主编　刘晓娟　丁志英　储晓琴　孙维彤

编　者（以姓氏笔画为序）

丁志英（吉林大学药学院）　　　　　王立萍（广州中医药大学）

王建新（复旦大学药学院）　　　　　王锐利（山西医科大学）

任亚超（哈尔滨医科大学）　　　　　刘中秋（广州中医药大学）

刘明妍（中国医科大学）　　　　　　刘晓娟（锦州医科大学）

孙维彤（佳木斯大学药学院）　　　　李海菊（长治医学院）

宋　珏（安徽医科大学）　　　　　　沙先谊（复旦大学药学院）

张纯刚（辽宁中医药大学）　　　　　张淑秋（山西医科大学）

郭新红（郑州大学药学院）　　　　　常　星（陕西中医药大学）

储晓琴（安徽中医药大学）　　　　　雷静文（长治医学院）

前言

　　生物药剂学与药物动力学是药学类专业学生必修的一门主干专业课程。通过本课程学习，培养学生掌握药物体内过程及其影响因素、药物体内药量与血药浓度的经时变化规律等基本概念、基本理论、基本方法，为学生从事新药研发、剂型设计、药物质量评价和临床合理用药等奠定理论基础和技能基础。

　　本教材主要根据普通高等学校药学类专业培养目标和主要就业方向及执业能力要求，按照本套教材编写指导思想和原则要求，结合本课程教学大纲，由全国14所医学院校从事本课程教学的一线教师精心编写而成。本教材在上一版基础上，根据新时代健康中国战略对药学人才的要求、药学学科的发展趋势和医药事业创新发展需求，针对药学类本科专业应用型专门人才培养目标，对内容进行了充实和更新，使教材的先进性、前沿性、时效性、实用性都有了进一步提高。体例上设置了学习导引、案例解析、课堂互动、知识拓展、本章小结、练习题等模块，更好地服务于教学；章节设计上结合学科发展，将"药物跨膜转运"单独成章；知识点与现行版药典、药事法规及药学类专业资格考试等相衔接；内容上着重于基本概念、基本理论的理解与应用，精简了冗长的数学公式推导，引入合理用药和药物研发案例，融入课程思政元素，强化对学生思想道德、职业能力、职业素养和创新能力的培养。

　　本教材的主要内容包括药物的吸收、分布、代谢、排泄机制及其影响因素，以及药物动力学基本概念、基本理论及其在新药研发和合理用药中的应用。全书共十六章，第一章至第七章介绍了生物药剂学的基本概念、基本理论及进展，重点讨论了药物吸收、分布、代谢、排泄过程的规律，以及药物因素、生物因素对体内过程及临床效应的影响；第八章至第十六章介绍了药物动力学基本概念、基本理论及进展，重点阐述了体内药量与血药浓度的经时变化规律、药动学参数的求算以及药物动力学在新药研发与合理用药中的应用。

　　本教材的编写分工如下：第一章由张淑秋编写，第二章由任亚超编写，第三章由孙维彤编写，第四章由储晓琴编写，第五章由刘中秋编写，第六章由王锐利编写，第七章由李海菊编写，第八章由王建新编写，第九章由刘晓娟编写，第十章由沙先谊编写，第十一章由丁志英编写，第十二章由刘明妍编写，第十三章由郭新红编写，第十四章由宋珏编写，第十五章由张纯刚编写，第十六章由常星编写，参考文献及统稿工作由王锐利完成。上述编者和王立萍、雷静文老师共同完成了数字化教材的编写工作。另外，山西医科大学闫超群、张国顺、任国莲、邢洋等老师协助完成了纸质教材的统稿和校对工作；广州中医药大学王立萍、朱丽君等老师完成了数字化教材的统稿和校对工作。

　　本教材的编写得到了各参编单位的大力支持，参考了有关教材和著作，在此一并表示感谢。限于编写时间和编者水平，书中难免存在疏漏和不足之处，敬请读者提出宝贵意见和建议。

编　者
2021 年 3 月

第一章　生物药剂学概述 ………………………………………………………………………… 1
　　一、生物药剂学的基本概念 ………………………………………………………………… 1
　　二、生物药剂学的研究内容 ………………………………………………………………… 3
　　三、生物药剂学的作用及其与相关学科的关系 …………………………………………… 4
　　四、生物药剂学的发展 ……………………………………………………………………… 5

第二章　药物的跨膜转运 ………………………………………………………………………… 9
　第一节　生物膜的结构与功能 ………………………………………………………………… 9
　　一、生物膜的结构与性质 …………………………………………………………………… 9
　　二、药物转运中常见的生物膜 ……………………………………………………………… 12
　第二节　药物跨膜转运机制 …………………………………………………………………… 13
　　一、被动转运 ………………………………………………………………………………… 14
　　二、主动转运 ………………………………………………………………………………… 15
　　三、膜动转运 ………………………………………………………………………………… 16
　第三节　药物转运体与体内过程 ……………………………………………………………… 17
　　一、药物转运体的分类 ……………………………………………………………………… 17
　　二、常见的药物转运体 ……………………………………………………………………… 18
　　三、药物转运体在药物体内过程中的作用 ………………………………………………… 23

第三章　口服药物的吸收 ………………………………………………………………………… 26
　第一节　胃肠道的解剖学结构与吸收机制 …………………………………………………… 26
　　一、胃肠道的结构与功能 …………………………………………………………………… 26
　　二、胃肠道的药物吸收转运机制 …………………………………………………………… 29
　第二节　影响口服药物吸收的生理因素 ……………………………………………………… 32
　　一、消化系统因素 …………………………………………………………………………… 32
　　二、循环系统因素 …………………………………………………………………………… 35
　　三、疾病因素 ………………………………………………………………………………… 35
　第三节　影响口服药物吸收的药物因素 ……………………………………………………… 36
　　一、药物的理化性质 ………………………………………………………………………… 36
　　二、药物的剂型及处方工艺 ………………………………………………………………… 43
　　三、药物间及药物与辅料间相互作用 ……………………………………………………… 47
　第四节　口服药物吸收与制剂设计 …………………………………………………………… 49
　　一、生物药剂学分类系统 …………………………………………………………………… 49
　　二、生物药剂学分类系统与口服药物制剂设计 …………………………………………… 51
　　三、生物药剂学分类系统的其他应用 ……………………………………………………… 55

第五节　口服药物吸收的评价方法 ……………………………………………………… 58
　一、制剂学评价方法 …………………………………………………………………… 58
　二、生物学评价方法 …………………………………………………………………… 59

第四章　非口服药物的吸收 ……………………………………………………………… 63

第一节　注射给药 ………………………………………………………………………… 63
　一、给药部位与吸收途径 ……………………………………………………………… 64
　二、影响注射给药吸收的因素 ………………………………………………………… 64
第二节　皮肤给药 ………………………………………………………………………… 66
　一、皮肤的结构与药物的吸收途径 …………………………………………………… 66
　二、影响药物经皮渗透的因素 ………………………………………………………… 67
第三节　口腔黏膜给药 …………………………………………………………………… 69
　一、口腔黏膜的结构与药物的吸收途径 ……………………………………………… 70
　二、影响口腔黏膜吸收的因素 ………………………………………………………… 70
第四节　鼻黏膜给药 ……………………………………………………………………… 71
　一、鼻腔的结构与药物的吸收途径 …………………………………………………… 72
　二、影响鼻黏膜吸收的因素 …………………………………………………………… 73
第五节　肺部给药 ………………………………………………………………………… 74
　一、呼吸器官的结构与药物的吸收途径 ……………………………………………… 75
　二、影响肺部吸收的因素 ……………………………………………………………… 75
第六节　直肠与阴道给药 ………………………………………………………………… 77
　一、直肠部位的药物吸收途径与影响吸收的因素 …………………………………… 77
　二、阴道部位的药物吸收途径与影响吸收的因素 …………………………………… 78
第七节　眼部给药 ………………………………………………………………………… 78
　一、眼的结构与药物的吸收途径 ……………………………………………………… 78
　二、影响眼部吸收的因素 ……………………………………………………………… 79

第五章　药物分布 ………………………………………………………………………… 81

第一节　药物的组织分布 ………………………………………………………………… 81
　一、药物与血浆蛋白结合 ……………………………………………………………… 81
　二、药物分布的临床意义 ……………………………………………………………… 86
　三、表观分布容积 ……………………………………………………………………… 87
　四、影响分布的因素 …………………………………………………………………… 88
第二节　药物的淋巴系统转运 …………………………………………………………… 92
　一、淋巴循环与淋巴管的构造 ………………………………………………………… 92
　二、药物向淋巴系统的转运 …………………………………………………………… 93
第三节　药物的脑内转运与脑屏障 ……………………………………………………… 94
　一、脑屏障 ……………………………………………………………………………… 94
　二、药物的脑内转运机制及影响因素 ………………………………………………… 95
　三、提高药物脑内分布的意义与方法 ………………………………………………… 96
第四节　药物的胎儿内分布与血胎屏障 ………………………………………………… 97
　一、血胎屏障 …………………………………………………………………………… 97
　二、药物的血胎转运机制及影响因素 ………………………………………………… 98
　三、胎儿内的药物分布 ………………………………………………………………… 99

第五节　药物的体内分布与靶向给药系统设计 ……………………………………… 99
　　一、微粒型靶向给药系统的体内分布 ………………………………………… 100
　　二、影响微粒型靶向给药系统体内分布的因素 ……………………………… 100
　　三、靶向给药系统的设计 ……………………………………………………… 101

第六章　药物代谢 …………………………………………………………………… 104

第一节　药物代谢概述 ………………………………………………………………… 105
　　一、药物代谢的概念 …………………………………………………………… 105
　　二、药物代谢与药理作用 ……………………………………………………… 105
　　三、药物代谢的部位与首过效应 ……………………………………………… 106
第二节　药物代谢酶与代谢反应 ……………………………………………………… 107
　　一、氧化酶与氧化代谢反应 …………………………………………………… 107
　　二、还原酶与还原代谢反应 …………………………………………………… 111
　　三、水解酶与水解代谢反应 …………………………………………………… 111
　　四、转移酶与结合代谢反应 …………………………………………………… 112
第三节　影响药物代谢的因素 ………………………………………………………… 114
　　一、生物因素 …………………………………………………………………… 114
　　二、药物因素 …………………………………………………………………… 117
第四节　药物代谢在临床用药与药物研究中的应用 ………………………………… 121
　　一、药物代谢与合理用药 ……………………………………………………… 121
　　二、药物代谢与剂型设计 ……………………………………………………… 125
　　三、药物代谢与前体药物设计 ………………………………………………… 126
　　四、药物代谢与药物筛选 ……………………………………………………… 126
　　五、药物代谢研究方法与技术 ………………………………………………… 127

第七章　药物排泄 …………………………………………………………………… 130

第一节　药物的肾排泄及影响因素 …………………………………………………… 131
　　一、肾小球的滤过 ……………………………………………………………… 131
　　二、肾小管主动分泌 …………………………………………………………… 132
　　三、肾小管重吸收 ……………………………………………………………… 132
　　四、肾清除率 …………………………………………………………………… 133
　　五、影响肾排泄的因素 ………………………………………………………… 134
第二节　药物的胆汁排泄及影响因素 ………………………………………………… 137
　　一、药物胆汁清除率 …………………………………………………………… 137
　　二、药物胆汁排泄机制 ………………………………………………………… 137
　　三、影响药物胆汁排泄的因素 ………………………………………………… 137
　　四、肠肝循环 …………………………………………………………………… 138
　　五、研究药物胆汁排泄的方法 ………………………………………………… 140
第三节　药物的其他排泄途径 ………………………………………………………… 140
　　一、乳汁排泄 …………………………………………………………………… 140
　　二、唾液排泄 …………………………………………………………………… 141
　　三、粪便排泄 …………………………………………………………………… 141
　　四、肺排泄 ……………………………………………………………………… 142
　　五、汗腺和毛发排泄 …………………………………………………………… 142

第八章　药物动力学概述 ······ 144

第一节　药物动力学的概念与发展 ······ 144
一、药物动力学的概念 ······ 144
二、药物动力学的发展 ······ 144

第二节　药物动力学的研究内容及与相关学科的关系 ······ 146
一、药物动力学的研究内容 ······ 146
二、药物动力学与相关学科的关系 ······ 148

第三节　隔室模型和体内转运的速率过程 ······ 150
一、隔室模型 ······ 150
二、药物体内转运的速率过程 ······ 151

第四节　药物动力学基本参数 ······ 152
一、速率常数 ······ 152
二、半衰期 ······ 152
三、血药浓度与药－时曲线 ······ 153
四、药－时曲线下面积 ······ 153
五、血药峰浓度和达峰时间 ······ 153
六、表观分布容积 ······ 154
七、清除率 ······ 154

第九章　单室模型 ······ 156

第一节　静脉注射给药 ······ 156
一、血药浓度法 ······ 157
二、尿药排泄数据法 ······ 161

第二节　静脉滴注给药 ······ 166
一、血药浓度法 ······ 166
二、负荷剂量 ······ 170

第三节　血管外给药 ······ 171
一、血药浓度法 ······ 171
二、尿药排泄数据法 ······ 179
三、体内外相关性评价 ······ 184

第十章　多室模型 ······ 189

第一节　二室模型静脉注射给药 ······ 189
一、模型的建立 ······ 189
二、血药浓度与时间的关系 ······ 190
三、参数的估算 ······ 191

第二节　二室模型静脉滴注给药 ······ 194
一、模型的建立 ······ 194
二、血药浓度与时间的关系 ······ 194

第三节　二室模型血管外给药 ······ 195
一、模型的建立 ······ 195
二、血药浓度与时间的关系 ······ 196
三、Loo－Riegelman法测定吸收百分数 ······ 197

　　第四节　隔室模型的判别 ……………………………………………………………… 198

　　　　一、作图判断 …………………………………………………………………………… 199

　　　　二、用残差平方和判断 ………………………………………………………………… 199

　　　　三、用拟合度进行判断 ………………………………………………………………… 199

　　　　四、AIC 法 ……………………………………………………………………………… 199

　　　　五、F 检验 ……………………………………………………………………………… 199

　　第五节　药物动力学数据处理原理及软件简介 ……………………………………… 201

　　　　一、DAS …………………………………………………………………………………… 201

　　　　二、WinNonlin ………………………………………………………………………… 201

　　　　三、NONMEN …………………………………………………………………………… 202

　　　　四、实用药物动力学计算程序 ………………………………………………………… 202

第十一章　多剂量给药 ……………………………………………………………… 204

　　第一节　静脉注射给药 ……………………………………………………………………… 204

　　　　一、单室模型药物 ……………………………………………………………………… 204

　　　　二、双室模型药物 ……………………………………………………………………… 209

　　第二节　静脉滴注给药 ……………………………………………………………………… 209

　　　　一、单室模型药物 ……………………………………………………………………… 209

　　　　二、双室模型药物 ……………………………………………………………………… 211

　　第三节　血管外给药 ………………………………………………………………………… 212

　　　　一、单室模型药物 ……………………………………………………………………… 212

　　　　二、双室模型药物 ……………………………………………………………………… 213

　　第四节　平均稳态血药浓度 ……………………………………………………………… 214

　　　　一、单室模型药物静脉注射给药 ……………………………………………………… 214

　　　　二、单室模型药物血管外给药 ………………………………………………………… 214

　　第五节　负荷剂量 …………………………………………………………………………… 215

　　　　一、单室模型药物静脉注射给药 ……………………………………………………… 215

　　　　二、单室模型药物血管外给药 ………………………………………………………… 215

　　第六节　蓄积与血药浓度波动 …………………………………………………………… 216

　　　　一、单室模型药物的蓄积 ……………………………………………………………… 216

　　　　二、单室模型药物血药浓度波动 ……………………………………………………… 218

第十二章　统计矩原理在药物动力学中的应用 ……………………………… 220

　　第一节　基本概念 …………………………………………………………………………… 220

　　　　一、零阶矩 ……………………………………………………………………………… 221

　　　　二、一阶矩 ……………………………………………………………………………… 222

　　　　三、平均滞留时间 ……………………………………………………………………… 222

　　第二节　矩量法估算药物动力学参数 …………………………………………………… 224

　　　　一、生物半衰期 ………………………………………………………………………… 224

　　　　二、清除率 ……………………………………………………………………………… 225

　　　　三、稳态表观分布容积 ………………………………………………………………… 225

　　　　四、生物利用度 ………………………………………………………………………… 225

　　　　五、平均稳态血药浓度的预测 ………………………………………………………… 226

第三节 矩量法研究药物体内过程 ……………………………………………………… 227

一、释放动力学 …………………………………………………………………………… 227

二、吸收动力学 …………………………………………………………………………… 229

第十三章 非线性药物动力学 ……………………………………………………… 232

第一节 非线性药物动力学产生的机制 ………………………………………………… 233

一、吸收过程转运体饱和 ………………………………………………………………… 233

二、分布过程蛋白结合饱和 ……………………………………………………………… 234

三、代谢过程中代谢酶的饱和及酶抑制与酶诱导作用 ………………………………… 235

四、排泄过程转运体饱和 ………………………………………………………………… 236

第二节 非线性消除药物动力学 ………………………………………………………… 236

一、非线性消除药物动力学的特点 ……………………………………………………… 236

二、静脉注射给药后的非线性药物动力学方程 ………………………………………… 237

三、非线性药物动力学参数的估算 ……………………………………………………… 242

第三节 非线性药物动力学的识别 ……………………………………………………… 244

一、消除过程 ……………………………………………………………………………… 244

二、吸收过程 ……………………………………………………………………………… 245

三、分布过程 ……………………………………………………………………………… 245

第十四章 药物动力学的临床应用 ………………………………………………… 247

第一节 临床给药方案的设计 …………………………………………………………… 247

一、血药浓度与药物效应的关系 ………………………………………………………… 247

二、影响血药浓度的因素 ………………………………………………………………… 248

三、给药方案设计的基本要求 …………………………………………………………… 249

四、临床给药方案设计的基本方法 ……………………………………………………… 250

第二节 特殊人群的药物动力学与临床用药 …………………………………………… 256

一、老年人的药物动力学特点与临床用药 ……………………………………………… 256

二、儿童的药物动力学特点与临床用药 ………………………………………………… 257

三、孕期与哺乳期妇女的药物动力学特点与临床用药 ………………………………… 258

第三节 疾病状态下的药物动力学与临床用药 ………………………………………… 259

一、肝脏疾病状态下的药物动力学与临床用药 ………………………………………… 259

二、肾脏疾病状态下的药物动力学与临床用药 ………………………………………… 260

三、其他疾病状态下的药物动力学与临床用药 ………………………………………… 263

第四节 治疗药物监测与个体化用药 …………………………………………………… 264

一、治疗药物监测及其意义 ……………………………………………………………… 264

二、治疗药物监测的临床指征 …………………………………………………………… 265

三、治疗药物监测实施方法 ……………………………………………………………… 266

四、常需进行治疗药物监测的药物举例 ………………………………………………… 267

第十五章 药物动力学在新药研究中的应用 ……………………………………… 270

第一节 新药药物动力学研究 …………………………………………………………… 270

一、新药非临床药物动力学研究 ………………………………………………………… 270

二、新药临床药物动力学研究（Ⅰ期） ………………………………………………… 273

第二节　生物利用度研究与生物等效性评价 ………………………………… 275
　　一、基本概念 ……………………………………………………………… 275
　　二、研究目的和意义 ……………………………………………………… 275
　　三、基本要求和研究方法 ………………………………………………… 276
　　四、生物等效性统计分析 ………………………………………………… 279
第三节　缓释、控释、迟释制剂及纳米药物的药物动力学 ………………… 282
　　一、缓释、控释及迟释制剂的药物动力学 ……………………………… 282
　　二、纳米药物的药物动力学 ……………………………………………… 289

第十六章　药物动力学研究进展 ………………………………………… 293
第一节　生理药物动力学模型 ………………………………………………… 293
　　一、生理药物动力学模型概述 …………………………………………… 293
　　二、模型的建立与应用 …………………………………………………… 294
第二节　药物动力学与药效动力学的相关性研究 …………………………… 297
　　一、血药浓度和药理效应的关系 ………………………………………… 297
　　二、药效动力学模型 ……………………………………………………… 298
　　三、药动学 – 药效学联合模型 …………………………………………… 300
第三节　时辰药物动力学 ……………………………………………………… 301
　　一、药物体内过程的时间节律 …………………………………………… 302
　　二、影响药物动力学时辰节律的因素 …………………………………… 303
　　三、时辰药物动力学与合理用药 ………………………………………… 304
第四节　生物技术药物动力学与手性药物动力学 …………………………… 306
　　一、生物技术药物动力学 ………………………………………………… 306
　　二、手性药物动力学 ……………………………………………………… 308

附录 …………………………………………………………………………… 313
附录一　药物动力学符号注释 ………………………………………………… 313
附录二　拉普拉斯变换 ………………………………………………………… 314

参考文献 ……………………………………………………………………… 317

第一章

生物药剂学概述

学习导引

知识要求

1. **掌握** 生物药剂学的定义及基本概念；药物因素和生物因素的含义。
2. **熟悉** 生物药剂学的研究内容及其在新药研发和临床合理用药中的作用。
3. **了解** 生物药剂学与相关学科的关系及其研究进展。

能力要求

1. 初步具备分析药物因素和生物因素对药物效应影响的能力。
2. 具备综合分析药物体内过程对用药安全性和有效性影响的能力。

案例解析

【**案例**】患者，男，55岁，主诉"长期胃酸反流、胃痛"，既往患慢性胃炎12年。门诊诊断为胃溃疡、十二指肠溃疡和反流性食管炎。处方：雷尼替丁胶囊0.35g，口服，每日2次；枸橼酸铋钾胶囊0.3g，口服，每日4次；维生素B_6片10mg，口服，每日2次。一周后患者复诊，症状有减轻，但未见明显好转。

【**问题**】患者服用雷尼替丁、枸橼酸铋钾、维生素B_6一周后，为什么症状未见明显好转？

【**分析**】①枸橼酸铋钾在胃液pH条件下，可在溃疡表面形成坚固的氧化铋胶体薄膜，隔绝胃酸、酶及食物对溃疡黏膜的侵蚀作用，用于胃及十二指肠溃疡及胃酸过多引起的胃痛、胃灼热感等；②雷尼替丁为H_2受体拮抗剂，能有效地抑制胃酸分泌，主要用于胃酸过多、烧心的治疗；③维生素B_6有止吐作用。雷尼替丁和枸橼酸铋钾若同时服用，雷尼替丁的抑制胃酸分泌的作用可影响枸橼酸铋钾发挥作用。应叮嘱患者不要同时服用两种药物，应在服用枸橼酸铋钾后0.5小时以后再服用雷尼替丁胶囊。

一、生物药剂学的基本概念

药物要发挥临床疗效，必须以某种剂型经口服、静脉、皮下或透皮等途径进入患者体内，药物从剂型中释放出来进入血液循环、到达作用部位，继而发挥疗效。自20世纪60年代以来，人们认识到药物的理化性质、剂型特性、患者因素等均会影响药物的有效性和安全性。1961年，Wagner综述了影响药物效应的剂型因素和生物因素，提出生物药剂学的概念。

微课

（一）生物药剂学

生物药剂学（biopharmaceutics）是研究药物及其剂型在体内的吸收、分布、代谢与排泄过程，是阐明药物因素（又称为剂型因素）、机体的生物因素与药物效应三者之间相互关系的科学。其中的药物因素是广义的概念，包含了与药物理化性质及药物剂型有关的各种因素。生物药剂学的研究目的是为科学评价药物制剂内在质量、剂型及处方工艺优化设计、临床合理用药等提供科学依据，确保用药的有效性、安全性、适用性。

（二）药物体内过程

生物药剂学着重研究各种剂型经不同途径给药后药物的体内过程及影响体内过程的因素，药物的体内过程是生物药剂学研究的主要内容。吸收（absorption）是指药物从用药部位进入体循环的过程；药物进入体循环后向各组织、器官或体液转运的过程称为分布（distribution）；药物在吸收及进入体循环后，经肠道菌群或体内酶系统的作用，结构发生转变的过程称为代谢（metabolism）或生物转化（biotransformation）；药物及其代谢物排出体外的过程称为排泄（excretion）；以上过程通常简称为 ADME 过程。药物的吸收、分布和排泄过程合称为转运（transport）；分布、代谢和排泄过程合称为处置（disposition）；代谢与排泄过程合称为消除（elimination）。一般情况下，药物需进入体循环才能发挥全身治疗作用，除血管内给药（如静注、静滴）以外，其他途径给药后，药物都要经过吸收过程进入体循环。药物体内过程示意见图 1-1。

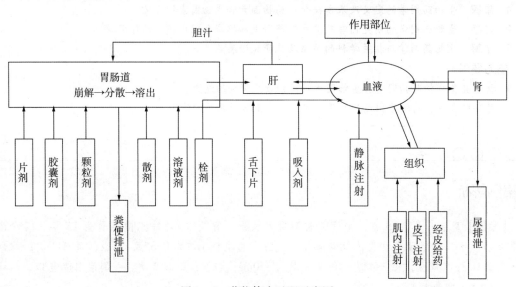

图 1-1　药物体内过程示意图

（三）药物效应

生物药剂学概念中的药物效应是指药物作用的总结果，包括治疗作用、不良反应和毒性。药物的体内过程与药物效应密切相关，影响体内过程的因素必将影响药物效应。药物的吸收过程影响药物进入体循环的速率和程度，主要关系到药物的起效快慢及安全性；分布过程取决于药物到达各组织和器官的能力，药物分布到靶器官、靶组织的量及持续时间决定着药效的强弱和持效时间，向非靶器官或非靶组织分布的情况则与药物的安全性有关；代谢与排泄过程则与药物在体内的存留时间有关。药物吸收、分布、代谢及排泄过程综合作用的结果决定了药物的血药浓度及靶部位浓度的变化，从而影响药物的有效性和安全性。

（四）影响药物体内过程的因素

影响药物体内过程的因素主要包括与药物有关的药物因素和与机体有关的生物因素，这些因素最终都会影响药物效应的产生。

1. 药物因素　或称剂型因素，属于广义的概念，是指与药物及其剂型有关的各种因素，主要包括如下。

（1）药物的某些化学性质：如酸、碱、盐、酯、络合物或衍生物等药物的化学形式及结构特性，药物的化学稳定性等。

（2）药物的某些物理性质：如粒子大小、晶型、晶癖、溶解度、溶出速率等。

（3）药物的剂型及用药途径或方法。

（4）制剂处方中辅料的种类、性质及用量。

（5）处方中药物配伍及相互作用。

（6）制剂工艺过程、操作条件及贮存条件等。

2. 生物因素　指与用药对象有关的生理、病理、遗传及环境因素等，主要包括如下。

（1）种属差异及种族差异　包括不同实验动物如小鼠、大鼠、兔、狗、猴等与人之间的种属差异，以及人类不同种族间在不同遗传因素、环境因素、社会因素下形成的种族差异。

（2）个体差异　即主要由遗传因素及后天获得性因素等引起的体内过程方面的不同导致的个体间差异，如遗传缺陷导致某些药物代谢酶的活性过低，从而影响药物代谢过程。

（3）年龄　指新生儿、婴儿、青壮年与老年人体内药物过程存在的差异，如新生儿药物代谢酶发育不全，某些药物的代谢与成人不同；老年人的分布、代谢、排泄过程较青壮年慢。

（4）性别　指动物雌雄及人的性别不同在体内过程方面的差异，如一般男性较女性代谢、排泄快等。

（5）生理、病理情况　是指生理状态及疾病因素对体内过程的影响，如妊娠等特殊生理期、体重（胖瘦）可能影响药物的吸收、分布、代谢及排泄情况；肝肾功能低下等会影响药物的代谢和排泄过程，消化道疾病会影响药物的吸收。

（6）饮食及环境因素　机体的营养状况、食物成分、吸烟及饮酒习惯等均可能影响药物的体内过程。

二、生物药剂学的研究内容

微课

生物药剂学经过六十余年的发展，其研究内容逐渐丰富，在保证药品质量、新药研发及临床合理用药等方面发挥重要作用。生物药剂学的研究内容主要有以下几方面。

（一）研究药物的理化性质对药物体内过程的影响

药物在体内的转运特征与药物的化学结构特性和物理状态有关，通过药剂学技术或结构优化，可改善药物的理化性质，进而提高药物的疗效。如难溶性药物的溶出速率较小，会影响药物的吸收；通过降低药物的粒径、选择合适晶型等可增大其溶出速率，从而改善药物的吸收，继而提高疗效。优化药物的结构，可改善其体内过程，如有的药物结构在体内代谢快、持效短，或不稳定、易降解，或不易通过生物膜吸收，可对其进行化学修饰制成前体药物，提高其体内稳定性、改善吸收，进入体内后在酶的作用下再转化为活性药物。制成前药是改善药物体内过程、提高疗效的重要手段。研究药物的理化性质对药物体内过程的影响，有助于指导制剂处方的设计。以口服给药为例，基于药物理化性质与吸收、代谢过程指导口服制剂处方设计示意见图1-2。

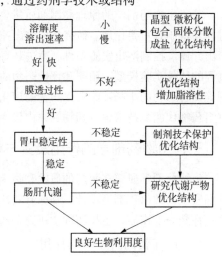

图1-2　基于药物理化性质与吸收、代谢过程指导口服制剂设计的示意图

（二）研究制剂因素对药物体内过程的影响

同一药物的不同剂型可能产生不同的药效，不同处方或厂家生产的同一制剂也往往存在疗效差异。这是因为药物的剂型、处方组成和制剂工艺会影响药物的溶出和释放，从而影响其体内过程，导致疗效的差异。研究各种剂型因素对药物溶出速率的影响，可为合理制药提供科学依据。例如，20世纪60年代，澳大利亚曾发生苯妥英钠中毒事件。某药厂将苯妥英钠片剂处方中的辅料硫酸钙改为乳糖，临床应用时连续发生中毒事件。经研究发现，乳糖提高了苯妥英钠片剂的体外释放和体内吸收，使血药浓度超过了安全浓度，因此导致中毒事件。

（三）根据机体的生理功能与特点设计新剂型或前药

根据消化道各段的pH、酶、微生物及药物在各段的转运时间等，可设计胃肠道定位释放、定时给药系统等。根据临床的特殊需求，可进行以下设计：①根据胃内容物的比重，设计胃内漂浮制剂，延长药物在胃中的停留时间；②根据胃肠黏膜的性质，设计生物黏附制剂，延长药物在胃肠道的滞留时间，改善吸收；③利用胃和小肠的 pH 差异，设计 pH 敏感型定位释药系统，如酮洛芬肠溶膜控小丸等；④根据药物在小肠的转运时间，通过制剂手段控制药物开始释放的时间，设计定位释药系统；⑤根据结肠部位的特定 pH 及结肠微生物产生的独特酶系，设计前药，或以 pH 敏感或生物可降解高分子材料为载体，设计结肠定位释药制剂，如柳氮磺吡啶就是利用结肠部位的偶氮还原酶设计的治疗结肠炎的前药。

（四）研究微粒等新型给药系统的体内过程，提高靶向递药性

新型给药系统对靶器官、靶组织尤其是靶细胞的特异靶向性分布是生物药剂学研究的新领域。微粒给药系统进入血液循环后，可被网状内皮系统（reticuloendothelial system，RES）吞噬，影响其血药浓度及体内滞留时间；对微粒表面进行亲水性修饰，如以聚乙二醇等修饰纳米粒，可增加纳米粒表面的亲水性及空间位阻，减少 RES 的吞噬，从而延长药物在血液中的循环时间，提高对特殊靶组织的选择性；根据靶细胞的特异性受体（如肝肿瘤细胞膜上的去唾液酸糖蛋白受体）等，可采用与受体有亲和力的配体（如半乳糖）修饰纳米粒，使载药纳米粒定向转运至靶细胞发挥作用，避免巨噬细胞的吞噬，达到靶向给药的目的。

（五）研究新型给药途径及其体内过程

随着现代临床治疗的要求不断提高，新的给药途径和给药方法如黏膜给药、经皮给药、呼吸道给药等正在迅速发展，需要深入研究这些给药途径和方法对药物体内转运过程的影响以及转运机制，为给药系统设计提供依据和新思路。例如，通过研究药物在鼻黏膜中的代谢作用，观察药物及辅料对鼻黏膜纤毛运动的刺激性以及毒性作用，从而改进鼻腔给药剂型的设计；研究皮肤角质层对药物转运的影响，采用药剂学或物理化学方法增加皮肤对药物的通透性，改善经皮给药制剂的吸收，如采用离子导入和电穿孔等技术，能改变角质层中类脂的排列，为药物渗透提供通道。

（六）研究生物药剂学的评价方法及模型

基于生物药剂学的原理和制剂质量要求建立科学的体内外评价方法及模型，对于深入研究药物体内过程及机制有重要作用。研究体外溶出速率测定方法，根据剂型质量要求，模拟体内条件，选择合适的溶出介质、控制溶出实验条件、改进装置等，使其结果能更科学地反映和预测药物吸收；建立模拟体内过程的体外实验模型，预测和评价药物的生物药剂学特性，如以 Caco-2 细胞模型、在体/离体肠灌流模型等评价药物的小肠吸收；以药物的理化性质参数和统计学原理构建预测药物口服吸收的数学模型；以重组药物代谢酶技术评价药物的体内代谢及相互作用等，这些都是生物药剂学的研究内容。

三、生物药剂学的作用及其与相关学科的关系

生物药剂学研究在新药的研发和临床合理用药中发挥着重要作用。新药的发现与筛选、临床前有效性和安全性评价、剂型设计、临床有效性和安全性评价等药品研发过程都与生物药剂学的研究工作相关联；在药品上市后，生物药剂学研究是药物给药方案设计、合理用药等的重要依据。

（一）在新药研发中的作用

药物的 ADME 体内特征是新药研究的关键因素和目标。①研究药物的 ADME 性质，可为新药筛选及结构优化提供重要依据。理想的候选药应具有良好的口服吸收；容易转运到靶作用部位，在非靶部位的重要器官和系统（如脊髓、中枢神经系统、生殖系统）不蓄积、无毒性；有较稳定的代谢性质，对药物代谢酶没有诱导或抑制作用；在体内一定时间内能维持较高的血药浓度水平，并能安全排泄到体外。②研究药物的 ADME 过程，可为新药剂型设计提供思路，也是评价制剂处方设计和制备工艺、制剂质量及剂型合理性的重要依据。③新药非临床和临床生物药剂学与药物动力学研究，可为临床给药方案设计提供依据。④新药上市后的变更需要进行生物药剂学评估。当新药获批生产后，若其处方、生产工艺、生产场地等发生任何变更，都必须进行生物药剂学性质的评估，以确保用药的安全性和有效性。

（二）在临床合理用药中的作用

研究药物的 ADME 特征，对于合理用药有重要的指导意义。①研究生理因素、疾病因素对药物 ADME 过程的影响，对于制定给药方案、保证药物的有效性和安全性有重要意义。如肾功能损伤的患者

药物排泄速率减慢、肝功能损伤的患者药物代谢会减慢，可能需要调整给药方案。②研究合并用药对药物体内过程的影响，对于避免因药物相互作用引起的严重毒副作用有重要意义。③研究食物、生活习惯等因素对药物 ADME 过程的影响，对于做好临床药学监护有很大的指导意义。④研究药物代谢酶及药物转运体的基因多态性，对于实现个体化给药有重要作用。

（三）与相关学科的关系

生物药剂学作为药剂学分支学科，二者相互关联、相互促进。生物药剂学研究可以为制剂处方筛选、工艺设计及质量控制等提供科学依据和新思路，药剂学中新剂型的设计和开发又推动了生物药剂学理论和方法的完善与发展。

药物动力学作为一门新兴的学科，借助动力学的原理和数学处理的方法，定量地研究药物体内过程的量变规律，可为生物药剂学提供理论基础和研究手段，两者相互补充、相互促进。

生物药剂学与药理学、生物化学等学科在内容上互相补充和渗透，都是研究药物与机体的相互作用。药理学主要研究药物在体内的作用方式和作用机制；生物化学主要研究药物参与机体的生化过程；生物药剂学则侧重研究药物制成剂型并以某种途径给药后的体内吸收、分布、代谢和排泄过程，以评价制剂的内在质量。

研究生物药剂学，还需要具备生理学、人体解剖学、分析化学、药物化学、数学及计算机科学等相关基础。

四、生物药剂学的发展

生物药剂学作为一门研究药物及其剂型在体内动态变化规律的学科，在掌握药物体内过程的变化规律、评价和筛选给药系统及给药途径方面发挥着越来越重要的作用。近年来，数理、电子、生命、材料、信息等科学领域的发明和创造极大地推动了生物药剂学的发展，同时，也给生物药剂学提出了新的研究领域和课题。

（一）生物药剂学分类系统

生物药剂学分类系统（biopharmaceutics classification system，BCS）是根据药物的溶解性和生物膜通透性特征将药物分成 I 型（溶解度大、渗透性好）、II 型（溶解度小、渗透性好）、III 型（溶解度大、渗透性差）和 IV 型（溶解度小、渗透性差），预测药物在胃肠道的吸收及限速步骤，用于指导制剂设计，并可根据分类预测药物是否有良好的体内外相关性。详细内容将在第三章介绍。

（二）药物吸收的高通量预测

在药物筛选的早期，对候选化合物进行生物药剂学与药物动力学性质的高通量筛选，可提高新药研发的效率。近年来，针对口服药物吸收的高通量预测技术发展较快，通过理论计算和统计学分析，建立描述药物结构参数与口服吸收或生物利用度之间关系的预测模型，从理论上预测化合物的生物利用度，大大提高了口服药物的研发成功率。

知识拓展

药物吸收的高通量预测研究进展

1. "5 规则"（the rule of five） Lipinski 等通过对世界药物目录（WDI）中 2245 个化合物分析得到 "5" 规则：分子量≤500、正辛醇/水中分配系数计算值（ClogP）≤5、氢键供体数≤5、氢键受体数（分子中含 N 和 O 原子的总数）≤10 的化合物往往有良好的口服吸收；不符合其中两项及以上指标的化合物的口服吸收往往很差。Lipinski 的 "5 规则" 作为一种定性工具，被化学家广泛应用，以指导设计有良好生物利用度的化合物。该方法可能产生假阳性结果，但在化合物设计早期和候选物筛选阶段是非常有用的基本筛选工具。

2. 定量结构 – 生物利用度关系（quantitative structure – bioavailability relationship，QSBR）

Andrews CW 等人收集了591个化合物的口服生物利用度实测数据，每个化合物的结构由608个结构计数组成指纹图谱；将所有分子的结构计数（591×608）读入 SAS 统计分析软件，采用逐步回归分析方法构建 QSBR 模型。591个化合物中，有490个的实测生物利用度良好，该 QSBR 模型预测结果中有14个为假阴性，而采用 Lipinski 的"5规则"法的预测结果中则有25个为假阴性；在101个实测生物利用度较差（<20%）的化合物中，该 QSBR 模型的预测结果中有54个为假阳性结果，而"5规则"法预测结果中有77个为假阳性。该 QSBR 模型的预测能力要优于"5规则"。

（三）分子生物药剂学

分子生物药剂学（molecular biopharmaceutics）是在分子和细胞学水平研究药物体内过程及剂型因素对药物疗效影响的学科。随着生物技术的发展，越来越多的生物药物如疫苗、细胞因子、人源化单克隆抗体、活性多肽、寡核苷酸等用于临床治疗，它们通常具有分子量大、稳定性差、半衰期短、有特异性作用靶点等特点，需要有与之相适应的给药技术，因此促进了分子生物药剂学的快速发展。分子生物药剂学研究的主要内容包括：通过给药系统设计，将药物靶向递送到细胞内并调控药物在细胞内的动力学过程；研究药物与转运体及酶等生物大分子的相互作用及其对药物体内过程的影响；研究基因靶向传递系统，为基因治疗奠定基础；研究给药系统载体结构对药物靶向分布的影响。

近年来，药物转运体（drug transporter）成为分子生物药剂学领域的研究热点。药物转运体在调控药物吸收、分布、排泄等过程的膜转运中发挥十分重要的作用。此外，药物转运体在一些疾病的发生发展中也发挥重要的作用。研究药物与转运体的相互作用，有助于阐明药物的体内过程机制，为临床合理用药提供理论依据，同时也为新药研发、靶向递药系统研究提供新靶点。药物转运体与膜转运相关知识将在第二章介绍。

（四）生物药剂学新技术和新方法

1. 细胞模型 建立可用于药物体内过程评价的细胞培养模型，具有重复性好、替代实验动物、实验条件可控性好等优点。

（1）Caco – 2 细胞 即人源结肠腺癌细胞，是一种国内外广泛使用的研究药物肠吸收与转运的体外模型，不仅可用于研究细胞摄取和跨膜转运机制，还可用于预测药物的肠代谢。

（2）Calu – 3 细胞 来源于人肺腺癌细胞，可作为研究肺部给药后药物吸收和沉积作用的体外细胞模型。

（3）MDCK – MDR1 细胞模型 是用人类的 *MDR*1 基因稳定转染 MDCK（Madin – Darby canine kidney）细胞建立的细胞系，在 MDCK – MDR1 单细胞层的顶侧膜上显著表达 P – gp（P – 糖蛋白）。高表达 P – gp 的 MDCK – MDR1 细胞系可作为药物透过血脑屏障的快速筛选模型，评价药物进入中枢神经系统的能力；还可作为评价药物肠吸收、肾排泄等的细胞模型，用于考察 P – gp 在药物外排中的作用。

2. 人工生物膜技术 采用类生物膜结构的评价系统或建立人工生物膜模型，可反映药物与生物膜的相互作用，预测药物的生物膜转运。

（1）脂质体色谱（liposome chromatography） 或称模拟生物膜色谱（mimetic biomembrane chromatography，MBC），是以凝胶为载体，利用在凝胶上固定的脂质体模拟生物膜，模拟药物的被动吸收过程，结合高效液相色谱等进行分析，可直接测定化合物通过类生物膜的量。

（2）胶束液相色谱（micellar liquid chromatography，MLC） 即采用高于临界胶束浓度的表面活性剂溶液作为反相液相色谱的流动相，药物在胶束色谱上的保留行为反映了药物与生物膜的作用强度。

3. 微透析技术 微透析（microdialysis，MD）系统由微透析探针、连接管、收集器、灌流液和微量注射泵等组成，微透析探针埋植在特定组织（如脑）中，在非平衡条件下，组织液中的药物顺浓度梯度扩散进入探针透析液中，被连续不断地带出，从而实现从活体组织中取样。微透析技术可用于研究药物向脑部的分布和转运，可直接测定动物脑脊液中药物及其代谢物的浓度；还可直接测定药物在真皮细胞间液、皮下组织、肌内等的浓度，为研究药物的经皮吸收提供了新的研究方法；此外，微透析还可用于心脏、胆汁、肝脏、肾脏、肺等组织、器官、体液中药物的检测。

4. 生物技术和物理实验技术 近代生物技术和物理实验技术为生物药剂学的研究提供了新方法。

（1）激光共聚焦活细胞成像技术（laser confocal live cell imaging） 基于荧光标记技术，采用激光扫描和共轭聚焦对细胞进行连续扫描、显微成像，采集细胞内部的荧光标记图像、观察细胞内部的微细结构和形态学变化、在亚细胞水平观察胞内重要离子浓度或 pH 的变化等，是药物的胞内转运动力学及靶向递药研究的有力工具。

（2）小动物正电子发射断层显影术（position emission tomography，PET） 用正电子核素标记的放射性药物，在生理条件下无创伤、动态、定量地检测标记药物及其代谢物在活体内的空间分布、数量及其时间变化，为药物的靶向分布等研究提供技术支撑。

（3）表面等离子共振技术（surface plasmon resonance，SPR） 是利用金属膜/液面界面光的全反射引起的物理光学现象研究生物分子相互作用的一种先进技术，已广泛用于蛋白质－蛋白质、核酸－蛋白质、核酸－核酸以及药物－蛋白质之间相互作用的结合特异性、亲和力以及动力学分析等。

5. 人工神经网络（artificial neural network，ANN） 一种利用计算机技术模拟人脑神经元及其互联网络功能的技术。由类似于神经细胞的相互紧密联系的处理单元组成，具有模式识别、系统优化、结果预测、联想记忆、自适应、自组织、自学习等方面的能力。该技术不仅用于生物药剂学研究，还可用于筛选制剂处方、设计剂型和工艺、预测血药浓度和药效、研究结构和药动学的定量关系以及进行药动学和药效学的结合研究等。

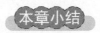

本章小结

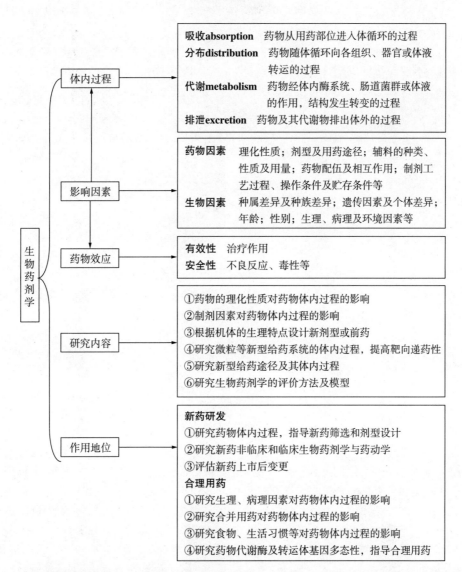

体内过程	吸收absorption	药物从用药部位进入体循环的过程
	分布distribution	药物随体循环向各组织、器官或体液转运的过程
	代谢metabolism	药物经体内酶系统、肠道菌群或体液的作用，结构发生转变的过程
	排泄excretion	药物及其代谢物排出体外的过程

生物药剂学

影响因素
药物因素　理化性质；剂型及用药途径；辅料的种类、性质及用量；药物配伍及相互作用；制剂工艺过程、操作条件及贮存条件等
生物因素　种属差异及种族差异；遗传因素及个体差异；年龄；性别；生理、病理及环境因素等

药物效应
有效性　治疗作用
安全性　不良反应、毒性等

研究内容
①药物的理化性质对药物体内过程的影响
②制剂因素对药物体内过程的影响
③根据机体的生理特点设计新剂型或前药
④研究微粒等新型给药系统的体内过程，提高靶向递药性
⑤研究新型给药途径及其体内过程
⑥研究生物药剂学的评价方法及模型

作用地位
新药研发
①研究药物体内过程，指导新药筛选和剂型设计
②研究新药非临床和临床生物药剂学与药动学
③评估新药上市后变更
合理用药
①研究生理、病理因素对药物体内过程的影响
②研究合并用药对药物体内过程的影响
③研究食物、生活习惯等对药物体内过程的影响
④研究药物代谢酶及转运体基因多态性，指导合理用药

题库

练 习 题

1. 什么是生物药剂学？药物的体内过程如何影响药物效应？
2. 药物的处置、转运、消除分别包括哪些体内过程？
3. 生物药剂学的药物因素与生物因素分别包括哪些因素？
4. 生物药剂学的研究内容主要包括哪些方面？
5. 简述生物药剂学研究对新药研发和临床合理用药的作用。

（张淑秋）

第二章

PPT

药物的跨膜转运

学习导引

知识要求

1. **掌握** 生物膜的结构与性质；药物通过生物膜的转运机制。
2. **熟悉** 药物转运体的分类；常见药物转运体。
3. **了解** 药物转运中生物膜的类型；药物转运体与药物体内过程。

能力要求

1. 具备根据药物转运机制等理论设计药物剂型及处方优化的基本能力。
2. 初步具备根据药物转运体的特点指导合理用药的基本能力。

细胞膜（cell membrane）是细胞表面包裹着的一层极薄的膜，也称为质膜（plasma membrane）。细胞膜使细胞内的生命物质与外部环境隔离开来，药物进入细胞必须要通过其外壁细胞膜。物质通过生物膜的现象称为膜转运（membrane transport）。因此，药物的体内吸收、分布、代谢和排泄过程是建立在药物在各种器官组织中的跨细胞膜转运基础之上。简言之，药物的体内动态过程就是药物在体内一系列跨膜转运的综合结果。因此，掌握药物跨膜转运机制等内容是非常重要的。本章主要介绍生物膜的结构与功能、药物跨膜转运机制以及药物转运体与体内过程。

第一节 生物膜的结构与功能

一、生物膜的结构与性质

微课

（一）生物膜的化学组成

生物膜在形态上呈薄片状，厚度一般为6~10nm。在化学组成上，生物膜主要有膜脂（membrane lipid）、膜蛋白（membrane protein）、膜糖、水、无机盐等。生物膜的骨架主要由膜脂和膜蛋白构成。不同的生物膜其组分和比例有差异，其中，膜脂占膜总含量的30%~80%，膜蛋白占20%~70%，膜糖占2%~10%（糖类主要以糖脂和糖蛋白的形式存在于生物膜表面），膜上约有20%的水呈结合态，膜上的金属离子与一些膜蛋白的功能密切相关，其中钙离子起着较为重要的作用。

1. 膜脂 即生物膜上的脂类成分，构成了生物膜的主要结构。膜脂分子排列呈连续的双层，此脂质双层结构使生物膜成为大多数水溶性物质不易通过的屏障。膜脂主要有三种类型，即磷脂（phospholipid）、糖脂（glycolipid）和胆固醇（cholesterol），均为两亲性分子，即都有亲水性末端和疏水性末端。

（1）磷脂 构成膜脂的基本成分，占整个膜脂的50%以上。磷脂包括甘油磷脂和鞘磷脂。磷脂通常具有一个极性头部和两个非极性的尾部（图2-1）。

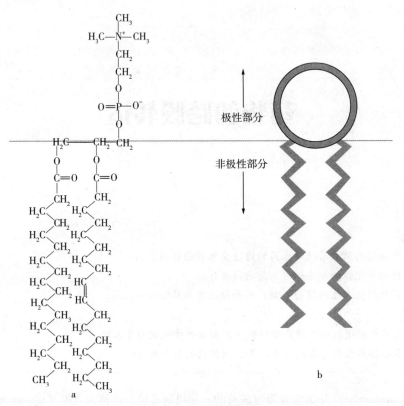

图2-1 磷脂的结构
a. 化学结构式；b. 结构简图

（2）胆固醇 为两亲性分子，包括极性的羟基头部、非极性的固醇环结构和碳氢尾部（图2-2）。其含量一般不超过膜脂的1/3，仅存在于真核细胞膜中。动物细胞无细胞壁，胆固醇可以提高脂质双分子层的稳定性、调节双分子层流动性、降低水溶性物质的渗透性。

2. 膜蛋白 膜蛋白是生物膜执行功能的物质基础，是膜功能的体现者。其功能主要包括物质转运、催化代谢、细胞运动、细胞连接、信号转导和支持保护等。膜蛋白含量越高，膜的生理功能越丰富，功能简单的膜所含的蛋白质种类和数量则较少。根据膜蛋白与膜脂分子的结合方式，膜蛋白可分为外周蛋白、内在蛋白和脂锚定蛋白。

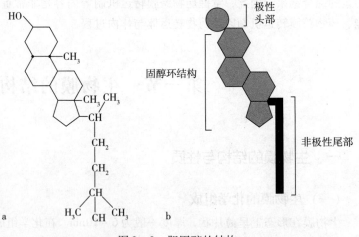

图2-2 胆固醇的结构
a. 化学结构式；b. 结构简图

（1）外周蛋白 占膜蛋白总量的20%~30%，分布在脂双层的内外两侧，为水溶性的；一般依靠离子键、氢键或静电作用与膜表面的蛋白质分子或脂质分子的亲水部分结合，因此较容易从膜上分离下来。

（2）内在蛋白 又称整合蛋白、跨膜蛋白或镶嵌蛋白，占膜蛋白总量的70%~80%；部分镶嵌在细胞膜中或内外两侧；为两性分子，疏水性部分位于脂双层内部，亲水性部分位于脂双层外部；以非极性多肽链与脂双层的非极性疏水部位相互作用而结合在细胞膜上，通常只有使用去污剂才能将其从膜上分离下来。

（3）脂锚定蛋白 又称脂连接蛋白，位于脂双层的外侧，通过共价键的方式与脂分子结合；可以直接结合于脂质双分子层，也可以通过一个糖分子或者寡糖链间接地同膜脂结合。

3. 膜糖　主要有糖脂和糖蛋白两种形式。

（1）糖脂（glycolipid）　寡多糖链共价结合于膜脂分子上而形成；与磷脂有几乎相同的结构形式，疏水部分由两条烃链构成，亲水部分由一个寡多糖链构成。

（2）糖蛋白（glycoprotein）　寡多糖链同膜蛋白共价结合形成；可连接多个寡多糖链。

寡多糖链主要分布在细胞膜的外表面上，会先接收细胞外的信号，因此，膜糖与细胞膜转运、细胞识别、细胞免疫和细胞癌变等方面有着密切的联系。

（二）生物膜的分子结构

1. 流动镶嵌模型　1972 年，Singer 和 Nicolson 在最初的单位膜模型的基础上，提出了生物膜流动镶嵌模型（fluid mosaic model）。该模型强调膜结构流动性以及膜结构蛋白分布的不对称性。流动镶嵌模型认为，膜的脂质双分子层有液晶态的特性，既有晶体分子排列的有序性，又有液体的流动性。膜蛋白以各种形式镶嵌于双分子层中，或分布在内外表面，或部分或全部地嵌入膜中，或贯穿于膜。糖类（糖脂和糖蛋白）分布在膜的外侧（图2-3）。目前，"流动镶嵌模型"已被普遍接受，其可解释许多生物膜中发生的现象。但该模型也有不足之处，其不能说明具有流动性的膜质在变化过程中如何保持膜的相对完整性和稳定性。

2. 晶格镶嵌模型　1975 年，Wallach 提出晶格镶嵌模型，解释了生物膜既具有流动性又能保持完整性和稳定性的原因，认为脂质能可逆地进行无序（液态）和有序（晶态）的相变，导致膜的流动性。膜蛋白对脂质分子的活动具有控制作用，该模型认为具有流动性的脂质是呈小片的点状分布，脂质的流动性是局部的，不是整个脂质双分子层都在流动。

3. 板块模型　1977 年，Jain 和 White 在晶格镶嵌模型的基础上提出了生物膜的板块模型。由于不同的脂类分子具有不同的相变温度，在某一特定的温度下，有的膜脂处于流动的液晶态，有的处于非流动的晶态。板块模型认为，膜中有许多大小不同、刚度较大、彼此独立移动的类脂板块，周边是具有高度流动性的区域，即生物膜是由不同流动性的"板块"镶嵌而成的动态结构。

4. 脂筏模型　1997 年，Simons 等在多种天然细胞中发现了一种因鞘磷脂类和胆固醇的动态聚集而形成的在液态脂双层中运动的微结构域，也就是"脂筏"，其大小约为70nm，是一种动态结构。脂筏是膜脂双层内含有特殊脂质和蛋白质的微区，脂筏内含鞘磷脂、精糖脂、胆固醇和 Sre - 家族激酶等。脂筏的面积占膜表面积的一半以上，其大小是可变动的。脂筏的特征之一是可选择性地富集某些蛋白，便于它们之间的相互作用；此外，脂筏的环境有利于蛋白质的变构，可形成有效的构象，有利于发挥膜蛋白的功能（图2-4）。

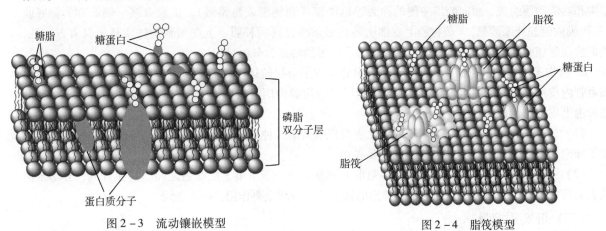

图2-3　流动镶嵌模型　　　　　　　　　图2-4　脂筏模型

从流动镶嵌模型、晶格模型到板块模型，再到脂筏模型，均体现了生物膜的多形性、不对称性、流动性以及状态与功能的相适应性。

（三）生物膜的性质

1. 流动性　生物膜的流动性是指膜脂和膜蛋白的分子运动性，这是膜的基本特征，也是维持细胞生命活动的必要条件。在正常生理条件下，脂质双分子层通常处于液晶态，处于不断的热运动中。当温度下降到某一点时，脂双层可从液晶态转为晶态（或凝胶态）；而当温度上升到某一点时，晶态又可溶解，再变为液晶态。

2. 不对称性　膜的不对称性指膜两侧的组分和功能明显不同。膜脂、膜蛋白和膜糖在膜上的不对称分布会导致膜功能的不对称性和方向性，使膜内、外两侧的流动性不同，进而使得物质的转运及信号接收和转导均有一定的方向性（图 2-5）。

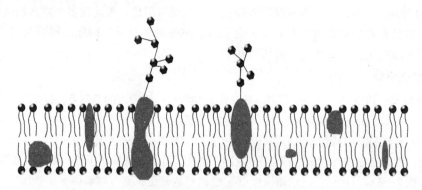

图 2-5　细胞膜的不对称性

3. 半透性　生物膜具有选择通过性，有的物质如水分子能顺利通过生物膜，一些离子和小分子也可以通过，而另一些物质（如大分子等）却很难通过，这称为膜结构的半透性或选择性。细胞膜通过控制物质的膜转运来维持细胞内特定的微环境，并保证细胞正常的新陈代谢。

二、药物转运中常见的生物膜

在药物体内动态过程中，参与药物膜转运的细胞主要为上皮细胞（epithelial cell）、肝实质细胞（hepatic parenchymal cells）和血管内皮细胞（endothelial cell）等。

（一）上皮细胞

1. 小肠和肾小管上皮细胞　相邻上皮细胞间存在紧密连接、间隙连接和桥粒连接。间隙连接和桥粒连接主要起细胞间支持和连接作用，它们对物质渗透性影响不大。而紧密连接使细胞间隙非常小（0.4~1nm），其与完整细胞膜有类似的膜渗透性，能阻止物质从细胞间通过，是物质细胞间转运的主要屏障。小肠和肾小管的上皮细胞顶侧有突起的微绒毛，有此结构的膜也称为刷状缘膜。上皮细胞生物膜由不同结构和功能的膜组成，面向腔道一侧的称为腔道侧膜（顶侧膜或黏膜侧），接触血液一侧的称为侧底膜（基底膜或侧膜或浆膜侧），药物经上皮细胞转运必须跨过这两种膜。上皮细胞的物质转运具有方向性，顶侧膜向侧底膜的转运为吸收过程，侧底膜向顶侧膜的转运为分泌过程。

2. 肺泡上皮细胞　药物从肺部毛细血管向肺上皮黏液层转运主要需要跨过 3 层膜屏障，分别为肺毛细血管内皮细胞层、间隙组织和肺泡上皮细胞层。肺泡腔内面衬有肺泡上皮，肺上皮细胞层由Ⅰ型和Ⅱ型肺泡上皮细胞组成。

（1）Ⅰ型肺泡上皮细胞　为扁平的且比表面积很大的一种细胞，占上皮细胞总数的 25.3%，但却覆盖了肺泡 97% 的表面积，是气体交换的主要界面。

（2）Ⅱ型肺泡上皮细胞　为分散的多角形大细胞，分布于Ⅰ型上皮细胞之间，其在合成、分泌及消除表面活性物质、维持肺泡壁的稳定和肺泡的微观环境中起重要作用。

（二）肝实质细胞

肝细胞是肝脏的实质细胞，直径为 20~30μm，胞体大，呈多面体，胞内滑面内质网含有丰富的药物代谢酶。肝细胞内代谢活跃，可合成人体必需的一些物质（如合成凝血因子、脂肪酸、胆固醇、磷脂等，并贮存糖原、蛋白质、脂类和维生素等），以供机体需要。

（三）血管内皮细胞

毛细血管是体内分布最广的血管，管径一般为 6~8μm，毛细血管分支交织成网。人体毛细血管的总面积很大，约100m²。毛细血管的管壁主要由内皮细胞和基膜组成。根据内皮细胞结构的不同，一般可以将内皮细胞分为四种类型：不连续血管内皮（血窦）、连续性有窗血管内皮、连续性无窗血管内皮和脑部的连续性无窗血管内皮。

1. 血窦　管腔较大，直径可达40μm，形状不规则，内皮细胞间存在较大的间隙。血窦主要分布于肝、脾、骨髓和一些内分泌腺。

2. 连续性有窗内皮细胞　即有孔毛细血管，有一定的膜屏障功能，细胞之间结合比较紧密，基膜连续完整。窗为内皮细胞双层膜融合形成的一层薄薄的胞膜结构，其上有小孔存在，孔径大小为40~80nm。影响药物渗透的主要因素是分子量或分子体积大小。连续性有窗血管内皮主要分布于胃肠黏膜、某些内分泌腺及肾血管球等处。

3. 连续性无窗血管内皮　细胞之间有紧密连接，基膜连续完整，间隙小于3nm。连续性无窗血管内皮主要分布于结缔组织、肌组织、肺、皮肤和中枢神经系统等处。

4. 脑部的连续性无窗血管内皮　细胞之间存在由众多带状阻碍物连接构成的紧密连接，间隙小于1nm；其含吞饮小泡较少，脑毛细血管膜中含有多种药物转运体，多数物质的渗透都受到限制；影响药物跨膜转运的主要因素是药物的亲脂性或者药物转运体的识别。

第二节　药物跨膜转运机制

药物的跨膜转运按照驱动力和转运机制可分为被动转运、主动转运和膜动转运。转运体，又称膜转运体（membrane transporters）或转运蛋白，是一类镶嵌型膜蛋白，它在膜的一侧结合溶质，通过在两个构象之间的改变将物质转运到另一层。而按照转运时是否需要转运体，又可分为转运体介导的转运和非转运体介导的转运。物质跨膜转运的几种形式和转运特征见图2-6和表2-1。

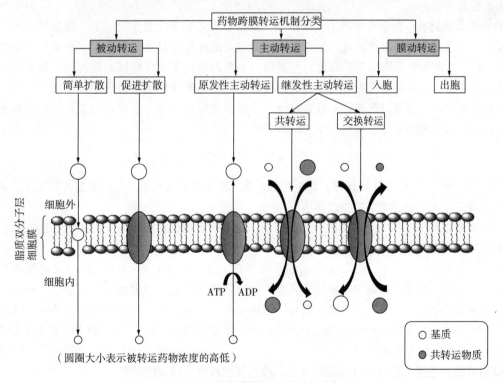

（圆圈大小表示被转运药物浓度的高低）

图2-6　药物跨膜转运机制的分类

表 2 – 1 药物跨膜转运机制及特征

转运机制	转运形式	膜蛋白	机体能量	膜变形
被动转运	简单扩散（跨细胞脂质途径）	无（被动）	不需要	无
	简单扩散（亲水通道途径）	通道蛋白（被动）	不需要	无
	简单扩散（细胞间膜孔途径）	无（被动）	不需要	无
	促进扩散	转运体（被动）	不需要	无
主动转运	原发性主动转运	转运体（主动）	需要	无
	继发性主动转运	转运体（主动）	需要	无
膜动转运	吞噬与胞饮	受体（主动）	需要	有
	胞吐	受体（主动）	需要	有

一、被动转运

被动转运（passive transport），是指在细胞膜两侧存在药物浓度差或电位差，以电化学势能差为驱动力，将药物从高浓度侧向低浓度侧进行的转运。被动转运包括简单扩散和促进扩散。

（一）简单扩散

简单扩散（simple diffusion），也称为单纯扩散，是以药物的浓度梯度为驱动力，药物由高浓度侧向低浓度侧跨膜转运的过程。简单扩散是药物跨膜转运的主要方式，其特点有：①顺药物浓度、电位或渗透压梯度，从高浓度侧向低浓度侧转运；②扩散速率与浓度梯度成正比；③多种药物共存时，如果药物相互之间不发生理化作用，各药物的跨膜转运速率与其单独存在的情况下相同；④不消耗能量；⑤不需要转运体，无竞争抑制性和饱和性，一般也无部位特异性。简单扩散包括跨细胞脂质途径、细胞间膜孔途径和亲水通道途径等。

1. 跨细胞脂质途径 是简单扩散的主要途径。药物首先溶解分配到生物膜上，然后顺药物浓度梯度由生物膜外侧扩散到生物膜内侧，最后再经历一次溶解分配过程转移到细胞质中。细胞膜为脂质双分子层，因此，药物的脂溶性是影响药物转运的主要因素。在药物分子大小相同的情况下，脂溶性大的药物扩散速率快。此外，大多数有机弱酸或有机弱碱药物在体内的生理环境下会有一定程度的解离。解离型药物分子的脂溶性差、难透过细胞膜，而解离度小、脂溶性好的药物分子易进行膜转运。简单扩散的物质膜转运过程符合一级动力学，遵循 Fick's 扩散定律：

$$\frac{dC}{dt} = \frac{DAk}{h}(C_{GI} - C) \tag{2-1}$$

式（2 – 1）中，dC/dt 为扩散速率，D 为扩散系数，A 为扩散表面积，k 为油水分配系数，h 为膜厚度，C_{GI} 为胃肠道中的药物浓度，C 为血药浓度。

2. 亲水通道途径 又称为限制扩散或溶媒牵引，是指物质借助细胞膜上存在的很多内在型蛋白质所产生的微孔，按照简单扩散机制转运的过程。

微孔贯穿细胞膜且充满水，可形成跨膜的亲水通道，其孔径为 0.4 ~ 1nm，水、水溶性小分子（尿素、乙醇和甘油等）或离子可通过该途径按简单扩散机制跨膜转运。通道蛋白有两种：一种为水通道蛋白，水和水溶性小分子可通过简单扩散从膜的一侧转运到另一侧；另一种是离子通道蛋白，在特定刺激发生时会瞬时开放，并且对离子通过有高度的选择性，主要是 Na^+、K^+、Ca^{2+} 或 Cl^- 等离子，在通道打开时，离子按电化学梯度快速扩散。

3. 细胞间膜孔途径 是指通过细胞间微孔，按单纯扩散机制转运的过程。

（二）促进扩散

促进扩散（facilitated diffusion）是药物在细胞膜上转运体的帮助下，由高浓度侧向低浓度侧跨细胞膜转运的过程。促进扩散的转运机制是：药物与细胞膜外侧的转运体结合后，通过转运体的自动旋转或变构将药物转运到细胞膜内侧。

促进扩散的特点是：①顺浓度梯度扩散，且不需要消耗能量；②需要转运体参与，转运体通常对药物有高度的选择性；③有饱和性，因转运体数量、与药物结合位点数量有限，药物浓度超过该限度时转运速率不再增加，因此转运能力具有饱和性；④结构相似物会产生竞争性抑制作用；⑤有部位特异性，转运体在不同脏器组织的不同部位其表达水平不同，因此，药物在不同部位的转运存在差异。

二、主动转运

主动转运（active transport）是指药物由细胞膜上转运体介导，逆浓度梯度或电化学梯度差，从低浓度侧向高浓度侧转运的过程。一些生命必需的营养物质（如 K^+、Na^+、I^-、单糖、氨基酸、水溶性维生素、寡肽和核苷酸等）和有机酸碱等弱电解质的离子型等均是以主动转运方式通过细胞膜。转运速率可用米氏方程（Michaelis – Menten equation）来描述：

$$\frac{\mathrm{d}C}{\mathrm{d}t} = \frac{V_\mathrm{m}C}{K_\mathrm{m} + C} \tag{2-2}$$

主动转运的特点如下：①逆浓度梯度转运；②需要转运体参与，转运体通常对药物有高度的选择性；③需要消耗机体能量，能量主要由细胞代谢产生的 ATP 提供；④转运体数量有限，转运能力具有饱和性；⑤结构相似物产生竞争性抑制作用；⑥受代谢抑制剂的影响，如 2 – 硝基苯酚、氟化物等物质可抑制细胞代谢而影响主动转运过程；⑦有结构特异性和部位特异性，如维生素 B_2 和胆酸的主动转运仅在小肠的上端进行，而维生素 B_{12} 在回肠末端被吸收。

简单扩散和转运体介导的转运速率与浓度的关系如图 2 – 7 所示。其中，简单扩散符合一级动力学过程，主动转运与促进扩散均符合米氏动力学方程。

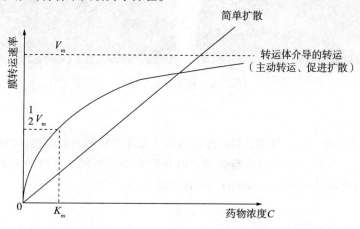

图 2 – 7 简单扩散与转运体介导的转运速率示意图

根据利用能量的方式不同，主动转运可分为原发性主动转运（直接利用细胞内代谢的能量 ATP）和继发性主动转运（间接利用细胞代谢的能量）。

（一）原发性主动转运

原发性主动转运（primary active transport），也称为一次性主动转运，是利用 ATP 水解直接供能的逆浓度差转运方式。转运体本身是非对称性的，具有与 ATP 结合的专属性区域，将酶反应（ATP 分解为 ADP + P_i）与离子转运相结合，通过转运体的构象改变来单向转运离子。以 ATP 水解释放的能量为直接能源进行主动转运的转运体蛋白家族称为 ATP 驱动泵，专一性强。例如，小肠上皮细胞及肾小管上皮细胞侧底膜存在的 Na^+/K^+ – ATPase，胃酸分泌细胞中存在 H^+/K^+ – ATPase。

（二）继发性主动转运

继发性主动转运（secondary active transport），又称二次性主动转运或协同转运，以原发性主动转运生成的离子（Na⁺、H⁺等）形成的电化学势能差为驱动力，由转运体介导第二种物质转运的方式。这种转运方式是靠间接提供能量完成的主动转运方式，是与原发性主动转运中的转运离子耦合，利用细胞代谢产生的能量来进行转运。在继发性主动转运中，作为驱动力的离子和被转运物质按同一方向转运称为共转运；而两者按相反方向的转运称为交换转运，又称为逆转运或对向转运。

三、膜动转运

膜动转运（membrane mobile transport）是指利用细胞膜膜流动性来进行膜转运，也就是细胞膜可以主动变形将某些物质摄入细胞内或从细胞内释放到细胞外的过程。

物质借助与细胞膜上某些蛋白质的特殊亲和力而附着于细胞上，通过细胞膜的内陷形成小泡，包裹药物的小泡逐渐与细胞膜表面断离从而将物质摄取入细胞的转运过程，称为入胞作用或内吞作用（endocytosis）。与入胞作用方向相反，某些大分子物质通过形成小泡从细胞内部转移至细胞表面，小泡的膜与细胞膜融合从而将物质排出细胞的转运过程，称为出胞作用或胞吐作用（exocytosis）。入胞作用和出胞作用的过程见图2-8。

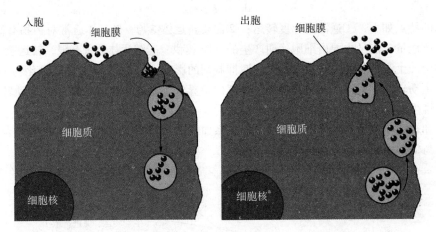

图2-8　膜动转运的形式

（一）入胞作用

入胞作用能够形成吸收过程，特别是对高分子物质（如蛋白质和多肽药物）的吸收非常重要，并且有一定的部位特异性。入胞作用根据细胞类型、内吞物大小的不同，可以分为两大类，即吞噬作用（phagocytosis）和胞饮作用（cellular drinking），具体见图2-9。

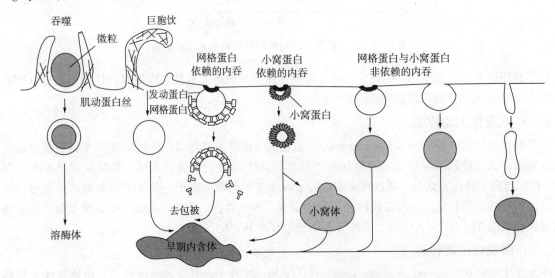

图2-9　入胞作用的分类和过程示意图

1. 吞噬作用 是指转运进入细胞的物质为大分子或颗粒状物质（病毒、细菌、死细胞、细胞碎片、纳米及微米级颗粒）。吞噬后的物质主要通过溶酶体酶来完成消化的过程。

在哺乳动物体内，只有单核吞噬细胞系统的巨噬细胞、单核细胞和中性粒细胞等才具有吞噬作用，可清除异物，在机体防御系统中起着重要的作用。中性粒细胞和单核细胞的吞噬作用很强。

2. 胞饮作用 又称为吞饮作用，是指细胞膜转运的物质为溶解物或液体。这些物质首先吸附到细胞表面，然后质膜内陷，包围这些液体物质，形成一个小窝，接着与膜分离，形成胞饮内体或胞饮小泡，进入细胞内部。吞饮作用根据内吞物大小和参与囊泡形成的蛋白质，又分为巨胞饮作用（macropinocytosis）、网格蛋白依赖的内吞作用（clathrin dependent endocytosis）、小窝蛋白依赖的内吞作用（caveolin dependent endocytosis）和网格蛋白与小窝蛋白非依赖的内吞作用（clathrin and caveolin independent endocytosis）。

（二）出胞作用

出胞作用（exocytosis），也称为胞吐作用，是指细胞内的一些物质被一层膜包裹，形成小泡，小囊泡从细胞内部移至细胞内表面，小囊泡的膜与细胞膜融合，将小泡内的物质排出细胞的过程。例如，胰腺细胞分泌胰岛素的过程就是典型的出胞作用，胰岛素分子被包裹在胰腺细胞的小泡内，通过与质膜融合，逐渐将胰岛素释放到胰腺细胞外。此外，细胞内不能消化的物质以及自身合成的分泌蛋白都是通过这种途径排出的。

出胞作用的分泌方式有两种。①组成性分泌途径：是指某些分泌蛋白在粗面内质网中合成之后，立即包装进入高尔基体的分泌小泡中，然后很快到达细胞膜，经出胞作用释放出胞。几乎所有的细胞都存在这种组成性分泌途径。②调节性分泌途径：是指某些细胞分泌的蛋白或小分子储存于特定的分泌小泡中，只有当细胞接收到细胞外信号时，分泌小泡才移至细胞膜，并与膜融合，发生胞吐。调节性分泌途径主要存在于特定的分泌细胞，这些细胞能特异地按需快速地分泌其产物（如激素、消化酶、神经递质或信号分子等）。

第三节 药物转运体与体内过程

转运体能识别并转运其生理学底物或内源性底物，例如转运糖、氨基酸、寡肽、核苷酸和维生素等营养物质进出细胞，或者保护机体免受食物或环境中毒素的侵害。转运体还能识别与其生理学底物结构相似的外源性物质，其中包括药物。因此，将转运药物的转运体称为药物转运体。

一、药物转运体的分类

随着基因组学的快速发展，越来越多的转运体被发现，可根据基因代码、跨膜和转运方向等对药物转运体进行分类（图2-10）。

（一）SLC 型和 ABC 型

根据基因代码可将转运体分为两大类。①溶质载体转运体（solute carrier transporter，SLC）：基因代码为 SLC，通常为促进扩散型或继发性主动转运型。②ATP 结合盒转运体（ATP-binding cassette transporter，ABC）：基因代码为 ABC，为原发性主动转运型。

1. SLC 型药物转运体 SLC 转运体一般由 300~800 个氨基酸残基组成，分子量为 40~90kDa。一些 SLC 型转运体顺电化学势能梯度转运其底物，这些转运体属于易化转运体；另一些 SLC 转运体利用离子梯度逆电化学梯度转运其底物，这些转运体属于继发性主动转运体。典型的 SLC 转运体有：有机阳离子转运体、有机阳离子/肉毒碱转运体、有机阴离子转运体、有机阴离子转运多肽、寡肽转运体、单羧酸转运体、钠/葡萄糖协同转运体、葡萄糖转运体、L 型氨基酸转运体、Na^+ 依赖浓缩型核苷转运体、非 Na^+

依赖平衡型核苷转运体、胆酸转运体等。

2. ABC 型药物转运体 ABC 转运体家族对底物的跨膜转运，需要 ATP 水解提供能量，此转运体属于原发性主动转运体。ABC 族成员由 1200～1500 个氨基酸残基组成，分子量为 140～180kDa，该家族药物转运体的跨膜螺旋多肽链变化较大。研究最多的 ABC 转运体有：多药耐药蛋白、多药耐药相关蛋白和乳腺癌耐药蛋白等。

（二）内流型和外排型

根据转运底物穿越细胞膜的方向不同，将底物转运进入细胞的转运体称为内流型转运体（influx transporter），也称摄取型转运体；而将底物泵出细胞的转运体称为外排型转运体（efflux transporter）。在细胞水平研究药物转运时通常采用这种分类方式，内流转运体将药物从细胞外转运至细胞内有利于提高细胞内药物的浓度；外排转运体将药物从细胞内转运至细胞外，会降低细胞内药物的浓度。

（三）吸收型和分泌型

根据体内药物动力学行为的不同，可以将药物转运体分为吸收型转运体与分泌型转运体。①吸收型转运体（absorptive transporter）：是指转运体介导的药物转运方向是将药物转运进入全身血液循环，有利于提高机体的血药浓度。②分泌型转运体（secretory transporter）：是指转运体介导的药物转运方向是从血液到组织或体液，也就是将药物从血液循环转运至胆汁、尿液或肠道管腔，从而降低机体的血药浓度。

然而，在讨论血脑屏障和血胎屏障的吸收型转运体和分泌型转运体时，一般将转运药物进入大脑或胎儿的转运体也称为吸收型转运体。

如图 2 – 10 所示，接触体外的细胞顶侧的内流型转运体和接触体内的细胞基底侧的外排型转运体都是吸收型转运体，如肠道内表达的 OATP – A 位于小肠上皮细胞的顶膜侧，可摄取口服药物进入小肠上皮细胞，然后穿越基底侧膜进入血液循环，因此，OATP – A 可被认为是吸收型转运体；接触体内的细胞基底侧的内流型转运体和接触体外的细胞顶侧的外排型转运体都是分泌型转运体，如位于肾近端小管上皮基底侧膜上的 OAT1，将药物从血液转运进入肾小管上皮细胞，属于典型的内流型转运体，但考虑其整体作用，OAT1 将药物从血液循环消除进入尿液，因而 OAT1 也属于分泌型转运体。

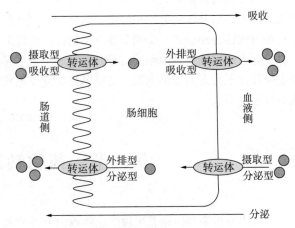

图 2 – 10 药物转运体的分类

因此，转运体在细胞上的定位和转运方向不但决定了其是吸收型转运体还是分泌型转运体，还决定了其提高还是降低体内血药浓度。

二、常见的药物转运体

（一）内流型药物转运体

1. 寡肽转运体 寡肽也称小肽，一般是指分子量在 100Da 以下的肽。寡肽转运体（oligopeptide transporter）是目前药物转运体中研究最深入、应用最广泛的一类蛋白。目前已知的寡肽转运体包括寡肽转运体 1 和 2（PEPT1 和 PEPT2），还有寡肽/组氨酸转运体 1 和 2（PHT1 和 PHT2）。食物中蛋白质的消化产物小分子肽（二肽和三肽）可由小肠上皮细胞存在的寡肽转运体转运吸收。寡肽转运体是以肠道与细胞内的质子浓度梯度差为驱动力将小分子肽或拟肽药物转运至细胞内的继发性主动转运体。

PEPT1 主要分布于小肠、肾脏和肝脏。PEPT1 可以转运许多含有肽键的底物药物，如 β – 内酰胺类抗生素、多巴胺受体拮抗剂、肾素抑制剂、抗病毒药物（伐昔洛韦和 4 – 氨基苯基醋酸）、凝血酶抑制剂、氨基酸前药、血管紧张素转化酶抑制剂（如卡托普利、喹那普利、贝那普利和福辛普利）和抗癌药（苯丁亮氨酸）等。头孢菌素类药物（包括头孢拉定、头孢羟氨苄、头孢氨苄等）和氨基青霉素类药物

（如氨苄西林、阿莫西林和环青霉素）也可被寡肽转运体介导吸收。PEPT2 主要分布在肾脏，也分布于脑、肺、脾和乳腺等部位，而在小肠没有分布。PEPT1 和 PEPT2 不同的肾内分布区域为有效重吸收寡肽提供了物质基础。PHT1 在人类的胃肠道中表达水平低，其 mRNA 在脑、结肠、心、肾、白细胞、肝、肺、卵巢、胰腺、胎盘、前列腺、骨骼肌、小肠、脾、睾丸、胸腺和视网膜色素上皮细胞等中表达。PHT2 在整个胃肠道均有表达，而结肠中表达最多；其在大脑、心、肾、结肠、肺、肝、白细胞、卵巢、胰腺、胎盘、骨骼肌、小肠、脾、睾丸、胸腺等中也有表达。

2. 氨基酸转运体　大部分氨基酸类化合物都是亲水的，因此它们的跨膜转运需要氨基酸转运体（amino acid transporter，AT）的帮助。氨基酸转运体一般都具有多个跨膜结构域，主要包括 6 个主要溶质转运家族（SLC1、SLC6、SLC7、SLC36、SLC38 和 SLC43）。氨基酸转运体还可以根据转运底物的特性和转运时是否需要 Na^+、K^+ 等的协同作用来分类。根据转运底物的特性，底物氨基酸可以分为酸性、碱性、中性及其他种类，相应的氨基酸转运体也可以分为酸性、碱性、中性及一些特殊的氨基酸转运体；根据转运时是否需要 Na^+、K^+ 等的协同作用，又分为 Na^+ 依赖型转运体和 Na^+ 非依赖型转运体。

氨基酸转运体通常具有多底物专属性，一个转运体可以转运多种氨基酸，同时具有立体专一性，对 L 型氨基酸的亲和力高于 D 型氨基酸。L 型氨基酸转运体（L - type amino acid transporter，LAT）中的 LAT1 和 LAT2 在小肠上皮细胞和脑毛细血管内皮细胞都有分布，并且参与了支链氨基酸、芳香族氨基酸、中性氨基酸、拟氨基酸内源性物质、拟氨基酸药物的吸收以及向脑内的转运。小肠上皮细胞的中性氨基酸转运体可以介导抗癫痫药（加巴喷丁和巴克妥芬等拟氨基酸药物）的吸收；Na^+/中性氨基酸共转运体可以介导抗高血压药 α - 甲基多巴和抗帕金森药 L - 多巴从小肠吸收。中性氨基酸转运体可成功地向脑内转运 L - 多巴、巴氯芬、加巴喷丁等。

3. 葡萄糖转运体　葡萄糖转运体分为两类。①钠依赖的葡萄糖转运体：钠 - 葡萄糖耦联转运体（sodium - glucose linked transporter，SGLT）。②钠非依赖的促进扩散葡萄糖转运体：葡萄糖转运体（glucose transporter，GLUT）。

SGLT 家族有超过 450 个成员，主要分布于小肠刷状缘膜囊泡。SGLT1 是该家族最重要的成员之一，主要分布在小肠顶侧膜，在肠道中主动转运葡萄糖。SGLT 以钠离子电化学梯度为动力转运葡萄糖，还可转运肌醇、脯氨酸、泛酸酯、脲类及葡萄糖衍生物。GLUT 家族有 14 个成员，根据其序列的同源性和功能特点分为 3 个亚类，它们对葡萄糖的亲和力及转运容量差异很大。葡萄糖等单糖通过 SGLT 转运进入小肠细胞后，还需要借助位于基侧膜的 GLUT 转运至体循环，GLUT2 参与葡萄糖和果糖的转运，GLUT5 则优先转运果糖。此转运过程示意见图 2 - 11。

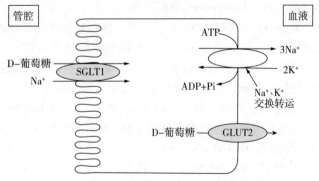

图 2 - 11　小肠转运体转运葡萄糖的过程

4. 核苷转运体　核苷转运体（nucleoside transporter）主要分为 Na^+ 依赖浓缩型核苷转运体（Na^+ - dependent concentrative nucleoside transporter，CNT）和非 Na^+ 依赖平衡型核苷转运体（Na^+ - independent equilibrative nucleoside transporter，ENT）。核苷类似物已广泛用于治疗癌症和病毒感染。核苷转运体除了可以转运天然的核苷底物（腺苷、鸟苷、肌苷、尿苷、胞苷和胸苷），还可以转运许多核苷类药物。

核苷转运体中的 CNT 分为 3 种主要亚型：CNT1、CNT2 和 CNT3。CNT 主要分布于小肠组织细胞，底物的特异性较强。CNT1 主要转运嘧啶类底物，CNT2 主要转运嘌呤类底物，而 CNT3 表现出广泛的底物专属性。CNT1 可以转运抗癌药物（齐多夫定、扎西他滨、克拉屈滨、阿糖胞苷、吉西他滨和氟尿嘧啶）。CNT2 能介导克拉屈滨和去羟肌苷的跨膜转运。而 CNT3 能转运较多的药物，如氟尿嘧啶、氟尿苷、吉西他滨、齐多夫定、克拉屈滨和氟达拉滨等。核苷转运体对核苷及其衍生物的吸收、分布和治疗靶向性有着重要作用，进而影响核苷类药物的毒性和耐受性。

5. 胆酸转运体 胆酸转运体（bile acid transporter）参与胆酸的肝肠循环，包括位于肝细胞基侧膜的钠离子依赖型牛磺胆酸共转运多肽（NTCP）和 ATP 依赖型胆盐外排泵（BSEP）等。NTCP 参与很多胆盐的吸收，如牛磺胆酸、胆酸盐、甘胆酸盐、牛磺酸鹅脱氧胆酸钠、牛磺熊去氧胆酸钠以及雌酮 – 3 – 硫酸盐等。胆酸转运体也参与胆固醇类化合物、环肽类以及其他些药物的吸收。

6. 维生素转运体 维生素转运体（vitamin transporter）主要转运不同类别的水溶性维生素，如维生素 C、维生素 B_1、维生素 B_2、维生素 B_5、维生素 B_6、维生素 B_{12}、烟酸、叶酸、肌醇和维生素 H 等，对脂溶性维生素无效果。目前研究较多的有两种钠离子依赖性维生素 C 转运体（SVCT1 和 SVCT2）。SVCT1 主要表达于小肠、肝和肾上皮组织，SVCT2 主要表达于小肠、脑、眼等器官。这两个转运体对维生素底物的立体构型选择性很高。此外，还有叶酸转运体，分布于人淋巴细胞、胎盘、小肠、肝脏和肾脏，主要转运还原型叶酸和维生素 B_1。

7. 有机离子的转运体 有机离子的转运体参与了体内很多内源性物质、药物及其代谢产物的转运，特别是与大部分临床药物的排泄相关。

（1）有机阴离子的相关转运体 有机阴离子转运体对各种内源性、外源性阴离子物质及其代谢物的吸收和体内消除起着重要作用。有机阴离子的转运体可分为有机阴离子转运体（organic anion transporters，OATs）和有机阴离子转运多肽（organic anion transporting polypeptides，OATPs）两大类。

①OATs 转运体：主要包括 OAT1、OAT2、OAT3 和 OAT4。OAT1 是肾脏的主要药物转运体之一，主要分布于肾近曲小管。OAT1 的底物广泛，包括：内源性物质（叶酸、环核苷酸等）；多种外源性物质，如中药成分、抗病毒药物、抗生素、非甾体抗炎药、抗高血压药、利尿药等。OAT2 主要分布于肝细胞基底侧膜上，少量分布于肾近曲小管基底膜上。OAT2 的底物多数为相对分子质量较小的亲水性阴离子化合物，如前列腺素 E 及利尿药、抗生素类等。

②OATPs：能够双向运输，且其转运的底物种类众多，多数底物是阴离子，但一些 OATPs 也可转运中性和阳离子化合物。OATPs 底物一般是两亲性分子且分子量超过 350Da，包括结合类固醇、胆汁酸、甲状腺激素、线肽类、蘑菇毒素和多种药物（他汀类、沙坦类、抗生素和抗癌药物）。

（2）有机阳离子的相关转运体 分为两大类，即有机阳离子转运体（transporters，OCTs）和新型有机阳离子转运体（novel organic cation transporters，OCTNs）。

OCT 家族有 3 个亚型，即 OCT1、OCT2 和 OCT3，在肝、肾和肠道中均有分布，因此，它们对许多内源性胺、药物和外界毒素的吸收和消除起着重要作用。大约 50% 的药物为有机阳离子，广泛用于治疗多种疾病。OCTs 的底物主要为阳离子药物、外源性物质、一些维生素和各种内源性物质。能被 OCT 转运的药物包括 N – 甲基烟酰胺、色胺、胆碱、精胺、亚精胺、硫胺（维生素 B_1）、酪胺、奎宁、普鲁卡因胺、多巴胺、去甲肾上腺素、5 – 羟色胺、组胺、肾上腺酮和 1 – 甲基 – 4 – 苯基吡啶、四乙胺和胍。

OCTNs 为有机阳离子型药物及内源性物质的新型转运体。OCTN 家族有 3 个亚型：OCTN1、OCTN2 和 OCTN3。与 OAT 和 OCT 的分布不同，OCTN1 广泛分布于机体内很多组织，具有有机阳离子转运活性，且能将有机阳离子和质子进行交换转运，OCTN1 可以转运四乙胺、吡拉明、奎尼丁和维拉帕米。OCTN2 与 OCTN1 的氨基酸序列同源性为 90%，也广泛分布于很多组织。OCTN2 能转运肉毒碱衍生物、胆碱、吐根碱（依米丁）、奎尼丁、甜菜碱、先锋霉素、TEA 和 2 – 丙基戊酸钠。OCTN3 主要分布在睾丸中，它的底物为肉毒碱。

（二）外排型药物转运体

外排转运体大多属于 ABC 型转运体，其在小肠、肝、肾、血脑屏障、胎盘等组织中分布广泛，因此，它们在药物的口服吸收、分布和排泄等过程及药物有效性和安全性中发挥重要作用。另外，在肿瘤治疗过程中，肿瘤细胞会逐渐高表达外排型药物转运体，降低胞内抗肿瘤药物的浓度，使疗效降低，这种现象称为多药耐药（multidrug resistance，MDR）。主要的外排型转运体包括P-糖蛋白、多药耐药相关蛋白、乳腺癌耐药蛋白和多药及毒性化合物外排转运体等。

1. P-糖蛋白　P-糖蛋白（P-glycoprotein，P-gp）是ABC转运体超家族的一员。在生理状态下，P-gp主要参与内源性物质、外源性物质和毒素的分泌、排泄等，对组织器官起到保护和防御的作用；在病理条件下，P-gp利用ATP分解产生的能量将各种抗癌药物从细胞内向细胞外排出，是癌细胞对抗癌药物产生多药耐药性的主要原因。

（1）分子结构　P-gp是前体P-gp经糖基化得到的一种整合跨膜糖蛋白。P-gp由1280个氨基酸组成，由于糖化程度的差异，分子量在130～190kDa之间。ATP结合区在细胞内部，通过水解ATP提供外排药物所需能量，1个药物分子的外排需要消耗2个分子ATP。

（2）分布　P-gp主要分布于结肠、小肠、胰腺导管、胆管、肾近曲小管和肾上腺内皮细胞的顶侧，也分布于血脑屏障、血-睾屏障、血-乳腺组织屏障、血-内耳屏障等组织屏障内皮细胞以及子宫内膜、胎盘内皮细胞。P-gp是外源性物质进入机体的屏障，还可将外源性物质和毒素分泌或外排到肠液、胆汁和尿液中，承担着机体体外排泄的任务。同时，几乎所有的人类肿瘤细胞都有不同程度的P-gp分布，并且在一些化疗不敏感或疗效差的肿瘤细胞中，P-gp常有较高水平的表达，如胆囊癌、原发性肝癌、食管癌、浸润性乳腺癌、结直肠癌等。

（3）底物和抑制剂　P-gp具有广泛的底物、抑制剂和诱导剂，因此，而在联合用药过程中常会出现P-gp分子水平上的竞争性或非竞争性药物相互作用，进而影响药物的临床疗效。P-gp的底物众多，包括阿霉素、柔红霉素、长春生物碱（长春新碱、长春碱）、紫杉醇、表鬼白毒素（依托泊苷）、环孢素、西罗莫司、维拉帕米、尼卡地平、非洛地平、三氟拉嗪、氯丙嗪、黄体酮、他莫昔芬、地高辛、氢化可的松、地塞米松、伊曲康唑、环丙沙星、依诺沙星、诺氟沙星、β-受体抑制剂等。P-gp的抑制剂有维拉帕米、环孢素、奎尼丁、SDZ PSC833、钒酸盐等。P-gp的抑制剂与P-gp底物合用时，会对底物药物的体内动态、药效和毒性产生相当大的影响。P-gp诱导剂在临床上也很常见，如利福平、金丝桃提取物、地塞米松等。此外，水果、蔬菜和药草中存在的一些成分如黄酮或香豆素等，可调节P-gp的活性并改变P-gp的底物经胃肠道的吸收。一些常用制剂辅料（表面活性剂、共溶剂、疏水性环糊精衍生物和水溶性维生素E等）也可在一定程度上抑制P-gp的活性，从而影响药物的体内动态和药效。因此，在制剂处方设计、联合用药、用药期间的饮食等方面都不可忽视P-gp这个重要因素。

案例解析

【案例】图2-12中，a为地高辛单独或地高辛与利福平联合口服给药后地高辛的血药浓度，图b为地高辛单独或地高辛与利福平联合静脉给药后地高辛的血药浓度。

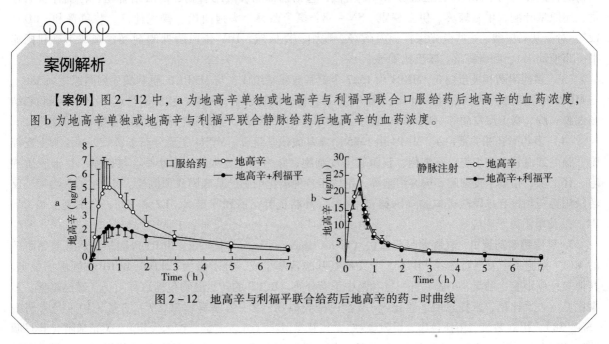

图2-12　地高辛与利福平联合给药后地高辛的药-时曲线

【问题】同是联合给药，为什么不同给药途径对地高辛血药浓度的影响不同？

【解析】利福平是P-gp的诱导剂，在地高辛与利福平同时口服给药后，利福平诱导了P-gp的表达，使地高辛在胃肠道的外排增加，导致地高辛的血药浓度下降。然而，地高辛与利福平同时静脉给药并未影响地高辛的血药浓度，说明地高辛与利福平相互作用的靶点是胃肠道上的P-gp，这两个药物同时口服时达不到治疗效果。

地高辛的治疗指数较低，用药时特别容易出现中毒现象，尤其是同P-gp的底物药物合用时。因此，在临床用药时，若发现地高辛与P-gp抑制剂联用的处方，要对处方进行严格审查，必须联合用药时，要进行血药浓度的检测，防止地高辛中毒。

2. 多药耐药相关蛋白　多药耐药相关蛋白（multidrug resistance associated protein，MRP）是另外一大类ABC型转运体，包括9个多药耐药相关蛋白（MRP1~9）。MRP介导许多有机阴离子的外排转运，也介导了大量化疗药和抗病毒药物耐药性的产生，与药物的吸收、分布和排泄过程密切相关，在保护机体免受毒性物质损伤方面起到了重要的作用。

（1）多药耐药相关蛋白1　MRP1由1511个氨基酸残基构成，糖基化时，分子量为190kDa。MRP1主要分布在肺、肾、睾丸、骨骼肌、心肌、胎盘和巨噬细胞，而在成年人肝细胞和所有的外周血细胞的分布相对较少。MRP1多为有机阴离子，例如Ⅱ相代谢产物（葡萄糖醛酸结合物、硫酸结合物和谷胱甘肽结合物等）、甲氨蝶呤、柔红霉素、多柔比星、长春新碱、依托泊苷、罗丹明123、伊立替康、HIV蛋白酶抑制剂（沙奎那韦、利托那韦、茚地那韦）、许多植物药（小檗碱、隐丹参酮、丹参酮ⅠA、丹参酮ⅡB等）以及一些非金属负离子等。

（2）多药耐药相关蛋白2　MRP2由1541个氨基酸残基构成，与MRP1的氨基酸序列同源性为50%。MRP2对许多阴离子化合物和共轭代谢产物经胆汁排泄起着重要作用。MRP2分布于人肝细胞胆小管侧膜、人肾脏近曲小管极化细胞的顶侧以及人小肠、结肠、胆囊、细支气管和胎盘；MRP2位于这些细胞的顶侧膜上，负责药物的Ⅱ相代谢产物和内源性物质从细胞内外排到胆汁、尿液和肠液等，有利于机体对药物的排泄和消除。MRP2的底物与MRP1类似，包括葡萄糖醛酸结合物、硫酸结合物、谷胱甘肽结合物、还原型叶酸、甲氨蝶呤、伊立替康、SN-38、氨苄西林、头孢曲松、普伐他汀、替莫普利、8Q-123、对氨基马尿酸、一些荧光探针、丙磺舒、顺铂、喜树碱、HIV蛋白酶抑制剂（沙奎那韦、利托那韦、茚地那韦）、阿奇霉素、苯巴比妥等。

（3）多药耐药相关蛋白3　MRP3由1527个氨基酸残基组成，与MRP1的氨基酸序列同源性为58%，与MRP2的氨基酸序列同源性为48%。MRP3分布在肝、胆管细胞、胆囊、胰腺、肾远曲小管、回肠和结肠细胞、脾、肾上腺皮质等。MRP3的底物与MRP1、MRP2相似，其转运内源性的结合型有机阴离子。

（4）多药耐药相关蛋白4　MRP4由1325个氨基酸残基组成。MPR4主要分布于肾脏近端小管上皮细胞、脑毛细血管上皮细胞、肝细胞、胰腺管上皮细胞、脉络丛上皮细胞、血小板、红细胞、星形胶质细胞、肾上腺、精囊上皮细胞、树突细胞等，定位于各种极化细胞的基底膜或顶侧模。MRP4的底物为抗反转录病毒药物核苷单磷酸类似物（阿德福韦酯），环状核苷，前列腺素E、E2和F2a，白细胞三烯C4、B4，以及单阴离子胆酸等。

3. 乳腺癌耐药蛋白　乳腺癌耐药蛋白（breast cancer resistance protein，BCRP）因最早从乳腺癌耐药的MCF7细胞系中发现而得名，由655个其他氨基酸残基组成，分子量为72kDa。BCRP在乳腺癌细胞、其他多种癌细胞、胎盘、小肠、肝、肾和脑中都有分布。BCRP的转运底物包括蒽环类［（柔红霉素、多柔比星、表柔比星、米托蒽醌、蒽比唑）、喜树碱类似物（9-氨基喜树碱、7-乙基-10-羟喜树碱（SN-38）、伊立替康、拓扑替康、甲氨蝶呤］、核苷类似物（齐多夫定、拉米夫定）、荧光基团（若丹明等）、共轭化合物（三硫酸雌酮等）、哌唑嗪、拓扑异构酶Ⅰ抑制剂、酪氨酸激酶抑制剂（如甲磺酸伊马替尼）、磷脂酰丝氨酸、脱镁叶绿甲酯酸等。

4. 多药及毒性化合物外排转运体 多药及毒性化合物外排转运体（multidrug and toxic compound extrusion transporters，MATEs）有三种亚型：MATE1、MATE2 和 MATE2K。其主要分布在肝脏和肾脏，能介导许多以阳离子形式存在的外源性药物、毒物和内源性毒物的外排转运并将其从体内排泄出去，对机体的解毒起着重要作用。MATE 的底物主要有西咪替丁、普鲁卡因、二甲双胍、四乙胺、拉米夫定、褪黑素、N－甲基吡啶等。MATE 的抑制剂包括乙胺嘧啶、西咪替丁、奎尼丁等。

5. 胆酸盐外排泵 胆酸盐外排泵（bile salt export pump，BSEP）主要转运胆酸，其特异性地表达于肝细胞胆小管侧膜。BSEP 由 1321 个氨基酸残基组成，分子量为 160kDa。BSEP 对底物的选择性很高，其底物主要是单价胆酸。

知识拓展

药物转运体研究在新药研发中的应用

1. 以转运体为靶点进行创新药物的设计 目前，基于药物转运体和结构基础的靶向前药策略已成为药物研发领域的研究热点。该方法通常是将特定的官能团直接连接到药物分子上，使药物在体内转运时能被转运体特异性识别。如左旋多巴是 LAT1 的氨基酸底物类似物，在临床上用于治疗帕金森病，是第一个上市的多巴胺前药。

2. 以转运体为靶点进行靶向纳米制剂的研究 为了改善纳米制剂的功效，可在其表面连接特定的配体，使其成为主动靶向纳米制剂。转运体的配体都是小分子，易于进行结构修饰，稳定性好，转运效率高。配体可通过特定的化学反应将其连接到纳米制剂表面，或先与纳米材料结合再制备成纳米制剂。

三、药物转运体在药物体内过程中的作用

药物转运体在很多正常组织和器官中有分布，特别是在药物的重要处置器官和部位，如小肠、肝、肾、血脑屏障和血胎屏障等。图 2－13 为体内各脏器中药物转运体的分布、膜上定位和转运方向示意图。

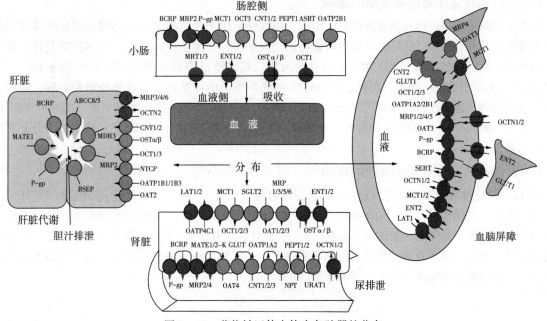

图 2－13　药物转运体在体内各脏器的分布

（一）药物转运体对药物吸收的影响

药物转运体是影响药物消化道吸收的重要因素。一些药物通过吸收型药物转运体被吸收入血，可利用这一原理提高药物经肠吸收。例如，抗高血压药 $L-\alpha-$甲基多巴就是以 PEPT1 为靶点进行药物设计的最经典例子：在 $L-\alpha-$甲基多巴的结构上连接一个 $L-$苯丙氨酸，从而获得拟肽类衍生物 $L-\alpha-$甲基多巴$-L-$苯丙氨酸；动物实验证明，$L-\alpha-$甲基多巴$-L-$苯丙氨酸的小肠渗透率比原药提高了近 20 倍，$L-\alpha-$甲基多巴的生物利用度也明显提高。

分泌型药物转运体能促进药物从体内分泌到肠腔，从而降低口服药物的生物利用度。例如，地高辛口服给药后的 AUC 和小肠中 P-gp 的表达水平有明显相关性。MRP2 在肠道分泌药物及其代谢物的过程中起着重要作用，例如，静脉注射 1-氯-2，4-二硝基苯后，其代谢产物 2，4-二硝基苯-S-谷胱甘肽结合物为 MRP2 的底物，而 2，4-二硝基苯-S-谷胱甘肽结合物在 MRP2 功能缺损的大鼠体内的肠和胆汁分泌显著低于正常大鼠。BCRP 对一些药物的肠道分泌也起着关键作用，例如，BCRP 基因敲除小鼠口服托泊替康和柳氮磺吡啶后，AUC 增加 10~110 倍。

（二）药物转运体对药物分布的影响

增强吸收型药物转运体的功能或抑制外排型药物转运体的作用可促进药物的组织分布。

Na^+-牛磺胆酸共转运多肽（Na^+-taurocholate cotransporting polypeptide，NTCP）能转运胆酸及一些阴离子化合物等。肝细胞能通过 NTCP 选择性摄取胆酸盐，因此，NTCP 可以作为药物向肝脏传递的靶点。例如，3-羟基-3-甲基戊二酰辅酶 A 与胆酸盐形成共轭结合物可以提高其向肝的传递率；铂与胆酸盐的共轭化合物能有效治疗模型动物的肝癌。OATPs 介导的药物间相互作用也应重视，例如，抗肺结核药（利福霉素与利福平）和磺溴酞钠都是 OATPs 的底物，因此，利福霉素与利福平均能减少磺溴酞钠的肝摄取和肝清除，并引起高胆红素血症。

血脑屏障是药物进入脑部的主要生理屏障，P-gp 在脑毛细血管管腔侧膜上高度表达，可将底物药物从脑中外排到血液中，因此，P-gp 是药物向脑内转运的屏障。P-gp 不仅参与调控药物向脑内分布，也会影响药物对中枢神经系统的作用。例如，第一代抗组胺药（苯海拉明、氯苯那敏、赛庚啶等）会产生镇静与催眠等中枢神经副作用；第二代抗组胺药（非索非那定、西替利嗪）则无此中枢神经副作用，原因之一是第二代抗组胺药为 P-gp 的底物，而第一代抗组胺药不被 P-gp 识别。

（三）药物转运体对药物代谢的影响

肝细胞和肠细胞均表达药物转运体和代谢酶，药物转运体和代谢酶之间的协同作用使机体可以消除一些内源性成分和药物等。药物膜转运和药物代谢之间的协同作用主要体现在：很多药物是转运体和代谢酶的共同底物，或药物的代谢产物为转运体的底物。很多他汀类药物既是肝 OATPs 的底物，又是肝 CYP450s 或 UGTs 的底物。因此，在肝细胞 OATPs 的介导下，他汀类药物高效地分布到肝脏，随后又被胞内药物代谢酶代谢，在转运体和代谢酶的协同作用下，他汀类药物迅速被消除。雌二醇在肝 UGT 的作用下生成雌二醇-17β-葡糖醛酸结合物，此代谢产物又是毛细胆管膜上 MRP2 的底物，继而分泌到胆汁中，随后排泄到小肠中。

（四）药物转运体对药物排泄的影响

OATs 族转运体在肾脏高表达，在药物的肾排泄过程中起重要作用，并可产生药物间相互作用。丙磺舒、西司他丁、倍他米隆与 β-内酰胺类抗生素同时服用，前者会竞争性地抑制 OATs 对 β-内酰胺类抗生素的摄取，从而可显著延长其体内半衰期。P-gp 在肾脏也有分布，P-gp 抑制剂（奎尼丁、维拉帕米和戊司泊达）通过降低胆汁和尿排泄，可显著提高 P-gp 底物地高辛的血药浓度，由于地高辛的治疗指数较小，其血药浓度的变化对患者的影响非常严重。

本章小结

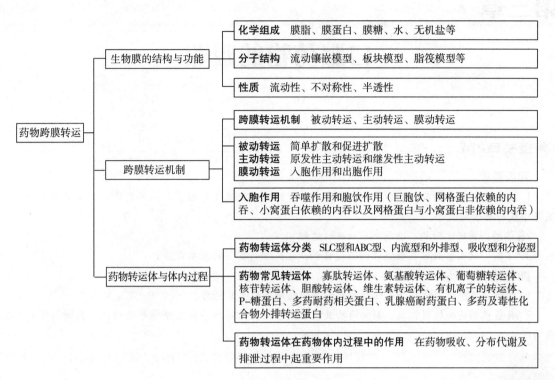

药物跨膜转运

生物膜的结构与功能

化学组成　膜脂、膜蛋白、膜糖、水、无机盐等

分子结构　流动镶嵌模型、板块模型、脂筏模型等

性质　流动性、不对称性、半透性

跨膜转运机制

跨膜转运机制　被动转运、主动转运、膜动转运

被动转运　简单扩散和促进扩散
主动转运　原发性主动转运和继发性主动转运
膜动转运　入胞作用和出胞作用

入胞作用　吞噬作用和胞饮作用（巨胞饮、网格蛋白依赖的内吞、小窝蛋白依赖的内吞以及网格蛋白与小窝蛋白非依赖的内吞）

药物转运体与体内过程

药物转运体分类　SLC型和ABC型、内流型和外排型、吸收型和分泌型

药物常见转运体　寡肽转运体、氨基酸转运体、葡萄糖转运体、核苷转运体、胆酸转运体、维生素转运体、有机离子的转运体、P-糖蛋白、多药耐药相关蛋白、乳腺癌耐药蛋白、多药及毒性化合物外排转运蛋白

药物转运体在药物体内过程中的作用　在药物吸收、分布代谢及排泄过程中起重要作用

练习题

题库

1. 什么是生物膜？生物膜的组成是怎样的？试述生物膜各成分的作用。
2. 简述细胞转运机制的分类及特点。
3. 简述药物转运体的分类及常见的药物转运体。

（任亚超）

第三章

口服药物的吸收

第一节　胃肠道的解剖学结构与吸收机制

口服给药简单、经济安全、患者顺应性好，是目前临床上应用最多的给药途径，也是新药开发首选的一种给药方法。口服给药的胃肠道吸收是药物发挥疗效的重要前提。

一、胃肠道的结构与功能

胃肠道是口服药物的必经通道，由胃、小肠、大肠三部分组成（图3-1），具有分泌、消化和吸收的功能。其结构、功能以及与吸收有关的生理特性见表3-1。

表3-1　胃肠道生理和药物吸收

部位	pH	长度（cm）	表面积	转运时间
胃	1.0~3.5	—	小	0.5~3小时
十二指肠	6.5~7.6	20~30	较大	6秒
空肠	6.3~7.3	150~250	很大	1.5~7小时
回肠	6.5~7.5	200~350	很大	
盲肠/右结肠	5.5~7.5	90~150	较小	14~80小时
左结肠/直肠	6.1~7.8			

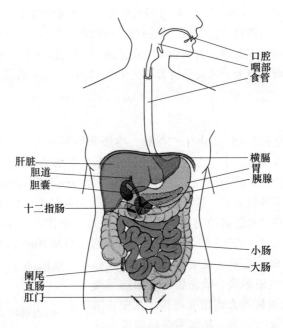

图 3-1　人体胃肠道解剖图

整个胃肠道具有共同的解剖学特征，4 个同心层由里及表分别为黏膜、黏膜下组织、肌层及浆膜，具体见图 3-2。

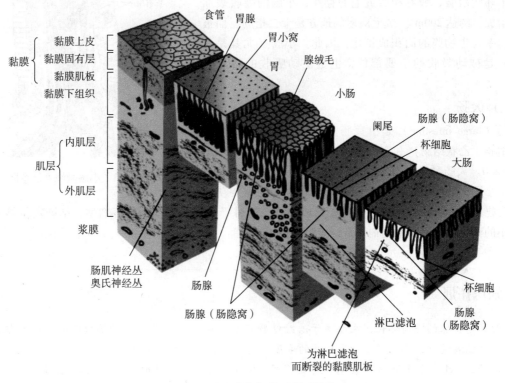

图 3-2　消化道各部分黏膜壁的构造

（一）胃

胃（stomach）是消化道中最膨大的部分，与食管相接的部位称为贲门，与十二指肠相连的部位称为幽门，中间部分为胃体部，胃控制内容物向肠管转运。胃主要受迷走神经支配，局部神经丛、激素等影响胃液的分泌。空腹时，胃 pH 为 1.0~3.0，黏液层覆盖在上皮细胞的表面，黏液层厚 1.0~1.5mm，主要由带负电荷的黏多糖组成，为细胞表面提供了保护层。胃黏膜不具有小肠的绒毛结构，只有许多皱襞，故吸收面积有限，成人胃黏膜的表面积约为 900cm^2，且药物在胃内滞留时间短，因此，除一些弱酸性药物之外，大多数药物在胃中吸收较差。成人的胃容积为 1.2~1.4L。在胃内停留过程中，口服药物大部分可崩解、分散和溶解。

（二）小肠

小肠（small intestine）全长 3~5m，由十二指肠、空肠和回肠组成，占消化道总长度的 60% 以上，为食物消化和药物吸收的主要部位。十二指肠与胃相连，胆管和胰腺管开口于此，分别排出胆汁和胰液，帮助消化、中和部分胃酸，使消化液 pH 升高，小肠液的 pH 为 5.0~7.5，是弱碱性药物吸收的最佳环境。

小肠黏膜面上分布有许多环状皱襞，其表面拥有大量指状突起绒毛，长度为 0.5~1.5mm。绒毛的外面是单层柱状上皮细胞，其顶端细胞膜的突起称为微绒毛。每一个柱状上皮细胞的顶端有 500~1000 条微绒毛，是药物吸收的主要区域（图 3-3）。微绒毛上的细胞膜约厚 10nm，上皮细胞面向黏膜侧的膜称为顶侧膜，亦称刷状缘膜。面向血液（或浆膜）一侧的膜称基底膜，细胞两侧的膜称为侧细胞膜。肠黏膜上皮细胞间通过紧密连接、间隙连接以及桥粒等方式相互连接，其中，紧密连接相邻细胞之间的质膜紧密结合，是细胞旁路通道的转运屏障。上皮细胞的物质转运具有方向性，顶侧膜向基底膜的转运称为吸收，可提高机体的血药浓度；反方向的转运称为分泌，可降低机体的血药浓度。

由于环状褶皱、绒毛和微绒毛的存在，小肠的吸收表面积显著增加，约达 200m^2。绒毛最多的地方是十二指肠，而被动扩散速率与生物膜的面积成正比，因此，小肠（尤其是十二指肠）是被动吸收的主要部位，也是主动吸收的特异性部位。

（三）大肠

大肠（large intestine）是由盲肠、结肠（升结肠、横结肠、降结肠、乙状结肠）和直肠组成，约长 1.5m，管腔内 pH 为 7.0~8.0。大肠黏膜上有皱襞但没有绒毛，有效吸收表面积远小于小肠，药物吸收也比小肠差。虽然大肠的主要功能是储存食物糟粕、吸收水分和无机盐及形成粪便，但对于缓控释制剂、肠溶剂型、结肠定位给药系统、溶解度小的药物以及直肠给药剂型有一定吸收作用。

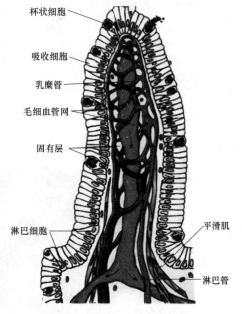

杯状细胞
吸收细胞
乳糜管
毛细血管网
固有层
淋巴细胞
平滑肌
淋巴管

图 3-3　小肠微绒毛示意图

知识拓展

结肠是特殊的给药部位，主要用于治疗结肠疾病，也可作为多肽类药物口服的吸收部位。结肠中的分泌液量少，药物释放后有较高的浓度梯度，有利于药物的吸收。

结肠的 pH 在整个肠道中最高，可达 7.5~8.0。结肠中有 400 余种细菌，主要是厌氧菌。结肠 pH 和肠道菌群是影响药物吸收的主要因素，可利用其生理特点应用结肠靶向技术，如包衣技术、骨架技术、前体药物技术、胶囊技术、生物黏附技术、纳米技术、固体分散技术、微粒技术等。

二、胃肠道的药物吸收转运机制

药物口服后，首先要通过胃肠道屏障，即吸收部位的细胞膜而进入血液或淋巴液。物质通过生物膜（细胞膜）的现象称为膜转运（membrane transport）。膜转运在药物的吸收、分布及消除过程中十分重要，是不可缺少的重要的生命现象之一，药物的吸收过程就是膜转运过程，因为吸收过程中药物必须先进入细胞，再于另一侧从细胞中释放出来，进入附近的血管或淋巴管，从而输送到身体的其他部位。

（一）胃肠道中药物的吸收机制

大多数药物通过被动扩散机制经消化道上皮细胞转运。其中，脂溶性分子型药物通过被动扩散进行转运，为跨细胞膜途径；水溶性高且分子量小的药物通过胃肠道上皮细胞的水性微孔进行转运，为亲水通道途径；极性较大的药物可通过转运体介导的促进扩散被吸收；与内源性物质和营养物质结构类似的药物可通过转运体介导的主动转运被吸收；大分子药物等可通过膜动转运被吸收（详见第二章）。

口服药物在胃肠道不同部位的吸收机制有一定差异。药物在胃中的吸收机制以被动扩散为主。小肠是药物吸收的主要场所，以被动扩散为主，同时也涉及其他转运机制，如主动转运、促进扩散和膜动转运（包括入胞和出胞）等。大肠的药物吸收机制以被动扩散为主，兼有胞饮和吞噬作用（表3-2）。

表3-2　胃肠道的药物转运机制

部位	作用	有效吸收面积	转运机制
胃	崩解溶出	有限	被动扩散（弱酸性药物）
小肠	吸收的主要场所	较大	所有转运途径
大肠	储存糟粕（结肠定位、直肠给药）	较小	被动扩散；胞饮和吞噬作用

（二）被动扩散吸收与 pH 分配假说

1. 遵循 pH 分配假说的被动扩散机制　药物主要以溶解扩散跨胃肠道上皮细胞进行转运吸收，在这个途径中，药物首先要溶解分配到细胞膜，因此，油/水分配系数（partition coefficient）高即脂溶性好的药物吸收好。临床上使用的大多数药物都是弱酸性或弱碱性化合物，而只有脂溶性好的分子型药物才容易吸收，水溶性的离子型药物不易通过而难以吸收。药物的解离程度，即分子型与离子型药物的比例，取决于胃肠道吸收部位的 pH 和药物本身的 pK_a。药物在胃肠道的解离程度和油/水分配系数决定着药物的吸收，即 pH 分配假说（pH-partation hypothesis）。鉴于胃黏膜表面没有绒毛或微绒毛结构，可以当作单纯类脂质膜，药物在胃部的吸收比较符合 pH 分配假说所描述的单纯被动扩散。大多数药物在小肠的被动扩散吸收也符合 pH 分配假说。

2. 不遵循 pH 分配假说的吸收机制　有些药物在小肠 pH 变化、非搅拌水层的参与等影响下，并不遵守 pH 分配假说的吸收机制。

（1）小肠 pH 的变化　与经胃吸收相比，药物经小肠吸收并不严格遵守 pH 分配假说。水杨酸（$pK_a=3$）在 pH 为 5~7 的环境下，分子型药物的比值低于 1%，根据 pH 分配假说，水杨酸的小肠吸收应该很差，但是水杨酸在小肠中吸收良好，pH=5 时，吸收率为 35%，pH=7 时为 30%，并不符合 pH 分配假说，这可能与小肠黏膜表面的 pH 要比消化腔内的 pH 低有关。在小肠黏膜表面的微环境中，柱状上皮细胞顶侧膜的 Na^+/H^+ 交换转运体向腔道分泌质子，小肠糖萼和微绒毛结构抑制了质子向腔道消化液的扩散，加之糖萼为带负电荷、含羧酸基团的物质，小肠黏膜表面 pH 要比小肠腔道 pH 偏酸（微电极测定消化腔 pH 为 7.0~7.4，而黏膜附近微环境 pH 为 6.1~6.8）。因此，小肠黏膜表面弱酸性药物的分子型药物的比例高于 pH 分配假说预测值，经小肠的吸收率高于 pH 分配假说预测值，但是，这样的 pH 差异仍不能解释水杨酸经小肠的良好吸收。并且，由于小肠吸收表面积较大，解离平衡中药物的分子型和离子型可以相互转化，只要有一定比例的分子型药物存在就会有较好的吸收。此外，离子型药物也能通过细胞膜上的含水微孔及细胞旁路通道被吸收。以上因素使得被动扩散吸收不完全遵循 pH 分配假说（表3-3）。

表 3-3　大鼠小肠 pH 变化对弱电解质药物吸收的影响

药物	pK_a	吸收（%）			
		pH 4 *	pH 5 *	pH 6 *	pH 7 *
酸类					
5-硝基水杨酸	2.3	40	27	<2	<2
水杨酸	3.0	64	35	30	10
阿司匹林	3.5	41	37	—	—
苯甲酸	4.2	62	36	35	5
碱类					
苯胺	4.6	40	48	58	61
氨基比林	5.0	21	35	48	52
对甲苯胺	5.3	30	42	65	64
奎宁	8.4	9	11	41	54

* 小肠灌流液的 pH。

（2）非搅拌水层的参与　在肠道黏膜附近的微环境中，肠道的蠕动搅拌并不明显，加之黏膜外侧的黏性多糖-蛋白质复合物对水分子的亲和性使肠道黏膜表面吸附固定几层水分子，这些水分子不受肠道蠕动的影响，称为非搅拌水层（unstirred water layer）。药物经小肠吸收过程中，在跨膜转运时，必须扩散透过这个非搅拌水层。微绒毛顶端由于蠕动搅拌充分，水层较薄，而微绒毛谷底隐窝处的蠕动搅拌差，水层较厚，非搅拌水层的厚度为几百微米。以苯甲酸（pK_a 4.2）为例，当黏膜表面 pH 较低时（药物主要以分子型存在），吸收速度比 pH 分配假说的预测值低，非搅拌水层影响脂溶性好的分子型药物的吸收，搅拌能显著提高药物吸收速率；相反，当黏膜表面 pH 较高时（药物主要以离子型存在），药物的吸收速率并不接近 0，这说明存在离子型药物的吸收，而搅拌对其吸收的促进作用不明显。

（三）转运体介导的转运

食物中的碳水化合物、蛋白质和脂肪在消化酶作用下降解成低分子物质，它们在肠道转运体的参与下得到有效的吸收。与营养物质结构相类似的药物也可以利用这些肠道的转运体进行有效的主动转运吸收；一些极性药物利用转运体进行促进扩散（易化扩散）吸收；转运体也能将某些物质主动地分泌或外排到肠腔中。肠道分布表达的转运体见图 3-4。转运体介导的过程具有饱和性，转运体介导的动力学过程符合米氏方程。

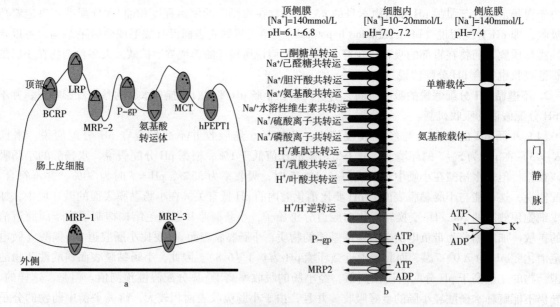

图 3-4　肠道药物转运体的分布

a. 常见药物转运体的分布示意；b. 常见药物转运体的转运过程

△代表物质转运的方向；BCRP（乳腺癌耐药蛋白）、LRP（肺癌耐药蛋白）、MRP（多药耐药相关蛋白）、P-gp（P-糖蛋白）均为分泌型转运体，将细胞内物质外排；氨基酸转运体、MCT（单羧酸转运体）、hPEPT1（人寡肽转运体）均为摄取型转运体，将胞外物质吸收入胞

1. 吸收型转运体 小肠管腔侧（刷状缘侧）的上皮细胞存在许多可吸收由食物降解而来的寡肽、核苷酸、氨基酸、糖、脂肪酸和水溶性维生素等物质的转运体，这些肠道转运体识别和转运一部分与营养物质结构类似的药物。PEPT1 位于人肠道刷状缘膜侧（一般表达于十二指肠、空肠和回肠，而在结肠和直肠中没有表达），可以质子梯度差为驱动力，将二肽、三肽化合物摄取入肠皮细胞（图 3-5）。PEPT1 具有立体选择性，在结合并转运多肽的过程中，它对含有 L-氨基酸残基的多肽比对含有一个或多个 D-氨基酸残基的多肽具有更高的亲和性。此外，这个转运体具有较广泛的底物专属性，可以吸收许多类型的多肽药物，如 β-内酰胺抗生素、血管紧张素转化酶抑制剂、多巴胺受体拮抗剂、肾素抑制剂、抗肿瘤或抗病毒药物、凝血酶抑制剂和氨基酸前药等。寡肽转运体系统作为一种潜在的转运小分子寡肽和拟寡肽药物的传递系统逐渐得到关注。

Na$^+$ 依赖的葡萄糖转运体 SGLT 以 Na$^+$ 电化学梯度为驱动力，将葡萄糖摄入上皮细胞（详见第二章）。GLUT2 为葡萄糖易化扩散转运体，位于上皮细胞侧底膜，将细胞内积蓄的高浓度葡萄糖转运至血液侧。葡萄糖转运体对 D-葡萄糖、半乳糖和果糖具有一定的专属性，将母体药物修饰成葡萄糖类似物是促进口服药物吸收的一种策略。

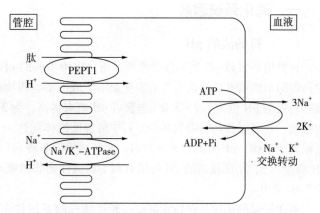

图 3-5 小肠上皮细胞中二肽、三肽转运系统

研究发现，大鼠肠道中的 MCT1 为质子偶联的共转运体，以由腔道向上皮细胞内的质子梯度差为驱动力。短链脂肪酸（如乳酸、丙酮酸和醋酸）、烟酸、HMG-CoA 还原酶抑制剂（如阿托伐他汀）、阴离子的 β-内酰胺抗生素（如青霉素）和苯甲酸等均可以通过 MCT1 转运。

维生素转运体主要转运不同类别的水溶性维生素如维生素 C 和维生素 B 复合物，例如硫胺维生素 B$_1$、核黄素（维生素 B$_2$）、烟酸、叶酸和钴胺素（维生素 B$_{12}$）等。Na$^+$ 依赖性维生素 C 转运体 1（SVCT1）分布于肠上皮细胞，其立体构型选择性很高，转运 L-抗坏血酸显著快于转运其同分异构体（如 D-异抗坏血酸、去氢抗坏血酸）以及 2 位或 6 位取代的相似体。

除此之外，肠道中还存在胆酸、磷酸、碳酸、核苷酸等物质的吸收型转运体。

2. 分泌型转运体 小肠不仅是重要的吸收器官，也是排泄器官。P-糖蛋白是分泌型转运体之一，在消化道内丰富表达于小肠上皮细胞刷状缘侧，一般来说，其表达沿肠道方向渐增，在结肠部位的表达量达到最大，并具有广泛的底物。P-糖蛋白基因（mdrla）敲除实验研究证明了 P-糖蛋白在药物小肠吸收中的重要作用。例如，HIV-1 蛋白酶抑制剂（茚地那韦、利托那韦和沙喹那韦）在正常小鼠的口服吸收较差；mdrla 敲除后，小鼠的血药浓度提高 2~5 倍，可见 P-糖蛋白是其药物底物吸收差的原因之一。P-糖蛋白抑制剂通过抑制转运体的小肠分泌也可提高口服药物的吸收，抑制剂包括维拉帕米、环孢素、SDZ PSC833 和奎尼丁等。由于 P-糖蛋白底物很多也是药物代谢酶 CYP3A4 的底物，有时很难解析药物吸收差的原因。

此外，小肠中还有一些属于 ABC 超家族的分泌型转运体，例如 MRP2，其在肝实质细胞毛细胆管膜中高度表达，对许多阴离子化合物和肝 II 相代谢产物经胆汁排泄起重要作用，因此又称为毛细胆管多专属性有机阴离子转运体（canalicular multispecific organic anion transporter，cMOAT）。MRP2 基因缺陷的大鼠，其谷胱甘肽共轭代谢产物向胆汁排泄的能力显著下降，确证了 MRP2 的分泌功能。MRP2 也丰富表达于肠上皮细胞刷状缘侧，参与小肠分泌排泄。研究发现，它与 P-糖蛋白一起，参与新喹诺酮化合物格帕沙星经小肠的分泌。

综上所述，药物在胃肠道的吸收存在多种机制，有时多种吸收方式并存，共同影响药物吸收。此外，肠道上皮细胞膜中存在多种与药物吸收和分泌相关的转运体，同时，细胞内存在药物代谢相关酶系而影响药物的代谢。因此，药物经消化道的吸收是一个相当复杂的过程。

第二节　影响口服药物吸收的生理因素

口服药物的吸收在胃肠道上皮细胞进行，胃肠道生理情况的变化对药物的吸收有着较大的影响，消化道的解剖学特征、生理学因素、解剖方面的物理化学特征等都会影响药物的吸收过程。因此，掌握和熟悉各种影响吸收的生理因素有利于药物的剂型设计和临床合理用药。

一、消化系统因素

（一）胃肠液的 pH

胃肠道各区段 pH 值有显著差异。消化道中不同的 pH 环境决定着弱酸性和弱碱性药物的解离状态，对药物的溶解度和溶解速率等有重要影响，进而影响药物的吸收。胃液的主要成分是胃酸（盐酸），人空腹时胃液的 pH 值为 1.2～3.0，进食后 pH 略有提高，为 3.0～5.0。由于胃液呈酸性，有利于弱酸性药物的吸收，而弱碱性药物吸收甚少。胃中的酸性液体到达十二指肠后，被胰腺分泌的胰液中高浓度的碳酸氢根离子中和，pH 升高至 6.0 左右；小肠远端的肠液 pH 逐渐升高，小肠自身分泌液是一种弱碱性液体，pH 约为 7.6，小肠较高的 pH 环境有利于弱碱性药物的吸收；空肠和回肠的 pH 为 6.0～7.0；大肠的 pH 为 7.0～8.0。

主动转运的药物是在特定部位经转运体或酶系统作用吸收，不受消化道 pH 变化的影响。消化道中酸、碱性环境可能对某些药物的稳定性产生影响。胃肠液的 pH 变化也为口服给药系统的合理设计提供了思路。例如：酸中不稳定的大环内酯类抗生素如红霉素，可制备成难溶性红霉素硬脂酸酯或肠溶制剂以提高稳定性；青霉素类抗生素（青霉素、头孢菌素）在酸中降解，可以考虑设计缓释制剂或肠溶制剂；依据胃肠液 pH 变化，可以设计成 pH 依赖性制剂以达到胃肠道定位给药的目的。

（二）胃排空和胃空速率

胃内容物从胃幽门排入十二指肠的过程称为胃排空。胃蠕动可使药物与食物充分混合，具有分散和搅拌作用，使其与胃黏膜充分接触，有利于胃中药物的吸收。单位时间内胃内容物的排出量称胃空速率（gastric emptying rate，GER），用于描述胃排空的快慢。

微课

胃排空按照一级速率过程进行，可用胃空速率常数或胃空半衰期来表达：

$$\lg V_t = \lg V_0 - \frac{K_{em}}{2.303}t \tag{3-1}$$

式中，V_t 为 t 时间胃内容物体积，V_0 为初始时胃内容物体积，K_{em} 为胃空速率常数。

由式（3-1）可知，胃排空速率与胃内容物体积成正相关，当胃中充满内容物时，对胃壁产生较大的压力，胃张力增大，从而促进胃排空。胃排空速率低，药物在胃中停留时间延长，与胃黏膜接触的机会和面积增大，主要在胃中吸收的弱酸性药物的吸收会增加。由于小肠表面积大，大多数药物的主要吸收部位在小肠，故胃排空加快时，到达小肠部位所需的时间缩短，有利于药物吸收，产生药效所需时间也缩短，尤其有利于需要立即产生作用的药物（如止痛药）及时发挥疗效。但少数部位特异性主动转运的药物的吸收可能变差，如维生素 B_2 在十二指肠主动吸收，胃排空速率高时，大量的维生素 B_2 同时到达吸收部位，吸收达到饱和，因而只有小部分药物被吸收。若饭后服用，维生素 B_2 连续不断缓慢地通过十二指肠，主动转运不会产生饱和，使吸收增多。对于一些会被胃酸或酶降解的药物，胃排空迟缓将增加药物的降解程度。影响胃空速率的因素较多，如表 3-4 所示。

表3-4　影响胃排空的因素

影响因素	胃排空情况
容积	开始时，容积越大，排空越快；初始阶段后，容积越大，排空越慢
食物类型	固体食物较流体食物排空慢
脂肪类食物	胃排空减慢
碳水化合物	胃排空减慢，主要是渗透压所致，浓度增加，抑制增加
氨基酸类	胃排空减慢，因浓度而异
药物	
抗胆碱能药	胃排空减慢（阿托品、丙胺太林、溴丙胺太林）
麻醉性镇痛药	胃排空减慢（吗啡）
止痛药	胃排空减慢（阿司匹林）
β-受体激动剂	胃排空减慢（异丙肾上腺素）
β-受体阻滞剂	加快胃排空（普萘洛尔）
三环类抗抑郁药	降低胃排空速率（丙咪嗪、阿米替林）
抗组胺药	降低胃排空速率（苯海拉明）
身体位置	站立较卧姿排空慢；左侧卧比右侧卧排空慢
精神状态	具有攻击性或处于应激状态时，胃收缩，排空加快；抑郁时，胃排空减慢
疾病状态	糖尿病、局部幽门损伤和甲状腺功能减退患者的胃空速率下降；甲亢患者胃空速率增加

（三）药物在肠道内的运行

小肠的固有运动可分为以下三种。①分节运动：以肠环形肌的舒张与收缩运动为主，常在一段小肠内进行较长时间（20分钟），很少向前推进，使小肠内容物不断分开又不断混合，并反复与吸收黏膜接触。②蠕动运动：使内容物分段向前推进，速度较低，通常是到达一个新的肠段再开始分节运动。③黏膜与绒毛运动：由局部刺激导致的黏膜肌层收缩造成，有利于药物的充分吸收。肠的固有运动可促进固体制剂进一步崩解、分散，使之与肠分泌液充分混合，增加药物与肠表面上皮的接触面积，有利于难溶性药物的吸收。一般所给药物与吸收部位的接触时间越长，药物吸收越好。从十二指肠、空肠到回肠，内容物通过的速度依次降低。

药物首先从制剂中释放、溶解，然后才能被吸收。由于药物主要吸收部位在小肠，制剂在肠内滞留时间的长短对药物吸收影响很大，滞留时间越长，吸收越完全。对于缓慢释放的剂型如缓释制剂或需要足够的时间才能释放的剂型如肠溶制剂，若肠内运行速率过高，则可能吸收不完全。

肠内运行速率受生理、病理因素的影响，如随消化液分泌、甲状腺分泌减少而降低，随痢疾、低血糖等疾病而增加。在腹泻的情况下，肠内运行速度却增加。然而，糖尿病患者的慢性腹泻使肠内运行速度降低。妇女怀孕期间，由于肌肉松弛，肠内运行速度也降低。一些药物可影响肠道的运动而干扰其他药物的吸收，如阿托品、丙胺太林等能降低胃排空速率与肠内容物的运行速率，从而增加一些药物的吸收；甲氧氯普胺可促进胃排空且增加肠运行速率，减少药物在消化道内的滞留时间，从而减少一些药物的吸收。

（四）胃肠道代谢作用

消化道黏膜内存在各种消化酶和肠内细菌，它们对食物有消化作用，亦能使药物尚未吸收就在消化道内发生代谢反应而失活。肠壁细胞黏膜是药物代谢的主要部位，整个胃肠道均存在代谢活性酶，其中，小肠部位的代谢活性最高。药物在胃肠道内的代谢是药物首过效应的一部分，对药物的生物利用度有较大的影响。

在肠道进行代谢的药物有阿司匹林、对乙酰氨基酚、水杨酰胺、对氨基苯甲酸、吗啡、喷他佐辛（戊唑星）、异丙肾上腺素、左旋多巴、利多卡因及一些甾体类药物。例如，地高辛口服给药后，部分会被肠内菌群还原，进入体内的药量会减少。对于慢性心功能不全患者，其患有扁桃体炎时，同时服用地高辛和克拉霉素，地高辛血药浓度会增至2~4倍。这是由于克拉霉素影响肠内细菌，使地高辛代谢减少，同时抑制地高辛通过P-gp外排，最终使进入体内的药量增加。

（五）食物的影响

案例解析

【案例】 如图3-6所示，与空腹服用地美环素相比，地美环素与牛奶同服时，其吸收显著下降。

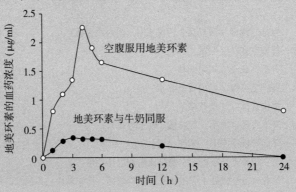

图3-6　同时口服牛奶对地美环素血药浓度的影响

【解析】 地美环素（别名：去甲金霉素）为半合成的四环素类抗生素。其抗菌谱与四环素相近，具有高效和长效性质，在四环素类抗生素中，本品抗菌作用最强，脂溶性高，口服吸收迅速且几近完全，很少受食物影响，但较其他四环素类抗生素易受钙、镁、铝等金属离子影响，或与金属离子络合，或使胃内 pH 增高而使药物吸收减少。本品与牛奶同服后，与牛奶中的钙离子在肠道形成络合物，吸收减少，疗效降低甚至完全失效，因此，需至少间隔2~3小时同服，且在临床中一定要注意合理配伍用药。

食物主要通过改变胃空速率、消化道液体容量与 pH 以及与药物发生物理化学反应等多种因素影响药物吸收，具体见表3-5。

表3-5　进食对药物吸收的影响

影响结果	相关药物
增加吸收量	维生素C、头孢呋辛、维生素 B_2、异维 A 酸、对氯苯氧基异丁酸、普萘洛尔、更昔洛韦、地丙苯酮、三唑仑、咪达唑仑、特非那定
降低吸收速率	非诺洛芬、吲哚美辛
降低吸收速率与吸收量	卡托普利（巯甲丙脯酸）、乙醇、齐多夫定、利福平、普伐他汀、青霉素类、林可霉素、异烟肼、溴苄铵托西酸盐、头孢菌素类、红霉素
降低吸收速率，不影响吸收量	阿司匹林、卡普脲、头孢拉定、克林霉素、氯巴占、地高辛、甲基地高辛、奎尼丁、西咪替丁、格列本脲、氧氟沙星、环丙沙星、依诺沙星
降低吸收速率，增加吸收量	呋喃妥因、酮康唑
不影响吸收速率，增加吸收量	芬维 A 胺
无影响	保泰松、西拉普利、甲基多巴、磺胺异二甲嘧啶、丙基硫氧嘧啶、阿托伐他汀

通常，为了加快药物吸收，应该空腹给药。食物可使口服药物胃空时间延长，餐后的胃空时间变化则很复杂，也与进食量和食物种类组成有关。一般情况下，富含脂肪的食物可使胃空时间延长，且富含脂肪的食物可促进胆汁分泌，胆汁中的胆酸钠具有表面活性剂的性质，可增加药物在小肠内的分散，使溶解速率较小的药物如灰黄霉素及维生素 A、E 等的吸收增加。食物在消化道内会吸收水分或改变消化道液体的 pH，从而影响药物的溶解度和崩解，影响药物的溶出速率。

二、循环系统因素

（一）血流速度

一般情况下，胃肠道血流丰富、血流速度快，吸收的药物能迅速被转运。相对于消化道侧，血液侧浓度低，符合漏槽条件，此时血流速度对药物吸收的影响很小，药物从剂型中的溶出速率或本身的吸收性是吸收的限速因素。

而某些情况下，胃肠道血管内的血流量会影响药物吸收。若药物吸收是通过主动转运或其他特殊膜转运，则需依赖于细胞代谢产生的能量。此时，如血流载氧量降低，细胞代谢产生的能量少，可能影响药物的吸收。例如，在大鼠肠内吸收苯丙氨酸通过主动转运，进食后胃肠道内血流增加，随餐同服药物并不能增加药物的吸收。又如，高强度的体育锻炼可使胃肠道内血流减少，进行体育锻炼时，维生素 A 和 3－甲基葡萄糖的吸收量明显减少。

（二）肝首过效应

经胃肠道吸收的药物都通过门静脉进入肝脏，再进入全身循环系统，肝脏丰富的酶系统和胆汁排泄会对药物产生强烈的代谢和排泄作用，使某些药物在进入大循环前就大部分降解、失活和损失，这种过程称为"肝首过代谢"或"肝首过效应"（liver first pass effect）。肝首过效应越大，药物被代谢越多，其血药浓度也越小，药效会受到明显的影响。

（三）肝肠循环

肝肠循环（enterohepatic cycle）是指经胆汁排入肠道的药物在肠道中重新被吸收，经门静脉又返回肝脏的现象。如氯霉素在肝内与葡萄糖醛酸结合后，水溶性增高，分泌入胆汁再排入肠道，经水解释放出的原型药物又被肠道吸收，再次进入肝脏。洋地黄毒苷、吗啡、地西泮等药物具有显著的肝肠循环现象。合并应用抗菌药物可抑制肠道细菌，降低某些药物的肝肠循环作用。

（四）淋巴循环

药物从消化道向淋巴系统转运也是药物吸收的途径之一，经淋巴系统吸收的药物通过肠淋巴管、胸导管直接进入全身循环，故可避免肝脏的首过效应。但淋巴液的流量只有血流量的 1/200～1/500，因此，药物吸收量的 98% 以上经血液循环转运。不过，淋巴管内皮细胞间的空隙要比血管大得多，因此，脂肪在肠上皮细胞的吸收过程中形成的乳糜微粒和脂溶性维生素 A、维生素 D、维生素 E、环孢素等具有淋巴输送的性质。此外，分子量较大（5kDa 以上）的高分子物质如蛋白、蛇毒、右旋糖酐等也具有淋巴输送的性质。脂肪能加速淋巴液流动，使药物的淋巴系统转运量增加。淋巴系统转运对于在肝中代谢药物的吸收及一些抗癌药的定向淋巴系统吸收和转运具有重要的意义。

三、疾病因素

疾病使人体的正常生理功能发生改变，从而影响药物的吸收。疾病通常会导致下列状态的改变：肠道血流量、胃肠道活动力、胃排空时间、pH 值改变影响药物溶解度和离子化程度、消化道内壁的渗透性、胆汁的分泌、消化酶的分泌、肠道菌群的改变等。因此，对不同患者用药时，需要综合考虑用药目的和患者的具体状态。

（一）胃肠道疾病

疾病会改变胃肠道 pH，从而干扰药物的吸收。胃酸缺乏的患者，pH 的变化影响药物从剂型中的溶出及吸收。胃癌患者的胃液 pH 往往升高，50% 患者的 pH 值为 3.0～7.0，胃酸分泌长期减少的贫血患者用铁剂及西咪替丁治疗时，吸收缓慢。部分或全部胃切除患者的胃排空速率高，也可能导致药物吸收减少，这是因为有些药物在吸收前必须在酸性胃液中溶解。例如，维生素 B_2 的吸收部位是十二指肠，胆管闭锁患者对维生素 B_2 的吸收降低，这是由于维生素 B_2 向肠管快速运行的结果。

克罗恩病是末端小肠和结肠的免疫性疾病，这种疾病常伴随小肠壁增厚、厌氧菌过量繁殖等症状。

一般这种疾病会造成药物吸收减少，但该病对药物吸收的影响难以预测，克罗恩病患者体内的 α1 - 酸性糖蛋白水平较高，会影响体内普萘洛尔的蛋白结合和分布，导致较高的血药浓度。

（二）其他疾病

肝脏疾病常伴有其他脏器功能的变化，从而影响药物的口服吸收。研究表明，门静脉高压症伴有小肠黏膜水肿或结肠异常，影响药物的消化道吸收，会使安替比林的吸收延迟数小时；肝硬化患者由于肝细胞活性下降及合并门静脉旁路，相当多的消化道血液通过门静脉外循环进入体循环，进而引起生物利用度增加，某些首过代谢程度高的药物的生物利用度可提高 2 倍以上。

甲状腺功能不足的儿童的维生素 B_2 的吸收增加；反之，甲状腺功能亢进的儿童的维生素 B_2 吸收则降低。这是因为，当甲状腺功能不足时，肠的转运速率往往降低，维生素 B_2 在小肠吸收部位滞留的时间延长，吸收较完全。

帕金森病晚期患者可能发生吞咽困难，且胃肠动力大幅降低。有病例报道表明，患者由于吸收极差，无法通过口服左旋多巴控制病情，故改用 J - 管灌注左旋多巴溶液来控制其症状。

服用三环类抗抑郁药（丙咪嗪、阿米替林和去甲替林）以及抗精神病药（吩噻嗪类）的患者，由于该类药物具有抗胆碱能的副作用，会使胃肠道活动减弱甚至发生肠堵塞，导致药物吸收延迟。

第三节　影响口服药物吸收的药物因素

各种固体药物制剂在口服给药后，药物的吸收主要包括以下过程：首先从制剂中溶出，然后透过上皮细胞膜，接着经胃肠道血液微循环转运至体循环。一般情况下，胃肠道血流速度快，符合漏槽条件，药物吸收速率主要取决于溶出和跨膜过程。因此，药物经胃肠道吸收与药物的理化性质、制剂的剂型、处方和工艺等因素密切相关。

一、药物的理化性质

药物的理化性质与其在胃肠道内的吸收密切相关。

（一）药物的脂溶性和分子量

多数药物以溶解扩散的方式通过肠道上皮细胞转运。黏膜上皮细胞为类脂膜，而细胞外是水性环境，药物要渗透进入细胞，必须具有合适的水溶性和脂溶性。油/水分配系数（$K_{o/w}$），即药物在有机溶媒如正辛醇和水中达溶解时的浓度之比，通常油/水分配系数大的药物，其脂溶性好，吸收也好。例如，巴比妥类药物在胃部的吸收与 pK_a 及油/水分配系数有关，其脂溶性对吸收起重要的作用（表 3 - 6）。

表 3 - 6　巴比妥衍生物的油/水分配系数与其在大鼠胃中的吸收

巴比妥酸衍生物	pK_a	分子量	$K_{o/w}$（三氯甲烷/水）	吸收率（%）
巴比妥	7.9	184.19	0.72	6.2
苯巴比妥	7.41	232.23	4.44	12.6
戊巴比妥	8.11	226.27	24.1	17.6
异戊巴比妥	7.49	226.27	33.8	17.7
环己巴比妥	8.34	236.26	129	24.1
硫喷妥	7.45	240.34	321	37.8

药物的 $K_{o/w}$ 值与其化学结构密切相关。对于脂溶性小而吸收不好的某些药物，可通过对其进行结构修饰来增加脂溶性。例如：将林可霉素变成克林霉素可增加其脂溶性，从而增强药物吸收；将红霉素制成红霉素丙酸酯可增加药物的油/水分配系数，从而显著提高血药浓度。

但药物的脂溶性与吸收程度并不都呈线性关系，药物的油/水分配系数过大，有时吸收反而不好。这是因为，脂溶性太强的药物难以从类脂膜中游离至水性体液中，也难以通过肠道黏膜表面的非搅拌水层，所以药物吸收率明显下降。对于主动吸收的药物，其通过转运体或酶的作用实现转运，与药物的脂溶性不相关。通过细胞旁路转运吸收的药物，其吸收与药物脂溶性也没有直接相关性。药物的分子量也与吸收相关，分子量越大，膜渗透性越差。对于以膜孔扩散方式吸收的药物，只有分子小于微孔的药物才能被吸收，如水、乙醇、尿素、糖类等；而大分子药物或与蛋白质结合的药物则不能通过微孔途径被吸收。

（二）药物的解离度

对弱酸或弱碱性药物而言，由于受到胃肠道内 pH 值的影响，药物以未解离型（分子型）与解离型（离子型）两种形式存在，两者所占比例由药物的解离常数 pK_a 和吸收部位 pH 值决定。如前所述，通常未解离的分子型药物，其脂溶性较大，容易通过消化道上皮细胞膜；而离子型不易透过。药物的吸收取决于药物在胃肠道中的解离状态和油/水分配系数的学说称为 pH 分配假说。

胃肠液中未解离型与解离型药物浓度之比是药物解离常数 pK_a 与消化道 pH 的函数，其关系可用 Handerson – Hasselbach 方程式来表达：

弱酸性药物： $$pK_a - pH = \lg \frac{C_u}{C_i} \qquad (3-2)$$

弱碱性药物： $$pK_a - pH = \lg \frac{C_i}{C_u} \qquad (3-3)$$

式中，C_u、C_i 分别为分子型和离子型药物的浓度。

由式（3-2）和（3-3）可知，对于弱酸性药物，提高胃肠液的 pH 值可减少分子型药物的比例，从而减少药物在胃肠道内的吸收；对于弱碱性药物，提高胃肠液的 pH 值可增加分子型药物的比例，从而增加药物在胃肠道内的吸收。

对于 pK_a 值相近的药物，其在胃肠液内的分子型和离子型的比例相似，但吸收率可能存在相当大的差异，这取决于药物的脂溶性。如前所述，除了强碱性药物外，有机弱酸性药物和弱碱性药物的胃内吸收符合 pH 分配假说。但对于主要在小肠吸收的药物，在小肠 pH 的变化、非搅拌水层的参与、转运体介导等影响下，其吸收不一定服从 pH 分配假说理论。通常，药物在小肠中的吸收比 pH 分配假说所预测的值要高很多，这是因为小肠吸收表面微环境 pH 值比肠内低。另外，由于小肠超高的吸收表面积和丰富的血流，某些弱碱性药物虽然在小肠内的分子型比例低于离子型比例，其吸收也很好。

离子型药物虽不能通过生物膜吸收，但可通过生物膜含水小孔通道吸收，尽管作用不强，却是离子型药物吸收的重要途径。强碱性阳离子药物在整个胃肠道 pH 范围内都带正电荷，故在任何 pH 范围内均不能被吸收。

知识拓展

弱酸性药物水杨酸的 pK_a 为 3.0，在胃中的解离型与未解离型的比例计算如下：

$$3.0 - 1.0 = \lg \frac{C_u}{C_i}，则有：\frac{C_u}{C_i} = 100:1$$

计算结果显示，水杨酸在胃中的解离型与未解离型的比例为 1:100，即 99% 的水杨酸在胃中呈分子型，故易被胃吸收。

又如，弱碱性药物奎宁的 pK_a 为 8.4

在胃中：$8.4 - 1.0 = \lg \frac{C_i}{C_u}$，则有：$\frac{C_i}{C_u} = (2.5 \times 10^7):1$

在小肠中：$8.4 - 6.0 = \lg \frac{C_i}{C_u}$，则有：$\frac{C_i}{C_u} = 250:1$

即弱碱性药物奎宁在胃中的未解离型只有两千万分之一，药物不能被胃吸收；进入小肠后，随着 pH 的升高，未解离型比例增大，奎宁在小肠的吸收比胃好得多。

（三）药物的溶出

溶出速率（dissolution rate）是指在一定溶出条件下，单位时间内药物从制剂中溶出的量。固体药物制剂经口服后，在胃肠道内先后经历崩解、分散、溶出过程，再通过上皮细胞膜吸收。对于水溶性药物而言，崩解是其吸收的限速过程。而对于难溶性药物而言，其吸收过程往往受到药物溶出速率的限制，在这种情况下，药物在胃肠道内的溶出速率直接影响药物的起效时间、药效强度和作用持续时间，提高药物溶出速率能够显著改善药物的吸收。

药物的溶出过程发生在固体药物与液体溶媒接触的界面上，当药物与溶剂间的吸引力大于固体药物粒子间的内聚力时，溶出就会发生，溶出速率取决于药物在溶剂中的溶解度和药物从溶出界面进入总体溶液的速率。药物的溶出过程包括两个连续的阶段，首先是药物粒子与消化道溶出介质接触后，固体表面溶解，在固－液界面形成溶解层，称为扩散层或静流层，之后在对流作用下进入溶液主体（图3-7）。

药物在扩散层中的饱和浓度 C_s 与总体介质浓度 C 形成浓度差。由于浓度差 $C_s - C > 0$，溶解的药物不断向总体介质中扩散，其溶出速率可用 Noyes－Whitney 方程描述：

$$\frac{dC}{dt} = \frac{D}{h}S(C_s - C) \qquad (3-4)$$

式中，$\frac{dC}{dt}$ 为药物的溶出速率，D 为溶解药物的扩散系数，S 为固体药物的表面积，h 为扩散层厚度。C_s 为药物在液体介质中的溶解度，C 为 t 时间内药物在胃肠液或溶出介质中的浓度。

由于某一特定药物在固定的溶出条件下，

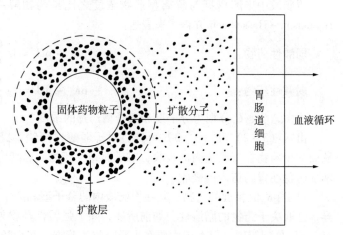

图3-7　药物溶出原理示意图

其 D 和 h 为一定值，可用该药特定的溶出速率常数 k 来表达，即：$k = \frac{D}{h}$。

则式（3-4）可简化为下式：

$$\frac{dC}{dt} = kS(C_s - C) \qquad (3-5)$$

式（3-5）中，$C_s - C$ 为扩散层与总体液体介质的浓度差。在胃肠道中，溶出的药物不断地透膜吸收入血，形成漏槽状态（sink state）。与 C_s 相比，C 值是很小的，即 $C_s \gg C$，C 值可忽略不计，则式（3-5）进一步简化为：

$$\frac{dC}{dt} = kSC_s \qquad (3-6)$$

由式（3-6）可知，药物溶出速率 $\frac{dC}{dt}$ 与药物溶出速率常数 k、固体药物颗粒的表面积 S 和药物溶解度 C_s 成正比。增加药物的表面积、改善药物的溶解度可促进药物的溶出。考虑 $k = \frac{D}{h}$，其中 D 与温度有关，温度越高，溶液黏度越小，D 值大，则 k 值也大；h 与搅拌或振摇速度有关，搅拌快，h 小，则 k 大。在进行吸收研究时，因为温度等于体温，搅拌速度等于胃肠蠕动，通常情况下可看成恒定条件，不影响药物吸收，但应注意，在进行体外溶出试验时，这两个条件必须严加控制，否则会影响试验结果。

影响药物溶出的因素主要有以下几方面。

1. 药物溶解度　药物的溶解度与溶出速率直接相关，当药物在扩散层中的溶解度 C_s 增大，扩散层与总体介质可形成较大的浓度差，则药物溶出速率加快，见式（3-7）。

弱酸或弱碱性化合物的溶解度与 pH 的关系甚为密切，因此，胃肠道不同部位的溶出速率是不同的。弱酸的总溶解度为：

$$C_s = [\text{HA}] + [\text{A}^-] \tag{3-7}$$

式中，$[\text{HA}]$ 是未解离的酸性药物的固有溶解度（用 C_0 表示），$[\text{A}^-]$ 是阴离子浓度。阴离子浓度可用解离常数 K_a 与 C_0 的乘积表示，则有：

$$C_s = C_0 + \frac{K_a C_0}{[\text{H}^+]} \tag{3-8}$$

同理，弱碱性化合物的溶解度为：

$$C_s = C_0 + \frac{[\text{H}^+] C_0}{K_a} \tag{3-9}$$

将上述两式分别带入式（3-6），则得出溶出速率方程。

弱酸性药物：

$$\frac{\mathrm{d}C}{\mathrm{d}t} = kS\left\{ C_0 + \frac{K_a C_0}{[\text{H}^+]} \right\} \tag{3-10}$$

或：

$$\frac{\mathrm{d}C}{\mathrm{d}t} = kSC_0\left\{ 1 + \frac{K_a}{[\text{H}^+]} \right\} \tag{3-11}$$

弱碱性药物：

$$\frac{\mathrm{d}C}{\mathrm{d}t} = kSC_0\left\{ 1 + \frac{[\text{H}^+]}{K_a} \right\} \tag{3-12}$$

式（3-11）、（3-12）表明，消化道的 pH 是影响可离子化药物溶解度的重要因素之一。弱酸性药物的溶出速率随 pH 增加（$[\text{H}^+]$ 的减少）而增加，弱碱性药物的溶出速率随 pH 增加（$[\text{H}^+]$ 的减少）而降低。因此，在胃液中弱碱性药物的溶出速率最大。而弱酸性药物的溶出速率随 pH 上升而逐渐增大，见图 3-8。为了提高难溶性弱酸性药物的溶解度，可在处方中加入碱性物质如碳酸氢钠、碳酸钙等，这些物质虽不能升高胃内容物的 pH，但能立即升高弱酸性药物颗粒周围表面的 pH 值。影响药物在胃肠道溶出的理化参数和生理参数可根据 Noyes - Whitney 方程进行分析，结果见表 3-7。

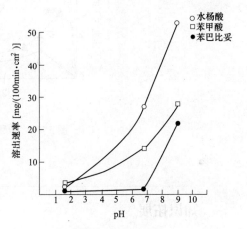

图 3-8 酸性药物的溶出速率与 pH 的关系

表 3-7 影响药物在胃肠道溶出的理化参数和生理参数

影响因素	理化因素	生理参数
药物表面积（A）	粒径、润湿性	胃液和胆汁中的表面活性剂
药物扩散系数（D）	分子大小	胃肠内容物的黏度
扩散层厚度（h）		运动模式和流速
溶解度（C_s）		pH、缓冲能力、胆汁、食物成分
已溶解的药物量（X_d）	亲水性、晶体结构、增溶作用	渗透性
可获得的溶剂体积（V）		分泌、给药时所服用液体

2. 粒子大小和表面积 由式（3-6）可知，药物的粒子大小与溶出速率有一定关系。相同重量的药物粉末，其表面积随粉末粒子直径的减少而增加。粒径和表面积的关系为：

$$S = \frac{6}{d} \times \frac{W}{D} \tag{3-13}$$

式中，d 为药物粉末颗粒的平均直径，D 为药物密度，W 为药物质量，药物颗粒的表面积与颗粒直径成反比。药物粒子越小，则与体液的接触面积越大，药物的溶出速率增大，吸收也加快。例如，将不同粒径的非那西丁混悬液给志愿者服用后，得到不同的血药浓度（图 3-9）。因此，为增加某些难溶性药物的溶出速率和吸收，可采用微粉化技术，如研磨、机械粉碎、气流粉碎、生成微晶和制成固体分散体等。通常，用微粉化增加吸收的药物还包括阿司匹林、地平类、拉唑类、螺内酯、氯霉素、甲苯磺丁脲、苯巴比妥、醋酸氢化可的松、醋酸氢化泼尼松、地高辛、维生素K、新生霉素、磺胺嘧啶等。

　　然而，并不是所有的难溶性药物都可以微粉化。例如，呋喃妥因的细粒比粗粒对胃肠道的刺激性大。青霉素、红霉素等胃内不稳定药物，其粒子越小，表面积越大，分解速率就越快。应强调的是，降低药物粒径以增加药物吸收适用于在消化道中的吸收受溶出速率支配的药物。对于水溶性药物，增加比表面积没有意义。

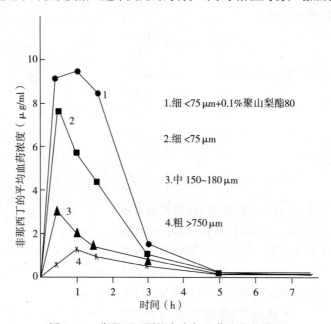

图 3-9　非那西丁颗粒大小与血药浓度的关系

知识拓展

溶出速率与生物利用度

　　有研究者对溶出速率和生物利用度的关系做了系统的研究，以临界粒径（critical particle size, CPS）作为难溶性药物的质量控制标准。临界粒径是指不影响药物吸收的最大粒径，即服用一组不同粒径的某药微粒后，将所产生的血药浓度对时间作图所得的曲线（或者药物排泄量对时间作图的曲线）与服用同一药物水溶液的药-时曲线进行比较，与药物水溶液曲线相似的最大粒径就是该药的临界粒径。粒径大于临界粒径的药物会显著影响其血药浓度。据研究，阿司匹林的临界粒径为 $163\mu m$。

　　另外，灰黄霉素是一种口服抗真菌药，临床上主要用灰黄霉素来治疗毛发癣菌、小孢子菌、表皮癣菌等浅部真菌感染。但是，其为溶解度很小（0.01mg/ml）的中性药物，不能通过制成盐来增加其溶解度，一般可通过减少粒径来增加其溶出速率。研究表明，微粉化的灰黄霉素制剂的口服后吸收提高了一倍，超微粉化型经口服后几乎全部吸收，用药剂量小且血药浓度高，临床上治疗真菌感染的效果较好。

　　3. 多晶型　化学结构相同的药物由于结晶条件（溶剂、温度、冷却速度等）不同，可形成数种晶格排列不同的晶型，这种现象称为多晶型（polymorphism）。多晶型可分为稳定型、亚稳定型和无定型。受溶解度影响，多晶型的溶出速率也不同。不同晶型具有不同的物理性质，如外观、溶解度、密度、熔点、X衍射及溶出速率等。一般地，稳定型的结晶熵值最小、熔点高、溶解度小、溶出速率较慢；无定型溶解时不必克服晶格能，溶出最快，但在贮存过程中甚至在体内转化成稳定型；亚稳定型结晶介于上述两者之间，熔点较低，具有较高的溶解度和溶出速率。而且，亚稳定型也可逐渐转变为稳定型，但转变速率比较缓慢，在常温下较稳定，有利于制剂的制备。晶型能影响药物吸收速率，从而影响药物的活性，因此，掌握晶格转型条件是选择药物制剂类型和原料的重要前提。

案例解析

【案例】1975 年以前，我国生产的氯霉素棕榈酸酯（无味氯霉素）原料、片剂及胶囊剂均无治疗作用。进一步研究表明，氯霉素棕榈酸酯有 A、B、C 三种晶型，其中，A 晶型为稳定型；B 晶型为亚稳定型；C 晶型为无定型，极不稳定，容易变成 A、B 晶型。分别口服 A 晶型和 B 晶型的混悬剂，吸收程度明显不同（图 3 - 10）。

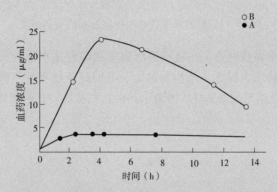

图 3 - 10　口服 3g 氯霉素棕榈酸酯 A、B 两种晶型的混悬液后氯霉素的药 - 时曲线

【解析】A 型熔点较高，为 91 ~ 93℃，其结构中酯键的水解速率慢，会造成口服吸收不良而丧失药理活性，属无效型；B 型熔点较低，为 86 ~ 87℃，这种结晶型容易被酯酶水解，且速率较快，能够释放出有效的氯霉素而被机体吸收。B 型的溶解度是 A 型的 4 倍，口服后血药浓度为 A 型的 7 倍，《中国药典》及国外药典均规定应使用 B 晶型作为棕榈氯霉素混悬液的原料，且制剂中 A 晶型的量不得超过 10% 。

制剂设计时，一般选用亚稳定型，但晶型间可以转化，因此要掌握晶型转化与稳定的条件，并应注意以下操作条件。①熔融和加热可以使晶型转化。如配制无味氯霉素混悬液时，A 型结晶原料经 85 ~ 89℃加热并在一定时间后冷却，可转变为亚稳定型 B，临床治疗有效；如果采用冷配法，则会得到无效产品。②粉碎与研磨也可以使晶型转化。③不同结晶条件如溶剂、饱和程度和冷却速度等不同，都可能产生不同的晶型。④存储过程也可能造成晶型转变，具有多晶型现象的药物制成混悬剂，在储存过程中可能发生晶型转变。⑤加入高分子材料以增加分散溶媒黏度或加入物质吸附在结晶上，可以阻滞或延缓晶型的转变，如甲基纤维素、聚氧乙烯吡咯烷酮和阿拉伯胶等都有延缓作用。⑥加入聚山梨酯80 等表面活性剂后，其吸附在结晶表面，干扰新晶核的形成，从而延缓晶核的转变。鉴于晶型能影响药理作用，在制剂设计、制备和储存过程中，应注意晶型的选择、晶型的转换和亚稳定型的稳定化问题等。

4. 溶剂化物　许多药物可以与溶剂共同产生结晶，即药物结晶中含有溶剂分子，称溶剂化物，当溶剂为水时，称水合物；不含水的结晶称无水物；溶剂为有机溶媒，称有机溶剂化物。多数情况下，药物的溶剂化物在水中的溶解度和溶解速率以水合物 < 无水物 < 有机溶剂化物的顺序增加。在原料药生产时，将药物制成无水物或有机溶剂化物有利于溶出和吸收。例如，氨苄西林的无水物比水合物的溶解度大，在 30℃时，无水物和三水合物的溶解度分别为 12mg/ml 和 8mg/ml，口服 250mg 氨苄西林无水物与三水合物混悬液后，前者的血药浓度较高（图 3 - 11）。又如，氨茶碱、咖啡因、苯巴比妥的无水物也比其水合物溶解快。

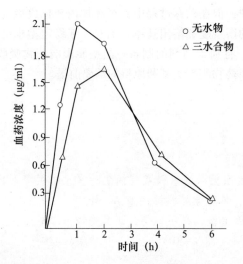

图 3-11　口服氨苄西林两种混悬剂的血药浓度

5. 制成盐　许多弱酸、弱碱性药物，其盐型的溶解度和溶解速率常常大于原药。对于难溶性药物，制成盐后溶解速率和溶解度的增大促进了药物的溶出，可提高药物吸收。例如，对氨基水杨酸的钠盐、钾盐与钙盐，苯甲酸与氢氧化钠形成的钠盐，普鲁卡因的盐酸盐等均比原型化合物的溶解度显著增加。

知识链接

甲苯磺丁脲在临床上常用于轻、中度 2 型糖尿病患者的治疗。其在水中几乎不溶，可制成钠盐增加其溶解度，使药物起效快。研究表明，甲苯磺丁脲钠在 0.1mol/L HCl 溶液中的溶出速率比其原型高 5000 倍；在 pH 7.2 的缓冲液中，其钠盐比其原型的溶出速率高 275 倍。口服其钠盐时患者的血糖水平在 1 小时内降至对照组的 65% ~ 75%，相当于该药静脉注射剂型；而口服原型时，给药 5 小时后，患者的血糖水平降至对照组的 80%。口服甲苯磺丁脲和其钠盐可产生明显不同的药理效应，甲苯磺丁脲钠盐可能导致血糖过低这一副作用，而甲苯磺丁脲游离酸对于糖尿病的治疗更为有益。

---

6. 固体分散体　固体分散技术可将难溶性药物以分子状态、极细微粒或微晶态分散到水溶性高分子化合物中，一方面可增加药物分子的表面积，另一方面还可增加药物的溶解度，因此可以提高药物的溶出速率。例如，将难溶性药物灰黄霉素溶入融化的聚乙二醇 6000 中，由于急速冷却固化，灰黄霉素以分子态分散于聚乙二醇中。这种分子分散体中的灰黄霉素溶解迅速，吸收充分，血药浓度高，其代谢物的排泄量远高于微粉化灰黄霉素。利血平的聚氧乙烯吡咯烷酮固体分散体（1∶3）的溶出速率也较原药提高 15 倍，1∶6 的固体分散体则高 200 倍。

（四）药物在胃肠道中的稳定性

有些药物在胃肠道中不稳定，一方面是由于胃肠道中不适的 pH 条件会加快某些药物的分解（如红霉素、青霉素）；另一方面是由于药物不能耐受胃肠道中的各种酶，出现酶解反应而导致药物失活（如胰岛素），使吸收率大大降低。

为了提高药物在胃肠道中的稳定性，可采取适当措施，如制成药物的衍生物和前体药物等。例如，红霉素在酸性溶液中容易分解失效，在胃酸中 5 分钟后只剩 35% 的效价，而将红霉素制成难溶性的酯（红霉素硬脂酸酯）可有效克服胃酸的破坏，保证有效剂量的吸收。对于主要经代谢酶作用而失去活性的药物，可以在处方中联合使用酶抑制剂。例如，左旋多巴和其代谢酶抑制剂甲基多巴肼或盐酸羟苄丝肼的复方制剂、胰岛素制剂处方中加入蛋白水解酶抑制剂，均可有效克服酶的代谢作用。此外，利用制剂包衣技术也是防止药物在胃酸中不稳定的有效措施。

二、药物的剂型及处方工艺

（一）剂型对药物吸收的影响

案例解析

【**案例**】硝苯地平是钙拮抗剂的一种，其扩张冠状动脉和周围动脉作用最强，抑制血管痉挛效果显著，是治疗变异型心绞痛和高血压首选钙的离子拮抗剂，宜长期服用或应急作用；目前已研制出胶囊剂、普通片剂、膜剂、气雾剂、缓释片、透皮制剂、栓剂、控释片等。常用规格及用法：普通片剂，口服，每次 5 ~ 10mg，每日 3 次，急用时可舌下含服；缓、控释片，口服，每次 10 ~ 20mg，每日 1 ~ 2 次；不可掰开或嚼碎服用。

【**解析**】口服硝苯地平固体制剂在胃肠道中历经崩解、分散和溶出的全过程，吸收速率不快，胶囊剂制备时无加压工艺，崩解速率快于普通片剂；如果病情紧急，可通过舌下含服给药，或使用气雾剂经鼻腔给药，其吸收程度和速率与静脉注射相当。缓、控释片释药、吸收缓慢，可长时间持续释药，达到长效作用；透皮制剂经皮下毛细血管吸收，作用于扩张冠状动脉和周围动脉，吸收慢，治疗效果也较好。

通常，不同剂型都是为不同体内传输过程和临床治疗方案而设计，药物可因剂型的不同而产生吸收的差异，从而影响药物的起效时间、作用强度、作用持续时间、不良反应等。例如，螺内酯同一剂量、不同剂型的吸收程度最大相差 60 倍。

剂型因素除了药物的某些理化性质，主要指药物的剂型、给药途径、辅料的种类和用量、制备工艺等。一般认为，口服剂型中，吸收速率的顺序为：溶液剂 > 乳剂 > 混悬剂 > 颗粒剂 > 胶囊剂 > 片剂 > 包衣片，但此顺序不是固定不变的，也应该结合具体剂型分析。

1. 溶液剂 溶液型药物是以分子或离子状态分散在介质中，一般较其他口服吸收剂型的吸收快且完全，生物利用度高。溶液剂除了起效快外，还有儿童及老年人服用方便的特点。影响溶液中药物吸收的主要因素有溶液的黏度、渗透压、增溶作用、络合物的形成及药物的稳定性等。

增加溶液的黏度可延缓药物向胃肠道上皮细胞膜的扩散速率，从而减慢药物的吸收。但是，对于主动转运吸收的药物，黏度的增加可以增加药物在吸收部位的滞留时间而有利于吸收。一些高分子物质如纤维素类衍生物、天然树胶、PEG 类等可用于增加溶液的黏度，但也可能与药物形成难溶性的络合物，一旦形成络合物，由于其溶解度改变，药物的吸收就会受到影响。

某些难溶性药物制成溶液剂时，常通过使用混合溶剂、成盐、加入助溶剂或增溶剂等方法来增加溶解度。如采用复合溶媒的溶液剂，尽管被胃肠液稀释后可能析出沉淀，但析出的粒子极细，可被迅速溶解，吸收仍很快。

口服药物的油溶液与水溶液不同，其吸收必须是药物从油溶液转移至胃肠液才能进行，因此，它的吸收受药物油/水分配系数的影响。如亲油性强的药物，其油/水分配系数大，难以转移到胃肠液中，吸收速率慢。将油或油溶性药物制成 O/W 型乳剂，可减低油相颗粒大小，增加药物与胃肠液的接触面积，从而提高药物吸收。

2. 乳剂 口服乳剂的生物利用度较高。如果乳剂的黏度不是限制吸收的主要因素，则乳剂吸收的较混悬剂快。如果油相可以被消化吸收，则乳剂的吸收速率又可进一步增大。乳剂促进药物吸收可能有以下几方面原因：①乳剂的分散作用好，有效表面积大，有利于药物的释放、溶解和吸收；②乳剂中含有乳化剂，有表面活性作用，可改善胃肠黏膜性能，促进药物吸收；③乳剂中的油脂被吸收后可促进胆汁分泌，增加血液和淋巴液的流速，有助于药物溶解和吸收；④乳剂中的油脂经消化后生成亚油酸和油酸，可以抑制胃肠道的蠕动，延长药物在小肠停留的时间；⑤乳剂中的油脂性物质还可能通过淋巴系统转运吸收。

3. 混悬剂 混悬剂中的药物颗粒小，与胃肠液接触面积大，与常规固体制剂（片剂、胶囊剂）相比，其吸收速率也更快。混悬剂在吸收前，药物颗粒必须溶解。混悬剂中药物的吸收主要取决于混悬剂中的粒子大小、药物的油/水分配系数、晶型、附加剂、分散溶媒的种类、黏度以及各组分间的相互作用等因素。

混悬剂中的药物是难溶于水的固体颗粒，粒度的大小对其吸收影响很大，例如，地高辛粒径由 $22\mu m$ 减少至 $3.7\mu m$ 时，体外溶解速率提升 3 倍，体内血药浓度水平高 31%。而某些长效制剂，药物在较长时间内缓慢释放和吸收，需要有较大的粒度。长效、中效、速效胰岛素锌混悬注射剂，系通过调节胰岛素锌复合物结晶颗粒大小比例来实现，含较粗的大结晶，作用时间可达 30 小时以上，含细微和无定型粉末，作用仅能维持 12~14 小时。不同药物、不同剂型、不同用药目的对粒子大小的要求不尽相同。

多晶型药物的混悬剂在贮存过程中可能会发生晶型转变。混悬剂中的药物多为无定型或亚稳定型，在贮存期间，可能缓慢地转变为稳定型，导致生物利用度降低。

亲水性高分子物质常用作助悬剂，以增加黏度来提高混悬液动力学稳定性。但黏度增大也降低了药物溶出和扩散到肠壁的速率，延缓药物吸收。如含甲基纤维素的呋喃妥因水混悬液，其吸收程度和速率均比不含甲基纤维素的呋喃妥因水混悬液低。应特别注意的是，高分子物质和药物形成难溶性络合物会严重地影响药物吸收，如苯丙胺与 CMC – Na 可形成水溶性很差的复合物。

4. 胶囊剂 胶囊剂在制备时不需要加压力，服用后在胃中崩解快，囊壳破裂后，药物颗粒可迅速分散，故药物的释放速率高，吸收较好。明胶胶囊壳对药物的溶出有阻碍作用，通常有 10~20 分钟的滞后现象，但除需要快速起效的药物外，对大多数药物并无显著影响。药物颗粒的大小、晶型、湿润性、分散状态、附加剂的选择、药物与附加剂间的相互作用等剂型因素都会影响胶囊剂的吸收。

胶囊的保存时间和条件也会影响药物的释放，贮藏时的相对湿度和温度对胶囊的崩解性有很大的影响。胶囊剂在高温、高湿条件下不稳定，若长期贮存，其崩解时限明显延长，溶出度也有很大的变化。贮存温度一般不应超过 25℃，相对湿度不超过 45%。过分干燥可因水分丢失而使胶囊易脆裂。

5. 片剂 片剂是广泛应用的剂型之一。常规片剂由于黏合剂的加入及湿法制粒等过程，药物固结于颗粒中，加压后形成片剂，药物在胃肠道中要充分崩解，分散成包含辅料的细颗粒，且细颗粒进一步崩散、药物溶解后才能被机体吸收。对于易溶性药物，崩解是影响药物吸收的限速过程；而对于难溶性药物，溶出是药物吸收的限速过程。一般地，除了药物的脂溶性、晶型、pK_a 值等理化性质外，影响药物崩解和溶出的主要有颗粒的大小与间隙、处方组成、辅料的亲水性与疏水性、制备工艺和贮存条件等剂型因素。

图 3 – 12 中，k_1 指片剂与胃肠液接触后药物的溶解速率常数，由于片剂表面积有限，k_1 通常是很小的，除极易溶于水的药物外，片剂表面直接溶于胃肠液的药物量极少，对难溶性药物而言，k_1 可忽略不计；k_2 表示药片崩解成粗颗粒后药物的溶解速率常数，粗颗粒的表面积增加，溶出速率增大。k_3 为粗颗粒分散成细粉粒后粉粒的溶解速率常数，粉粒的表

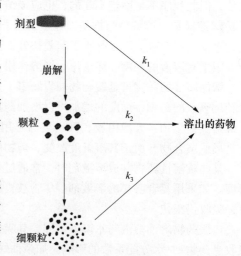

图 3 – 12 片剂的药物溶出状态示意图

面积较大，能与胃肠液充分混合，吸收表面积增大，药物溶出速率最快。一般而言，药物特别是难溶性药物，其溶解速率常数的大小顺序是：$k_3 \gg k_2 \gg k_1$。所以，增加片剂的崩解和分散速率可改善药物的溶出，提高药物的吸收率。此外，长期贮存的片剂也会发生某些物理化学性质的改变，影响其吸收。

6. 缓、控释制剂 缓、控释制剂的类别与品种繁多，治疗目的不同，设计的剂型亦不同。口服缓控释制剂系指用药后能在较长时间内持续释放药物的制剂，即药物按适当的速率缓慢释放，以受控的形式按设计要求在胃肠道中以定速或定时或定位的方式释放与吸收，以达到特定治疗目的。在临床使用时，一定要了解和熟悉这些新型释药系统的释放和吸收特点，以保证合理和正确的使用，真正发挥新剂型的优势和疗效。

缓、控释制剂吸收的限速步骤主要是药物从制剂中释放的过程。口服缓、控释制剂的吸收还受胃排空速率、pH、小肠通过时间等多种因素影响。结肠部位药物吸收更受到多种因素影响，除粪便外，在此部位释放的药物还受药物与环境物质的特异性或非特异性结合、环境降解或酶降解、电荷排斥、非搅拌水层等因素的影响。

7. 新型口服释药系统 新型口服释药系统可通过增加药物溶解度和溶出速率，改善细胞膜通透性等，促进药物吸收，提高药物口服生物利用度。例如，固体分散体使药物以晶体或分子状态高度分散，可大大增加药物的溶出表面积，亲水聚合物的作用易使药物润湿，进一步改善药物的溶解度和溶出速率；但若以疏水性、肠溶性或脂质类材料为载体制备固体分散体，载体材料的阻滞作用会不同程度地延缓药物释放，因为这些载体材料能形成可容纳药物分子的网状骨架结构，被分散在骨架内的药物分子或微晶必须通过网状结构慢速扩散而溶出，使整个释放过程减慢，药物的吸收受释放过程控制而变缓慢。

将环糊精应用于固体口服制剂制成包合物可起增溶、稳定、掩味、减轻刺激和减小毒性等作用。这一工艺尤其可提高难溶药物的口服生物利用度，例如，桂利嗪、卡马西平和伊曲康唑等。包合物可通过环糊精和细胞膜成分（例如胆固醇）的络合作用促进某些药物［如熊去氧胆酸（UDCA）、雌二醇和双嘧达莫等］的渗透作用，从而促进药物吸收。诺氟沙星难溶于水，口服生物利用度为40％左右，将其制成 β－环糊精包合物胶囊剂后，相对生物利用度提高到141％。研究表明，尽管静注 α－环糊精和 β－环糊精会产生一定的肾毒性，其在胃肠道中吸收很少，所以一般认为，口服包合物是比较安全的，但应将使用限制在小剂量药物范围内。

以脂质为基础的口服释药系统，如固体脂质纳米粒、微乳、自微乳、脂质体、胶束、囊泡等，在转运难溶药物时可极大地改善药物吸收。此系统可通过多种机制促进药物的吸收，如它们可借助特定的脂质和表面活性剂，增加药物在胃肠道内的溶解性，通过脂质消化和自乳化等作用形成良好的胶态分散态，促进药物快速吸收，并通过脂质成分提高肠道上皮细胞膜的透过性、促进跨膜内吞途径、抑制 P－糖蛋白外排以及细胞内代谢、降低小肠流出，促进淋巴转运，避开首过效应，从而进一步提高药物口服的生物利用度。尽管新型口服释药系统对药物口服给药有很大的优势，但是研究中只有少数应用于临床，限制其商业应用的主要原因是部分辅料潜在的毒性以及生物相容性、胃肠道的稳定性、制备方法、制剂工艺等相关的技术障碍。

（二）药物的剂型及处方工艺对吸收的影响

1. 制剂的处方组成 制剂的处方组成中影响药物吸收的因素很多，包括主要成分的种类、剂量以及辅料种类、加入量等。不同厂家制备的同一药物制剂，由于处方不同、主药或辅料来源不同，制备出的药物的口服生物利用度仍有较大的差异。

（1）稀释剂 在小剂量的片剂中占较大的比例，对药物溶出速率影响较大。药物与稀释剂之间常见的相互作用主要是稀释剂对主药的吸附和分散作用。例如，将不溶性物质三硅酸镁和碳酸镁作为稀释剂，由于其对抗胆碱药物阿托品有较强的吸附作用，使阿托品很难释放出来，生物利用度降低。将亲水性分散剂加到疏水性药物中有较好的分散作用，能够减少粉末与液体接触时的结块现象，使药物有合适的有效比表面积，有利于药物的吸收。

（2）黏合剂 片剂制粒过程中常常加入黏合剂以增加颗粒之间的黏结能力，便于制粒，但过量的黏合剂能延缓片剂的崩解。黏合剂的种类和数量不同，对固体制剂溶出速率的影响也不同。例如，在制备磺胺二甲嘧啶片时，分别用8％淀粉浆与明胶浆制粒，测定溶解速率时发现，淀粉浆制粒和明胶浆制粒药片的 T_{50}（药物溶出50％的时间）分别为10.0分钟和4.6分钟，有明显差异。

（3）崩解剂　片剂中加入崩解剂的主要目的是增加片剂崩解性能，提高药物溶出速率。崩解剂的种类、用量及用法不同，对片剂中药物的崩解和溶出的影响也不同。干淀粉是常用的崩解剂，将五种淀粉即玉米淀粉、马铃薯淀粉、米淀粉、葛粉、可压性淀粉分别与水杨酸钠制成片剂，测其溶出速率，可压性淀粉制粒的片剂溶出速率最快，其他依次为：马铃薯淀粉、玉米淀粉、葛粉、米淀粉。另外，崩解剂的用量也会影响药物的溶出速率。若用不同量的淀粉作为崩解剂制备水杨酸钠片，随着崩解剂淀粉量的增加，水杨酸钠的溶出加快（图 3 – 13）。

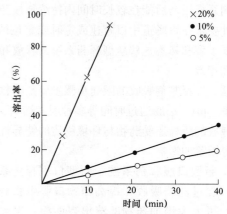

图 3 – 13　不同量的崩解剂（淀粉）与
水杨酸钠片溶出速率的关系

（4）润滑剂　润滑剂大多为疏水性或水不溶性物质，疏水性润滑剂可使药物与溶媒接触不良，溶出介质不易透入片剂的孔隙而影响片剂的崩解与溶出。硬脂酸镁与滑石粉为常用的润滑剂，前者具有疏水性，后者具有亲水性。度米芬咽喉片用硬脂酸镁作润滑剂时，最低抑菌浓度为 1∶3860；改用滑石粉后，最低抑菌浓度为 1∶100000，提高约 25 倍。这是因为亲水性的润滑剂能够促进药物与胃肠液的接触，使集结的颗粒分散到胃肠液中，能使药物溶出量大幅度增加。水溶润滑剂（月桂醇硫酸镁）能增加片剂的润湿性和颗粒的分散，促进药物的崩解和溶出。

（5）增稠剂　增稠剂可以改善制剂的物理性质。通常，制剂的黏度会影响药物的吸收，药物的溶出度和扩散速率与黏度呈反比关系。溶液黏度改变而影响药物吸收的机制可能是胃排空速率或通过肠道速率的改变，或为减缓药物分子到达吸收表面的扩散速率等。如果混悬液中药物的吸收受溶出速率限制，此时增加制剂的黏度将干扰药物的吸收。

（6）表面活性剂　表面活性剂广泛应用于许多制剂中，往往会对药物的吸收产生影响。通常，难溶性药物的疏水性都很强，与体液接触时有效表面积小，若加入适量的表面活性剂，能降低药物与胃肠液间的界面张力，增加药物的润湿性，从而提高药物的可溶性，增加吸收。

表面活性剂也有溶解消化道上皮细胞膜脂质的作用，因而影响药物通过生物膜的过程。头孢噻吩钠在消化道难以吸收，给犬口服后，难以检测其血药浓度，同时服用表面活性剂十二烷基硫酸钠后发现有一定程度的吸收。在氯霉素棕榈酸酯中加入聚山梨酯 80 能够提高血药浓度，从而提高疗效。

2. 制备工艺　制剂的制备工艺对产品的质量有很大影响。片剂制备过程比较复杂，影响疗效的因素很多。因此，即使崩解度相同的片剂，其溶出速率和生物利用度也可产生很大的差别。在此，以片剂为代表讨论制剂工艺对药物吸收的影响。

（1）物料处理　随着生物制药技术的发展，大量蛋白质和肽类新药不断涌现。微粉化技术可以实现在保持药物稳定的条件下提高疗效、促进吸收。喷雾冷冻干燥法使制备的微粉表面积增加，而松密度减小，有利于制备干粉吸入剂；超临界流体技术的优点是粒径可控、操作条件温和。

对于挥发性药物或热敏性药物，提高其在制备过程中的稳定性是药品吸收、发挥疗效的前提。尤其是中药制剂，物料处理往往需要煎煮提取、回流、蒸发浓缩、干燥等高温处理步骤。

（2）混合　混合方法不同也易引起药物溶出速率的差异，尤其是对于小剂量的药物的影响更明显。粉体性质（如粒子的粒径、形态、密度等）、混合方式、混合时间、操作条件及设备等都会影响混合效果。如用溶媒分散法将剂量小的药物配成溶液再与辅料混合，比将药物直接与辅料混合的分散均匀度好得多，亦有利于药物的溶出。有报道，华法林的干粉直接与辅料混合压制的片剂与将华法林溶于乙醇再与辅料混合制成的片剂相比，后者的溶出速率快得多。

（3）制粒　颗粒的质量对片剂吸收的影响亦很大。即使是同样的处方，制粒方法不同，不仅所得颗粒的形状、大小、密度和强度不同，而且其崩解性、溶解性也可能有很大差别，药物疗效会受到影响。

（4）压片　压片中压力的大小影响片剂的孔隙率，进而影响片剂的崩解与药物的溶出。一般情况下，压力增大，片剂的孔隙率减小，可延迟崩解、降低溶出速率。但是压力增大到一定范围内时，由于挤压而使颗粒破碎，比表面积增大，虽然密度也增加，但药物的崩解和溶出都加快。如果压力继续增大，则其表面积就会减小，颗粒间产生不可逆的塑性变形，变形的颗粒借助分子间力、静电力等而紧密结合成坚实的片剂，则该片剂具有高度的致密性，液体不易透入片剂内部，使崩解成颗粒的现象不易发生。另外，压片的压力并不是对所有药物的片剂都会产生明显的影响，如在 450～910kg 的压力范围内压制的阿司匹林片、水杨酸片及两药等摩尔混合物的片剂，压力对它们的释放度几乎没有影响。

压力和溶出速率的关系与原料及辅料有关。塑性较强的物料受压时易产生塑性变形，可压性好，压制的片剂硬度亦比较大。反之，弹性较强的物料，受压时易产生弹性变形，可压性差，解除压力后，由于弹性复原，可使压制的片剂硬度降低甚至破裂。例如，用磷酸氢钙压片时，压力在一定的范围内时，片剂的比表面积随压力增大而逐渐增大，溶出速率加快；而用微晶纤维素压片时，压力增大，溶出速率减小。这是因为微晶纤维素受压时粒子结合即发生塑性形变，所以压力增大，孔隙率及比表面积减小，溶出速率也就降低。例如，用 5% 交联聚乙烯吡咯烷酮作崩解剂的对乙酰氨基酚片，随着压力的增大，溶出速率变小；而用羧甲基淀粉钠作崩解剂时，压力对溶出速率的影响并不大。

（5）包衣　包衣制剂中的药物在被吸收前，首先是包衣层的溶解，因此，包衣材料和衣层的厚度影响药物吸收的快慢及血药浓度的高低。

对于肠溶衣片来说，其疗效与胃肠道 pH、胃排空速率、包衣材料及包衣制备工艺等有关。因此，肠溶衣制剂个体间的血药浓度差异也较大，甚至同一个体不同时期服用，其血药浓度也有差异。如服用阿司匹林肠衣片和溶液剂，溶液剂的血药浓度波动比肠衣片要小得多。另外，肠衣片的肠衣层厚度也会影响肠衣片的崩解度，进而影响其药物吸收。例如，用不同厚度的邻苯二甲酸醋酸纤维素包衣的奎宁片，其崩解时间随包衣层厚度的增加而延长。

包衣片中药物的溶出速率也与包衣材料有关。图 3－14 所示为阿司匹林素片和几种包衣材料对阿司匹林体外溶出的影响。素片的溶出速率最大，用乙基纤维素和蜡包衣的片剂溶出速率均变小，并且溶出速率随包衣液浓度增大而变小。

增塑剂和着色剂有时会影响水溶性薄膜衣的性质而干扰吸收，增塑剂与薄膜衣材料虽然有相容性、不易挥发，但有时能够增强衣膜的络合能力而影响溶出。

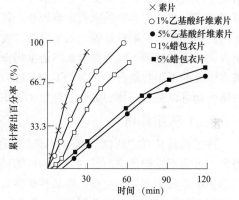

图 3－14　包衣对阿司匹林片溶出速率的影响

包衣制剂贮存过久也会影响药物体内释放，一般情况下，高湿度环境中的贮存会使溶出速率减慢。例如，糖衣片在高湿环境中易发生软化、溶化和黏结而影响药物的溶出速率。

三、药物间及药物与辅料间相互作用

（一）胃酸调节

某些药物可引起胃肠道 pH 的改变或者胃肠蠕动速率的变化，从而影响药物的吸收。如长期应用 H_2 受体拮抗剂如西咪替丁、雷尼替丁、法莫替丁和奥美拉唑、兰索拉唑、泮托拉唑、雷贝拉唑等，能明显地抑制胃酸的分泌，提高胃肠道的 pH 值，从而降低酮康唑等药物的胃肠道吸收；相反，在给予抗酸剂的同时，会降低西咪替丁和雷尼替丁的吸收。胃肠道的 pH 值对药物的解离度有重要的影响，尤其是采用 pH 敏感机制的缓控释制剂，pH 的变化将使药物的释放速率和释药量增加，失去缓控释作用。若同时服用酸性药物和碱性药物，则药物吸收会受到影响，如同时服用阿司匹林与制酸药碳酸氢钠会使阿司匹林的吸收量减少。

（二）络合作用

药物在制剂中可能与辅料发生相互作用，如络合物的形成、吸附作用以及胶束形成等，一般使药物在吸收部位的浓度减小，且药物络合物的性质如溶解度、分子大小、扩散性以及油/水分配系数，可能与原来的药物有很大的差别。含二价或三价的金属离子如 Ca^{2+}、Mg^{2+}、Fe^{3+}、Al^{3+} 等的化合物与四环素类抗生素或喹诺酮类抗生素如诺氟沙星同时服用，会在胃肠道形成难以溶解的络合物，使抗生素在胃肠道的吸收受阻，在体内达不到有效抗菌浓度。例如，在服用四环素、土霉素、美他环素、多西环素时，如同服硫酸亚铁，会降低上述四种抗生素的血药浓度。因此，口服四环素类抗生素时，不宜与铁制剂或含钙、镁、铝离子的抗酸药如碳酸钙、氧化镁、氢氧化铝凝胶等同服。

药物分子络合物由弱的氢键结合，如果该络合物在体液中能够溶解，则说明两个部分间的作用可逆。药物络合物中被络合的药物通常是以不能被吸收的形式存在的，使游离药物浓度降低。药物与络合物间的平衡式如下：

$$药物 + 络合剂 \rightleftharpoons 药物络合物$$

相互作用的程度用稳定常数 K_s 表示，如为 1 : 1 络合，则有：

$$K_s = \frac{[药物络合物]}{[药物] \times [络合剂]} \tag{3-14}$$

络合作用对吸收的影响取决于 K_s 的大小。一般情况下，K_s 则小则对药物的吸收影响很小，因为络合作用是可逆的，吸收带走了游离的药物，则上面的平衡式向左移动。制剂中广泛使用大分子化合物，如树胶、纤维素衍生物、高分子量的多元醇类及非离子型表面活性剂等，它们与药物间的络合作用一般是可逆反应，故而对药物的吸收影响较小。若是吸收很差的药物，又形成不能被吸收的络合物，则络合作用对药物的吸收影响较显著。如苯丙胺与羧甲基纤维素形成难溶性络合物，使其生物利用度大幅度下降。所以，苯丙胺制剂不宜用纤维素类衍生物作为混悬剂或黏合剂。又如苯巴比妥与 PEG 4000 可形成一种溶解度很低的不吸收络合物，含 PEG 4000 的苯巴比妥片剂的溶出速率大幅降低。也有药物与药物之间形成的络合物可以促进药物的吸收的现象，如华法林与氢氧化镁同时服用可以提高华法林的血药浓度。

（三）吸附作用

许多辅料具有"活性"固体表面或吸附剂的作用，因而可能会影响药物的吸收。若吸附物的解离趋势大，可能不影响药物的吸收，有的可能只是影响药物吸收的快慢，而不影响药物吸收的总量；吸附解离趋势小的吸附剂如活性炭，对某些药物有很强的吸附作用，且能够吸附多种药物，如抗生素、激素类、生物碱类等。药物与白陶土制剂同时服用，药物的吸收减少，相应的血药浓度也会降低，可使药物的生物利用度减低。

案例解析

【案例】 患者：女，临床诊断为急性胃肠炎。处方：蒙脱石散，3.0g，每日 3 次，冲服；盐酸左氧氟沙星片，0.2g，每日 2 次，口服；口服补液盐 I 散剂，14.75g，每日 1 次。

【解析】 处方中，蒙脱石散为止泻药，盐酸左氧氟沙星片为喹诺酮类抗菌药，口服补液盐 I 用于治疗和预防急性腹泻造成的轻度脱水。蒙脱石散剂对消化道内病毒、细菌及其产生的毒素有固定、抑制作用，并通过与黏液糖蛋白相互结合，对消化道黏膜有修复作用。但蒙脱石散会在胃肠道表面形成保护膜，影响抗菌药物药效的发挥，并可能吸附部分抗菌药物，随粪便从体内排泄出，导致抗菌药物的抗菌活性降低，无法达到预期治疗效果。

【合理用药】 蒙脱石散单用应空腹服用，避免与食物发生黏附。在与抗菌药物合用时，为保证抗菌药的抗菌活性，应特别注意用药顺序和间隔时间。先使用抗菌药物，间隔 1 小时后再使用蒙脱石散，以达到先杀菌、再将细菌及产生的毒素吸附的目的。

（四）P‑gp介导的药物相互作用

P‑gp底物范围很广，许多不同结构和功能的药物都是P‑gp的底物、抑制剂或诱导剂。临床用药时，可以通过联用P‑gp抑制剂或通过P‑gp底物的相互竞争作用，减少目标药物的外排，从而提高药物的吸收。但也不能忽视将P‑gp底物作为P‑gp抑制剂联用时而产生的药物蓄积现象。例如，在联用环孢素、酮康唑等典型的CYP3A4和P‑gp的双底物时，应特别注意调整药物剂量。酮康唑是CYP3A4和P‑gp的共同抑制剂，可抑制特非那定的代谢，二者配伍应用会增加特非那定的血药浓度及心脏毒性风险。

第四节　口服药物吸收与制剂设计

一、生物药剂学分类系统

口服吸收会受到药物的理化性质、制剂的处方和工艺因素及生理学等多方面因素的影响。为了简化此过程，美国密西根大学的Amindon等在1995年首次提出了生物药剂学分类系统的概念，影响药物吸收的主要因素为胃肠道环境下的溶解度或溶出度和药物透膜能力。

（一）定义与分类

1. 定义　生物药剂学分类系统（biopharmaceutics classification system，BCS）是依据药物的溶解性和肠道渗透性对药物进行分类的一种科学方法，是药物研发过程的一个工具。BCS将药物分为四类：Ⅰ类为高溶解性/高渗透性药物、Ⅱ类为低溶解性/高渗透性药物、Ⅲ类为高溶解性/低渗透性药物、Ⅳ类为低溶解性/低渗透性药物（表3‑8）。

表3‑8　药物的BCS分类

类别	溶解性	渗透性
Ⅰ	高	高
Ⅱ	低	高
Ⅲ	高	低
Ⅳ	低	低

2. 分类标准　应用BCS对药物进行分类时，对于如何判别高溶解性与高渗透性，不同管理机构设定的标准不尽相同。

（1）溶解性　采用剂量（mg）与溶解度（mg/ml）的比值（$D:S$，单位为ml）来判断药物溶解度的高低。FDA的标准为250ml（该数值来自生物等效性试验方案中禁食健康志愿者服药时的规定饮水量）。FDA对于高溶解性的判断标准为：单次给药的最大剂量能溶解在≤250ml的pH为1～7.5的37℃水溶液中，即认为该原料药属于高溶解性。WHO对FDA关于高溶解性的定义进行了修订，新定义为：单次给药的最大剂量能溶解在≤250ml的pH1.2～6.8的37℃水溶液中，即认为该原料药属于高溶解性。变化之处在于pH的低限由FDA规定的1增至1.2，高限则由7.5降至6.8。在BCS中，$D:S$中的剂量为WHO推荐的单次最大剂量（以mg计），不同国家处方规范信息中推荐的剂量可能不同，从而导致不同的$D:S$值。如阿司匹林，WHO规定的单剂量用药范围为100～500mg，而德国处方信息中规定的最大剂量是1000mg。因此，选择不同的最大剂量对$D:S$值有直接影响，甚至可能使一些在分类表中高溶解度的药物被划分为低溶解度。

（2）渗透性　FDA对于高渗透性的判断标准为：制剂口服后吸收程度≥90%，即认为该原料药属于高渗透性。WHO对FDA关于高渗透性的定义进行了修订，新定义为：制剂口服后吸收程度≥85%，即认为该原料药属于高渗透性。渗透性的分类标准以测定穿透人体肠壁的量为直接依据，以药物在人体内的吸收程度（吸收分数，而不是系统生物利用度）为间接依据。测定方法分为两类：第一类为人体内的药代动力学研究，包括质量平衡法和以静脉给药为对照的绝对生物利用度法；第二类为肠壁渗透性研究，包括人体内肠灌注试验、动物模型的体内或在体肠灌注试验、人或动物组织切样体外渗透性试验、体外表皮细胞培养渗透性试验。FDA 推荐的药物渗透性测定方法有体内药动学、绝对生物利用度以及人体肠道灌流法。如通过人体药动学研究，可根据质量平衡原理确定吸收程度（如尿液中药物的回收率 > 90%或由代谢物的量换算成原型药物量 > 90%）；或与静脉比较，如绝对生物利用度 > 90%，均可判断该药物为高渗透性药物。WHO 测定渗透性的方法与 FDA 指导原则基本一致。

（二）分类系统与有关参数的关系

BCS 可用三个参数来描述药物吸收特征，分别为：吸收数（absorption number，An）、剂量数（dose number，Do）和溶出数（dissolution number，Dn）。根据相应的定义和标准，再结合三个参数来描述药物吸收特征，计算出药物的吸收分数 F 值，对药物在 BCS 中的类别划分具有重要指导意义。

1. 吸收数（An） 吸收数是预测口服药物吸收的基本变量，是反映药物在胃肠道渗透性高低的函数，与药物的有效渗透率、肠道半径和药物在肠道内滞留时间有关，用下式表示：

$$An = \frac{P_{\text{eff}}}{R} \times T_{\text{si}} = \frac{T_{\text{si}}}{T_{\text{abs}}} \tag{3-15}$$

式中，P_{eff} 为有效渗透率，R 为肠道半径，T_{si} 为药物在肠道中的滞留时间，T_{abs} 为肠道内药物的吸收时间。对某一个体而言，R 为一定值，则 P_{eff} 及 T_{si} 决定了 An 值的大小。

通常，高渗透性药物有较大的 An 值。药物的吸收分数（F）与吸收数、剂量数及溶出数的相关性各异。假如药物的溶出和剂量不限制药物的口服吸收（如溶液剂），则药物的吸收分数与吸收数呈以下指数关系：

$$F = 1 - e^{-2An} \tag{3-16}$$

当某药物 $An = 1.15$ 时，药物口服最大吸收分数约为 90%；当 $An > 1.15$，药物口服最大吸收分数 $F > 90\%$，提示该药物的渗透性高，药物接近完全吸收；当 $An < 1.15$，药物口服最大吸收分数 $F < 90\%$，提示该药物的渗透性不高。

2. 剂量数（Do） 剂量数是反映药物溶解性与口服吸收关系的参数，是药物溶解性能的函数，可用下式计算：

$$Do = \frac{M/Vo}{C_s} \tag{3-17}$$

式中，M 为药物的剂量，C_s 为药物的溶解度，V_o 为溶解药物所需的体液体积，通常设为胃的初始容量（250ml）。由式（3-17）可知，Do 是药物在 250 ml 体液中的浓度与其饱和溶解度的比值。$Do \leq 1$ 说明药物在胃的初始容量中溶解性好；$Do > 1$ 说明药物在胃的初始容量中溶解性低。药物的 C_s 越大，Do 越小，药物溶解性越好。如果某一药物极易溶解且剂量又很小，则 Do 对药物吸收并不重要。通常情况下，服用相同剂量药物，以同时饮用较多水时的吸收为佳。

如果吸收过程不受溶出的限制（如混悬剂），F 值可用下式计算：

$$F = \frac{2An}{Do} \tag{3-18}$$

由上式可知，随着 Do 减小，F 值增大，但药物并不一定能达到 100% 吸收，因为药物的吸收还受 An 的限制。若 Do 较小或 An 较大，小肠末端不会有粒子存在，吸收较好；如果 Do 较大，部分粒子可能依然存在于小肠中而未被吸收。

3. 溶出数（Dn） 溶出数是反映药物从制剂中释放速率的函数，是评价药物吸收的重要参数，受剂型因素的影响，并与吸收分数 F 密切相关。用下式表示：

$$Dn = \frac{3D}{r^2} \cdot \frac{C_s}{\rho} \cdot T_{\text{si}} = \frac{T_{\text{si}}}{T_{\text{diss}}} \tag{3-19}$$

式中，D 为扩散系数，r 为初始药物粒子半径，C_s 为药物的溶解度，ρ 为药物的密度，T_{si} 为药物在肠道中的滞留时间，T_{diss} 为药物的溶出时间。Dn 值越小，表示药物溶出越慢。大多数难溶于水的药物由于其非极性特征而具有较低的 An 值，但受 An 和 Dn 影响，吸收分数 F 会有很大变化。

根据上述 3 个参数的计算公式可知，较高的渗透性、较小的粒子、较大的溶解度、较低的剂量、饮用较多的水以及延长药物在胃肠道的滞留时间等都可增加药物的吸收。表 3 - 9 列举了部分药物的 Do、Dn 等参数。

表 3 - 9　一些代表药物的有关计算参数

药物	剂量（mg）	C_s^{min}	V_{sol}（ml）	Do	Dn
吡罗昔康	2	0.007	2.857	11.4	0.15
格列本脲	20	<0.100	133	>0.80	0.78
西咪替丁	800	6.000	556	0.53	129
氯噻嗪	500	0.786	636	2.54	17.0
地高辛	0.5	0.024	20.8	0.08	0.52
灰黄霉素	500	0.015	33333	133	0.32
卡马西平	200	0.260	769	3.08	5.61

注：C_s^{min}，体内 pH 为 1 ~ 7.5 和体温环境中最小的生理溶解度（mg/ml）；V_{sol}，在最小生理溶解度条件下，完全溶解所给剂量的体液容积；Do，剂量数，即 $Do = $ 剂量$/V_0/C_s^{min}$；V_0 表示胃的初始容积，以 250ml 计；Dn，溶出数，$r_0 = 25\mu m$，$D = 5 \times 10^{-6} cm^2/s$，$\rho = 1.2mg/cm^3$，$T_{si} = 180min$。

4. 分类系统与 Do、Dn、An 的关系　BCS 与药物的 Do、Dn、An 之间的关系见表 3 - 10。

表 3 - 10　BCS 各类别与 Do、Dn、An 的对应关系

类别	Do	Dn	An
I	低*	高**	高
II	低*或高	低	高
III	低*	高**	低
IV	低*或高	低	低

* 高溶解度药物；** 药物溶出快的制剂。

II 和 IV 类药物受溶解性差的影响，由于剂量高低差异可能导致高 Do 和低 Do，在药物制剂设计时需要考虑的因素也有差异。如表 3 - 8 所示，灰黄霉素和地高辛的溶解度相近且均很低，分别为 0.015mg/ml 和 0.024mg/ml，而给药剂量明显不同，根据公式（3 - 19）可计算出溶解一次剂量的灰黄霉素（500mg）和地高辛（0.5mg）所需的体液量分别为 33333ml 和 20.8ml。因此，虽然灰黄霉素和地高辛的溶解度相近，但其剂量数 Do 差异很大，分别为 133 和 0.08。可见，地高辛的吸收主要受溶出速率限速，采取增大 Dn 的方法即可提高药物吸收。按照 Dn 的计算公式，减少药物的粒径即可显著增加 Dn，如采用微粉化技术可加快地高辛的溶出，使其在吸收时间内得到充分吸收。对灰黄霉素而言，若使药物的吸收达到完全，则不仅需要增加 Dn，还要减少 Do，而由于体内无法达到溶解灰黄霉素所需 33 L 的体液容积，Do 只有通过增加药物溶解度的方法得以改善。

二、生物药剂学分类系统与口服药物制剂设计

（一）生物药剂学分类系统指导口服制剂设计的基本思路

生物药剂学分类系统（BCS）是根据影响药物吸收的溶解性和渗透性这两个重要参数将药物进行分类管理。通过 BCS 即可了解药物肠道吸收的限速过程。针对不同类别药物进行制剂研究时，可根据 BCS 理论合理地设计剂型或制剂，解决影响药物吸收的关键问题，从而获得安全、有效的药品。因此，BCS

对药物的制剂设计有重要的指导意义。基于 BCS 的制剂设计基本策略见表 3 - 11。

表 3 - 11　基于 BCS 的制剂设计基本策略

分类	限速过程	制剂设计的重点	制剂策略
I	胃排空	辅料对药物的溶解及渗透的影响应较小	简单的胶囊或片剂
II	肠内溶出	改善制剂的崩解与溶出	药物微粉化 + 表面活性剂、纳米粒技术、固体分散体、熔融制粒和挤出制粒、液体或半固体充填胶囊、包衣技术
III	跨膜作用	改善药物的膜渗透性	简单的胶囊或片剂 + 吸收促进剂
IV	多种因素	改善药物的溶出与膜渗透性	联合 II 类的制剂策略 + 吸收促进剂

（二）生物药剂学分类系统理论对药物剂型设计的指导意义

1. I 类药物的制剂设计　I 类药物的溶解度和渗透率均较大，若胃排空不再是已溶出药物的限速步骤，则药物的吸收通常很好，进一步改善其溶解度或增加膜通透性对药物的吸收影响不大。这种情况下，只要处方中没有显著影响药物吸收的辅料，通常无生物利用度问题，易于制成口服制剂。剂型选择普通的片剂或者胶囊剂即可。通过减少药物在胃肠道中的降解或代谢（包衣、定位释药制剂或加入代谢酶抑制剂等），延长药物在胃肠道内的滞留时间，可进一步提高药物的生物利用度。另外，也需注意 BCS 范畴之外影响吸收的因素，如苯巴比妥的络合和降解作用极大地限制了药物的生物利用度，即使通过肠黏膜，也会有肠细胞或肝细胞的代谢或外排作用。

2. II 类药物的制剂设计　II 类药物的溶解度较低，膜通透性较好，药物的溶解度和溶出度是其在体内吸收的限速过程。增加药物的溶解度和（或）加快药物的溶出速率均可有效提高该类药物的口服吸收。为提高 II 类药物的生物利用度，通常采用以下方法。

（1）制成可溶性盐类　制成盐类往往可增加药物的溶解度，从而改善难溶性药物的吸收。难溶性弱酸性药物制成碱金属盐、弱碱性药物制成强酸盐后，溶解度往往会大幅度提高，从而改善难溶性药物的吸收。磺胺嘧啶的溶解度为 1∶13000，加氢氧化钠成盐后则溶解度提高到 1∶2。萘普生最初投入临床应用是以游离酸制成制剂来治疗类风湿关节炎和骨关节炎，后开发出其钠盐口服制剂，吸收更有效，可用于中度疼痛和痛经。

（2）制成无定型药物　除结晶型以外，药物往往以无定型的形式存在。一般情况下，无定型药物溶解时不需要克服结晶能，所以比结晶型药物更容易溶解，溶出较快，在疗效上也会出现作用强度的不同。图 3 - 15 显示，在酸性条件（0.1mol/L 盐酸溶液）下 25℃时的无定型和结晶型新生霉素的溶解情况，无定型新生霉素能够迅速溶解，而其结晶型溶解很慢。因此，口服结晶型新生霉素无效，而无定型有显著的活性。

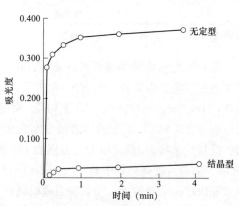

图 3 - 15　结晶对新生霉素溶出的影响

（3）制成环糊精　包合物环糊精（CD）对难溶性药物的增溶作用与所用的 CD 及被增溶药物的分子结构和性质有关。药物的水溶性越低，CD 包合作用使其水溶解度增加的程度越高。难溶性药物与 β - CD 形成包合物后，药物分子被包合于 β - CD 分子空腔内，具有很高的分散度，同时由于 β - CD 的亲水性，包合物具有良好的可润湿性，因此药物得到了增溶，从而改善其体外溶出特性和生物利用度。如酮洛芬的 β - CD 包合物在 5 分钟内可全部溶出，而原料粉末在相同溶出介质中，60 分钟内只溶出 50.1%；口服给药后，包合物的 C_{max}、AUC 分别较原料药粉末提高了 6 倍和 3 倍。目前，国外已有多种环糊精及其水溶性衍生物包合的商品，如吡罗昔康、尼美舒利、氯霉素、伊曲康唑等均已上市。

（4）加入适量表面活性剂　表面活性剂不但能降低药物界面张力，有利于加快药物在黏膜黏液层和绒毛间的扩散，还能增加疏水性药物粒子表面的润湿性，从而加速药物的溶出和吸收。当表面活性剂的浓度超过临界胶束浓度时，形成的胶束又会增加药物的溶解度。当然，在选用表面活性剂时不仅要选用得当，而且还要用量适当，这样才能达到增加药物吸收的目的。如十二烷基硫酸钠（SDS）可增加四环素、氨基苯甲酸、磺胺脒等药物的吸收，但长期大量使用可能造成肠黏膜的损伤。

（5）增加药物的表面积　较小的药物颗粒有较大的比表面积，减小药物的粒径后，由于大幅度提高与胃肠液的接触面积，可大大加快药物的溶出。例如，尼群地平的晶体粒径、比表面积与生物利用度存在相关性，随着粒径减小，比表面积增加，口服生物利用度提高（图3-16）。增加药物的比表面积对提

高脂溶性药物的吸收有显著性意义，而对水溶性药物的吸收影响较小。难溶性药物如选择普通口服剂型，也可选用比表面积相对较大的剂型，如混悬剂、乳剂、分散片等，有利于改善药物的吸收。达那唑的溶解度仅为 $10\mu g/ml$，其普通混悬液的生物利用度仅为 5.1%，将其制成平均粒径为169.1nm 的纳米粒混悬液口服，因表面积增加，吸收速率增加，生物利用度可提高至 82.3%。除微粉化技术外，通常还可采用固体分散技术、共研磨技术、自微粉化技术和纳米技术等来增加药物的表面积，以提高Ⅱ类药物的溶出和吸收。

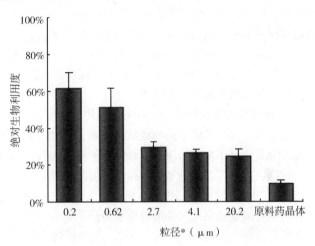

图3-16　灰黄霉素的比表面积与相对吸收率的关系

①固体分散技术：固体分散技术是将药物以微晶、胶态、无定型或分子状态高度分散在适宜的载体材料中制备成固体分散体，可提升难溶性药物的溶出速率，以促进药物的吸收、提高药物的生物利用度或提高药物的疗效。制备固体分散体常选用亲水性或两亲性载体材料。采用溶剂法制备齐墩果酸-PVP 固体分散体，药物以无定型或分子状态分散于载体中，且溶出度增加 8 倍。有报道称，灰黄霉素的聚维酮（PVP）固体分散体的溶出速率为灰黄霉素微晶的 7~11 倍。

②共研磨技术：共研磨技术是近年来发展起来的一种新技术，实际上是将微粉化技术与环糊精包合技术或固体分散技术相结合，操作简单，更适用于大生产。Sugimoto 等选用 PEG 6000 和低粒度羟丙甲纤维素（HPMC）与硝苯地平共同研磨，发现药物在共研磨混合物中以 50~200nm 的细小微粒存在，共研磨混合物有效提高了硝苯地平的生物利用度，犬口服给药后的血浆浓度与硝苯地平的 PEG 400 溶液剂相似。

③自微乳化技术：自微乳化药物给药系统（selfmicroemulsifying drug delivery system，SMEDDS）和乳化给药系统（self-emulsifying drug delivery system，SEDDS）是由药物、油相、表面活性剂、辅助表面活性剂组成的口服固体或液体剂型。其主要特征是：在体温环境下，遇体液后可在胃肠道蠕动的促使下自发形成粒径为纳米（100nm 以下）或微米（5μm 以下）的 O/W 型乳剂。由于两者可显著改善亲脂性药物的溶出性能、提高口服生物利用度，近年来在药剂学中的应用越来越广泛。Hu 等人采用 SMEDDS 对西罗莫司进行增溶，结果显示 SMEDDS 能显著提高西罗莫司的溶解度和溶出速率，与市售制剂纳米结晶片相比，Beagel 犬口服后相对生物利用度为 136.9%。

④纳米技术：纳米技术是将药物以纳米尺寸分散的新型制剂技术。以纳米级的粒子作为药物载体，较普通制剂具有粒度小、比表面积大和吸附能力强等特性，有利于药物吸收。特别是粒径的显著减小，可显著增加药物的溶出速率，进而提高药物的生物利用度。近年来研究较热门的口服纳米技术主要有纳米乳、纳米脂质体、固体脂质纳米粒、胶束、纳米囊、纳米球、纳米混悬液、纳米晶体技术等。Mauludin 等采用均质法将难溶性药物芦丁制成粒径为727nm 的纳米晶体，收集纳米晶体粉末压成片剂，体外释放研究发现，纳米晶体片剂在水中 5 分钟溶出80%，30 分钟内可释放完全，而其普通片在 30 分钟时只释放55%，可见纳米晶体片剂比普通片有更高的溶出速率。治疗 HIV 患者卡氏肺囊虫感染的新药 bupravaquone 制剂的口服生物利用度低（10%~20%），将其制成纳米混悬液后，生物利用度提高到 40%，可大大降

低给药剂量，减轻药物不良反应。

（6）增加药物在胃肠道内的滞留时间　将药物制成生物黏附制剂或胃内滞留制剂以延长药物在体内的溶出时间，有利于提高低水溶性药物的吸收。特别是胃内滞留制剂，由于是在药物到达主要吸收部位小肠之前释放药物，可有效增加药物的吸收。Joseph 等采用溶剂挥发法制备吡罗昔康胃内漂浮聚碳酸酯微球，其生物利用度是非漂浮微球的 3.4 倍。

（7）抑制外排转运及药物肠壁代谢　研究表明，有较多Ⅱ类药物是 CYP3A4 和（或）P-gp 的底物，如环孢素、西罗莫司、地高辛等。P-gp 和 CYP3A4，这两种膜功能蛋白对口服药物吸收的影响有协同抑制作用，P-gp 的作用可降低药物的跨细胞膜转运，但又可能使 CYP3A4 酶与药物的接触时间延长，增加药物代谢的概率，进而协同抑制药物透过生物膜。

通过逆转药物在肠道上皮细胞膜的主动外排作用和（或）降低药物在肠道的代谢作用可提高口服的吸收率低的药物的生物利用度。Amioka 等研究发现，环孢素与 P-gp 抑制剂卡维地洛合用，可使环孢素的口服生物利用度从 33% 提高到 70%。

3. Ⅲ类药物的制剂设计　Ⅲ类药物的溶解度较大，但膜通透性较低，吸收取决于药物透过肠道上皮细胞的过程。胃肠道膜为药物吸收的屏障，因此，跨膜转运是药物吸收的限速过程。影响该类药物透膜的主要因素有分子量、脂溶性、特殊转运体参与等。该类药物由于水溶性较好，药物溶出较快，可选择制成胶囊、片剂等普通剂型。为提高该类药物的吸收，可采用以下方法。

（1）加入透膜吸收促进剂　通常，大分子、极性大的药物较难透过生物膜，可加入一些特异或非特异性增强胃肠道黏膜透过性的物质来促进药物的透膜，这类物质被称为吸收促进剂（absorption enhancer）或透膜促进剂（permeation enhancer）。生物膜的类脂结构限制低脂溶性药物的通过，紧密连接处则阻碍水溶性药物的通过。在制剂中加入吸收促进剂可改善上述特征，使药物的吸收速率和吸收量增加，一些有效的口服吸收促进剂见表 3-12。

表 3-12　药物口服吸收促进剂一览表

类别	物质
胆盐	胆酸钠、脱氧胆酸钠、牛磺胆酸钠、甘胆酸钠
脂肪酸	癸酸钠、油酸钠、辛酸钠、月桂酸钠
环糊精	β-环糊精、二甲基 β-环糊精、羟丙基 β-环糊精
甘油酯	植物油、中链甘油酯、磷脂、聚氧乙烯甘油酯
水杨酸盐	水杨酸钠、甲氧水杨酸钠
螯合剂	EDTA、皂角苷
维生素	维生素 D 及衍生物
氨基酸衍生物	N-环乙酰亮氨酸
酰基肉碱类	棕榈酰肉碱
可溶胀性聚合物	淀粉、壳聚糖、卡波姆
表面活性剂	聚乙烯烷醚、聚氧乙烯烷酯、聚山梨酯、月桂醇硫酸钠、二辛基磺基琥珀酸钠、十二烷基硫酸钠、十烷基麦芽糖苷
其他	枸橼酸、CO_2 泡腾剂、NO 供体、胡椒碱

与传统辅料不同，吸收促进剂是一类新型辅料，其作用机制是非特异性的，主要包括：①通过使细胞膜磷脂产生混乱或加速蛋白和磷脂从黏膜中沥滤，以增强细胞膜的流动性、促进细胞膜孔形成、降低黏膜层黏度、提高膜通透性；②抑制作用部位蛋白水解酶的作用，增强药物的药效发挥能力；③使用药部位上皮细胞间的紧密连接暂时疏松，利于药物通过；④防止蛋白聚集，增强药物的热力学运动；⑤增大用药部位单位时间血流量，提高细胞膜内外药物浓度的梯度；⑥降低药物渗透部位的膜电位。

（2）制成前体药物　对低渗透性药物进行分子结构修饰，形成以共价键结合亲水性大分子的前体药物，可改善药物的脂溶性，增大药物的透膜性能。有实验证明，制备阿昔洛韦的 5-氨基酸酯类前药，这种水溶性前药可通过提高药物对胃肠道黏膜的通透性（3~10 倍）来促进药物的吸收，从而改善口服给药治疗效果。

（3）合成磷脂复合物　药物与磷脂形成复合物可使药物的脂溶性显著增强，磷脂与细胞膜的高度亲和性可促进药物分子与细胞膜结合，从而促进药物的吸收。

（4）制成微粒给药系统　将药物载入微粒给药系统（mircroparticulate drug delivery system）如脂质体、纳米乳、纳米粒、脂质囊泡等，除可减少药物粒径、增加与胃肠黏膜的接触面积而提高药物吸收外，还可通过其他途径增加药物的吸收。如人体肠道黏膜内存在与免疫相关的特定组织派伊尔结（PP），口服给药时，微粒可透过小肠上皮细胞，经过 PP 进入淋巴系统而被吸收；口服含脂质的纳米给药系统如纳米脂质体、固体脂质纳米粒，制剂可在胆酸的作用下形成混合胶束，通过小肠上皮细胞中的甘油硬脂酸通路，药物以乳糜微滴进入肠系膜淋巴被吸收。另外，某些微粒给药系统中的载体材料如壳聚糖处于溶胀状态时，可以暂时打开或加宽上皮细胞间紧密连接的通道，从而促进微粒中药物的转运。以胆固醇、司盘 60 和磷酸鲸蜡酯（65∶60∶5）为膜材，采用薄膜分散法，将阿昔洛韦制成脂质囊泡，给予家兔后其口服生物利用度是游离药物的 2.55 倍。

（5）延长药物在胃肠道的滞留时间　已知延长药物在肠道内的滞留时间可提高吸收数 A_n，进而增加药物的吸收分数。特别是对于一些在肠道内经主动转运的药物，延长药物在吸收部位的滞留时间或使药物在吸收部位之前缓慢释放药物，以便药物有充足的吸收时间，均有利于改善药物的生物利用度。因此，可通过制备生物黏附制剂或胃内滞留制剂来提高低渗透性药物的吸收。如阿昔洛韦主要在十二指肠和空肠吸收，口服生物利用度为 10%～20%。Dhaliwal 等采用疏基化壳聚糖制备胃内生物黏附微球，SD 大鼠口服给药后，药物在十二指肠和空肠的吸收时间可达 8 小时，生物黏附微球中药物的生物利用度是阿昔洛韦溶液剂的 4 倍。

4. Ⅳ类药物的制剂设计　Ⅳ类药物的溶解性和渗透性均较低，其吸收受溶出和膜通透限制的影响而较差，影响药物吸收的因素复杂，对其剂型的设计提出了较大的挑战，一般设计成口服给药吸收途径或静脉途径给药。参考Ⅱ类药物和Ⅲ类药物的制剂设计以改善药物溶出和（或）透膜性，也能提高药物的口服吸收。

三、生物药剂学分类系统的其他应用

BCS 除可用于药物剂型设计外，还可以筛选候选化合物、预测药物体内外相关性以及预测食物与药物的相互作用。

（一）候选药物的筛选

通透性和溶解性是选择候选药物进行开发的两个重要方面。通透性和（或）溶解度过低的药物在应用时极易出现口服生物利用度低且变异大的情况，因而会增加临床有效药物开发的风险。据统计，在新药研发过程中，40% 以上的候选药物由于生物药剂学性质不佳而在药物研制过程中造成了人力、财力和时间上的浪费。一般情况下，在新药开发过程中，Ⅰ类药物不会由于口服吸收不佳而被淘汰。而Ⅱ类、Ⅲ类甚至Ⅳ类药物，尽管通透性或（和）溶解度不佳，在肯定临床疗效的前提下，也可通过各种方法，包括结构改造、选用合适的载体或制剂技术等，改善其溶解度或（和）通透性，仍可在临床上成功应用。

（二）基于 BCS 的生物豁免原则

BCS 建立了一种生物等效性（BE）评价的新模式，成为世界范围内制剂评价十分重要的工具。生物等效性评价是连接药品制剂学特性和临床性质的关键步骤，通过体内生物利用度（BA）研究（如血浆药物水平，即 AUC 和 C 等）进行经验性评价，以保证仿制药品与原研药品的质量保持一致。但人体生物等效试验耗时长、操作复杂、费用高，且为了减少与药品间差异无关的变化，试验通常采用健康志愿者，常面临伦理学问题。制药行业及监管机构共同努力探索基于科学性与风险性的生物等效体外替代方法，即可用体外溶出试验取代人体体内试验，这就是基于 BCS 科学原理对某些药物实施生物等效性豁免（或免除）管理原则。生物等效性体内试验的豁免最初仅限于产品放大及批准后变更，随后，豁免原则拓展到新仿制药品的审批，有利于减少健康人群对药品的接触，有效节约研发成本和时间。

依据 2000 年 FDA 颁布的《依据生物药剂学分类系统对口服速释型固体制剂采用免做人体生物利用度和生物等效性试验》的指导原则，申请生物学试验豁免必须满足以下所有条件：①为速释型口服固体制剂，即按美国药典（USP）转篮法每分钟 100 转或桨法每分钟 50 转在人工胃液（0.1mol/L HCl 或无酶的人工胃液）、pH 4.5 缓冲液和 pH 6.8 缓冲液或无酶的人工肠液中 30 分钟溶出达 85% 以上；②制剂中的主药必须在 pH 1~7.5 范围内具有高溶解性（D∶S<250ml）；③主药具有高渗透性（吸收分数>90%）；④制剂中辅料的种类与用量符合 FDA 的规定，且不能影响主药的吸收速率和程度；⑤主药具有较宽的治疗窗。按照该指导原则，目前只有 I 类药物的口服速释制剂可以考虑免除生物等效性研究。如果 I 类药物在胃肠液内的稳定性良好且满足以上标准，那么受试及参比制剂可通过体外溶出度试验、f 相似因子进行比较，若得到相似的结果即可以判定两制剂生物等效。

FDA 已实施对 I 类药物速释固体制剂 BA/BE 体内试验的生物豁免。对于 II 类药物，溶出是体内吸收的限速步骤。如果药物已有明确的体内外溶出相关性，也可考虑免除生物等效性研究。对于 III 类药物，吸收或生物利用度主要受药物渗透性而非剂型因素的影响。在不考虑胃排空影响的前提下，如果 III 类固体制剂在体外试验中生理 pH 下能迅速溶出，并且制剂中不含有能改变药物肠道渗透性的成分和（或）赋形剂，则药物的生物等效性也可通过体外试验来代替。IV 类药物由于很难建立体内外相关性，所以未列入生物豁免范畴。需要注意的是，BCS 概念用于支持生物豁免的运用存在一定风险，BE 豁免除以 BCS 为基础外，还需综合分析原料药特性、药物动力学性质、药品处方、溶出曲线、治疗指数等多方面因素，影响因素多、情况复杂、难以量化，还需具体问题具体分析，基于科学与风险进行综合判断。

（三）体内外相关性预测

体内外相关性（in vitro – in vivo correlation，IVIVC）是指药物制剂的生物学特征与药物制剂的理化特征之间建立的相关关系，是制剂研发中常用的考察制剂影响因素的有效手段。建立和评价 IVIVC 的主要目的是依据体外溶出实验（如体外释放特性）预测体内的吸收特征，以指导和优化处方设计、制定体外释放限度等质控标准、合理调整制剂制备工艺，并有可能通过检验不同制剂的体外特性研究来替代体内生物等效性试验，与基于 BCS 的生物豁免相似。因此，体外溶出试验的结果与体内吸收应密切相关。但在实际中，IVIVC难以得到理想结果。BCS 根据药物的溶解性和渗透性，可用于预测药物的体内外相关性，见表 3-13。

表 3-13　药物的 BCS 分类与体内外相关性预测

类型	溶解度	渗透性	体内外相关性预测
I	高	高	若药物胃排空速率比溶出速率快，存在体内外相关性，反之则无
II	低	高	溶出是吸收的限速过程，存在体内外相关性
III	高	低	透膜是吸收的限速过程，不存在体内外相关性
IV	低	低	溶出和透膜都限制药物吸收，不能预测体内外相关性

I 类药物在胃中易于溶出，其在胃内的吸收大多可以忽略。因此，胃排空是已溶出药物吸收的限速步骤，即当药物胃排空比溶出快时，存在体内外相关性，反之则无。

II 类药物的溶解较低，药物的溶出是吸收的限速过程。通过合理的体外溶出试验，一般均可建立良好的 IVIVC。如果相关性与预测偏差较远，可能存在以下两种情形：一是利用制剂学方法改善了药物的溶解度和溶出速率，使 II 类药物能快速溶出，则与 I 类药物情况相似，无法得到体内外相关性；二是当药物在胃肠道中的溶解度接近饱和溶解度时（特别是高剂量给药），由于标准的体外溶出试验是在"漏槽条件"（浓度远低于饱和溶解度）下进行，此时即便体外溶出得到显著改善但制剂体内溶出由于饱和溶解度的限制可能变化不大，将难以预测 IVIVC。对于后者，可考虑选择类似胃肠道性质的介质。如 Fu-jioke 等对 II 类药物灰黄霉素进行的 IVIVC 研究表明，在 7 种介质中，只有一种新介质 MERVID2 与药物的体内溶出条件吻合，较适于预测。

III 类药物由于吸收过程中可能有特殊转运体参与转运，而目前的体外溶出度试验未涉及相关情况，所以一般较难得到良好的体内外相关性。

IV 类药物的溶解度和渗透性均较低，体内影响药物吸收的因素更加复杂，一般无法预测其体内外相关性。但在药物体外溶出与胃肠道内溶出相似，且体内溶出速率比透膜速率慢得多的情况下，则有可能建立 IVIVC，与 II 类药物相似。

BCS 同时提供了用于体内、外研究的有关模型药物（表 3 - 14）。

表 3 - 14　用于药物渗透性分类研究的几种模型药物

药物	渗透性类别	评价
α - 甲基多巴	低	氨基酸转运模型药物
安替比林	高	渗透性标示物
阿替洛尔	低	细胞旁路转运模型
甘露醇	高或低	渗透性高到低的边缘模型药物
美托洛尔	高或低	渗透性高到低的边缘模型药物
PEG 400 ~ 4000	低	体内研究不被吸收的模型药物
维拉帕米	高	体外研究中 P - gp 药泵作用的阳性模型药物

（四）预测食物与药物的相互作用

药物在胃肠道内吸收受到各种因素的影响，其中，食物是不可忽视的重要方面。食物对药物吸收的影响非常复杂，如胃排空、刺激胆汁分泌、改变胃肠道 pH、增加内脏血流量、改变药物肠腔代谢、与药物或药物制剂在化学上发生相互作用等。BCS 的出现为预测食物对药物吸收的影响提供了可能。食物对 BCS 不同类别药物吸收的影响见表 3 - 15。

表 3 - 15　食物对 BCS 不同类别药物吸收的影响

类别	对吸收的影响	作用机制
I	F 不变，t_{max} 延迟	减缓胃排空
II	F 可较大幅度增加，t_{max} 提前、不变或延迟	抑制外排转运器的作用，增加胆汁分泌形成胶束等 抑制外排与减缓胃排空综合作用
III	F 减少或不变，t_{max} 延迟	抑制肠道转运器的转运；减缓胃排空
IV	F 增加、不变或减少，t_{max} 提前、不变或延迟	作用较复杂，综合 II 类和 III 类

如表 3 - 15 所示，进食会引起 I 类药物胃排空速率降低，延缓药物吸收，到达峰浓度的时间延迟，其对生物半衰期短的药物的影响更加明显，但一般对吸收程度影响不大，对生物利用度无影响。对于 II 类药物而言，给予低剂量时，进食后肠道内胆汁浓度的增加对其影响不大；而给予高剂量时，其在胃肠道中的溶解度接近饱和溶解度，进食可显著增加药物溶解度，如灰黄霉素，进食高脂食物可使其生物利用度增加 5 倍。因此，食物可较大幅度增加 II 类药物的生物利用度，对到达峰浓度的时间影响不定。III 类药物的吸收基本不受胃排空和溶解度的影响，对食物的摄入最不敏感。如在进食或进食后给药，III 类药物美拉加群的生物利用度相同。但如果食物中有成分能影响药物的跨膜过程，则对药物的吸收也会造成影响。IV 类药物的溶解性与渗透性均差，一般较难预测食物的影响，所有 II 类和 III 类药物的情况均有可能出现。据此可以确定最佳给药时间，以增加药物的生物利用度，增加药效。

案例解析

基于 BCS 的前药设计

【处方】水飞蓟素 482g，葡甲胺 195g，甲醇适量。

【制备】取水飞蓟素 482g，加 4000ml 甲醇热回流溶解；另取葡甲胺 195g，加 2000ml 甲醇热回流溶解后，在搅拌下趁热加入前液中；继续加热回流搅拌 30 分钟，减压除尽甲醇，残留物于 40 ~ 50℃ 真空干燥 5 小时，得到黄色结晶性粉末。

【解析】水飞蓟素（silymarin）是天然的黄酮木脂素类化合物。该药毒性小，在保肝、降血脂、保护心肌、防治动脉粥样硬化等方面具有良好的治疗效果。水飞蓟素为跨膜通透性良好的药物，其溶解度低，属于 BCS II 类药物，口服吸收不佳，生物利用度低，影响了其临床疗效。将水飞蓟素制成可溶性的飞蓟素葡甲胺盐，可增加水飞蓟素的溶解度，改善其溶出，从而改善其吸收特性，提高生物利用度。

第五节　口服药物吸收的评价方法

一、制剂学评价方法

药物在体内的吸收速率常常由溶解的快慢决定，固体制剂中的药物在被吸收前必须经过崩解和溶解然后转为溶液的过程。如果药物不易从制剂中释放出来或药物的溶解极为缓慢，则该制剂中药物的吸收速率或程度就有可能存在问题。影响固体制剂崩解和溶出速率的因素很多，除了药物的理化性质之外，颗粒的大小与密度、片剂的压力和硬度、辅料的亲水性和疏水性、制备工艺条件与储存时间等都会对颗粒剂、胶囊剂和片剂的崩解和溶出过程造成很大的影响。

（一）崩解时限测定法

崩解是药物从固体制剂中释放和被吸收的前提，是指固体制剂在检查时限内全部崩解或溶散成碎粒的过程，用崩解时限来描述。崩解时限测定的具体方法按照《中国药典》四部通则规定进行（表 3 - 16）。检查崩解时限的目的就在于检查片剂内所含物质从片剂骨架中溶散出来的速率，所以检查溶出度的药物不需要再进行崩解时限的检查。

表 3 - 16　《中国药典》（四部）规定的片剂崩解时限

片剂	崩解时限
可溶片	3 分钟
泡腾片、舌下片	5 分钟
含片	10 分钟
普通压制片	15 分钟
糖衣片	60 分钟
薄膜衣片（化药）	30 分钟
肠溶衣片	人工胃液中 2 小时内不得有裂缝、崩解或软化等 人工肠液中 1 小时内全部崩解

（二）溶出度测定法

溶出度系指活性药物从片剂、胶囊剂或颗粒剂等普通制剂中在规定条件下溶出的速率和程度，在缓释制剂、控释制剂、肠溶制剂及透皮贴剂等制剂中也称释放度。对固体药物制剂而言，溶出是影响吸收的重要因素。如果某些难溶性药物不易从制剂中溶出，则该药物制剂的生物利用度很低。对于药理作用强烈、安全指数很小的药物，如果制剂溶出速率太高，则极容易发生不良反应甚至中毒。所以，固体制剂的溶出速率必须控制在一个合适的范围内。

溶出度试验是指测定固体制剂溶出度或释放度的过程，是一种模拟口服固体制剂在胃肠道中的崩解和溶出的体外试验法，主要包括以下内容：①溶出介质的选择；②溶出方法的选择；③操作条件；④取样时间；⑤溶出度测定方法的验证；⑥溶出度均一性试验；⑦重现性试验等。

1. 溶出介质的选择　溶出度测定是在模拟体内胃肠道的环境中进行的，释放介质可选用人工胃液、人工肠液或蒸馏水。每次应使用同一批配制的介质以保证溶出结果一致。溶出介质的体积要使药物溶出保持在漏槽状态，溶剂通常不少于形成饱和溶液量的 3 倍。除另有规定外，其在室温下的体积为 900ml，并应新鲜配制和经脱气处理；如果溶出介质为缓冲液，一般调节 pH 至规定 pH ±0.05 范围内。

对于一些难溶性药物，可以在介质中加入少量表面活性剂作助溶剂，一般不超过 0.5%，最大不超过 1%。一般情况下，不推荐使用有机溶剂。如上述介质还不能满足测定，可以考虑加入少量有机溶剂，有机溶剂一般首选异丙醇，也可用乙醇，加入乙醇等挥发性溶剂时，应考察由于挥发而造成的介质损失的情况。有机溶剂加入量一般应在 5% 以下，最多不超过 20%。

2. 测定法的选择　《中国药典》四部通则"溶出度与释放度测定法"规定采用第一法（篮法）、第二法（桨法）、第三法（小杯法）、第四法（桨碟法）和第五法（转筒法）。一般情况下，片剂多选桨法，篮法多用于胶囊剂或漂浮剂的制剂，应进行两种方法的对比试验，以确定最佳方法。

3. 操作条件　除第三法外，操作容器均为 1000ml 圆底烧杯。第三法采用 250ml 圆底烧杯，因为其在圆底烧杯搅拌的过程中不会形成死角。转速的大小也应该保持一致，第一法与第二法规定 50~200r/min，第三法规定 25~100r/min。

4. 取样时间　取样时间应根据溶出曲线确定，一般设在溶出曲线的拐点附近或略靠后，一般选择 30 分钟、45 分钟、60 分钟三个时间点。同时，溶出量限度考察应至少达到标示量的 90%。完成取样的时间应在 1 分钟内。

二、生物学评价方法

药物在消化道内的吸收特性对于指导各种制剂的处方设计、工艺制备、生物利用度的提高和安全性使用具有重要意义，尤其是对于缓、控释制剂。研究药物经消化道吸收的方法有体内法（*in vivo*）、在体法（*in situ*）和体外法（*in vitro*）。体内法研究药物从给药部位转运到体循环的吸收全过程，体外法则研究特定的药物转运过程。科学地选择肠吸收研究方法可以获得药物经胃肠道的吸收特征，包括吸收动力学、有效吸收部位、吸收机制、影响吸收的因素，并可为预测制剂经口吸收的效果提供重要基础。

（一）体内法

新药研发早期经常使用大鼠和豚鼠等小动物进行研究，研发后期使用犬和猴等大动物进行研究。药物口服给药后，研究药物在血中的浓度随时间变化的曲线，并计算出评价药物吸收特征的药动学参数。除了测定血中药物浓度，在给药后指定时间内，还将动物处死以测定消化道药物残留量、消化道黏膜、尿以及各个脏器中药物浓度，以评价药物体内吸收特征从而获得体内动态数据。

（二）在体法

在体法保持血液及淋巴液的供应与肠道神经系统的完好，实验动物一般为禁食动物，且在麻醉下进行。而体外法则将消化管完全取出进行实验。另外，在体法与前述的体内法不同，它消除了胃肠道内容物和消化管的运动。在体法包括肠襻法、单向灌流法、循环回流法等试验模型。

1. 肠襻法　将大鼠麻醉、开腹，将一定长度的目的肠段的两端结扎，生成封闭的肠襻。将含有一定浓度药物的人工肠液注入肠襻，经过指定时间吸收后，取出肠襻，收集冲洗肠腔的液体，测定药物剩余量，同时也可以测定血中药物浓度。该法并未切断血管和神经，因此整个生理状态更接近自然给药情形。

2. 单向灌流法　在动物（大鼠）麻醉状态下，不切断血管和神经，将目的肠道插管，用生理盐水洗净肠腔内容物，将药物溶液用泵以一定的速度单向灌流指定长度的肠道，测定不同时间点流液入口与出口处药物浓度，以药物的消失率评价肠道对药物的吸收速率和吸收量。

3. 循环灌流法　在动物（大鼠）麻醉状态下，将肠腔插管，用生理盐水洗净肠腔内容物，用泵循环构成回路，使药液在指定肠腔内以一定速度循环灌流。在不同时间测定灌注液内药物的浓度，依据灌流前后药物浓度差，计算出药物透过肠上皮细胞的吸收速率。循环灌流法保证了神经、血液和内分泌系统的完整，非常接近于体内的真实状态，与体内的相关性很好（图 3 – 17）。该法既可肠腔取样，又可从血液取样。

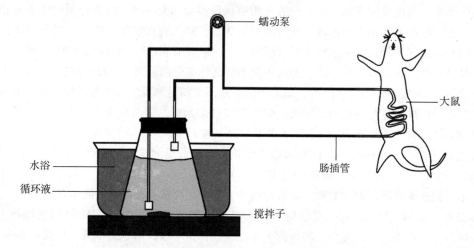

图 3 – 17　大鼠在体小肠循环灌流模型示意图

（三）体外法

1. 外翻肠囊法　将实验动物麻醉，开腹取出目的肠段，用 Krebs – Ringer 溶液（pH 7.4）冲洗，将肠段套于玻璃棒上外翻，使黏膜侧向外、浆膜侧向内，一端固定于试管上，另一端结扎，经针头向肠段内注入空白 Krebs – Ringer 溶液后，置于含有药物的 Krebs – Ringer 溶液中，37℃ 恒温，在 95% O_2 – 5% CO_2 气流下，定时从肠管内外两侧取样。测定药物浓度的变化，计算药物由黏膜侧向浆膜侧的转运速率。还可改变黏膜侧药物浓度，检测药物转运与浓度的依赖性，用于探讨药物的转运机制。此外，还可以通过加入能量抑制剂（二硝基苯酚、氰化钠等）或转运体专属性抑制剂等揭示药物转运机制（图 3 – 18）。

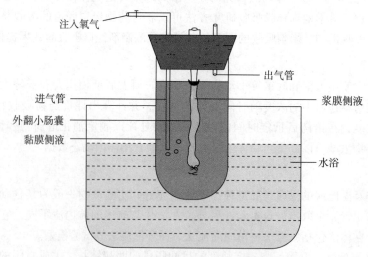

图 3 – 18　外翻肠囊法装置示意图

2. 离体肠段法　将动物肠段的一部分摘除，将动物离体肠段固定在扩散池中间，扩散池中装入适宜的缓冲液，测定药物通透性。扩散池常采用 Ussing Chamber 体系，为了维持离体组织的活性，一般通入 95% O_2 – 5% CO_2 混合气。该模型常用于研究促进剂作用的部位差异及促进剂的筛选，也可用于研究其他限制药物吸收的因素，如细胞旁路转运、肠道排泄及代谢作用对药物吸收的影响。灌流的小肠段可以用于研究药物吸收和代谢的各个阶段，不受一些生理因素如胃肠道的排空、小肠表面积等的影响，相比整体动物而言有一定优势。但离体状态下进行的实验完全停止供血，故与实际生理条件不同，导致用这种方法得到的药物的吸收速率通常比实际吸收速率低，并且灌流小肠段的存活率也是有限的。该技术仅限于从黏膜层取样，并假设药物的消除量等于药物的吸收量。该法不适用于新药筛选。

3. 生物膜转运细胞模型　为更好地理解药物通过小肠细胞的转运，需要建立一个模仿小肠的极性系统，因此，单层的、稳定的细胞模型就被用来研究肠细胞对药物的转运、代谢和分化。目前常用的细胞模型有 Caco-2、MDCK 和 TC7 等模型。

（1）Caco-2 细胞模型法　Caco-2 细胞系源于人的结肠癌细胞，其结构和生化作用类似于人小肠上皮细胞，含有与小肠刷状缘上皮相关的酶系。单层 Caco-2 生长在多孔和渗透性好的覆有胶原蛋白的聚碳酸酯（polycarbonate）滤器上，经过 2~3 周的培养，可自发进行肠道上皮样分化，并形成紧密连接和类微绒毛结构，其形态学、标志酶的功能表达及渗透特征与肠相似。研究药物经 Caco-2 细胞转运的装置主要为 transwell（图 3-19）。在 Caco-2 细胞转运实验中，含药溶液加于顶端腔室测定吸收，也可加于基底腔室测定药物的分泌。此外，在指定时间内，将单层细胞从聚碳酸酯滤器上刮下，可以测定细胞内药物蓄积量。当然，比较药物加入顶端侧或基底侧的腔室时细胞内药物蓄积量的差别，可以判断顶端侧和基底侧的药物转运体是否参与该药物的转运。

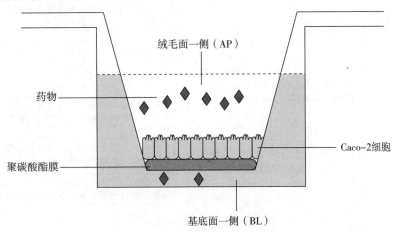

绒毛面一侧（AP）

药物

Caco-2细胞

聚碳酸酯膜

基底面一侧（BL）

图 3-19　Caco-2 细胞模型示意图

Caco-2 细胞上表达许多参与物质转运的吸收型转运体，这些物质包括寡肽、葡萄糖、氨基酸、维生素和胆汁酸等。Caco-2 细胞也有分泌型转运体的表达，包括 P-gp、BCRP 和 MRP2 等。另外，通过基因转染技术将 MDR1 基因转染入 Caco-2 细胞（MDR1-Caco-2）也可提高 P-gp 的表达水平。

小肠上皮细胞线粒体中存在药物代谢酶 CYP3A4，其活性为肝中 CYP3A4 活性的 70%。另外，CYP3A4 为药物代谢中最广泛的一种细胞色素同工酶，参与临床上约 50% 药物的代谢。而 P-gp 也具有底物结构的广泛性，两者存在较大程度的交叠，且均表达于肠道上皮细胞中，因此，两者可以协同方式有效降低共同底物经口服吸收的生物利用度。

（2）MDCK-MDR1 细胞模型法　MDCK（Mardin-Darbye canine kidney）细胞系源于美国小型犬的肾近曲小管上皮细胞。MDCK 细胞具有极性，基底侧贴于瓶底，面向液层由微绒毛形成并形成圆顶，因此，在聚碳酯膜上培养也可分化为带有刷状缘膜的柱状上皮并形成紧密连接，类似小肠上皮细胞的单层膜结构。MD-CK 细胞本身只少量表达犬类 P-gp。MDCK-MDR1 细胞系是在 MDCK 细胞系的基础上，通过基因学的方法用人类的 MDR1 基因进行转染得到的具有大量 P-gp 表达的改良细胞系，具有培养周期短（生长 4~5 天可融合形成单层）、紧密连接好、P-gp 高度表达且位于顶侧的优点。因此，MDCK-MDR1 细胞模型特别适用于 P-gp 对其底物转运的专属性研究，可将 MDCK-MDR1 细胞作为肠道黏膜药物透过的快速筛选模型。

（3）TC7 细胞模型法　TC7 细胞是 Caco-2 细胞经甲氨蝶呤处理后分离得到的，是 Caco-2 细胞的良好替代，是药物经小肠吸收和生物转化作用评价的良好模型。TC7 细胞的 CYP3A 表达比 Caco-2 细胞高，但其 P-gp 的表达比 Caco-2 细胞低。

本章小结

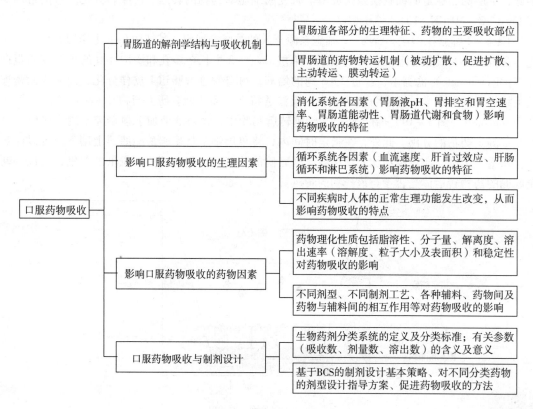

	胃肠道的解剖学结构与吸收机制	胃肠道各部分的生理特征、药物的主要吸收部位
		胃肠道的药物转运机制（被动扩散、促进扩散、主动转运、膜动转运）
口服药物吸收	影响口服药物吸收的生理因素	消化系统各因素（胃肠液pH、胃排空和胃空速率、胃肠道能动性、胃肠道代谢和食物）影响药物吸收的特征
		循环系统各因素（血流速度、肝首过效应、肝肠循环和淋巴系统）影响药物吸收的特征
		不同疾病时人体的正常生理功能发生改变，从而影响药物吸收的特点
	影响口服药物吸收的药物因素	药物理化性质包括脂溶性、分子量、解离度、溶出速率（溶解度、粒子大小及表面积）和稳定性对药物吸收的影响
		不同剂型、不同制剂工艺、各种辅料、药物间及药物与辅料间的相互作用等对药物吸收的影响
	口服药物吸收与制剂设计	生物药剂分类系统的定义及分类标准；有关参数（吸收数、剂量数、溶出数）的含义及意义
		基于BCS的制剂设计基本策略、对不同分类药物的剂型设计指导方案、促进药物吸收的方法

练 习 题

题库

1. 简述片剂的制备工艺对药物体内吸收的影响。

2. 生物药剂学分类系统的标准是什么？如何提高Ⅱ类和Ⅲ类药物的生物利用度？

3. 溶出度对口服药物体内吸收的意义有哪些？

4. 已知某药物普通口服固体制型的生物利用度只有5%，与食物同服，生物利用度可提高近一倍。试分析：影响该药物口服生物利用度的因素可能有哪些？可采用哪些方法进行改善？

（孙维彤）

第四章

非口服药物的吸收

第一节 注射给药

案例解析

【案例】 患者，男性，31岁，因风湿性心脏病入院。患者反复患化脓性扁桃体炎，抗 "O" 滴度较高，考虑为 A 族链球菌感染后风湿性心脏病。经抗心衰、控制感染等治疗后症状好转出院。为预防发作，使用青霉素类制剂苄星青霉素，临用前用适量灭菌注射用水制成混悬液，每4周肌内注射120万单位。

【问题】 苄星青霉素与青霉素在化学结构上的差异是如何引起作用时间不同的？肌内注射混悬液的吸收过程与溶液剂又有哪些区别呢？

【解析】 患者为青年男性，链球菌感染后风湿性心脏病诊断明确，链球菌感染是疾病发作的高危因素，使用苄星青霉素可有效预防。苄星青霉素为青霉素 G 的长效制剂，为青霉素的二苄基乙二胺盐。该药在乙醇中微溶，在水中极微溶解，具有吸收较慢、维持时间长等特点。肌内注射后，注射局部如同贮库，缓慢吸收，体内活性物为青霉素 G。该药主要用于对青霉素高敏的 A 组 β-溶血性链球菌引起的扁桃体炎、咽炎，对有反复发作史的风湿性心脏病、风湿热可作为治疗与预防药物。由于在血液中浓度较低，该药不能替代青霉素用于急性感染。该药在血液中的药物浓度虽然较低，但血药浓度可维持2~4周。

注射给药是临床上最基本的给药方式之一。由于起效迅速、生物利用度高，特别适合一些口服不吸收或在胃肠道降解的药物；昏迷或不能吞咽的患者也常采用注射给药。但注射给药常伴有注射疼痛与不适；一般需要专业人士给药；另外，给药后药物迅速分布到全身，如果药物误用或注射剂量不当，常常难以纠正或弥补，会导致严重后果。

一、给药部位与吸收途径

1. 静脉注射 静脉注射（intravenous administration，iv）是将药物直接注入血管，不存在吸收过程，作用迅速，生物利用度为 100%。静脉注射的容量一般小于 50ml，静脉滴注的容量可达到数千毫升。药物的水溶液、醇溶液、水包油乳剂、纳米混悬剂、微球、脂质体等制剂可以静脉注射或静脉滴注。

最理想的注射部位是前臂内侧的近端大静脉，主要是因为经该处注射的药物可迅速被循环血流稀释，且该处血管的疼痛感较弱。当注射部位为肢端（腕部或踝部）或注射强刺激性药液时，有可能引起静脉炎，药液流出血管可能引起局部注射部位组织坏死。

2. 肌内注射 肌内注射（intramuscular administration，im）简便安全，起效速率仅次于静脉注射，且比皮下注射刺激性小，应用较广。一般在大块肌肉注射，如臀大肌或三角肌。药物的吸收过程包括药物从肌肉扩散至周围组织液，然后进入血液。肌内注射的容量一般为 2~5ml，溶剂多为水，也可采用复合溶剂或油，可以是溶液、乳浊液或混悬液。水溶液一般吸收较快，油溶液或混悬液注射后，在局部作为药物贮库，缓慢释放药物，达到长效的目的。

3. 皮下注射 药物皮下注射后通过结缔组织扩散进入毛细血管而被吸收。但皮下组织血管较少，血流速度也比肌肉组织慢，故药物的吸收速率较肌内注射慢，甚至比口服吸收还慢。长效制剂可采用皮下注射，如治疗糖尿病的胰岛素等。一些油混悬型注射液或植入剂都可注射或埋藏于皮下以延长作用时间。

皮下注射剂量不宜过大，每次 1~2ml。注射液不应有刺激性，因皮下感觉神经末梢分布广泛。不同部位皮下注射后，药物吸收速率亦不同。以胰岛素为例，大腿皮下注射引起的血糖下降最显著、持续时间最长，其次为上臂皮下注射，而腹部皮下注射后血糖几乎无改变。这可能与注射部位的血流速度有关。

4. 皮内注射 将药物注入真皮，此部位血管细小，药物吸收差。注射剂量仅为 0.1~0.2ml，一般仅作疾病诊断与过敏试验。

5. 其他部位注射 有时，为使药物靶向特殊组织器官，可采用动脉内给药，起治疗、诊断作用。但动脉给药危险性大，一般极少使用。

腹腔注射时，药物进入腹膜后吸收较快。如多巴胺联合呋塞米腹腔注射治疗肝硬化腹水。由于腹腔内注射给药有一定的危险性，此种给药途径多用于动物实验。

鞘内注射时，药物直接进入蛛网膜下腔，可以克服血脑屏障。如鞘内注射甲氨蝶呤、阿糖胞苷等防治中枢神经性白血病；万古霉素治疗颅内感染；异烟肼和激素等药物治疗结核性脑膜炎；还可以注射麻醉药、镇痛药等。但这种创伤性操作可能造成中枢神经系统的毒性作用或并发症。

二、影响注射给药吸收的因素

对于血管外注射的药物，其吸收程度与速率主要取决于药物的被动扩散速率与注射部位的血流，受药物的理化性质、制剂处方及机体生理因素等的影响。

1. 生理因素 皮下或肌内注射时，注射部位的血流状态影响药物的吸收速率，血流丰富的部位吸收快。一般肌内注射的吸收速率排序为：上臂三角肌 > 大腿外侧肌 > 臀大肌。肌内注射药物水溶液一般在 10~30 分钟内吸收，通常在注射后 1~2 小时内血药浓度达峰值。对于水溶性大分子药物或油溶液型注射剂，药物将部分或主要通过淋巴系统吸收，淋巴液的流速也会影响吸收。肌内或皮下注射后，注射部位的按摩与热敷能促进药物的吸收。运动会加快血流速度，亦能促进吸收。

2. 药物的理化性质 毛细血管壁是具有微孔的脂质膜，药物以扩散和滤过两种方式转运，通过速率快于其他生物膜。一般认为，脂溶性药物可以通过毛细血管壁直接扩散；水溶性药物中分子量小的则穿过毛细血管壁上的微孔快速扩散进入毛细血管。肌内或皮下注射给药时，药物可通过组织液进入毛细血管或者毛细淋巴管，究竟以何种途径吸收主要取决于药物的分子量。分子量小的药物既能进入毛细血管，也能进入毛细淋巴管，由于血流量远远超过淋巴流量，小分子药物几乎全部由血管转运。分子量很大的药物难于通过毛细血管的内皮细胞膜和毛细血管壁上的微孔，主要通过淋巴途径吸收。如山梨醇铁（分子量约5kDa）肌内注射后约50%～60%通过毛细血管吸收，16%通过淋巴吸收；而铁－多糖复合物（分子量为10kDa～20kDa）肌内注射后主要通过淋巴吸收。

毛细血管壁的膜孔半径约为3nm，一般分子量在200～800Da之间的药物均可穿过，因此，药物的油/水分配系数和解离状态对注射剂的吸收速率影响不大。但对于混悬型注射剂，药物的溶解速率受这两个因素的影响，并且可能成为药物吸收的限速因素。非水溶剂注射液的溶剂被吸收或遇水性组织液析出沉淀时，药物的溶解度亦可能成为影响吸收的主要因素。

如果药物与体液中的大分子如蛋白质相结合，则扩散通过生物膜的游离药物浓度降低。但此种结合一般为可逆过程，只有当结合物的解离速率小于药物扩散通过生物膜的速率时，蛋白结合才能显著影响药物的吸收。

3. 剂型因素　药物从制剂中的释放可成为药物吸收的限速过程，各种注射剂的药物释放速率按以下次序排列：水溶液＞水混悬液＞油溶液＞O/W型乳剂＞W/O型乳剂＞油混悬液。

（1）溶液型注射剂　大部分注射剂是药物的水溶液，药物以分子或离子形式分散在水中，能与体液迅速混合并被快速吸收。有些难溶性药物如地高辛、地西泮、奎尼丁等，或只溶于非生理pH水中的药物如利眠宁、苯妥英钠等，采用非水溶剂如乙醇、丙二醇、甘油或聚乙二醇等制成溶液剂，肌内注射后，溶剂扩散或受到组织间隙液的pH作用，大部分药物析出沉淀，滞留在组织中缓慢释放药物，会导致药物吸收缓慢、不规则或不完全，甚至低于口服给药。

注射剂的pH和渗透压也会影响血管外注射药物的吸收。注射液pH若与生理pH相差过多，血管外注射后会导致药物析出沉淀而延缓吸收。当注射显著低渗溶液时，溶剂从注射部位扩散至组织，药物浓度升高，被动扩散提高；当注射高渗溶液时，水向注射部位扩散，药物浓度降低，吸收速率也降低。

在水性注射液中加入高分子物质，溶液黏度增加，肌内注射后，药物向组织扩散的速率降低，吸收延长，可产生延效作用。有些高分子物质可与药物形成络合物或阻滞体内酶的作用而延缓药物的吸收。某些高分子物质还可作为药物的载体。一般地，大分子物质的淋巴转运显著强于小分子物质，并且可以被体内的吞噬细胞和某些肿瘤细胞内吞而进入细胞，将小分子药物或抗癌药物与高分子物质结合可使药物定向分布到作用部位或淋巴系统，从而达到提高生物利用度、降低副作用、增强和延长药效等目的。例如，右旋糖酐铁注射液经静脉注射后，可被肝脾的网状内皮系统吞噬，变成贮存铁而延长造血作用。

以油为溶剂的溶液型注射剂，由于溶剂与组织液不相混溶，在注射部位扩散慢而少，在肌肉内可形成贮库而延缓吸收。难溶性药物黄体酮口服后，肝首过效应强烈，以大豆油分散的油溶液经肌内注射后吸收好。药物从油相向水性组织液的分配过程是影响油溶液型注射液药物吸收的主要因素，主要与药物的溶解度与油/水分配系数有关，通常，吸收速率常数与分配系数成反比。

（2）混悬型注射剂　混悬型注射剂注射后，药物需经历溶出与扩散过程才能被吸收，因而吸收较慢。药物在组织液中的溶出是吸收的限速过程。药物的溶出速率正比于溶解度与粒子表面积，药物的结晶状态与粒径大小等因素也影响药物的吸收速率。助悬剂增加了注射液的黏度，降低了药物的扩散及溶出速率，从而延缓了吸收。混悬型注射液中的表面活性剂等其他附加剂亦可能影响吸收。

油混悬液一般用于肌内注射，由于采用油性溶剂且药物呈混悬状态，药物的延效作用通常比油溶液更长，药物的吸收可长达数星期至数月。

（3）乳剂型注射剂　O/W型乳剂（静脉乳）乳滴的粒度90%在1μm以内，静脉注射后可被视为异物而被网状内皮系统的巨噬细胞所吞噬，使药物富集于单核吞噬细胞丰富的脏器如肝、脾、肺、肾等，具有靶向作用。肌内注射乳剂后，药物多通过淋巴系统转运，适用于淋巴转移的恶性肿瘤治疗和淋巴造影等。大鼠腹腔注射抗癌药博来霉素乳剂后，药物可在胸导管浓集，转运到胸导管中的药物量按下列顺序降解：W/O型乳剂＞O/W型乳剂＞水溶液。

乳剂型注射剂还可作为长效注射剂，吸收过程中药物需首先从内相向外相转移，延缓了药物的释放，起到长效作用。药物在油水两相中的量与药物的溶解度和分配系数有关。对于弱酸性和弱碱性药物，水相的pH与药物的pK_a将影响药物在油水两相中的相对量。

第二节 皮肤给药

案例解析

【案例】患者，男性，92岁，2年前被诊断为食管癌，行食管癌根治术，病历显示为低分化鳞癌，近期出现发热、骨痛，表现为术后复发，给予姑息治疗，为缓解疼痛，给予吗啡缓释片，但患者不耐受，遂给予芬太尼透皮贴。

【问题】胃肠给药不耐受，又需要稳定的血药浓度及较低的给药频率时，可以选择什么剂型？

【解析】芬太尼透皮贴由透皮缓释给药系统及芬太尼组成，是一种无创伤性贴剂，药物经皮肤缓慢释放入血，能在48~72小时内维持血药浓度峰值，每72小时更换1次贴剂。美国老年病学会提出，对于老年人尽量使用侵入性小的药物，如果可能应选择控制释放的药物剂型。透皮贴剂满足上述条件，且减少给药频率，可以很好地改善老年患者的依从性。

皮肤给药可产生局部作用或全身作用。皮肤外用制剂如软膏剂、硬膏剂、凝胶剂等主要用于皮肤表面，起保护皮肤与局部治疗的作用。经皮给药系统（transdermal drug delivery system，TDDS）是药物透过皮肤吸收而产生全身作用的一种药物传输系统，多为贴剂或贴片，也有少数为软膏剂、凝胶、涂剂、气雾剂等。近年来，经皮给药研究发展迅速，已有多种药物的经皮给药系统上市，如东莨菪碱、硝酸甘油、可乐定、雌二醇、尼古丁、睾酮、芬太尼、利多卡因等。

TDDS作为产生全身作用的给药系统，具有其独特的优点：可避免肝脏及胃肠道的首过效应；药物以恒速进入体内，避免口服给药等引起的血药浓度峰谷现象，降低毒副反应；使用方便，剂量容易调整，可随时中断给药，特别适合于婴儿、老人或不宜口服的患者。经皮给药也存在一些缺点，如皮肤的吸收屏障、对皮肤的刺激性或过敏反应、皮肤的通透性具有部位与个体间差异等。

一、皮肤的结构与药物的吸收途径

（一）皮肤的结构

皮肤由角质层（又称死亡表皮层）、活性表皮层、真皮层和皮下组织组成。角质层和活性表皮层合称表皮。活性表皮层由透明层、颗粒层、有棘层和基底层组成。角质层与体外环境接触，是由10~20层死亡的扁平角质细胞形成的层状结构，厚度依身体不同部位而异，约15~20μm，是药物渗透的主要屏障。角质细胞由大量蛋白质、非纤维蛋白和少量脂质相互镶嵌组成致密细胞膜，类脂质和水构成细胞间质。

活性表皮处于角质层和真皮之间，厚度约50~100μm，由活细胞组成。其细胞膜具脂质双分子层结构，细胞内主要是水性蛋白质溶液，在某些情况下，这种水性环境可能成为脂溶性药物的渗透屏障。活性表皮中含有低含量的酶，能降解通过皮肤的药物。

真皮在表皮的下方，由疏松结缔组织构成，平均厚度为1~2mm。毛发、毛囊、皮脂腺和汗腺等皮肤附属器分布其中，并有丰富的血管和神经。真皮内含有电解质和大量水分，参与机体内的各种物质代谢和免疫活动。一般认为，从表皮转运来的药物可以迅速从上述途径移除而不形成吸收屏障。

皮下组织是一种脂肪组织，分布有血液循环系统、汗腺和毛囊。皮下组织一般不成为药物的吸收屏障。皮下脂肪组织可以作为脂溶性药物的贮库。

皮肤附属器包括毛发、毛囊、汗腺、皮脂腺等，与整个皮肤表面积相比，仅占1%以下，大多数情况下不是药物的主要吸收途径。大分子药物和离子型药物难以通过富含类脂的角质层，可能经由这些途径转运（图4–1）。

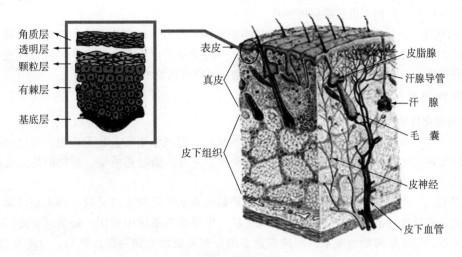

图4–1　皮肤的结构

2. 药物在皮肤内的转运　药物敷贴于皮肤后，穿过角质层，扩散通过皮肤，由毛细血管吸收进入体循环的过程称经皮吸收或透皮吸收。经皮吸收的途径有两种。一是透过角质层和表皮进入真皮，即表皮途径：药物应用到皮肤上后，首先从制剂中释放到皮肤表面，溶解的药物分配进入角质层，扩散通过角质层到达活性表皮的界面，再分配进入水性的活性表皮，继续扩散到达真皮，被毛细血管吸收进入血液循环，这是药物经皮吸收的主要途径。二是通过皮肤附属器吸收，即通过毛囊、皮脂腺和汗腺：药物通过皮肤附属器的渗透速率要比表皮途径快，但皮肤附属器所占面积太小，因此不是主要途径。离子导入过程中，皮肤附属器是离子型药物通过皮肤的主要通道。

药物可经两种途径扩散通过角质层：①通过细胞间隙扩散；②通过细胞膜扩散。由于角质层细胞扩散阻力大，药物分子主要由细胞间扩散通过角质层。细胞间隙总面积仅占角质层面积的0.01%～1%，但其结构比较疏松，是类脂分子形成的多层脂质双分子层，类脂分子的亲水部分结合水分子形成水性区，而类脂分子的烃链部分形成疏水区。极性药物分子经角质层细胞间的水性区透过，而非极性药物分子经由疏水区透过。透皮促进剂主要作用于细胞间隙类脂质双分子层，能够改变脂质双分子层的空间结构，提高流动性。

二、影响药物经皮渗透的因素

（一）生理因素

1. 皮肤的渗透性　皮肤的渗透性是影响药物吸收的重要因素。药物经皮渗透存在着明显的个体差异，种属、年龄、性别、用药部位和皮肤状态的不同都可能引起皮肤渗透性的差异。身体各部位由于角质层厚度及皮肤附属器密度不同而致皮肤渗透性不同，渗透性排序为：阴囊＞耳后＞腋窝区＞头皮＞手臂＞腿部＞胸部。角质层厚度也与年龄、性别等多种因素有关，老人和男性的皮肤较儿童、妇女的渗透性低。

2. 皮肤的水化　皮肤的水化能够改变皮肤的渗透性。当皮肤上覆盖塑料薄膜或具有封闭作用的软膏后，水分和汗液在皮肤内积蓄，使角质层水化。此时，细胞自身发生膨胀，结构的致密程度降低，药物渗透性增加，皮肤的水化对水溶性药物的促渗作用较脂溶性药物显著。皮肤水化对药物经皮吸收的影响与水化的程度和药物的性质有关。

3. 皮肤的代谢　皮肤的代谢作用与肝脏类似，药物可在酶的作用下发生氧化、水解、结合和还原等。但是皮肤内代谢酶含量很低，主要存在于活性表皮，血流量仅是肝脏的7%，且皮肤用药面积一般很小，所以酶代谢对多数药物的经皮吸收不产生明显的首过效应。近年来，有研究利用皮肤的酶代谢作用来设计前体药物。研究表明，阿糖腺苷、茶碱、甲硝唑等药物的经皮渗透速率不能达到治疗要求，将其改造成亲脂性前体药物后渗透能力提高，扩散进入活性表皮内被代谢成为具有治疗作用的母体药物，继而吸收进入体循环。

4. 皮肤的蓄积　药物在经皮吸收过程中可能会在皮肤内产生积蓄，积蓄的主要部位是角质层。药物可能与角质层中的角蛋白发生结合或吸附，亲脂性药物溶解在角质层中形成高浓度。这些积蓄作用使药物在皮肤内形成贮库，有利于皮肤疾病的治疗。

5. 皮肤的病理 使角质层受损而削弱其屏障功能的任何因素均能加速药物的渗透。溃疡、破损或烧伤等创面上的渗透性可能增加数倍至数十倍。湿疹及一些皮肤炎症也会引起皮肤渗透性改变。反之，某些皮肤病如硬皮病、老年角化病等使皮肤角质层致密，可降低药物的渗透性。

（二）药物因素

1. 药物的理化性质

（1）分子量 经皮给药系统的候选药物一般以剂量小、药理作用强者较为理想。角质层的结构限制了大分子药物渗透的可能性，分子量大于 600Da 的物质不能自由通过角质层。药物的熔点也能影响经皮渗透性能，低熔点的药物容易渗透通过皮肤。

（2）脂溶性 一般而言，脂溶性药物较水溶性药物或亲水性药物更容易通过角质层屏障，但是脂溶性太强的药物也难以透过亲水性的活性表皮和真皮层，主要在角质层中蓄积。药物的透皮速率与分配系数不成正比关系，往往呈抛物线关系，即透皮速率随分配系数增大到一定程度后，分配系数继续增大，透皮速率反而下降。局部应用甲硝唑治疗皮肤深层真菌感染时，由于其在角质层内穿透力不强以致疗效受到影响，为了增强其透过性而合成了一系列酯衍生物，其乙酸酯、丙酸酯、丁酸酯、戊酸酯的透皮速率均有增加，以丙酸酯和丁酸酯为最大。因此，经皮吸收的药物最好在水相及油相中均有较大的溶解度。

（3）分子形式 药物的分子形式亦会影响药物的透皮速率。与其他生物膜一样，分子型药物容易通过皮肤吸收，离子型药物由于其强亲水性质而难以进入脂性细胞间隙，一般不易透过角质层。

2. 给药系统性质

（1）基质的亲和力 给药系统对药物的释放性能影响很大，药物从给药系统中释放越容易，则越有利于药物的经皮渗透。药物从乳膏、凝胶、贴片等剂型中的释放往往有显著差异。同一剂型的不同处方组成，其药物的透皮速率亦可能有很大不同。一般说来，基质对药物的亲和力不应太大，否则将使药物难以转移到皮肤中，影响药物的吸收。

（2）分散介质 溶解与分散药物的介质不但会影响药物的释放，有些亦会影响皮肤的渗透性。不同介质对药物的亲和力不同，影响药物在给药系统与皮肤之间的分配。药物在介质中的溶解度大意味着药物与介质的亲和力大，使药物在皮肤与介质之间的分配系数降低，因而会降低透皮速率。例如，用小鼠的离体皮肤做氢化可的松透皮试验，药物浓度控制在 0.2%，当采用不同浓度的丙二醇溶液作为分散介质时，氢化可的松的溶解度差异导致透皮速率的不同，结果见表 4 – 1。

表 4 – 1　氢化可的松透皮速率与丙二醇浓度的关系

丙二醇（V/V）	透皮速率［μg/(cm² · h)］	溶解度（mg/ml）
25	0.119 ± 0.007	1.19
40	0.089 ± 0.006	2.20
60	0.078 ± 0.003	3.08

（3）pH 皮肤表面和给药系统内的 pH 能影响有机酸类和有机碱类药物的解离度。离子型药物的渗透系数小，会影响药物的透皮效果。药物的解离程度由药物的 pK_a、介质的 pH 决定，皮肤可耐受 pH 5 ~ 9 的介质，根据药物的 pK_a 值调节给药系统介质的 pH 可提高分子型的比例，有利于提高渗透性。

（4）剂量 药物通过皮肤的渗透是被动扩散过程，所以，随着皮肤表面药物浓度的增加，渗透速率亦增大。药物透皮吸收的量与给药系统的表面积成正比，常用面积大小调节给药剂量。

（三）促进药物经皮渗透的方法

药物透皮速率能维持全身或局部有效浓度是经皮吸收制剂应用的前提。一般情况下，除了少数剂量小且具有适宜溶解特性的小分子药物外，大多数药物的透皮速率均不能满足临床应用要求。因此，提高药物的透皮速率是经皮给药系统研究的重要工作。促进药物经皮吸收的方法有药剂学、化学和物理学方法。

1. 药剂学促透技术 包括将药物制成微粒、改变药物的物理特性、促进药物透过皮肤。目前研究较多的有脂质体、传递体、醇脂体、非离子型表面活性剂泡囊、微乳等。已有皮肤给药的脂质体制剂上市，如益康唑脂质体凝胶剂。还有一些脂质体制剂作为皮肤局部用药的制剂，如敏乐定（米诺地尔）、维甲酸、地塞米松等药物。

2. 化学法　主要包括前药设计和使用经皮吸收促进剂，后者更为常用。经皮促进剂有表面活性剂类，如聚山梨酯80、十二烷基硫酸钠等；二甲基亚砜及其类似物，如二甲基亚砜、癸基甲基亚砜；吡咯酮衍生物；氮酮类化合物如月桂氮䓬酮；醇类和脂肪酸类化合物；芳香精油如桉叶油、薄荷油、丁香油等。其他还有尿素、水杨酸等角质保湿剂。

3. 物理法　包括离子导入技术、电穿孔技术、超声波导入、微针导入、磁导入、光学机械波、激光法等。

知识拓展

经皮给药的研究方法

1. 体外法　人皮肤不易获得，常用动物皮肤代替。一般认为，兔、大鼠和豚鼠等动物的皮肤的透过性大于人皮肤，而乳猪和猴的皮肤与人皮肤的透过性相近。体外经皮透过研究将剥离的皮肤夹在扩散池的供给室与接收室之间，药物应用于皮肤的角质层面，间隔一定的时间测定皮肤另一面接收介质中的药物浓度，计算药物通过单位面积皮肤的速率。常用的扩散池有单室扩散池、双室扩散池、流通扩散池等。

2. 体内法　经皮给药系统应用于皮肤后，间隔一定时间抽取血样，测定血药浓度，绘制药－时曲线，与静脉注射相同剂量的药－时曲线进行比较，计算经皮吸收的药量。

第三节　口腔黏膜给药

案例解析

【案例】患者，男性，52岁。因"眩晕、摔伤"来诊。既往高血压病史10余年，长期服用赖诺普利、氨氯地平片等降压药物，血压控制尚可。一周前，情绪剧烈波动后血压骤升，达195/100mmHg，伴头痛。为快速降压，当时给予硝苯地平片10mg舌下含服，约5分钟后血压降至正常。今日再次血压升高，再次自行含服硝苯地平片，几分钟后血压大幅下降，伴头晕、黑矇而摔伤。

【问题】为什么服用硝苯地平舌下片后血压骤降？

【解析】患者既往无神经系统疾病病史，本次为舌下含服硝苯地平片后突发头晕，继而晕厥，考虑为血压骤降导致的脑供血不足。究其原因为硝苯地平舌下给药吸收过快、药效过强。硝苯地平用于高血压和变异型心绞痛，舌下含服的降血压效果较口服迅速，曾经是临床治疗高血压急症常用的方法。但近年来很多案例报道，舌下含服硝苯地平可导致严重不良反应，如严重低血压、脑血管供血不足等。其具有快速扩张血管的作用，因此，部分患者会出现头痛、面红、低血压、脑缺血、急性心肌梗死等不良反应。实际上，硝苯地平片舌下含服给药的维持时间很短，容易造成血压剧烈波动，尤其是老年患者多存在心脑血管器质性病变，硝苯地平片的降压速度、幅度及持续时间无法预测，不利于疾病治疗，应避免该种用药方式。

口腔黏膜（buccal mucosa）给药与传统口服给药较为相似，服用方便，且与鼻黏膜给药相比，口腔黏膜不易损伤、修复功能强，因而是较重要的黏膜给药途径。口腔黏膜给药的优点主要有：避开肝脏及胃肠道的首过效应；给药方便；起效迅速；无痛、无刺激；患者耐受性好。药物经口腔黏膜给药可发挥局部或全身治疗作用，局部作用剂型多为溶液型或混悬型漱口剂、气雾剂、膜剂、口腔片剂等，可用于治疗口腔溃疡、细菌或真菌感染以及其他口腔科或牙科疾病；全身作用常采用舌下片、黏附片、贴膏等剂型。

一、口腔黏膜的结构与药物的吸收途径

口腔黏膜被覆于口腔表面，总面积约100cm²，有40～50层细胞，结构上分为四层，分别是上皮层、基底层、固有层和黏膜下层（图4－2）。口腔基底膜起连接和支持作用，具有选择性和通透性。固有层是致密的结缔组织。黏膜下层是疏松的结缔组织，结缔组织中富含毛细血管和神经末梢，药物由此入血并汇总至颈内静脉，不经肝脏而直接进入心脏，可避免肝脏的首过作用。

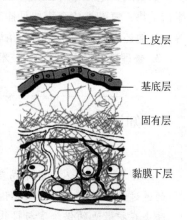

图4－2　口腔黏膜的结构

右侧标注：上皮层、基底层、固有层、黏膜下层

口腔黏膜的上皮层细胞，一部分分化形成角质层，另一部分则为非角质化组织。不同部位组织的黏膜结构、厚度和血流供应状况均有不同。齿龈和硬腭表面是角质化上皮，占总面积的25%，外来物质很难透过。角质化上皮是药物透过黏膜吸收的主要屏障。舌背部的黏膜兼具角质化与非角质化，占总面积的15%。颊、舌下、软腭为非角质化上皮，占总面积的60%，有利于药物吸收。舌下黏膜上皮厚度低于颊黏膜，通透性较后者高。上皮约1/3处的颗粒层细胞间隙存在由膜被颗粒排出的脂质，是亲水性药物穿透口腔黏膜的结构障碍。

口腔黏膜表面有黏液，由糖蛋白和水构成，还有少量的蛋白质、酶、电解质和核酸。口腔中分泌的唾液有湿润口腔、帮助食物消化、润滑食物以利咀嚼和吞咽以及保护口腔组织的作用。成人每天分泌1～1.5L唾液，但个体差异较大。唾液pH为5.8～7.4。人的唾液中含有黏蛋白、淀粉酶、羧酸酯酶和肽酶等，与胃肠道相比较，口腔中代谢酶的活性要低得多。

药物经口腔黏膜的吸收途径主要有被动扩散、转运体媒介转运和内吞作用。被动扩散包括细胞旁路途径和细胞通道途径。细胞通道途径要求药物具有较强的脂溶性，多数药物通过细胞间隙途径透过、吸收。

二、影响口腔黏膜吸收的因素

1. 生理因素　一般认为，口腔黏膜的渗透性能介于皮肤和小肠黏膜之间。口腔黏膜的通透性依次为：舌下黏膜＞颊黏膜＞硬腭黏膜。口腔黏膜角质化上皮相对较薄，但其表面由20多层充满角蛋白结晶的鳞状上皮构成，细胞间通过纤维连接，形成了药物穿透屏障。口腔中非角质化上皮基底很薄，仅为100μm，细胞间连接不紧密，活动性大，药物穿透能力大于角质化上皮。

口腔黏膜吸收以被动扩散为主，低分子量的水溶性药物主要通过细胞间通道穿过口腔黏膜，由于口腔黏膜细胞间存在类脂质成分，一些脂溶性药物也能经细胞间通道透过黏膜吸收。低分子量的脂溶性药物可经细胞内通道被动扩散透过黏膜，但药物必须透过上皮细胞的多层结构才能到达毛细血管。

唾液的冲洗作用是影响口腔黏膜给药制剂吸收的最重要因素。舌下片常因此而保留时间很短，口腔其他部位的黏附制剂也可能因此改变释药速率而缩短药效维持时间。唾液分泌量的时间差异和个体差异对依赖于唾液释放的药物制剂影响很大，如缓控释制剂在清晨和熟睡时的药物释放量可能发生很大变化。唾液的缓冲能力较差，药物制剂本身可能改变口腔局部环境的pH。唾液中的酶活性较低，一般对药物释放无影响。

此外，口腔中的酶会使一些化合物在口腔中代谢失活，如颊上皮的蛋白水解酶是多肽类药物黏附制剂的吸收障碍；口腔黏膜的物理损伤和炎症使药物等的吸收增加；pH和渗透压也会影响药物的口腔吸收。

2. 药物的理化性质　口腔黏膜吸收与药物本身的脂溶性、解离度和分子量大小密切相关。大多数弱酸和弱碱类药物能通过脂质膜吸收，且吸收与其分配系数成正比，遵循pH分配假说。分子型药物容易透过口腔黏膜，而离子型难以透过。亲水性药物的吸收速率取决于分子量，分子量小于75～100Da的小分子药物能迅速透过口腔黏膜，分子量大于2kDa的药物，其渗透性能急剧下降。

3. 剂型因素 通过口腔给药达到全身治疗作用主要是指舌下黏膜吸收和颊黏膜吸收。

舌下黏膜通透性高，药物吸收快。将脂溶性药物设计成舌下给药的片剂、软胶囊、喷雾剂等制剂可迅速起效。许多口服肝首过效应强或在胃肠道中易降解的药物，如甾体激素、硝酸甘油、二硝酸异山梨酯等，其改为舌下给药后生物利用度显著提高。舌下给药的主要缺点是易受唾液冲洗作用的影响，保留时间短。药物在舌下仅能保留几分钟，因此，要求药物溶出快、剂量小、作用强。

颊黏膜给药能够避免肝脏的首过效应以及胃肠道中的酶解和酸解作用，且受口腔中唾液冲洗作用的影响小，能够在黏膜上保持相当长的时间，有利于多肽、蛋白质类药物吸收，有利于控释制剂释放。颊黏膜表面积较大，但药物渗透能力比舌下黏膜差，一般其药物吸收和生物利用度不如舌下黏膜。在口颊部位的有效吸收促进方式有：加入吸收促进剂、制成生物黏附制剂、加入酶抑制剂和前体药物（增加亲脂性）等。与透皮吸收促进剂相似，最常应用的有金属离子螯合剂、脂肪酸、胆酸盐、表面活性剂、羧酸等。

口腔局部作用的剂型易受唾液冲洗作用的影响，保留时间短，这就要求制剂能迅速释药且在作用部位保持较长时间。例如，利用羟丙甲纤维素及卡波姆等高分子材料制成的黏膜贴附片剂，能够在较长时间内释放甾体激素类抗炎药，治疗口腔溃疡的效果良好。

知识拓展

口腔黏膜给药的研究方法

1. 体外法 人体口腔黏膜来源困难，采用动物黏膜进行透过性试验是最常用的体外研究方法。猪和狗的口腔黏膜组成与人相似，面积大、来源方便，应用最多。体外实验装置可采用垂直或平行扩散池，也可采用流通扩散池。将离体黏膜置于扩散池的供给室与接收室之间，药物应用于黏膜表面，在规定时间内测定接收室的药物浓度，计算累积透过量和渗透速率。

2. 在体法 口腔灌流给药装置可用于口腔黏膜给药在体研究，它能紧密固定在给药部位，保持恒定的给药面积，药物溶液通过导管从体外进入灌流装置，直接与口腔黏膜接触，避免口腔外环境的不利影响。药物吸收量可通过测定给药后的血药浓度或灌流液的药物残留量而获得。

第四节 鼻黏膜给药

案例解析

【案例】患者，女性，76岁，因周身骨痛、第7胸椎压缩骨折来诊治，经检查排除肿瘤、结核等疾病，诊断为骨质疏松症，给予鲑鱼降钙素50IU每日1次肌内注射及碳酸钙维生素D 600mg每日一次口服。患者计划出院后外出旅行，一段时间内难以找到固定的注射场所和人员，不能继续使用鲑鱼降钙素注射剂。遂医生为其改用鲑鱼降钙素鼻喷剂100IU每日一次喷鼻给药。此后，患者长期使用鼻喷剂，骨痛症状改善明显。

【问题】鼻喷剂为何能替换肌内注射液？鼻喷剂的剂量为何比肌内注射的剂量大？

【解析】鲑鱼降钙素是由32个氨基酸组成的单链多肽，口服无效。常规用药方式为皮下或肌内注射，但注射给药具有一定难度，不利于患者自行使用。治疗骨质疏松症时，推荐优先使用鼻喷剂，如果对鼻喷剂不能耐受应考虑非肠道给药。因鼻黏膜给药生物利用度低于注射给药，常需要更高剂量方可达到同样治疗力度。

药物通过鼻黏膜（nasal mucosa）给药多发挥局部作用，如杀菌、抗病毒、血管收缩、抗过敏等，也可通过鼻黏膜吸收发挥全身作用。一些甾体激素类、抗高血压药、镇痛药、免疫制剂、麻醉用药、抗生素类以及抗病毒药物经鼻黏膜吸收起全身作用，生物利用度比口服更高。对于口服给药个体差异大、生物利用度低的药物以及口服易破坏或不吸收、只能注射给药的药物，可考虑鼻黏膜给药。但鼻黏膜的面积小、给药剂量受限，这就要求药物的药理活性强、用药剂量小。药物可制成溶液剂、原位凝胶等滴入鼻腔，也可以气雾剂形式给药。

鼻黏膜给药的优势主要有：①鼻黏膜内血管丰富、渗透性高，利于全身吸收；②可避开肝脏及胃肠道的首过作用；③吸收程度和速率有时可与静脉注射相当；④鼻腔给药方便易行。

鼻黏膜给药的缺点是制剂对鼻黏膜有刺激，主要是纤毛毒性作用，包括药物、附加剂、渗透促进剂和防腐剂对纤毛活动的作用。对容易引起纤毛不可逆毒性的药物，不宜长期鼻腔用药。此外，鼻黏膜给药的剂量受限、药物在鼻黏膜上的停留时间短，这些都会影响药物的吸收。

一、鼻腔的结构与药物的吸收途径

鼻腔从鼻孔开始到鼻咽，鼻中隔把鼻腔分为左右两腔。每侧鼻腔又分为鼻前庭和固有鼻腔，包括3个区域：鼻前庭、呼吸区和嗅区。其中，鼻前庭基本没有吸收功能；嗅区位于上鼻甲，药物可由此吸收进入脑脊液，从而进入中枢神经系统；呼吸区是鼻腔中最大的部分，其黏膜富含毛细血管，药物由此吸收进入体循环（图4-3）。

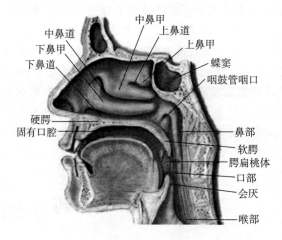

图4-3 鼻腔的结构

鼻黏膜上皮仅由一层纤毛柱状上皮细胞构成，其微纤毛结构大大增加了有效吸收面积。上皮细胞下有许多大而多孔的毛细血管和丰富的淋巴网，促进药物向血液和组织渗透，使药物迅速通过血管壁进入体循环、脑，或通过雾化吸入，直达气道、肺静脉等处吸收，避开首过效应。药物也可通过紧贴筛板下的上鼻甲吸收进入脑脊液，避开血脑屏障，进入中枢神经系统。吗啡、哌啶甲酸、雷替曲塞等通过鼻黏膜给药靶向脑部，疗效较好。

鼻腔每天产生1.5~2L鼻黏液，在纤毛协调一致的摆动作用下，黏液逐渐向鼻腔后方运动，最终或通过鼻咽管被吞咽进入胃部，或被排除出体外，起到清除异物和微生物、保护机体的作用。但这也缩短了药物与吸收表面的接触时间，使药物的生物利用度降低。黏液的黏度会影响纤毛的正常功能，黏度过高或过低均不利于药物吸收。黏液中的肽酶和蛋白水解酶是影响多肽和蛋白质类药物鼻腔吸收的因素之一。黏液的pH为5.6~6.5，是蛋白水解酶的最适pH，但采用改变黏液pH的方法来抑制蛋白水解酶的活性有可能增大细菌感染的概率。

不溶性粒子即使进入鼻腔主要区域，也可能被纤毛系统导向鼻腔后部，进而进入胃部，不能经鼻黏膜吸收。以气流状态或溶液状态存在的药物能迅速通过黏膜分泌物表面而被鼻腔吸收进入体循环。

二、影响鼻黏膜吸收的因素

1. 生理因素

（1）渗透性 鼻黏膜吸收包括经细胞的脂质通道和细胞间的水性孔道两种途径，其中以脂质途径为主。脂溶性药物易于吸收，生物利用度一般可接近静脉注射。鼻黏膜上水性孔道分布比较丰富，许多亲水性药物或离子型药物从鼻黏膜吸收优于其他部位黏膜如小肠黏膜、阴道黏膜、直肠黏膜。一些在胃肠道中难吸收的药物如磺苄西林、头孢唑林也可经鼻黏膜吸收，维生素 B_{12} 的鼻用凝胶剂比同剂量口服片剂的血药浓度高 $8.4 \sim 10$ 倍。

（2）外界条件及病理 鼻腔的血液循环和分泌机制对外界影响或病理状况均很敏感，如外界温度和湿度变化、鼻腔息肉、慢性鼻炎引起的鼻甲肥大都会降低鼻腔吸收。萎缩性鼻炎、过敏性鼻炎、感冒也能降低鼻腔吸收。

（3）酶代谢 成人鼻腔分泌物含有多种酶类，会造成胰岛素、前列腺素 E、黄体酮、睾酮结构变化或失去活性。但与消化道相比，鼻腔中药物代谢酶种类少且活性低。黄体酮鼻腔给药的生物利用度为口服的 $5 \sim 10$ 倍，胰岛素鼻腔给药可达到肌内注射治疗作用的 50%。

（4）纤毛运动 鼻黏膜纤毛的同步运动与清除外来异物的功能可能缩短药物在鼻腔吸收部位的滞留时间，降低生物利用度。有些药物如盐酸普萘洛尔的鼻腔吸收良好，生物利用度与静脉注射相当，但该药物对鼻黏膜纤毛具有严重毒性，可使纤毛运动不可逆地停止。防腐剂如氯二甲酚、依地酸钙钠、硝酸苯汞和硼酸苯汞等对鼻纤毛运动有不可逆的阻止作用。吸收促进剂如胆酸盐类也可影响纤毛的正常运动。

2. 药物的理化性质

（1）脂溶性 脂溶性大的药物鼻腔吸收迅速。如 β - 受体阻断剂类药物中，亲脂性最大的普萘洛尔的鼻腔吸收最好，给药后几小时就能达到峰浓度。家兔在体灌流实验也表明，黄体酮、睾酮和氢化可的松的吸收与其脂溶性成正比。脂溶性药物的渗透系数随着药物分配系数的增大而增加，提示鼻黏膜吸收机制主要为经细胞脂质膜的被动扩散。体内生物利用度试验表明，黄体酮羟基衍生物的亲水性增大，药 - 时曲线上的达峰时间 t_{max} 延长，吸收速率常数 k_a 减小，末端消除相斜率降低，提示吸收速率明显变慢。鼻黏膜吸收对药物脂溶性比直肠和阴道黏膜更敏感。

（2）分子量 亲水性药物可通过鼻黏膜细胞间的水性孔道吸收，吸收与分子量密切相关。分子量小于 1kDa 的药物较易通过人和大鼠鼻黏膜吸收；分子量大于 1kDa 的药物的鼻黏膜吸收明显降低。例如，分子量为 5.2kDa 的胰岛素的吸收量约为 15%，分子量为 70kDa 的葡聚糖的吸收量约为 3%。

（3）粒子大小 不溶性药物的粒子大小影响其在鼻腔中的分布位置。大于 $50\mu m$ 的粒子沉积在鼻前庭，不能到达主要吸收部位；小于 $2\mu m$ 的粒子又可能被气流带入肺部，也不能停留在吸收部位。研究表明，气雾剂中约有 60% 粒径范围介于 $2 \sim 20\mu m$ 的粒子可分布在鼻腔吸收部位的前部，并能进一步被气流、纤毛或膜扩散作用引入吸收部位，药物在转运过程中被鼻黏膜吸收。对于发挥杀菌、抗病毒等局部作用的气雾剂，为避免肺吸收，粒径应大于 $10\mu m$。

3. 剂型因素 鼻黏膜给药常采用溶液剂、混悬剂、凝胶剂、气雾剂、喷雾剂以及吸入剂等，发挥局部或全身治疗作用。气雾剂、喷雾剂和吸入剂在鼻腔中的弥散度较高、分布面较广泛，药物吸收快，生物利用度高，疗效一般优于同种药物的其他剂型。溶液剂在鼻腔中的扩散速率较快，分布面积较大，药效也较好。混悬剂的作用与其粒子大小及其在鼻腔吸收部位保留的位置和时间有关。采用淀粉、壳聚糖、卡波姆等生物黏附性高分子材料制成生物黏附性微球以及凝胶、微乳、纳米粒、脂质体等新剂型在鼻腔给药中较常规制剂透过率更高，其原因在于药物在鼻腔中停留时间长且与鼻黏膜充分接触。

为改善多肽和蛋白质类大分子药物鼻黏膜吸收的生物利用度，可加入吸收促进剂来增加其对鼻黏膜的穿透作用。降钙素的鼻黏膜吸收较差，气雾剂处方中加入甘氨胆酸钠后可经鼻黏膜吸收，用于治疗更年期妇女的骨质疏松症。良好的鼻黏膜吸收促进剂应该对鼻黏膜刺激性小，促进吸收作用强，对鼻纤毛功能影响小，无毒副作用。近年来，对鼻腔吸收促进剂的研究较多，主要有胆酸盐、表面活性剂、螯合剂、脂肪酸、蛋白酶抑制剂等，但必须考虑促进剂可能造成的上皮细胞损伤。

知识拓展

鼻黏膜给药的研究方法

1. 体外法 常用与透皮研究类似的扩散池来研究药物的鼻黏膜渗透性能，一般采用家兔、绵羊、狗等较大型动物的离体鼻黏膜组织。体外试验的关键是要始终保持体系的漏槽状态，即供给池药物浓度应远远高于接收池，一般供给池药物浓度为接收池浓度的5~10倍。

2. 在体法 大鼠是研究鼻黏膜给药的最理想模型动物。对于非蛋白多肽药物而言，根据大鼠模型数据可较好地预测人体内吸收。大鼠经麻醉后固定，切开颈部，暴露食管和气管，取一段聚乙烯管插入气管，保持呼吸道通畅。再于食管上开一小口，插入一聚乙烯管直至鼻腔后部。用黏合剂将鼻腔通向口腔的鼻腭通道封死，以防药液从鼻腔流入口腔。将药液泵入食管插管，药物通过鼻腔吸收后经鼻孔流出，被接收进入药物贮库再次通入鼻腔循环。定时取样测定循环液中的残留药物浓度，计算药物从鼻腔中的清除速率常数或药物鼻黏膜吸收速率常数。在体法能避免药物从口腔或其他途径吸收，结果准确可靠，是研究鼻黏膜吸收最常用的方法。

3. 体内法 体内法常在人或大鼠、家兔、狗、绵羊、猴等动物体内进行。用注射器配合一根柔软的聚乙烯塑料管，将药液滴入鼻腔，取仰卧位1分钟，定时采集血样，测定血药浓度，进行鼻黏膜吸收动力学研究以及生物利用度研究。

第五节 肺部给药

案例解析

【案例】患者，女性，16岁，因急性哮喘来诊。为快速缓解气道炎症，医师使用甲泼尼龙40mg，静脉滴注每日2次，盐酸沙丁胺醇雾化吸入剂，3天后，甲泼尼龙减量为40mg，静脉滴注，每日1次。渡过急性期后，为患者制定长期用药方案。患者家属担心不良反应而拒绝使用糖皮质激素。医师选择了吸入制剂——沙美特罗替卡松粉吸入剂，并请药师向患者详细讲述药品作用机制和注意事项，患者家属同意长期用药。

【问题】激素类药物制成吸入制剂后，为何副作用减轻？

【解析】目前，糖皮质激素是抑制气道黏膜炎症最有效的药物。激素口服或静脉给药时，全身不良反应较多；而吸入激素由于是局部给药，对下丘脑-垂体-肾上腺轴无明显抑制作用，具有局部药物（肺内沉积）浓度高、气道内药物活性大、疗效好和全身不良反应少等特点。全身激素的临床疗效主要受药物本身抗炎活性的影响，但吸入激素的有效性还受投送药物的肺内沉积率等因素影响。而激素在肺内的沉积率又受药物的剂型、颗粒大小、配方、吸入技术等因素影响。本例患者为青春期女性，使用局部吸入制剂既能达到控制气道炎症的目的，又避免了长期口服或注射激素带来的不良反应。

肺部给药（pulmonary drug delivery）除用于治疗肺部疾病如哮喘、肺部感染性疾病或慢性阻塞性肺疾病等，也可以经肺泡起全身治疗作用，并且吸收迅速、起效快。对于口服给药在胃肠道易被破坏或具有较强的肝首过效应的药物，如异丙肾上腺素、比托特洛等，肺部给药可显著提高其生物利用度。激素类药物如地塞米松局限在肺部产生药效，其整体毒性最小。

肺部给药的剂型主要为气溶胶剂，包括气雾剂、喷雾剂和粉末吸入剂。这些剂型主要经口腔给药，通过咽喉直接进入呼吸道中、下部。由于呼吸道的结构较为复杂，影响药物在肺部沉积与吸收的影响因素较多。

一、呼吸器官的结构与药物的吸收途径

人体的呼吸系统由鼻、咽、喉、气管、支气管和肺组成。左、右支气管在肺门分成次级支气管，次级支气管及其分支所辖范围构成一个肺叶，每支次级支气管又分出三级支气管，每支三级支气管及其分支所辖范围构成一个肺段，支气管在肺内反复分支可达 23~25 级，最后形成肺泡（图 4-4）。从气管至肺泡，气道逐级分支，气道的直径和长度变小，但气道的数量却呈几何倍数增加，使肺部血管与空气交换的表面积大大增加。正常人的肺部大约有几亿个肺泡，肺部总表面积约为 $100m^2$。

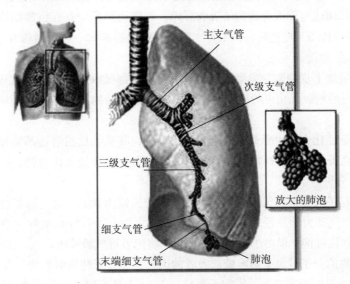

图 4-4 肺部的结构

肺泡是血液与气体进行交换的部位，肺泡是半球状囊泡，呈薄膜束状，由单层扁平上皮细胞构成，厚度仅 0.1~0.5μm，细胞间隙存在致密的毛细血管。肺泡腔至毛细血管腔间的距离仅约 1μm，是气体交换、药物吸收的良好场所。巨大的肺泡表面积、丰富的毛细血管和极小的转运距离决定了肺部给药的迅速吸收，且吸收后的药物直接进入血液循环，不受肝首过效应的影响。

二、影响肺部吸收的因素

1. 生理因素

（1）肺沉积 肺部给药的药物首先要在肺部沉积，再溶出发挥局部治疗作用或吸收进入体循环。吸入粒子在气道中的沉积主要受三方面因素的影响：气溶胶剂的特性、肺通气参数和呼吸道生理构造。通过控制各种参数，可以有效地调节粒子在肺部特异性的沉积。如通过控制肺通气参数增加吸入气体流速，可显著增加粒子通过惯性碰撞在肺上部的沉积；增加吸气后暂停时间（憋气时间），可显著增加粒子在肺下部的沉积。

（2）纤毛运动 呼吸道对外来异物有防御功能，气管壁上的纤毛运动可使停留在该部位的异物在几小时内被排出。呼吸道越往下，纤毛运动越弱，药物到达肺深部的比例越高，其被纤毛运动清除的量越少。

（3）治疗目的 具有不同治疗目的的药物应到达不同部位。支气管扩张剂如沙丁醇胺、茶碱和阿托品等以及色甘酸钠、皮质激素类治疗哮喘的药物要求到达下呼吸道。一些抗生素类药物，如青霉素、庆大霉素和头孢菌素类抗生素以及抗病毒药物如病毒肽则要求停留在上呼吸道感染部位。

（4）呼吸道直径　呼吸道的直径对药物粒子到达的部位亦有很大影响。随着支气管分支增加和气道方向改变，药物粒子在向肺深部运动的过程中，易因碰撞等原因而被截留。支气管病变患者，其气道往往较正常人窄，更容易截留药物。使用治疗药物之前，先应用支气管扩张药，从而提高药物的治疗作用。

（5）使用方法　患者使用气雾剂的方法，如气雾剂阀门掀压与呼吸的协调性、使用时呼吸的类型等，对药物的吸入量与吸入深度有影响。使用气雾剂不熟练的患者，尤其是儿童，往往存在阀门的掀压与吸气不同步，导致药物大部分停留在咽喉部。患者的呼吸量、呼吸频率和类型与气雾剂粒子到达肺部的部位有关。通常，药物粒子进入呼吸系统的量与呼吸量成正比，与呼吸频率成反比。短而快的吸气使药物粒子停留在呼吸道的气管部位，而细而长的吸气可使药物到达肺深部如肺泡等部位。在两次呼吸之间短暂屏气能够推迟药物粒子沉积的时间，为了达到最佳的肺部给药效果，推荐在吸入药物后屏气 5 ~ 10 秒。

（6）黏液层　覆盖在呼吸道黏膜上的黏液层是药物的吸收屏障之一。粉末状吸入剂中的药物需要首先溶解在黏液中才能进一步吸收。黏稠的黏液层可能成为难溶性药物吸收的限速过程。

（7）酶代谢　酶代谢也可能成为药物的吸收屏障。呼吸道黏膜中存在巨噬细胞和多种代谢酶，如磷酸酯酶和肽酶。实验表明，5 - 羟色胺、去甲肾上腺素、前列腺素 E_2、三磷酸腺苷等均能在肺部被代谢。

2. 药物的理化性质

（1）脂溶性　呼吸道上皮细胞为类脂膜结构，药物在肺部吸收以被动扩散过程为主，因此，药物的脂溶性影响其吸收。可的松、氢化可的松和地塞米松等脂溶性药物易通过脂质膜被吸收，吸收半衰期约为 1.0 ~ 1.7 分钟。

（2）水溶性　水溶性化合物主要通过细胞旁路被吸收，其吸收比脂溶性药物慢，但水溶性药物的肺部吸收仍然比小肠、直肠、鼻腔和颊黏膜快。水溶性化合物如季铵盐类化合物、马尿酸盐和甘露醇的吸收半衰期约为 45 ~ 70 分钟。

（3）粒子大小　粒子大小是决定肺沉积与治疗作用的关键因素。此外，肺部沉积还与粒子形态及密度等有关。最适宜的空气动力学粒径应该在 0.5 ~ 7.5μm 之间。≥7.5μm 的粒子主要在口咽部沉积；而 <0.5μm 的粒子虽能到达肺泡，但由于不能有效沉积，将随着呼气被呼出。

（4）分子量　药物的分子量也是影响肺部吸收的因素，小分子药物吸收快，大分子药物吸收相对慢。分子量 <1kDa 时，分子量对吸收速率的影响不明显。表 4 - 2 是不同分子量药物在肺部的吸收半衰期。

表 4 - 2　不同分子量药物在肺部的吸收半衰期

药物	分子量	半衰期（分钟）
维生素 B_{12}	1355	225.0
聚糖	5250	225.0
肝素	15000	550.1
白蛋白	64000	3300.7
葡聚糖	3000	3397.8

由于肺泡壁很薄，细胞间存在较大的细孔，大分子药物可通过这些孔隙被吸收，也可先被肺泡中的巨噬细胞吞噬进入淋巴系统，再进入血液循环。肺部有可能成为一些水溶性大分子药物较好的给药部位，如胰岛素羟乙基淀粉微球经肺部吸入后在肺部分布良好，药效强，无副作用，在临床研究中受到患者认可。多肽和蛋白质类药物的肺部给药已成为近年来国内外药学工作者研究的热点。

3. 剂型因素　制剂的处方组成、给药装置的构造影响药物雾滴或粒子的大小和性质、粒子的喷出速度等，进而影响药物的吸收。将药物制成脂质体或微球进行吸入给药，能够增加药物在肺部的滞留时间或延缓药物的释放。采用抛射装置给药，药物在上呼吸道的损失大于 70%，甚至超过 90%。当使用干粉吸入器或雾化器给药时，药物经患者主动吸入，损失药量相对较少。新发展的 Staccato 技术将药物涂布于特定吸入器，经患者自主呼吸进入肺部，可加热药物，不需要辅料，使药物迅速气化成气溶胶，形成 1 ~ 3μm 的微粒，药物只需 2 分钟即可入血，适用于疾病急性发作的治疗。

第六节　直肠与阴道给药

案例解析

【案例】 患者，女性，65 岁，因自然绝经 7 年、宫内节育器不适应来门诊拟行节育环取出术。检查发现，患者阴道、宫颈呈自然老化状态。为软化宫颈管以便手术，拟给予患者混合雌激素制剂。详细问病史得知，患者尚患有乳腺纤维腺瘤，未经特殊治疗，绝经后瘤体缩小但未完全消失。

【问题】 口服雌激素类药物对于有相关病史的老年女性患者有风险，如何选择合适的剂型？

【解析】 患者为中老年妇女，既往有良性乳腺病变，使用雌激素类药物具有一定风险。但因手术需要，用药指征明确，须选择有效且安全的用药方式。故最后采用混合雌激素阴道用软膏，阴道给药一周后成功接受手术。该例患者行局部给药，既起到了软化宫颈、改善生殖道局部环境的作用，又避免了口服吸收后的全身作用，降低了乳腺病复发风险。

直肠与阴道给药可用于局部治疗或发挥全身作用，其优点是可避免胃肠首过效应，适用于对胃有刺激性的药物和不宜口服给药的患者。

一、直肠部位的药物吸收途径与影响吸收的因素

微课

1. 直肠部位的吸收途径　药物经直肠吸收主要有两条途径：一条是通过直肠上静脉，经门静脉而入肝脏，在肝脏代谢后再转运至全身；另一条是通过直肠中、下静脉和肛门静脉进入下腔静脉，绕过肝脏而直接进入体循环。因此，药物的直肠吸收与给药部位有关。栓剂引入直肠的深度愈小，栓剂中药物不经肝脏的量愈多，一般为总量的 50% ~70% 。栓剂距肛门口 2cm 处给药的生物利用度远高于距肛门口 4cm 处给药。当栓剂距肛门口 6cm 处给药时，大部分药物经直肠上静脉进入门静脉 - 肝脏系统。

2. 影响直肠黏膜吸收的因素

（1）生理因素　直肠黏膜为类脂膜结构，药物主要通过类脂质途径透过直肠黏膜。直肠液 pH 约为 7.3，体积一般只有 1~3ml，无缓冲能力。直肠部位的 pH 由溶解的药物决定，若应用缓冲液或盐来改变直肠黏膜表面的 pH，使未解离药物所占的比例增大，就有可能增加药物的吸收。直肠壁上的黏液层含有蛋白水解酶和免疫球蛋白，是药物扩散的机械屏障且会造成药物降解，但蛋白水解酶的活性比小肠低。直肠中的粪便阻碍药物与直肠黏膜接触从而影响吸收，栓剂给药前进行灌肠清洗能明显提高栓剂的生物利用度。

（2）药物的理化性质　①脂溶性与解离度：药物在直肠的吸收遵循 pH 分配假说，脂溶性好、非解离型药物能够迅速从直肠吸收。$pK_a > 4.3$ 的弱酸性药物或 $pK_a < 8.5$ 的弱碱性药物，其吸收较快。在直肠生理 pH 下，高度解离的四环素溶液给药后，吸收量仅为口服溶液吸收量的 1/10，可见离子型药物难以渗透。采用缓冲液或盐类来改变直肠 pH，提高分子型药物比例，能改善吸收。②溶解度与粒度：直肠液体容量小，药物的溶解度对吸收的影响较大。磺胺类药物的钠盐栓剂比其他盐类吸收快。将难溶性药物制备成盐类或衍生物可提高溶解度，栓剂的吸收会增加。水溶性差的药物混悬于基质中，粒径大小能显著影响吸收。阿司匹林细粉化后制成的栓剂与粗粒制成的栓剂相比，累积排泄量提高了 15 倍。

（3）剂型因素　溶液型灌肠剂比栓剂吸收迅速且完全。采用饱和水溶液或水 - 亲水性有机溶剂体系制备的直肠泡沫剂注入肛门后，在体温下泡沫膨胀，逆行扩展至乙状结肠上部，与灌肠剂或栓剂相比，

黏附性更好，药物可有效渗入皱襞和褶皱深部。栓剂的基质类型对药物的生物利用度有很大影响。一般，栓剂中药物吸收的限速过程是基质中的药物释放到体液的速率，而不是药物在体液中溶解的速率。因此，药物从基质中释放得快，可产生较快而强烈的作用；反之则作用缓慢而持久。处方中加入吸收促进剂或表面活性剂都有可能促进药物的释放与吸收。

二、阴道部位的药物吸收途径与影响吸收的因素

1. 阴道部位的吸收途径 阴道血管丰富，血流经会阴静脉丛流向会阴静脉，最终进入下腔静脉，可避免肝脏的首过作用。阴道黏膜在雌性激素的调控下会产生周期性变化，影响药物的渗透性。

2. 影响阴道黏膜吸收的因素

（1）生理因素 与鼻腔和直肠黏膜比较，药物从阴道的吸收速率较慢，时滞较长。这主要是由于阴道上皮具有多层细胞，形成了吸收屏障。除了剂量小、作用强的激素类药物外，一般药物很难从阴道吸收发挥全身作用。阴道内的微生物群、pH、分泌物的量、月经周期变化等都会影响药物吸收。

（2）药物的理化性质 脂溶性药物主要经细胞内通道被动扩散通过细胞膜；水溶性药物主要是经细胞间膜孔转运。亲水性药物受月经周期影响，吸收波动大。

（3）剂型因素 阴道给药制剂多为局部作用，如阴道栓、膜剂、凝胶、泡腾片、气雾剂等。常用于抗炎、杀菌、灭滴虫、杀精子等。制剂处方影响药物在阴道黏膜表面的药量和接触时间。具有生物黏附性的凝胶系统能延长药物在吸收部位的滞留时间，从而促进吸收。采用以改性淀粉与聚丙烯酸的混合物为基质制成的甲硝唑生物黏附片，当其对细菌性阴道炎的治愈率与口服片剂大致相同时，用量只有口服量的1/70。

第七节 眼部给药

眼部给药（ophthalmic administration）主要用于发挥局部治疗作用，如缩瞳、散瞳、降低眼压、抗感染等。甾体激素类抗炎药和抗感染药物在眼用制剂中应用最广泛。常用制剂有各类灭菌的水溶液、水混悬液、油溶液、油混悬液、软膏、眼用膜剂等。随着药剂学、生物药剂学的发展和眼部用药后药物动力学的深入研究，研究人员发现滴眼剂等存在眼部用药生物利用度很低等问题；另一方面，一些药物又可以通过眼部给药进入体循环。近二十年来，眼部给药系统研究已成为一个引人注目的活跃领域。

一、眼的结构与药物的吸收途径

1. 眼的结构 眼由眼球壁、眼内容物、眼附属器三部分构成。眼球壁由外层、中层和内层组成。角膜位于外层前约1/5 部分，呈透明状，无血管，有丰富的神经末梢。外层后4/5 部分为不透明的巩膜，含有少量血管。角膜与巩膜共同构成眼球的外层，起保护作用，是阻止微生物入侵的有效屏障。眼内容物包括房水、晶状体和玻璃体。眼附属器主要包括眼睑、结膜和泪器。结膜覆盖着眼球前部除角膜以外的外表面，并与眼睑内表面相连，其上下翻转处构成结膜囊，滴眼液即滴于此处。结膜内血管和淋巴管分布丰富，药物通过结膜可吸收进入体循环。另外，以晶状体平面为界，眼睛可

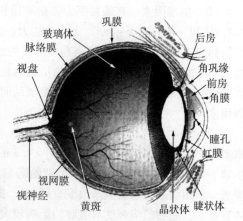

图 4-5 眼部结构示意图

分为两段：眼前段包括角膜、结膜、巩膜、虹膜、瞳孔、睫状体和房水；眼后段包括晶状体、玻璃体、视网膜、脉络膜、视神经等（图 4-5）。

2. 药物的眼部吸收　药物的眼部吸收主要包括角膜吸收和结膜吸收两种途径。角膜吸收的药物主要被局部血管网摄取，发挥局部作用。药物经结膜吸收后，经巩膜转运至眼球后部，结膜内血管丰富，结膜和巩膜的渗透性能比角膜强，药物在吸收过程中可经结膜血管网进入体循环。有些角膜透过性差的药物有明显的结膜吸收，如菊粉、庆大霉素、前列腺素等。

脂溶性药物一般经角膜渗透吸收，亲水性药物及多肽和蛋白质类药物不易通过角膜，主要通过结膜、巩膜途径吸收。亲水性药物的渗透系数与其分子量相关，分子量增大，渗透系数降低。

二、影响眼部吸收的因素

1. 生理因素　大多数需要发挥局部作用的眼用药物，如散瞳、扩瞳、抗青光眼药物，需要透过角膜进入房水，然后分布于周边组织。角膜主要由脂质结构的上皮、内皮及两层之间的亲水基质层组成。上皮和内皮的脂质含量为基质层的 100 倍，基质层主要由水化胶原构成，角膜组织实际为脂质 – 水 – 脂质结构。因此，药物分子必须具有适宜的亲水亲油性才能透过角膜。滴眼剂的溢出和泪液的稀释都不利于药物滞留，因而影响吸收。

2. 剂型因素　眼部给药剂量有限，且停留时间短、易流失，因此生物利用度低。增加滴眼剂的黏度或应用软膏、膜剂、凝胶等增加滞留时间，能促进吸收。还可以使用渗透促进剂，但要求较高，可选择无刺激性的、浓度低于 0.5% 的聚氧乙烯 – 9 – 月桂醇醚（BL – 9）、聚氧乙烯 – 20 – 硬脂酰醚（Brij – 78）等聚乙烯醚非离子表面活性剂及烷基多糖等。另外，眼后段疾病如视网膜病变、糖尿病性黄斑水肿等多采用眼周注射和玻璃体内注射。有创给药方式的患者依从性差，在注射载体上选用安全性更高、缓释效果更好的材料，疗效更佳。例如，目前上市的有聚乙烯醇构建的氟轻松醋酸酯玻璃体植入剂、卵磷脂构建的维替泊芬脂质体注射液，其他纳米胶束、纳米混悬液等研究也有报道。

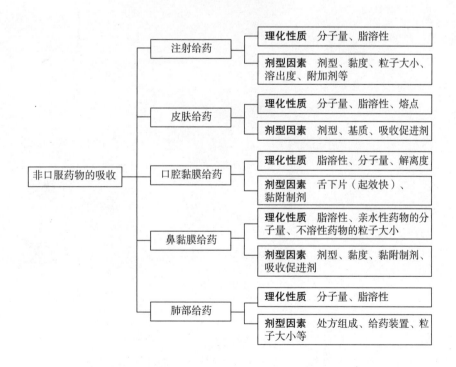

本章小结

非口服药物的吸收
- 注射给药
  - **理化性质**　分子量、脂溶性
  - **剂型因素**　剂型、黏度、粒子大小、溶出度、附加剂等
- 皮肤给药
  - **理化性质**　分子量、脂溶性、熔点
  - **剂型因素**　剂型、基质、吸收促进剂
- 口腔黏膜给药
  - **理化性质**　脂溶性、分子量、解离度
  - **剂型因素**　舌下片（起效快）、黏附制剂
- 鼻黏膜给药
  - **理化性质**　脂溶性、亲水性药物的分子量、不溶性药物的粒子大小
  - **剂型因素**　剂型、黏度、黏附制剂、吸收促进剂
- 肺部给药
  - **理化性质**　分子量、脂溶性
  - **剂型因素**　处方组成、给药装置、粒子大小等

练习题

1. 影响肌内注射药物吸收的剂型因素有哪些?
2. 如何改善药物的透皮吸收而起到全身治疗作用?
3. 影响鼻黏膜吸收的剂型因素有哪些?
4. 影响肺部吸收的剂型因素有哪些?
5. 对于口服后有严重肝首过效应的药物,应该如何设计剂型来提高生物利用度?

(储晓琴)

第五章

药 物 分 布

微课

第一节 药物的组织分布

药物分布（distribution）是指药物从给药部位吸收或经注射直接进入血液后，由循环系统运送至体内各脏器、组织、体液和细胞的转运过程。药物需经分布过程到达作用靶点，并在作用部位停留足够长的时间，才可充分发挥治疗作用。受药物剂型因素和机体各部位生理特性的影响，药物在不同组织器官中的分布浓度及滞留时间通常存在较大差异，故对其治疗效果、组织蓄积及毒副作用的产生具有重要影响。

一、药物与血浆蛋白结合

（一）血浆蛋白结合及影响因素

药物在体内可与血浆蛋白以及组织中的蛋白质、多糖或 DNA 等形成复合物，也可进入存储颗粒或溶解于脂肪组织。这些因素会阻碍药物在体内的转运，从而导致药物在组织器官和细胞的分布出现差异。药物与血浆蛋白的结合是引起药物分布差异的主要原因之一。药物进入血液循环后，部分被血细胞摄取，部分与血浆蛋白结合，其余以游离状态存在。通常所说的血药浓度指后两者之和。

大多数药物可通过离子键、氢键或范德华力等物理作用力与蛋白质结合形成可逆的药物–蛋白复合物。此过程是可逆的，有饱和现象和竞争作用，并且游离型与结合型药物之间保持着动态平衡关系，可简单表示为：药物 + 蛋白 $\rightleftharpoons$ 药物蛋白复合物 。

部分药物还可通过共价键与蛋白质结合，形成不可逆复合物。这种不可逆的结合通常与药物的毒副作用相关，如化学致癌。由于药物与血浆蛋白结合后很难通过血管壁，因此，蛋白结合型药物通常没有药理活性。而游离型药物易于透过血管壁或细胞膜到达作用靶点，与药物的疗效密切相关。

在血浆中，可与药物结合的蛋白包括白蛋白（albumin）、α_1 - 酸性糖蛋白（alpha - 1 - acid glycoprotein，AAGP）、脂蛋白（lipoprotein）及免疫球蛋白（immunoglobulin）等。白蛋白由肝实质细胞合成，是血浆中含量最多的蛋白质，占血浆总蛋白的40%～60%。正常成年人血浆中白蛋白含量可达45g/L（表5-1），对于维持血浆胶体渗透压和内/外源性物质的转运具有重要作用。白蛋白可与许多内源性物质如游离脂肪酸、胆红素及各种激素类化合物结合，增加其亲水性而便于血液运输。另外，水杨酸和青霉素等弱酸性药物可通过疏水键或静电作用与白蛋白结合。α_1 - 酸性糖蛋白在血浆中的含量较低（约0.7g/L），可与丙咪嗪、普萘洛尔和利多卡因等碱性药物结合。免疫球蛋白与药物结合的位点较少，但是对特定化合物具有很强的亲和力，主要参与体内某些特殊的内源性物质如糖皮质激素的血浆转运。

表5-1　与药物结合相关的血浆蛋白

血浆蛋白种类	蛋白分子量（kDa）	血浆含量（g/L）
白蛋白	65～69	35～50
α_1 - 酸性糖蛋白	44	0.4～1.0
脂蛋白	200～3400	动态变化
免疫球蛋白	150～200	20～35

当药物与血浆蛋白发生可逆性结合时，血浆中游离型和结合型药物之间最终可达到动态平衡。假设每个蛋白分子含有 n 个相互独立且亲和力相同的结合位点，根据质量作用定律（law of mass action），药物和血浆蛋白的可逆结合遵循以下平衡：

$$[nP] + [D_f] \underset{k_2}{\overset{k_1}{\rightleftharpoons}} [D_b] \tag{5-1}$$

式中，$[nP]$ 为可与药物作用的蛋白质结合部位总数，其中 n 为每个蛋白质分子表面的结合部位数，P 为蛋白质总浓度；$[D_f]$ 和 $[D_b]$ 分别为游离型和结合型药物的浓度；k_1 为结合速率常数；k_2 为解离速率常数。

由此可知，药物与血浆蛋白结合反应的速率 V_1 可表示如下：

$$V_1 = k_1[D_f] \times ([nP] - [D_b]) \tag{5-2}$$

式中，$[nP] - [D_b]$ 表示可与游离型药物结合的位点数。

另外，药物 - 血浆蛋白复合物解离反应的速率 V_2 可表示如下：

$$V_2 = k_2[D_b] \tag{5-3}$$

当药物与血浆蛋白结合反应达到平衡时，$V_1 = V_2$，因此结合常数 K 可表示如下：

$$K = \frac{k_1}{k_2} = \frac{[D_b]}{[D_f] \times ([nP] - [D_b])} \tag{5-4}$$

结合常数 K 反映了药物与结合蛋白亲和力的大小。K 的取值范围一般在 $0 \sim 10^7$ mmol/L 之间。K 值越大，药物与蛋白的结合能力越强。K 值为 $10^5 \sim 10^7$ mmol/L 的药物属于高蛋白结合药物，这种药物在血浆中大部分以结合型存在，必须提高给药剂量才能达到治疗所需的游离型药物浓度。K 值为 $10^2 \sim 10^4$ mmol/L 的药物属于低至中等结合强度。K 值接近于零表示没有蛋白结合能力。

血浆蛋白结合率（F_b）是指药物在血浆内与血浆蛋白结合的比率。可表示如下：

$$F_b = \frac{[D_b]}{[D_t]} = \frac{[D_b]}{[D_b] + [D_f]} \tag{5-5}$$

式中，$[D_t]$ 为血浆中药物总量，是游离型药物 $[D_f]$ 与结合型药物 $[D_b]$ 的含量之和。将式（5-4）代入式（5-5）可得：

$$F_b = \frac{[nP]}{[nP] + 1/K + [D_f]} \tag{5-6}$$

由式（5-6）可知，血浆中的游离药物浓度 $[D_f]$、血浆蛋白总浓度 P 及其结合部位数 n 以及结合常数 K 是影响血浆蛋白结合率的重要因素。

当药物与血浆蛋白的亲和力很低，即亲和常数 K 很小，且 $1/K \gg D_f$ 时，式（5-6）可简化如下：

$$F_b = \frac{[nP]}{[nP] + 1/K} \tag{5-7}$$

此时，对于处于平稳生理状态的个体而言，血浆蛋白浓度及种类相对稳定（即 $[nP]$ 相对恒定）。因此，药物的血浆蛋白结合率 F_b 是一个与 K 正相关的常数，药物与血浆蛋白的结合反应为线性动力学过程。如图 5-1 所示，亲和力很低的药物在血浆中的浓度改变时，结合型和游离型药物所占比例保持恒定。但是，当药物与血浆蛋白具有较高亲和力时，式（5-7）中 $1/K \gg D_f$ 的假设不成立。此时，药物的血浆蛋白结合率不恒定，可随药物浓度而变化，结合反应为非线性过程，即结合呈现明显的浓度依赖性。随着血浆中药物浓度的增加，蛋白结合趋于饱和，血浆结合率 F_b（即结合型药物比例）随药物浓度增加而减小（图 5-1a）。K 值越大的药物，其游离型药物浓度随血浆药物浓度增加越显著，使用这类药物时应充分考虑由于血浆结合率变化而产生的安全问题（图 5-1b）。

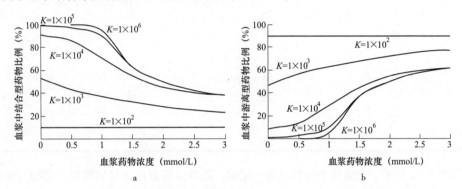

图 5-1　血浆中结合型（a）和游离型（b）药物与血浆药物总浓度的关系

然而，血浆蛋白含量在不同个体中或不同生理和病理状态下会产生波动（表 5-2），从而影响药物的血浆蛋白结合率。例如，女性体内白蛋白的浓度普遍高于男性，故女性体内水杨酸的蛋白结合率高于男性。新生儿的血浆白蛋白浓度比成人低，药物蛋白结合率也较低，血浆中游离型药物的比例较高，从而导致婴儿对药物的敏感度增高。

表 5-2　可改变血浆蛋白浓度的常见生理状态或疾病

血浆蛋白降低			血浆蛋白升高		
白蛋白	α_1-酸性糖蛋白	脂蛋白	白蛋白	α_1-酸性糖蛋白	脂蛋白
年龄（衰老）	胎儿	甲状腺功能亢进	甲状腺功能低下	年龄（衰老）	甲状腺功能低下
细菌性肺炎	肾病综合征	外伤	神经系统疾病	腹泻	肾病综合征
肝硬化				外伤	糖尿病
胃肠道疾病				心肌梗死	
麻风病				肾功能衰竭	
恶性肿瘤				类风湿关节炎	
营养不良				手术（外伤）	
妊娠				压力（情绪）	
肾功能衰竭					
手术（外伤）					

注：表中所列生理或疾病状态下，各种血浆蛋白含量均改变 30% 以上，部分疾病可造成 100% 以上变化。

肾功能不全时，血浆蛋白含量降低，可使头孢西丁的蛋白结合率从 73% 降至 20%，导致血中游离型药物明显增高（表 5-3）。相反，在急性心肌梗死时，α_1-酸性糖蛋白的含量显著升高，从而影响普萘洛尔在体内的有效浓度。另有研究表明，在 α_1-酸性糖蛋白高表达小鼠（较普通小鼠高 8.6 倍）体内，三环类抗抑郁药丙咪嗪的血浆结合率显著提高，从而使血浆药物稳态浓度提高 3 倍，而药物进入脑部的含量降低 2 倍，最终使药物疗效大幅降低。

表 5 - 3　肾脏不同生理、病理状态下药物的血浆蛋白结合率

	肾功能正常 F_b（%）	终末期肾病 F_b（%）	血液透析阶段 F_b（%）	肾病综合征 F_b（%）
头孢西丁	73	20		
头孢唑林	84	73	22	
青霉素	72	36		
氯霉素	53	45	30	
二氟尼柳	88	56		39
地高辛	25		22	
洋地黄毒苷	97	96	90	96
吗啡	35	31		
萘普生	75	21		
奥沙西泮	95	88		
苯妥英钠	90	80	93	81
硫喷妥钠	72	44		
华法林	99	98		

　　总之，如图 5 - 2 所示，当血浆中药物总量一定时，随着血浆蛋白含量的增加，药物与血浆蛋白的结合率也逐渐增加，最终达到全部结合（即 $F_b = 100\%$）。结合曲线的形状由药物 - 蛋白复合物的结合常数（K）决定，结合常数越大，曲线上升越快，药物血浆蛋白结合率越快达到最大值。

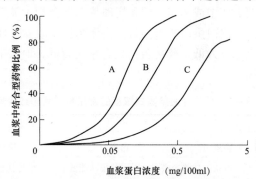

图 5 - 2　血浆蛋白结合率与血浆蛋白浓度的关系
A、B、C 分别代表高、中、低三种结合常数的药物

（二）药物分布过程与分布平衡

　　药物吸收进入体循环后，在血流作用下迅速混匀，并开始向途经的各组织器官分布。易透过血管壁和细胞膜的药物可迅速分布于整个体液中，包括细胞内液甚至细胞器中；而较难通过细胞膜的药物则主要分布于细胞外液中。药物在体内的转运过程可用图 5 - 3 描述。药物进入血液后，与血浆蛋白结合并达到动态平衡。游离型药物透过毛细血管壁进入细胞间质液，并与组织蛋白结合达到平衡。最后，间质液中的游离药物通过自由扩散或转运体摄取，跨膜进入组织细胞。如果药物经血液循环分布至靶器官，则可与作用靶点结合产生药效；而分布于其他组织器官的药物则可能产生毒副作用。药物还可经血液循环到达肝脏和肾脏等代谢器官进行消除，最终以药物原型或代谢物的形式经尿液和（或）粪便排出体外。部分亲脂性药物还可到达脂肪组织进行储备，随后再缓慢释放。

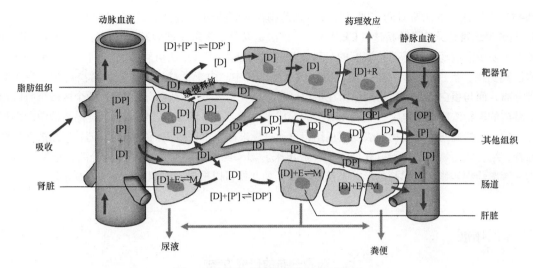

图5-3　药物在体内分布过程示意图

[D]：游离型药物；[P]：血浆蛋白；[P′]：组织蛋白；[DP] 或 [DP′]：结合型药物；

R：作用靶点；E：代谢酶；M：代谢物

（三）血浆蛋白结合率及测定方法

药物血浆蛋白结合率是药物与血浆蛋白结合的量占药物总浓度的百分率，是药物代谢动力学的重要参数之一。研究药物血浆蛋白结合率的常用方法有平衡透析法、超滤法和超速离心法等。随着色谱分析技术的发展，新型测定方法如高效亲和色谱法（HPAC）及高效毛细管电泳前沿分析法（CE/FA）也随之建立。以上方法通常无法直接测定与蛋白结合的药物浓度，只能通过游离药物浓度与药物总浓度的差值求得。因此，血浆蛋白结合率可由如下公式计算：

$$血浆蛋白结合率 = \frac{药物总浓度 - 游离药物浓度}{药物总浓度} \tag{5-8}$$

1. 平衡透析法　是基于物质分子量差异，采用半透膜透析袋将大分子和小分子进行分离。将空白血浆置于透析袋内，悬浮于含药物的磷酸盐缓冲液中。在无外力驱动条件下，药物分子扩散透过半透膜。当透析达到平衡时，分别测定透析袋内（即药物总浓度）和透析袋外（即游离药物浓度）的药物浓度，按上式计算血浆蛋白结合率。

2. 超滤法　利用半透膜对小分子的选择透过性，将其与蛋白质大分子进行分离。将空白血浆与药物混合，待药物与蛋白质的结合过程达到动态平衡后，在压力差（离心力或加压）的驱动下，溶液中游离药物分子透过半透膜。分别测定超滤液（即游离药物浓度）和超滤前混合溶液（即药物总浓度）中的药物浓度，计算血浆蛋白结合率。

3. 超速离心法　根据小分子与蛋白质在特定溶解介质中的沉降速率或密度不同，在离心力的作用下，使二者停留在液体介质中的不同位置而得以分离。将空白血浆与药物混合，待平衡后，10000r/min超速离心。通常，药物－蛋白复合物可形成沉淀，游离的药物小分子则停留在上清液中。分别测定离心前混合溶液（即药物总浓度）和上清液（即游离药物浓度）中的药物浓度，计算血浆蛋白结合率。

4. 高效亲和色谱法（HPAC）　该法使用的研究系统与普通高效液相色谱技术相似，主要区别在于：HPAC法需要特殊的亲和色谱柱，且洗脱的流动相（磷酸盐缓冲液）及柱温（37℃）需要与生理条件类似。亲和色谱柱的固定相通常可采用化学交联法将血浆蛋白（如白蛋白）固定于硅胶基质制备而得。采用高效液相色谱仪将药物导入亲和色谱柱中，由于药物在色谱柱中的作用过程与药物在血浆中的作用过程类似，可以模拟药物分子与血浆蛋白相互作用的生理过程。当达到平衡状态时，药物在色谱柱上的保留因子（K）等于结合型药物占总药物量的比例（即药物血浆蛋白结合率 F_b）与游离型药物所占比例之比（P），即 $K = F_b/P$，并且 $F_b + P = 1$，由此可推出药物与蛋白的结合率 $F_b = K/(K+1)$。已知在色谱分析中，保留因子 $K = (t_R - t_0)/t_0$（t_R 为药物在色谱柱上的保留时间，t_0 为液相系统死时间）。由此可见，根据药物在蛋白柱上的保留时间，即可计算得到药物与血浆蛋白的结合率。

5. 高效毛细管电泳前沿分析法（CE/FA） 该法是以分子排阻原理为基础，能够同时测定药物与蛋白结合动态平衡中游离药物和总药物浓度的一种新型色谱方法。CE/FA 法可直接将达到动态平衡的样品混合物（含游离药物、蛋白及药物–蛋白复合物）引入毛细管中。由于迁移速率不同，游离药物区带逐渐与蛋白区带分离，而与蛋白结合的药物则保留在蛋白区带中。在结合型药物解离过程中，两个区带重叠区内维持平衡，游离的药物浓度保持恒定，经检测器检测形成平台峰。平台区域的药物浓度与样品溶液中游离型药物的浓度一致，且峰高与游离药物的浓度成正比，可通过标准曲线求得游离药物浓度。随着样品溶液被流动相逐渐稀释，结合的药物不断从蛋白复合物中释放出来。如果药物峰能与蛋白峰完全分离，总量药物（结合型药物＋游离药物）则会以单峰的形式被洗脱出来，如此便可以根据峰面积测定总的药物浓度。

> **知识拓展**
>
> **药物分布的研究方法**
>
> 药物分布实验多以小鼠或家兔作为实验对象，给药后于不同时间点处死，取血液和各组织脏器，采用适宜的方法检测药物含量。随着动物实验技术及影像技术的发展，体内微透析法及动物活体成像技术等体内研究方法也应运而生。微透析法是用外科手术将微透析探针植入血管或组织间隙，血液或组织中的游离药物经被动扩散进入探针，待达到动态平衡后，即可收集透析液并测定药物含量。放射自显影法或小动物活体成像技术的基本原理是：使用化学或免疫连接技术，在药物分子表面标记放射性同位素或荧光物质，通过特殊仪器追踪发光物质在体内的分布变化，间接考察药物在体内的分布趋势。这些技术可对体内药物的分布情况进行实时监测。

二、药物分布的临床意义

（一）药物分布与药效

药物进入体内后，需要与作用靶点如细胞膜受体、细胞内的细胞器或蛋白和 DNA 等结合后才可产生药理效应。因此，药物分布至靶组织是药效产生的一个关键步骤。药物分布的速率决定药效产生的快慢，分布到靶组织越快，则起效越迅速。药物在作用部位的滞留时间决定药效的强弱和持续时间。通常，药物滞留时间主要取决于药物和组织器官的亲和力。亲和力越强，药物在组织滞留的时间越长，越有利于维持作用部位的药物浓度，药效就越强、越持久。在新药研发过程中，通常可以利用靶向制剂改变药物原有的分布特征，增加药物对靶组织的亲和力和分布速率，从而提高药物在作用部位的滞留时间和有效浓度。

通常情况下，药物在作用部位的浓度与血药浓度呈正比，因此，可以根据血药浓度来判断药效。但是，单胺氧化酶和胆碱酯酶抑制剂必须在作用部位累积到一定浓度后才能产生药理效应，故在此之前的血药浓度与其药理效应无关。

（二）药物分布与毒性

> **案例解析**
>
> **【案例】** 患者，男，43 岁，长期服用氯丙嗪以治疗抑郁型精神分裂症。因出现视力低下、脸部和手部皮肤色素沉着而就诊。经检查发现，患者角膜内皮层有大量细沙样色素性角膜后沉着物（KP），均匀分布于全角膜内皮层，Tyndall 现象阳性，晶体核心部及皮质可见白色点状浑浊物，面部、躯干暴露处皮肤均有色素沉着。

【问题】该患者为什么出现这些症状？

【解析】氯丙嗪是吩噻嗪类代表药物，为中枢多巴胺受体的拮抗药，常用于治疗精神分裂症和躁狂症。由于氯丙嗪可与皮肤和眼睛中的黑色素结合，故服用后可能会引起皮肤或视网膜色素沉着、出现不明原因的视力障碍。因此，长期使用者应做眼部检查，如有皮肤或眼部不适时，应减少剂量或用其他抗精神病药物进行代替治疗。

当药物对某个组织器官产生特殊的亲和性时，药物从组织解离返回血液的速率会慢于进入组织的速率。此时，若长期连续用药，组织中的药物浓度会有逐渐升高的趋势，最终使该组织变为药物的贮库，这种现象称为蓄积。例如，脂溶性较强的药物倾向于从血浆的水相环境中分布进入脂肪组织并产生蓄积。当血液中的药物浓度逐渐降低或完全消除后，脂肪组织贮存的药物便缓慢地解离并再次进入循环。由于药物对脂溶性环境具有较高的亲和力，一旦药物在脂肪组织蓄积，其移出的速率也非常缓慢。如氯代烃类杀虫剂滴滴涕（DDT）可在人体脂肪组织中蓄积数年之久。

另外，有些药物可与组织蛋白或其他大分子结合，从而蓄积在组织中。例如，地高辛可与心脏组织的蛋白质结合，容易产生心脏毒性。还有些药物可与细胞内存在的蛋白质、脂肪和酶等生物大分子产生结合。由于结合物不易透过细胞膜，药物蓄积在组织中，增加了毒副作用的发生风险。

（三）药物分布与临床合理用药

在临床上，可以有目的地利用药物的蓄积作用，使药物在靶部位蓄积并形成药物贮库，从而发挥长效作用。但是，药物蓄积对患者而言也存在着毒性风险。通过开展药物的组织分布研究，可以获得药物的体内分布特征、蓄积情况及血浆蛋白结合率等数据，从而指导药物的临床合理应用。例如，对于血浆蛋白结合率高且安全范围窄的药物，要注意：与其他药物合用时，可能会因血浆蛋白竞争作用而致不良反应的发生（表5-4）。对于肝、肾等功能不全的患者和具有毒性的药物，尤其要留意药物的蓄积作用，以免造成严重的毒副反应。

表5-4 血浆蛋白置换引起的药物相互作用

高血浆蛋白结合率药物	被置换的药物	引起的后果
保泰松、水杨酸类等	磺酰脲类降糖药	低血糖反应
保泰松	华法林等抗凝药	凝血障碍导致的出血
水杨酸类、磺胺类等	甲氨蝶呤	肝毒性增加
磺胺类	硫喷妥钠	麻醉时间延长

三、表观分布容积

药物被吸收进入血液后，可通过循环系统分布至全身体液中。体重70kg的人体共有约42L体液，其中细胞内液约27L，细胞外液约15L。细胞外液包括血浆（3L）和间质液（12L）。表观分布容积（apparent volume of distribution，V_d或V）是药物从血浆分布至其他生物隔室（如各种组织器官）并达到动态平衡后进入体液的容积，是药物动力学研究描述药物在体内分布程度的重要参数。假设药物在所有体液中可充分地均匀分布，即入血后迅速达到动态平衡，且血浆药物浓度与组织浓度一致，在此条件下，可根据血浆药物浓度推算体内药物总量在理论上应占有的体液总容积。故表观分布容积的计算公式如下：

$$V_d = \frac{X}{C} \tag{5-9}$$

式中，X指体内药物总量，单位为质量单位，如 mg 等；C指血浆药物浓度，单位为浓度单位，如 mg/L。由此可知，表现分布容积（V_d）的单位为 L。

若考虑体重（W）对分布的影响，可根据如下公式计算单位体重表观分布容积：

$$V_d = \frac{X}{C \times W} \tag{5-10}$$

式中，W 指体重，单位为 kg。此时，表观分布容积（V_d）的单位为 L/kg。

对快速静脉注射而言，假设给药后立即达到分布平衡，则给药剂量即为 $t=0$ 时体内药物总量（X）。若采集血样并测定 $t=0$ 时的血浆药物浓度（C），即可根据式（5-10）计算药物的表观分布容积。表观分布容积是药物的特征常数，与药物的蛋白结合能力及其在组织中的分布过程密切相关。如果药物的分布发生了变化（如在衰老或病理状态下），则其表观分布容积也会改变。若已知某药物的表观分布容积，根据测定的血药浓度可求得给药后任意时刻的体内总药量，也可用其推算出要达到某一血浆有效浓度所需的给药剂量。

如前所述，计算表观分布容积时，会假设平衡状态下血浆隔室和其他组织隔室是均一体系。因此，可以通过测定血浆（易于采样）中的药物浓度，代表整个体液中的药物浓度。但是，生物体是一个非常复杂的系统，这种理想状态几乎不存在。在生物体内，多数药物可与血管内的血浆蛋白或血管外的组织蛋白结合，不同组织器官的血液流量不同，对药物的亲和力也不同。以上各种因素使得药物难以在血浆和组织中均匀分布，从而使计算的表观分布容积与真实分布容积出现偏差。由此可见，表观分布容积并不是真正意义上的生理容积，因此冠以"表观"二字。

药物在体内的分布大致可分为以下四种情况，这些分布过程的不同直接导致了表观分布容积的变化。

1. 药物全部分布于血浆中　伊文思蓝分子量较大且极易与血浆白蛋白结合，正常情况下无法透过血管壁，静脉给药后基本上仅分布于血浆中。此时，通过测定其血浆浓度计算出的表观分布容积与实际分布容积一致，即血浆容积。

2. 血浆药物浓度高于组织中药物浓度　水杨酸、青霉素等亲水性药物或与血浆蛋白结合率较高的药物主要存在于血液中，只有少部分可以进入细胞内或脂肪组织中。此时，由于药物并未均匀地分布，血浆药物浓度偏高，推算的表观分布容积小于实际分布容积。

3. 血浆药物浓度等于组织中药物浓度　安替比林或重水可以迅速且均匀地分布到整个体液中。此时的分布条件几乎满足表观分布容积推算的假设条件，血浆药物浓度可以代表整个体液的药物浓度。依此计算的表观分布容积与实际分布容积一致，即体液总容积。

4. 血浆药物浓度低于组织中药物浓度　当药物与组织蛋白具有较高亲和力或在分布过程中可被主动转运至组织隔室时，药物会大量蓄积于组织中。此时，由于药物并未平均分布，血浆药物浓度偏低，推算的表观分布容积大于实际分布容积。例如，地高辛可与心肌细胞膜结合，使成人心脏的药物水平比血浆高 60 倍，表观分布容积高达 6~10L/kg，远大于实际体液总容积。

由此可知，血浆药物分布容积的下限相当于血浆容积，而其上限可以远超实际体液容积。药物的表观分布容积是表征血浆隔室以外总药量的重要指标。表观分布容积越大，血管外组织药量越多，药物排泄越慢，体内滞留时间越长。具体分布规律大致如下：$V_d \approx 5L$ 表示药物主要分布于血浆中；$V_d \approx 10~20L$ 表示药物分布于细胞外液；$V_d \approx 40L$ 表示药物分布于全身体液；$V_d > 100L$ 表示药物集中分布于某个组织器官或大范围组织内。

四、影响分布的因素

药物在体内的分布过程主要包括三个步骤：①药物入血后随血流到达各个组织器官；②从血液透过毛细血管壁向组织间液转运；③从组织间液通过细胞膜向细胞内转运。因此，整个分布过程通常会受到诸多因素的影响。其中，组织器官的血流灌注速率和药物的生物膜透过性决定药物分布的速率，药物与组织的亲和力决定药物分布的程度。

（一）血液循环与血管通透性的影响

1. 血液循环对分布的影响　一个 70kg 的成年人约有 5L 血液，其中血浆占 60%。在平息状态下，心脏的平均输出量为 5.5L/min，运动时可提高 5~6 倍。左心室收缩会产生 120mmHg 的收缩压力，使血液以300mm/s的线速度通过主动脉。在此流速下，药物溶液可与血液迅速混合，并随血液到达组织器官。但是，由于各个组织器官的血管分布数量及大小不同，故血流量不同。如脑、肺、心脏、肝脏、肾脏等器官血管丰富，属于快速循环器官；肌肉和皮肤组织等次之；而脂肪和结缔组织及骨骼等血流分布较小，属于慢速循环器官（表5-5）。小分子脂溶性药物通常可以迅速通过毛细血管壁及细胞膜，因此，药物分布速率主要取决于组织器官的血流灌注速率（即分布过程的第一个步骤）。此类药物在血流量大、血液循环好的组织器官中的转运速率较高；反之，药物的转运速率则会降低。

表5-5 人体各组织器官的血流量

组织或器官	占身体体积（%）	占心输出量（%）	血流灌注速率［ml/（min·ml）］
心	0.4	4	0.6
肺	1.6	100	10
肝	2.3	27	0.8
脑	2	14	0.5
肾	0.5	22	4
皮肤	11	6	0.04
肌肉	43	15	0.025
脂肪	20	4	0.03
全身	100	100	0.071

2. 血管通透性对分布的影响 药物要进入组织器官，必须先通过毛细血管壁。药物通过毛细管壁的途径主要包括被动扩散、通过管壁微孔及静压作用。其中，被动扩散是药物从毛细血管进入组织液的主要转运方式。毛细管细胞膜的面积和厚度、药物的扩散系数及血浆与组织间的药物浓度梯度是决定扩散速率的重要因素。通常，高脂溶性药物比极性药物更容易通过被动扩散方式透过毛细管壁。

管壁微孔是决定毛细血管通透性的重要因素。根据内皮细胞与基膜的形态，毛细血管大致可分为有孔型、不连续型（窦状隙型）和连续型。①有孔型：主要存在于胃肠道黏膜和内分泌腺等器官，其特点是内皮细胞之间常有间隙，孔径一般为20~80nm，内皮细胞基底面有连续的基膜。一些亲水性小分子药物通常可以通过间隙转移至组织液中。②不连续型：管腔较大、形状不规则，主要分布于肝、脾、骨髓和一些内分泌腺中。血窦内皮细胞之间通常有较大的间隙，故又称之为不连续毛细血管。③连续型：主要分布于脑、肺及肌肉组织，特点是内皮细胞间有紧密连接结构且基膜完整，极性药物难以透过（图5-4）。此外，在炎症、肿瘤等病理条件下，毛细血管壁完整性降低，管壁微孔变大，从而使血管通透性增高，最终改变药物的分布特征。

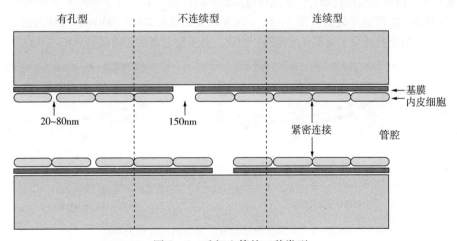

图5-4 毛细血管的三种类型

静压作用是药物透过毛细血管的另一个重要途径。当血流刚进入毛细血管时，血压比组织液压力稍高（约8mmHg），导致液体从毛细血管进入组织，这种压力称为静压或滤过压。当药物随血流到达毛细血管时，可随静压作用滤出的液体进入组织中。这些滤出液通常可通过随后的吸收压（血压稍低于组织液压力）或淋巴系统回到血液循环。

绝大多数亲水性的大分子药物较难通过被动扩散或管壁微孔透过毛细血管壁，透膜（即分布过程的第二个步骤）成为这类药物的限速步骤。分布平衡将先在通透性较高的组织内完成，即使这些组织的血流灌注速率较低。

（二）药物与血浆蛋白结合率的影响

药物与血浆蛋白的结合程度会影响其表观分布容积。由于结合型药物不易向组织细胞扩散，药物的分布过程主要取决于血浆中游离药物的浓度。若药物的血浆蛋白结合率高，血浆中游离药物的比例就低，故药物进入组织的能力越小，表观分布容积越小（图5-5）。由于药物血浆蛋白结合率的改变可以引起游离药物浓度的变化，因此，临床上常将血浆蛋白结合率作为影响其药效的重要因素来优先考虑。一个结合率低于70%的药物，即使结合率降低10%，体内游离药物浓度最多只增加约30%。而一个结合率高达98%的药物，若结合率降低10%，则可使体内游离药物浓度上升5倍，从而引起疗效的显著改变。若结合率较高的药物治疗窗较小（如华法林），则很容易出现毒性反应。用药时，应充分考虑患者机体生理病理条件变化或药物相互作用对药物血浆蛋白结合率的影响，并严格对血药浓度进行监测。

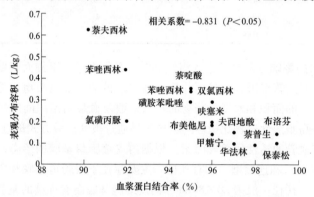

图5-5 药物血浆蛋白结合率对表观分布容积的影响

（三）药物理化性质的影响

药物理化性质是影响药物从组织液中跨细胞膜进入细胞（即分布过程的第三个步骤）的关键因素。绝大多数药物以简单扩散的方式透过细胞膜，这种被动转运方式与药物的理化性质直接相关。

1. 分子量 对于极性相似的药物分子，其通过细胞膜的扩散系数与分子量的平方根成反比。药物跨膜转运时，分子量越小，扩散速率越快（图5-6）。通常，分子量在200~700Da的药物均易于透过生物膜，而临床现有的绝大多数药物的分子量都在此范围。因此，分子量对多数药物跨膜分布过程的影响是有限的。

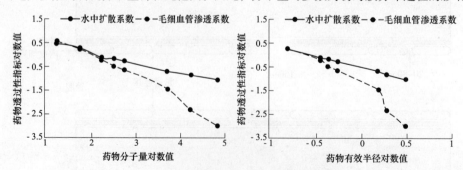

图5-6 水溶性物质的分子量与透过性的关系

2. 化学结构 药物的化学结构对分布也有一定的影响。例如，戊巴比妥与硫喷妥都属于巴比妥类镇静催眠药，二者结构类似，但分布于中枢神经系统起效的速率和时间不同。因为戊巴比妥的2-位氧原子被硫原子取代后（即硫喷妥），脂溶性显著增加，硫喷妥更容易透过血脑屏障而迅速分布于中枢神经系统并起效。不过，分布于中枢神经系统的硫喷妥又会迅速被转运回血液，并快速分布于肌肉和脂肪组织，故作用时间较短。

3. 脂溶性 由于细胞膜磷脂双分子层内部为疏水结构，药物要通过细胞膜就需要有一定的脂溶性。通常，脂溶性较高的药物更易于跨膜进入细胞内。但是，若脂溶性过高，药物的溶解度会降低，并可能会滞留于细胞膜磷脂层中，从而影响其跨膜转运。多数药物都是弱酸或弱碱性，有离子型（解离型）和分子型（非解离型）两种存在形式。未解离的分子型药物的脂溶性远大于解离型，更易于穿透细胞膜。因此，药物的吸收通常受分子型药物比例的影响，而分子型药物的比例主要由吸收部位的 pH 值决定。当环境 pH 低于弱酸性药物的 pK_a 时，药物主要以非解离型存在；当环境 pH 低于弱碱性药物的 pK_a 时，药物则主要以解离型存在。在生理条件下，细胞外液的 pH 约为 7.4，水杨酸等弱酸类药物在此条件下大部分以解离型存在，因此不易进入组织，分布容积较小。而氯喹等弱碱性药物在此 pH 下较少解离，更易于跨膜进入组织细胞，分布容积较大。根据药物分布过程的特性，可通过提高血液 pH 使弱酸性药物向细胞外转运，或降低血液 pH 使其向细胞内浓集。例如，临床上给予碳酸氢钠碱化血液和尿液，促进弱酸性药物苯巴比妥由脑组织向血浆转运，同时也抑制肾小管重吸收，加速药物经尿液排出，从而解救巴比妥类药物中毒。

除被动转运外，部分药物还可通过转运体的转运作用或受体介导的内化作用从细胞外的低浓度区域向细胞内的高浓度区域转运。由于转运体和受体具有特异性，药物的化学结构、立体构象等理化性质对其转运效率具有重要影响。

（四）药物与组织亲和力的影响

药物进入体内后，除了与血浆蛋白发生结合外，还可与组织液或细胞内的蛋白质、脂肪、多糖或 DNA 等生物大分子结合。与血浆蛋白结合类似，组织蛋白与药物的结合一般也是可逆的。药物对血浆蛋白及组织蛋白的亲和力共同决定其在体内的分布程度，对药物在组织内的累积及消除速率有重要影响。与组织蛋白高度结合的药物，在组织中的浓度也高于血浆中游离药物的浓度。例如，碘可以选择性蓄积于甲状腺肿，浓度比在血浆和其他组织中高 1 万倍。因此，可用放射性碘进行甲状腺功能诊断或治疗甲状腺功能亢进。

（五）药物相互作用对分布的影响

案例解析

【案例】患者，男性，72 岁，因黑便半天、呕咖啡样液体入院。14 年前，因"心脏瓣膜病"行主动脉瓣及二尖瓣人工瓣膜置换术，术后长期服用华法林、阿司匹林抗凝抗血小板治疗。1 年前，因"胸闷气急"入院治疗，骨穿刺检查结果提示存在溶血性贫血，暂停华法林治疗。既往病史还有高血压病及慢性肾功能不全。急诊胃镜检查显示胃窦黏膜糜烂出血。入院后，给予质子泵抑制剂护胃，并加用维生素 K 及蛇毒凝血酶止血。第六天，病情加重，出现失血性休克。经抢救治疗后，继续给予维生素 K 对抗华法林抗凝作用，给予多巴胺维持血压，输注冰冻血浆增加凝血因子促进止血，洗涤红细胞纠正贫血。一周后，失血性休克纠正，消化道出血停止。

【问题】该患者为什么反复出现消化道出血症状？

【解析】该患者反复出现消化道出血症状主要与其服用华法林有关。分布过程变化造成华法林抗凝作用异常的原因主要有以下两点：①该患者患有慢性肾功能不全及消化道溃疡出血，导致蛋白质丢失，血浆白蛋白水平严重偏低。而华法林血浆蛋白结合率高达 99%，故游离的华法林浓度显著增加，抗凝作用增强。②患者长期同时服用阿司匹林和华法林。阿司匹林可竞争性结合血浆蛋白，使游离华法林浓度增加，从而增强其抗凝作用。

药物分布过程中的相互作用主要是指不同蛋白结合率药物之间的竞争性置换作用。结合率较高的药物可与另一种结合率较低的药物竞争结合蛋白位点，使后者游离型药物浓度增加，从而改变其分布特征。一般来讲，这种置换作用主要对蛋白结合率高且分布容积较低（即大部分药物存在于血浆中）的药物有影响。例如，保泰松（$F_b = 99\%$）可与甲糖宁（$F_b = 96\%$）在血浆蛋白结合部位发生竞争性置换，使血浆中游离型甲糖宁浓度显著增高，从而增强其降糖作用。

药物间的置换作用还可能发生于组织内。例如，地高辛（$F_b = 25\%$）能够特异性结合于心肌组织，当与奎尼丁合用时，可被置换而变为游离状态并进入血液循环，引起血药浓度明显上升。地高辛血药浓度增加的程度与奎尼丁的用量有关，甚至可以达到中毒浓度。此时，即使停止用药，地高辛血药浓度仍将继续上升。这可能是由于地高辛在心脏蓄积药量较大，可被持续置换。

（六）剂型因素对分布的影响

近几十年来，随着药物新剂型与新技术的飞速发展，剂型因素对药物分布的影响也引起了人们的广泛关注。一些新剂型，特别是脂质体（liposome）、纳米粒（nanoparticle）、微球（microsphere）及微乳（microemulsion）等微粒制剂具有定位分布的特性，能使药物选择性分布于靶器官和靶细胞，大大提高了药物疗效（详见本章第五节）。

第二节　药物的淋巴系统转运

除血液循环以外，淋巴循环也参与药物在体内的转运和分布过程。由于血液流速比淋巴流速快200~500倍，绝大多数的小分子药物分布是通过血液循环完成的。淋巴循环主要参与脂肪、蛋白质以及其他大分子药物的转运，是对血液循环介导药物分布的重要补充。当传染病、炎症或癌症转移使淋巴系统成为病灶时，必须使药物向淋巴系统分布。另外，药物经淋巴系统转运可避开肝脏首过效应。

一、淋巴循环与淋巴管的构造

淋巴系统与遍布全身的血液循环系统类似，是一个网状的液体系统。该系统是静脉循环系统的辅助组成部分，主要由淋巴管、淋巴器官（包括淋巴结、脾脏和胸腺等）、淋巴液及淋巴组织构成。

淋巴管根据结构和功能可分为毛细淋巴管（lymphatic capillary）、淋巴管（lymphatic vessel）、淋巴干（lymphatic trunk）和淋巴导管（lymphatic duct）。毛细淋巴管是淋巴管道系统的起始部位，以膨大的盲端起始于组织间隙，互相吻合成网并与毛细血管交织在一起。毛细淋巴管壁由单层的内皮细胞构成，细胞间隙较大（20~100nm），且无基膜和外周细胞。因此，毛细淋巴管壁的通透性较大，一些不易透过毛细血管的大分子物质如蛋白质、细菌及癌细胞等均可进入。小肠区的毛细淋巴管可吸收脂肪酸形成乳糜状淋巴液，故称乳糜管。淋巴管由毛细淋巴管汇合而成，管壁内有丰富的瓣膜，可防止淋巴液倒流。因此，淋巴循环并不是真正意义上的循环，而是单向流动的。这种单向流动性保证了毛细淋巴管收集的药物及其他大分子物质最终会随淋巴液流入静脉。淋巴干由淋巴管汇合而成，全身各部位的淋巴管共汇合为9条淋巴干：收集头颈部淋巴的左、右颈干，收集上肢淋巴的左、右锁骨下干，收集胸部淋巴的左、右支气管纵隔干，收集下肢、盆部及腹部成对脏器淋巴的左、右腰干，以及收集腹部不成对脏器淋巴的肠干。以上各条淋巴干最终汇合成两条淋巴导管，即左侧的胸导管和右侧的右淋巴导管，并分别注入左、右锁骨下静脉。胸导管是全身最大的淋巴管道，长30~40cm，由位于下半身和左上半身的6条淋巴干汇合而成，约占全身淋巴总量的3/4。右淋巴导管较为短小，长约1.5cm，由位于右上半身的3条淋巴干汇合而成，约占全身淋巴总量的1/4。图5-7为人体血液循环与淋巴循环关系示意图。

组织液进入淋巴管即成为淋巴液，因此，淋巴液成分与其来源器官的组织液非常接近。除蛋白质含量较少（2%~4%）以外，淋巴液的成分与血浆也相似。淋巴液每天的生成量约为2~4L，向静脉流动的速率约为1~2ml/(kg·h)。人体各部位淋巴回流行程中要经过一系列的淋巴结，其主要功能是过滤淋巴液、产生淋巴细胞及参与免疫反应，对机体免疫应答具有重要意义。

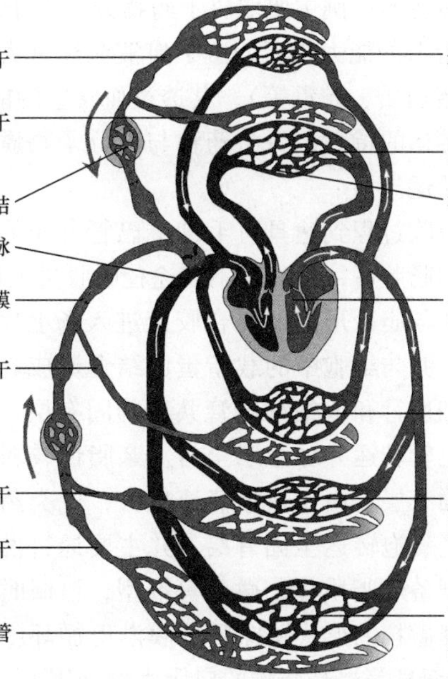

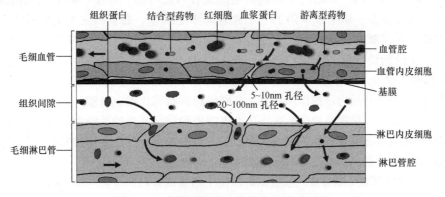

图 5-7 人体血液循环与淋巴循环

二、药物向淋巴系统的转运

药物经淋巴系统转运的方式可随给药途径的不同而有所差异。血管内给药（如静脉注射）时，药物全部进入血液，之后通过末梢组织中的组织液向淋巴循环转运；组织间隙给药（如皮下或肌内注射）时，药物直接从组织液向该部位的淋巴循环转运；口服或直肠给药时，药物经肠黏膜吸收，随后通过组织液向淋巴循环转运。下面将分别详细讨论药物从血液、组织液及消化管道向淋巴循环转运的情况。

药物从血液向淋巴液转移的过程可分为两个步骤：①药物从血液转运至组织液；②药物从组织液转运至淋巴液（图 5-8）。这两个步骤的转运方式主要为被动扩散。因此，药物由毛细血管经组织间隙进入毛细淋巴管至少需要经过血管壁与淋巴管壁两个屏障。由于毛细血管壁的致密性远大于毛细淋巴管壁，药物透过毛细血管壁进入组织液的过程是整个转运过程的限速步骤。影响这个转运步骤的因素主要包括毛细血管壁的通透性及药物的理化性质（参见本章第一节）。由于毛细血管壁上以 4nm 的孔隙最多，当药物的有效半径过大时，其从血液转运到淋巴液的速率将急剧下降。另外，由于小分子药物通过血管壁和淋巴管壁的能力几乎相同，而血液流速远大于淋巴液流速，非大分子药物几乎全部由血液转运。

图 5-8 药物从血液向淋巴液的转运过程

肌内或皮下注射可直接将药物投放至组织液中，存在于组织液的药物可吸收进入毛细血管，也可进入毛细淋巴管。药物经这两种途径转运的比例主要取决于药物分子大小。5kDa 以下的小分子药物（如葡萄糖、尿素等）通过血管壁和淋巴管壁的能力相当，由于血液流速远大于淋巴液流速，几乎全部由血管转运。随着药物分子量的增大（如蛋白质、蛇毒等），其透过血管壁的能力降低，向淋巴系统转运的趋向性增强。利用药物从组织液向淋巴转运的特点，可将药物与大分子物质偶联或将其制备成脂质体、微乳等微粒制剂，从而促进药物的淋巴转运。

口服给药时，药物首先需要经吸收过程到达具有毛细淋巴管分布的组织间隙，再透过淋巴管壁进入淋巴循环。不同理化性质的药物到达肠腔后，可通过不同途径吸收进入淋巴循环。亲脂性药物（$\lg P > 5$）到达肠腔后，可随脂肪酸或一酰甘油与胆盐形成的混合胶束进入肠上皮细胞。肠上皮细胞中，脂肪酸和一酰甘油在内质网转变为三酰甘油，并与细胞中的载脂蛋白结合形成乳糜微粒。亲脂性药物可分配到这些乳糜微粒中，经胞吐作用进入毛细血管和毛细淋巴管共存的固有层。因粒径较大，这些含药的乳糜微粒主要通过细胞间隙较宽的毛细淋巴管转运并分布于全身。亲脂性较弱的药物（$\lg P < 5$）或亲水性小分子药物一般以独立的形式扩散进入固有层，由于血液流速较大，此类药物主要经血液循环转运。分子量较大的物质或微粒到达肠腔后，可经囊泡转运至固有层，并主要通过淋巴循环转运。利用药物从消化道向淋巴转运的这种特点，可将药物制备成脂质体、微乳等剂型，口服时，这些大分子脂溶性物质可在胆酸的作用下形成混合胶束，并以乳糜微粒的形式靶向肠系膜淋巴循环。例如，将环孢素制成微乳（新山地明），可增加药物的淋巴转运，从而显著提高药物的口服生物利用度。

第三节　药物的脑内转运与脑屏障

脑是人体中枢神经系统最重要的组成部分，主要由脑部血液循环、脑脊液及脑组织构成。脑部特殊的生理构造使药物在脑内的分布与其他组织截然不同。本节将围绕脑部的特殊结构及其生物屏障，讨论药物在脑内的转运过程及其给药方法的优化。

一、脑屏障

脑部的生物屏障是维持脑内环境稳定的重要结构，能够选择性地摄取脑生理所必需的物质而阻止有害物质的入侵。人类脑屏障主要包括以下 3 种：①从血液转运至脑组织时的血液 – 脑组织屏障；②从血液转运至脑脊液时的血液 – 脑脊液屏障；③从脑脊液转运至脑组织时的脑脊液 – 脑组织屏障（图 5 – 9）。

1. 血液 – 脑组织屏障　血液 – 脑组织屏障是三种脑屏障中对脑外物质拦截效率最高的屏障，位于血液与脑内神经细胞之间。其结构基础包括毛细血管内皮细胞、基膜、周细胞及围绕在最外层的星形胶质细胞。组成血液 – 脑组织屏障的毛细血管属于连续型，血管内皮细胞膜孔少而小，内皮细胞之间的间隙极小并以紧密连接封闭，几乎没有细胞间隙。毛细血管脑侧基膜被星形胶质细胞脚板围绕，形成了较厚的脂质屏障。

2. 血液 – 脑脊液屏障　脑脊液主要由各个脑室内的脉络丛分泌，充满脑室、蛛网膜下隙及脊髓中央管，具有保护、缓冲及维持颅内压的作用，并参与脑组织的新陈代谢。血液 – 脑脊液屏障位于脑室脉络丛的血液和脑脊液之间，其结构基础包括脉络丛上皮细胞和脉络丛内的毛细血管内皮细胞。脉络丛上皮细胞之间有闭锁小带（属于紧密连接）相连，是血液 – 脑脊液屏障的主要结构基础。脉络丛毛细血管不同于血液 – 脑组织屏障血管，为有孔型，故仍然具有一定的通透性。

3. 脑脊液 – 脑组织屏障　脑脊液 – 脑组织屏障位于脑室或蛛网膜下隙与脑内神经细胞之间，其结构基础包括室管膜上皮细胞、软脑膜及软膜下胶质膜。室管膜上皮细胞之间主要为缝隙连接。软脑膜的屏蔽作用有限，因此，脑脊液 – 脑组织屏障对物质的拦截效率较低，这也解释了为什么脑脊液成分与脑组织细胞外液成分相似。

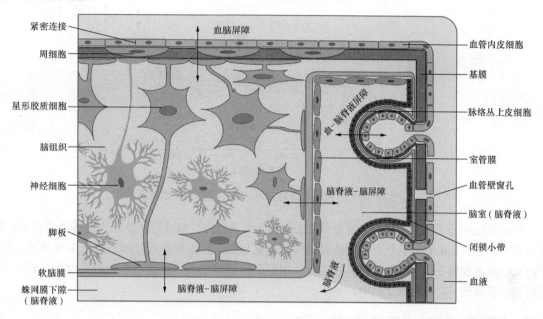

图 5-9 脑屏障示意图

除了致密的生理结构形成的被动物理屏障，脑屏障还存在一些主动屏障作用。血管内皮细胞的腔面侧分布着丰富的外排转运体，如 P-糖蛋白（P-gp）、多药耐药相关蛋白（MRP）及乳腺癌耐药蛋白（BCRP）等，能够特异性识别各种小分子药物，从而将进入脑内的药物主动排出以防止蓄积中毒。另外，脑部毛细血管内皮细胞及脑组织中含有的较高水平的碱性磷酸酶、芳香酸脱羧酶等水解酶可形成酶屏障。这些酶可以影响特定药物在脑内及脑循环中的稳定性，使到达组织的药物在未起作用前大量降解，从而降低其药理作用。脑部的各种被动或主动屏障作用为脑组织提供了相对稳定的内环境，对维持大脑正常的生理功能具有重要意义。但是，这些脑部屏障也极大地限制了药物向脑组织的转运，使药物在脑内难以达到有效浓度，给脑部疾病的治疗带来了困难。

二、药物的脑内转运机制及影响因素

药物从血液向中枢神经系统的转运机制包括被动转运、转运体介导的主动转运以及受体介导的跨细胞转运等，其中，被动转运是主要的方式。对于被动转运而言，药物的脂溶性（即油/水分配系数）、解离度以及血浆蛋白结合率是影响转运的主要因素。非解离型药物的脂溶性较强，容易透过血脑屏障；而离子型药物向脑内转运通常难度较大。在血浆 pH = 7.4 的环境中，弱酸性药物主要以离子型存在，而弱碱性药物主要以非解离型存在，故弱碱性药物通常更容易透过血脑屏障向脑内转运。药物与血浆蛋白的结合程度决定血液中游离药物的浓度，从而在一定程度上影响血液-脑组织或脑脊液之间的药物分配，但药物的脂溶性大小仍是其能否透过血脑屏障的决定因素。如图 5-10 所示，药物透入脑脊液的速率（透过系数）与其在生理条件下的油/水分配系数具有高度的正相关性。分配系数较高的硫苯妥、苯胺及氨基比林等容易透过血脑屏障，而分配系数较低的磺胺脒则透过性较差。另外，吩噻嗪类安定药，如氟丙嗪、奋乃静等均具有良好的脂溶性，能够快速通过血脑屏障向脑内转运而发挥药效。并且，这些药物还可与脑组织成分发生非特异性结合，导致脑内药物浓度通常远大于血液浓度。

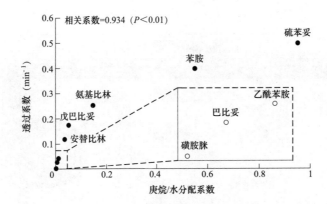

图 5-10 药物透过血脑屏障的速率与脂溶性的关系

一些亲水性小分子和其他脑内必需分子可借助脑毛细血管内皮细胞上的转运体进行主动转运。例如，葡萄糖转运体和氨基酸转运系统可分别转运葡萄糖和氨基酸。受体介导的跨细胞转运主要是通过脑毛细血管内皮细胞血管侧受体和配体的特异性结合，细胞膜内陷形成内化转运小泡，引发内化。转运小泡被输送到细胞膜脑侧，之后释放于脑中。

三、提高药物脑内分布的意义与方法

临床治疗中枢系统疾病时，需要充分考虑脑部各种生物屏障的影响，选用易通过脑屏障的药物。研究发现，许多有着良好药理活性的化合物由于难以到达脑部而无法发挥应有的治疗作用。因此，通过结构修饰或给药系统改善药物透过脑部屏障的能力从而提高药物脑部浓度，对于脑部疾病的治疗意义重大。通常可选用以下方法来提高药物的脑内分布。

1. 通过转运体介导 由于脑屏障上存在多种可特异性识别内源性物质并促进其脑内转运的受体，如转铁蛋白受体、胰岛素受体等。可将药物包载于微粒给药系统并在其表面连接转铁蛋白或胰岛素等配体，即可通过相应受体介导增加血管上皮细胞对给药系统的内化作用，从而特异性提高药物的脑内浓度。采用微粒给药系统还可增加载药量并对药物起保护作用，提高药物在转运过程中的稳定性。例如，将寡核苷酸装载于 Nanogel™ 载体中并与胰岛素偶联后，不仅可以使药物免于被核酸酶降解，还可在不破坏细胞膜完整性的情况下显著增加药物的脑内转运。此外，脑部生理屏障限制了绝大多数外源性或内源性物质进入脑内，而脑正常生理所需的各种营养物质通常可通过脑毛细血管壁上相应的转运体介导进入脑组织，如葡萄糖转运体、氨基酸转运体、核苷转运体及胆碱转运体等。若将药物设计成各种营养物质的类似物，则可利用这些转运体将药物输送至脑内。不过，由于转运体的数目是有限的，利用该方法可能会影响脑部营养物质的正常转运。

2. 联合使用外排泵抑制剂 脑部毛细血管内皮细胞上具有的丰富的外排转运体，即构成外排泵，可将进入细胞的药物再次转运至血液循环，从而阻止药物到达脑组织。对于可进入细胞但易被外排的药物，可同时给予外排泵抑制剂，从而降低细胞的外排能力，促进药物向脑内转运。例如，泊洛沙姆共聚物能够在较低浓度下可逆性抑制脑部血管 P-gp 外排活性，从而显著提升地高辛（P-gp 底物）向脑部的转运效率。

3. 药物结构改造 药物分子的脂溶性是其能否通过被动扩散透过脑屏障的关键因素。因此，可在药物分子中引入亲脂性基团以增加化合物的脂溶性。但是，该方法受化合物自身结构的限制，能够进行结构改造的药物并不多。另外，由于经过改造的药物的活性可能发生改变，这些前药到达作用部位后还需要特定的作用环节，如水解、酶代谢等，使其转变为原来的结构才可发挥药效。这些因素使药物的结构改造更加困难。

4. 脑部直接给药 脑部直接给药是将药物直接注入脑脊液或通过手术在脑内埋置灌注泵或储库型植入制剂，可将药物直接送至病灶部位。但是，直接注射药物通常只能随脑脊液分布至脑表面而难以进入

脑实质,故仅适用于脑膜炎等脑表面疾病。而手术埋置的药物难以广泛分布于整个脑实质,故仅适用于局部治疗。另外,脑部直接给药对机体伤害较大,多次给药易造成脑部感染或损伤。

5. 可逆性增加脑屏障通透性 例如,通过颈内动脉输入高渗溶液(如25%甘露醇)或缓激肽,可增加脑部毛细血管内皮细胞间隙,促进药物向脑内转运。该方法缺乏特异性,血液中有害成分可能在血脑屏障打开时随药物进入脑内,造成脑部微环境紊乱及神经元损害。另外,若是治疗脑肿瘤,还可引起肿瘤细胞入血扩散。

6. 鼻腔给药 鼻腔与脑组织之间存在直接相连的解剖学通道,药物经鼻腔黏膜吸收后,可绕过血脑屏障,经嗅神经通路或嗅黏膜上皮细胞通路直接进入脑脊液或脑组织。病毒及大分子药物可主要通过嗅神经通路直接入脑;小分子药物如多巴胺等可经嗅黏膜上皮通路入脑。然而,鼻腔给药剂量通常较小,且药物容易富集于嗅球及嗅区等部位,向脑内扩散较慢,因而限制了药物疗效的发挥。

第四节　药物的胎儿内分布与血胎屏障

一、血胎屏障

(一)胎盘的结构

胎盘是妊娠期间由胚膜和母体子宫内膜联合长成的器官,附着于子宫壁上并通过脐带和胎儿相连,是母体与胎儿之间进行物质交换的主要途径。胎盘还具有生物屏障功能,从而使母胎之间保持相对独立。胎盘呈圆盘状,中央略厚,主要由羊膜、叶状绒毛膜及底蜕膜组成。羊膜是胎盘的最内层,与胎儿直接接触,表面光滑并具有弹性,无血管、神经及淋巴分布,透过羊膜可见辐射状脐血管分布。叶状绒毛膜是位于羊膜外侧的一层胚胎性结缔组织,内含脐血管分支,外层覆盖滋养层细胞,是胎盘的主要组成部分。叶状绒毛膜可向母体底蜕膜侧发出绒毛干,并逐级延伸形成绒毛网。绒毛干及其分支与母体底蜕膜之间的孔隙称为绒毛间隙,其内部充满母体血液,多数绒毛悬浮其中。

在胎盘发育早期(第1~4个月),胎盘膜较厚(约25μm),共由四层组织构成:①绒毛表面合体滋养层;②细胞滋养层及其基膜;③绒毛中轴结缔组织;④绒毛内毛细血管内皮及其基膜(图5-11)。

第4个月后,合体滋养层变薄,绒毛的细胞滋养层及血管周围结缔组织逐渐消失,胎盘膜明显变薄(约2μm),通透性增加,从而显著提高母体与胎儿血液之间的物质交换速率。

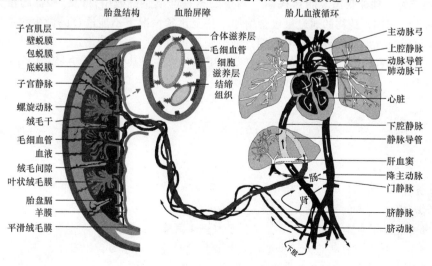

图5-11 胎盘结构及胎儿血液循环

（二）胎儿血液循环与血胎屏障

胎盘有母体和胎儿两套血液循环，两者的血液在各自封闭管道内循环，互不混合，但可进行物质交换。母体动脉血携带氧及营养物质经子宫螺旋动脉开口流入绒毛间隙，经绒毛内毛细血管吸收后由脐静脉带入胎儿体内。胎儿体内的代谢物及二氧化碳则由脐动脉经绒毛内毛细血管排入绒毛间隙，再经子宫静脉开口回流入母体。物质交换时，胎儿血液和母体血液之间只隔了一层很薄的结构，即胎盘膜或称血胎屏障（blood - placental barrier）。营养物质、代谢物及抗体蛋白等可以选择性定向通过血胎屏障，而细菌及血细胞等则无法通过。

二、药物的血胎转运机制及影响因素

（一）药物的血胎转运机制

胎盘是母体与胎儿之间进行物质交换的重要通道，其特殊的屏障结构可使营养物质及抗体蛋白等母体内源性大分子选择性进入胎儿体内，而将有害物质隔离，从而保证胎儿内环境的稳定。血胎屏障的物质交换过程类似于血脑屏障，转运机制主要包括被动扩散及转运体介导的主动转运。

1. 被动转运　被动转运是药物等外源性物质通过血胎屏障的主要方式。大多数药物的分子量在200 ~ 500Da之间，具有一定脂溶性，易于通过被动扩散进入胎儿体内。

2. 主动转运　胎盘绒毛膜合体滋养层的母体侧刷状边缘膜及胎儿侧基底膜上具有很多转运体，可将糖类、Na^+、K^+、氨基酸及嘧啶等生理必需物质从母体侧转运至胎儿体内。近期研究发现，滋养层细胞还高表达P - gp、MRP等多种外排转运体，可以逆向转运透过血胎屏障的药物，从而保护胎儿免遭外源性物质的伤害。

3. 其他　免疫抗体和红细胞等大分子物质通常可通过细胞膜内化作用或绒毛破损等方式进入胎盘。

（二）影响药物血胎转运的因素

1. 药物的理化性质　由于血胎屏障像血脑屏障一样，具有类脂质的性质，药物的理化性质是影响其透过血胎屏障的主要因素。通常，脂溶性越大、离子化程度越低的药物（如硫喷妥、磺胺类及多数生物碱等）越容易进入胎儿体内；而脂溶性小、离子化程度高的药物（如琥珀酰胆碱、新斯的明等季铵盐）则难以透过血胎屏障。同时，分子量在600Da以下的药物，如吗啡、酒精及镇静剂等容易通过被动扩散转运透过血胎屏障，而分子量大于1kDa的则难以通过。

2. 药物的血浆蛋白结合率　药物的血浆蛋白结合率也能影响胎盘中药物的透入。药物在母体与血浆蛋白结合增多时，游离型药物减少，进入胎儿的药物则减少，如磺胺、巴比妥；反之可增多。

3. 胎盘的血流量、功能状态及胎盘代谢　当孕妇患有严重感染或中毒时，胎盘的正常功能受到破坏，血胎屏障通透性增加，药物的通过量也会增加，甚至正常情况下不能透过的微生物或其他大分子物质也能透过血胎屏障进入胎儿循环。妊娠后期，绒毛膜厚度降低、表面积增加，药物被动转运也会随之加快。另外，很多药物在体外胎盘组织匀浆中可发生甲基化、去甲基化、N - 去烃基化等反应，使通过血胎屏障的药量减少。

案例解析

【**案例**】患者，女，28岁，因"孕36周胎儿活动异常"入院，孕期规律产检，B超畸筛未见明显重大畸形，胎儿超声心动提示三尖瓣返流（少量）。患者因15年前行二尖瓣机械瓣置换术，术后一直口服华法林片抗凝治疗，发现怀孕时已妊娠1月余，改为低分子肝素抗凝治疗至孕4月，之后恢复华法林治疗，后自觉胎动减少就医。检查提示胎儿颅内出血，预后差。

【**问题**】胎儿出现活动异常及颅内出血的原因是什么？

【解析】华法林是临床常用抗凝剂，广泛应用于血栓栓塞性疾病的防治。但华法林的分子量较小，易透过血胎屏障进入胎儿体内，致胎儿华法林综合征，胎儿出现视神经萎缩、智力迟钝，心、肝、头部等畸形。妊娠后期使用可致出血和死胎。因此，妊娠期应禁用华法林。

三、胎儿内的药物分布

胎儿心血管系统分布及其血液流通途径与出生后具有较大差异，其特点是没有肺循环而存在胎儿特有的血液循环模式。这种特殊循环模式的结构基础包括胎儿静脉导管、卵圆孔及动脉导管。如图 5 - 11 所示，胎儿的血液在胎盘内与母体血液进行物质交换后，携带丰富的营养物质及氧气经脐静脉流入肝脏。大部分血液经静脉导管直接注入下腔静脉；小部分通过肝血窦与肝门静脉血液混合，最后经肝静脉收集并注入下腔静脉。来自脐静脉的血液与来自胎儿身体下半部回流的静脉血液在下腔静脉混合后进入右心房，绝大部分的混合血经卵圆孔入左心房，再经左心室入主动脉，主要供应胎儿的脑部及心脏营养。右心房来自下腔静脉的少部分血液与来自头部及上肢的上腔静脉血液相混流入右心室，再进入肺动脉。由于胎儿的肺尚无呼吸功能、肺循环压力较高，仅有少量血液经肺动脉干进入肺部，大部分血液则经动脉导管进入降主动脉。降主动脉中的大部分血液经脐动脉返回胎盘，小部分血液供应胎儿身体下半部营养。胎儿体内循环的血液都是动脉血与静脉血混合，只是混合比例不同。流入上肢、头部、心脏及肝脏的血液的含氧量及养分较多，而流入胎儿肺部及身体下部的血液的含氧量及养分较少。

胎儿特殊的生理及解剖学特征使其体内药物的分布与母体具有明显差异。由于药物进入胎儿体内后首先会随脐静脉进入肝脏，透过胎盘的药物大部分要经过胎儿肝脏的首过效应。但是，由于胎儿肝脏尚未发育成熟，肝脏中各种代谢酶（如细胞色素 P450 及葡萄糖醛酸转移酶）的表达水平较低，肝脏解毒功能较差，易造成药物蓄积中毒。如硫苯妥钠和利多卡因等易在胎儿肝脏蓄积，用药时应充分予以考虑。胎儿脑组织在形态学和功能等方面的发育程度远不如其他组织，血脑屏障尚未形成，吗啡等药物能迅速渗透至胎儿中枢神经系统并高度蓄积，故孕妇应慎用。另外，由于胎儿血浆总蛋白量通常较低而血浆中游离型药物较多，药物更易向各组织器官中分布并引起蓄积。

第五节 药物的体内分布与靶向给药系统设计

传统剂型通常是依赖药物自身的分布特征将药物送至作用部位。药物经口服、静脉或局部注射后分布于全身，但到达治疗靶区的药量仅为给药剂量的小部分。由于非选择性分布的存在，需要给患者很大的剂量才能在靶部位达到有效浓度。而此时其他部位的药物浓度也会随之升高而引起毒副作用，这一点对于抗肿瘤药物尤为突出。机体不同部位的生理特征及解剖学结构影响药物在体内的分布过程。因此，可以根据机体生理和病理学特点设计新型药物传递系统，利用给药系统的理化性质和选择性分布特点，改变药物原有的分布特征，控制药物在体内的转运和释放过程，将药物定时、定量、定位地传递到特定的组织器官，最终提高药物的治疗和诊断效果，降低药物的毒副作用。

靶向给药系统是借助载体、配体或抗体使药物选择性地浓集定位于靶部位的给药系统，诞生于 20 世纪 70 年代。根据靶向作用机制，可将其分为被动靶向制剂、主动靶向制剂及物理化学靶向制剂，分别通过血管机械截留、生物化学相互作用（抗原 - 抗体结合）及物理化学引导（磁场力）等方式提高靶组织对药物的亲和力。被动靶向制剂是目前研究较多也是最主要的一类靶向制剂，主要采用脂质体、纳米粒、微球及微乳等微粒给药系统作为载体。下面将重点讨论微粒型靶向给药系统在体内的分布特点及靶向制剂的设计。

一、微粒型靶向给药系统的体内分布

给药途径不同，微粒给药系统在体内的分布过程也有所差异。

1. 静脉注射 静脉注射是各种微粒给药系统最常见的给药方式。微粒进入血液循环后，首先在血液中分布，并与血液中有关物质发生相互作用，如与血浆蛋白结合、被单核细胞吞噬或被酶降解等。另外，调理素（即各种免疫球蛋白）也可吸附于微粒表面，介导巨噬细胞吞噬。游离型微粒根据其粒径的大小可进一步分布于特定组织。粒径大于 7μm 的微粒通常被肺部毛细血管机械性截留；粒径小于 7μm 的则大部分聚集于肝、脾网状内皮系统。积聚在组织间隙的微粒可在局部进行细胞外降解和释放，更多的微粒则在调理素介导下被巨噬细胞吞噬，最终在溶酶体作用下降解，而所载药物可从溶酶体逃逸并转运至作用靶点。粒径小于 200nm 的载药微粒可免于巨噬细胞摄取，进入网状内皮系统后，可通过毛细血管孔隙重新回到血液循环；粒径小于 10nm 的微粒则可缓慢分布进入脑和骨髓等部位。

2. 肌内或皮下注射 各种微粒给药系统经肌内或皮下注射后，由于粒径较大，可选择性进入淋巴循环，最后进入血液循环并广泛分布于肺或肝、脾网状内皮系统。

3. 口服给药 大分子脂溶性的微粒给药系统可在胆酸的作用下形成混合胶束，并以乳糜微粒的形式靶向肠系膜淋巴循环。

二、影响微粒型靶向给药系统体内分布的因素

微粒型靶向给药系统在体内的分布主要包括两个步骤：①微粒在靶器官的宏观分布；②微粒跨膜进入细胞，被降解并释放药物。后者决定药物在靶器官的释放和降解过程，是影响微粒靶向制剂分布的主要因素。微粒粒径、内化作用、表面电荷、生理病理状态等均可影响微粒型靶向给药系统的体内分布。

如图 5-12 所示，细胞对微粒的内化作用主要存在以下几种形式。①内吞：微粒与细胞膜接触后，通过膜内陷进入细胞并形成内涵体，最终经溶酶体降解而释放药物。②融合：微粒（如脂质体）与细胞膜组成相似，可与细胞膜融合，使包载的药物直接释放进入细胞质。此过程不经过内涵体－溶酶体膜通路，可减少药物在溶酶体中的降解。③膜间作用：微粒（如脂质体）和所接触的细胞膜脂质成分发生交换，引起包载在微粒膜脂质层中的药物随之转运和释放，但包载在微粒内部水相中的药物则不受影响，即膜间转运。④接触释放：微粒与细胞膜接触后，可导致微粒膜及细胞膜的通透性增加，引起包载在微粒内部水相中的药物释放并向细胞内转运，即接触释放。其中，膜间作用无需破坏微粒或进入细胞，对于不具有吞噬能力的细胞摄取药物具有重要意义；另外，膜间作用也无需溶酶体参与，可减少药物的降解。

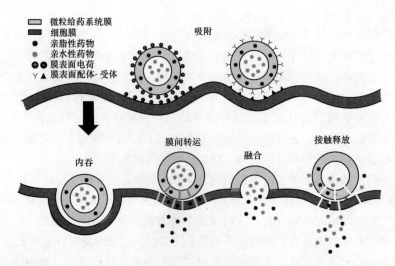

图 5-12 细胞对微粒给药系统的内化作用

三、靶向给药系统的设计

（一）根据微粒分布特性设计

不同类型和理化性质的微粒在体内具有不同的分布特征，因此，可根据各种微粒对组织器官的亲和力及靶向需求设计药物载药系统。根据大于 7μm 的微粒易被肺组织毛细血管机械截留的原理，可采用微球（粒径一般为 1~500μm）作为载体设计肺靶向给药系统。0.5~7μm 的微粒易被巨噬细胞摄取而聚集于肝、脾等具有丰富网状内皮系统的器官，根据此原理，可采用纳米粒（粒径为 1~100nm）作为载体设计肝靶向给药系统。小于 0.2μm 的微粒可避免被网状内皮系统中的巨噬细胞摄取，在随血液循环到达炎症组织或肿瘤部位时，容易从该部位高通透性毛细血管壁泄露出来，从而达到靶向肿瘤和炎症部位的目的。W/O 型乳剂经组织间隙给药（如肌内和皮下注射）后，易聚集于附近的淋巴器官，是目前将抗肿瘤药物转运到淋巴循环最有效的给药系统。

（二）根据体内的转运环境及靶部位的生理特征设计

可根据给药系统在体内的转运环境及靶部位的生理特征对微粒进行结构修饰，从而提高给药系统在体内的稳定性及靶向效率。例如，常规微粒给药系统在入血后，可经调理素介导而迅速被网状内皮系统的巨噬细胞摄取，其在循环中的消除速率很快，导致有效作用时间过短且不利于药物到达其他组织器官。因此，可采用聚乙二醇（PEG）对微粒进行修饰，增加微粒表面亲水性，减少调理素在微粒表面的黏附，降低巨噬细胞对微粒的识别和吞噬作用，从而延长微粒在血液循环中的滞留时间，有利于药物靶向肝脾以外的组织和器官。

相反，若采用聚山梨酯 80 对微粒进行修饰，可提高脑血管内源性转运系统（负责从循环中吸收氨基酸、神经肽等营养物质）对微粒的识别和转运，促进血管内皮细胞对微粒的吞噬作用，从而提高药物透过血脑屏障的效率。另外，利用免疫反应原理，可在微粒表面接上某种抗体或配体，使微粒具有对靶细胞在分子水平上的主动识别功能，从而提高微粒的靶向性。如前所述，用 PEG 修饰微粒可延长其血液循环滞留时间。如果同时将配体也结合于微粒表面，将会大幅度提高微粒给药系统对网状内皮系统之外组织器官的主动靶向能力。例如，由于脑部毛细血管内皮细胞中转铁蛋白受体浓度很高，将 PEG 修饰的紫杉醇胶束与抗转铁蛋白受体单克隆抗体共价连接，能够进一步提高其脑靶向性及作用时间。

（三）根据物理化学原理设计

物理化学靶向给药系统是采用特殊材料制备微粒并应用物理或化学的方法将微粒引导至靶器官发挥药效。例如，应用磁性材料将药物制成磁导向制剂，在靶器官对应的体外部位制造足够强的磁场，当磁性微粒经过靶部位时，可被磁场力截留，并最终被靶组织内皮细胞吞噬而转移至作用靶点。磁靶向性对治疗距离皮肤较近的肿瘤如乳腺癌、食道癌、皮肤癌等具有明显的优势。另外，若将药物包载于温敏或 pH 敏感材料中，可制成温度或 pH 敏感靶向制剂。当给药系统随血液循环到达靶器官时，由于温度（人为外部升温）或 pH（肿瘤病灶 pH 降低）的改变，包裹药物的微粒外壳结构通透性增加，从而将药物选择性释放到靶器官中。

本章小结

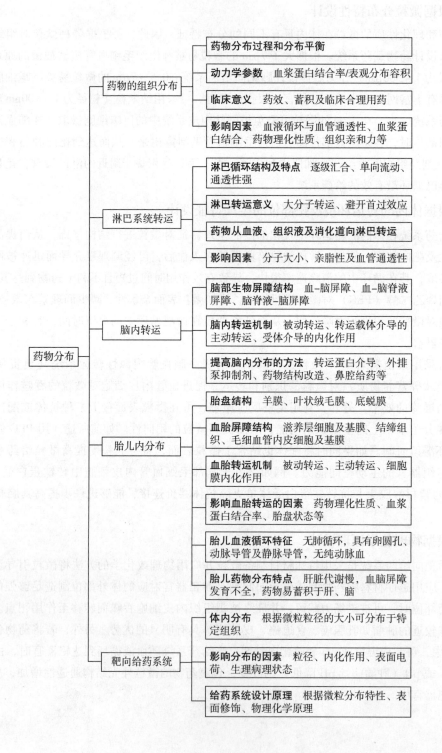

药物的组织分布
- 药物分布过程和分布平衡
- **动力学参数** 血浆蛋白结合率/表观分布容积
- **临床意义** 药效、蓄积及临床合理用药
- **影响因素** 血液循环与血管通透性、血浆蛋白结合、药物理化性质、组织亲和力等

淋巴系统转运
- **淋巴循环结构及特点** 逐级汇合、单向流动、通透性强
- **淋巴转运意义** 大分子转运、避开首过效应
- **药物从血液、组织液及消化道向淋巴转运**
- **影响因素** 分子大小、亲脂性及血管通透性

脑内转运
- **脑部生物屏障结构** 血-脑屏障、血-脑脊液屏障、脑脊液-脑屏障
- **脑内转运机制** 被动转运、转运载体介导的主动转运、受体介导的内化作用
- **提高脑内分布的方法** 转运蛋白介导、外排泵抑制剂、药物结构改造、鼻腔给药等

药物分布

胎儿内分布
- **胎盘结构** 羊膜、叶状绒毛膜、底蜕膜
- **血胎屏障结构** 滋养层细胞及基膜、结缔组织、毛细血管内皮细胞及基膜
- **血胎转运机制** 被动转运、主动转运、细胞膜内化作用
- **影响血胎转运的因素** 药物理化性质、血浆蛋白结合率、胎盘状态等
- **胎儿血液循环特征** 无肺循环,具有卵圆孔、动脉导管及静脉导管,无纯动脉血
- **胎儿药物分布特点** 肝脏代谢慢,血脑屏障发育不全,药物易蓄积于肝、脑

靶向给药系统
- **体内分布** 根据微粒粒径的大小可分布于特定组织
- **影响分布的因素** 粒径、内化作用、表面电荷、生理病理状态
- **给药系统设计原理** 根据微粒分布特性、表面修饰、物理化学原理

题库

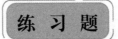

1. 什么是表观分布容积？试述其在药动学中的意义。
2. 试述影响药物分布的因素。
3. 什么是药物血浆蛋白结合率？试述药物血浆蛋白结合对药物分布的影响。

（刘中秋　王立萍）

第六章

药 物 代 谢

PPT

学习导引

知识要求

1. **掌握** 药物代谢的基本概念及其对药理作用的影响；影响药物代谢的因素。
2. **熟悉** 药物代谢的主要部位；药物代谢酶的分类与分布；药物代谢反应类型。
3. **了解** 药物代谢酶基因多态性及其临床意义。

能力要求

1. 初步具备根据药物代谢基本理论指导临床合理用药以及前药和剂型设计的基本能力。
2. 基本具备根据药物代谢酶基因多态性、药物代谢相互作用等知识分析解决临床合理用药有关问题的基本能力。

案例解析

【案例】 男性，72 岁，出现大便习惯改变、大便带血及体重减轻，经内镜及病理检查，明确诊断为转移性结直肠癌，PET/CT 检查提示有肺转移和肝多发转移。随后，行腹腔镜下乙状结肠切除术。术后 1 个月化疗，选用卡培他滨联合奥沙利铂，3 周后联合贝伐珠单抗治疗。治疗 3 个周期后复查，CT 提示肝转移病灶明显缩小至不可测。患者血清肿瘤标志物癌胚抗原（CEA）和 CA199 亦显著降低至正常范围。

【问题】 卡培他滨本身无抗肿瘤活性，为什么结直肠癌患者服用后能取得很好的临床治疗效果？

【解析】 卡培他滨是一种对肿瘤细胞有选择性活性的口服抗肿瘤药物，是 5－氟尿嘧啶的前药，是治疗转移性结直肠癌的一线药。本身无抗肿瘤活性。该药物经口服吸收后，首先在肝脏和肿瘤组织内通过羧酸酯酶转化为 5′－脱氧－5－氟胞苷，然后通过胞苷脱氨酶转化为 5′－脱氧－5－氟尿苷，再经肿瘤细胞内高表达的胸苷磷酸化酶转化为 5－氟尿嘧啶，从而降低 5－氟尿嘧啶对正常组织的损害，并使肿瘤部位活性药物浓度较高，实现靶向治疗作用。因其在胃肠道不释放 5－氟尿嘧啶，还可消除 5－氟尿嘧啶引起的胃肠道毒性。

第一节 药物代谢概述

一、药物代谢的概念

药物进入机体后，在体内各种酶及体液环境作用下，可发生一系列化学反应，导致药物化学结构改变，这个过程称为药物的代谢（metabolism），又叫作生物转化（biotransformation）。它反映了机体对外来化学异物（xenobiotics）的解毒能力，是药物从体内消除的主要方式之一。一般情况下，药物代谢产物较母体药物的极性大，有利于该代谢产物经肾脏排出体外；但是也有部分药物的代谢反应，如含氨基及肼基的药物的乙酰化或含酚羟基药物的甲基化，其导致代谢物的极性较母体药物低，不利于药物的排泄。

二、药物代谢与药理作用

药物代谢作用直接影响药物及代谢物血药浓度的高低和持续效应时间的长短，与其药理作用及毒副作用密切相关。药物代谢与药理作用的变化主要表现在以下几方面。

1. 代谢使药物失去活性或活性降低 大多数药物经代谢后药理活性降低或丧失，称为失活、去活化、灭活（pharmacological deactivation）或减活。如局麻药普鲁卡因在体内被酯酶水解后，失去活性；磺胺类药物在体内经乙酰化反应后，生成无活性的代谢物；氯丙嗪去甲基后的代谢产物去甲氯丙嗪，其药理活性较氯丙嗪弱，是典型的活性降低过程。

2. 代谢使药理作用激活或使药物活性增强 一些药物本身没有药理活性，在体内代谢后转化为有药理活性的物质；还有一些药物，为了掩盖气味、减少药物不良反应、改善生物利用度等，通过结构改造将其设计成前体药物，在体内经药物代谢酶转化为活性形式而发挥药理作用，称为活化（pharmacological activation）。如左旋多巴在脑内经脱羧酶代谢后转化为多巴胺，与多巴胺受体结合而发挥治疗作用；百浪多息并无抗菌作用，在体内偶氮还原酶的作用下被还原成磺胺后才具有抗菌作用。另外，一些药物的代谢产物较母体药物的药理作用更强，称为增活。如解热镇痛药非那西丁在体内转化为极性较大的代谢物对乙酰氨基酚，其解热镇痛作用比非那西丁明显增强。

3. 代谢使药理作用改变 有些情况下，药物的代谢物可能与其他受体系统结合，因此可能产生与母体药物的药理作用不同的生物活性。镇静剂地西泮在体内转化为 N - 去甲基及杂环羟基化代谢产物，代谢物具有抗惊厥作用；可待因在体内发生去甲基代谢后成为吗啡，前者主要为镇咳作用，后者主要为止痛作用。

4. 代谢可能产生毒性产物 一些药物本身没有毒性或毒性较低，经代谢后可能生成毒性代谢产物。如异烟肼在体内的代谢物乙酰肼可引起肝损伤；环磷酰胺的主要代谢物丙烯醛有较强的肝毒性，可引起肝细胞坏死。

5. 对药物体内处置的影响 一般情况下，药物在吸收部位的代谢会影响其生物利用度。如异丙肾上腺素和异烟肼在小肠中可分别发生硫酸结合和乙酰化，致使口服生物利用度降低。另外，药物的分布和排泄主要受药物极性的影响，代谢物一般较母体药物极性高，更有利于药物的排泄。如吗啡的脂溶性较高，可迅速分布至脑及脂肪丰富的组织；但生成葡萄糖醛酸结合物后，水溶性增强，不易进入脑组织，更易排出体外。

药物代谢直接影响药物的有效性和安全性，因此，掌握药物的代谢规律对于临床合理用药、给药途径设计、制剂处方优化等都有重要的指导意义。

三、药物代谢的部位与首过效应

（一）肝脏

药物代谢反应主要发生在肝脏内。肝脏中存在大量药物代谢酶并且血流丰富，因此成为最重要的药物代谢器官。肝脏位于人体右上腹部，由肝门静脉和肝动脉双向供血，有丰富的血管网。人体肝脏大约由 25 亿个肝细胞组成，肝细胞由细胞核、细胞质、线粒体、内质网、溶酶体、高尔基体等超微结构组成。

内质网（endoplasmic reticulum）是肝细胞中与药物代谢密切相关的细胞器，分为粗面内质网和滑面内质网两种。粗面内质网是蛋白质合成的主要场所；滑面内质网广泛分布于肝细胞质内，其数量是粗面内质网的 2~3 倍，其质膜上高度表达大量参与药物代谢、肝糖原合成与分解、脂肪代谢、激素代谢、解毒过程及胆汁合成等的酶系，因此，滑面内质网是肝细胞内药物代谢的主要场所。其他细胞器如线粒体、细胞质中也存在一些药物代谢酶系统。肝组织匀浆经高速离心后除去细胞核、线粒体，再经超速离心，沉淀下来的细胞内质网囊泡碎片即为肝微粒体（microsome），属亚细胞成分，其中含有大量药物代谢酶，称为肝微粒体酶系，常用于药物代谢研究。

（二）其他代谢部位

1. 小肠 除肝脏以外，小肠也是较广泛发生药物代谢的部位。胃肠道中存在消化酶和正常菌群产生的酶，主要包括氧化酶类、结合酶类和水解酶类。肠道中的药物代谢酶主要分布于上皮细胞，其中，绒毛尖端的活性最强。CYP3A4 在人类小肠壁中有较高水平的表达，许多临床常用药物可由 CYP3A4 代谢，这是口服生物利用度偏低的原因之一。水杨酰胺口服给药时的血药浓度及药–时曲线下面积比同样剂量静脉给药时要小得多，这是由于水杨酰胺约有 60% 以上在消化道黏膜中发生了结合反应，导致口服生物利用度降低。

2. 其他 代谢反应亦可在血浆、肺、肾、鼻黏膜、脑、皮肤、胎盘等其他组织中进行。肾脏中的药物代谢酶主要分布在肾皮质和肾髓质中，其含量和活性均明显低于肝药酶。肺脏也高度表达药物代谢酶，如 CYP450 酶、水解酶、结合酶等，在对化学异物、化学致癌物及肺毒素等的降解、解毒方面发挥重要作用。

（三）首过效应

药物在肝脏内的代谢一般发生在随体循环分布到肝脏的过程中，称为系统代谢。口服药物存在系统前代谢，有些药物在经过消化道时，由于各种消化酶以及各种肠道内微生物的作用，可能发生各种代谢反应，导致药物在肠道中代谢失活，此为消化道首过效应。而有些药物经胃肠道吸收后，入体循环之前先经肝门静脉进入肝脏，部分药物在肝脏内被代谢，出肝的药物再进入体循环，此为肝首过效应（hepatic first pass effect）。消化道首过效应与肝首过效应统称为系统前首过代谢。因此，给药剂型和途径的不同可以使药物的首过效应发生改变，使药物效应产生差别。涉及首过效应的部位主要有肠腔、肠壁和肝脏。肠腔内和肠壁上的消化酶、肠道正常菌群产生的酶均可使药物发生代谢，常使其生物利用度明显降低。有些药物的首过效应强烈，大部分被代谢而失去活性。如胰岛素口服经蛋白水解酶作用几乎完全失活；肠壁中的单胺氧化酶可使酪胺失效。首过效应受到酶浓度及血液速度的影响，肝脏内酶浓度越高，血流速度越快，首过效应就越明显。首过效应越强，进入血中的药物就越少，生物利用度越低。

肝提取率是反映肝首过效应的参数。自消化道吸收的药物经过门静脉入肝，由于肝脏的首过效应，最终出肝药物浓度低于入肝药物浓度，入肝浓度和出肝浓度的差值（$C_A - C_V$）与入肝浓度（C_A）之比即为肝提取率（extraction ratio，ER）。ER 也就是药物通过肝脏时从门静脉血中被清除的分数，其数值介于 0~1 之间，ER 值越大，说明肝首过效应越强。

肝提取率往往受多种因素的影响，如肝血流量、药物与血浆蛋白的结合率、药物与肝脏组织的亲和力、游离药物在肝细胞内的代谢能力和代谢途径、肝细胞内游离的药物进入胆汁等。对于肝提取率高的药物，肝血流量是主要的影响因素。而对于肝提取率低的药物，肝血流量对其影响不大，而血浆蛋白结合率的影响较大。对于中等肝提取率的药物，肝血流量和血浆蛋白结合率均有影响。肝提取率高的药物主要有利多卡因、去甲丙咪嗪、普萘洛尔、吗啡、硝酸甘油、阿普洛尔、哌替啶；肝提取率中度药物主要有奎尼丁、阿司匹林、去甲替林等；肝提取率较低的药物主要有地西泮、异烟肼、保泰松、洋地黄毒苷。

第二节 药物代谢酶与代谢反应

参加药物代谢反应的酶系统通常分为微粒体酶系和非微粒体酶系两类。微粒体酶系主要存在于肝脏的滑面内质网；非微粒体酶系除存在于肝细胞的胞质、线粒体等细胞器外，也广泛存在于血浆、胎盘、肾、肠黏膜等其他组织。哺乳动物肝微粒体中存在一类氧化反应类型极为广泛的氧化酶系，称为肝微粒混合功能氧化酶系统，或称细胞色素 P450 酶系（CYP450s），其引起的氧化反应特异性不强，且个体差异对其影响较大。

微粒体酶系可催化体内多种代谢反应，包括氧化－还原反应、环氧化反应、N－去烷基反应、O－去烷基反应、S－氧化和羟基化反应等。非微粒体酶系主要参与内源性物质及其结构类似物的代谢，少数药物的代谢也受其介导。如血浆中存在的酰胺酶、磷酸酶、胆碱酯酶等，细胞线粒体中存在的单胺氧化酶、脂肪族芳香化酶等，细胞胞浆中存在的磺酰基转移酶、谷胱甘肽 S－转移酶、N－乙酰化转移酶等均属于非微粒体酶系。

绝大多数药物代谢均是在细胞内药物代谢酶的催化作用下发生的；少数药物的代谢反应，如水解反应，可以在体液环境下自发进行。药物在体内的代谢反应是一个复杂的化学反应过程，通常可分为Ⅰ相反应（phase Ⅰ reaction）和Ⅱ相反应（phase Ⅱ reaction）两大类。Ⅰ相反应又称为引入官能团反应，一般是脂溶性较强的药物通过氧化、还原、水解、异构化等反应，生成含有–OH、–NH$_2$、–SH、–COOH 等极性基团的代谢物，为进一步发生Ⅱ相反应做准备。Ⅱ相反应即结合反应，在结合酶的作用下，药物或其Ⅰ相代谢产物的极性基团与内源性物质生成结合物，一般使药物的水溶性增大，有利于排泄，是药物的去毒化过程。

微课

一、氧化酶与氧化代谢反应

（一）氧化酶

1. 细胞色素 P450s 细胞色素 P450s（cytochrome P450s，CYP450s）主要存在于肝细胞的内质网膜上，其他细胞如小肠黏膜上皮细胞、肾上腺皮质细胞、肺泡上皮细胞等中也广泛存在。CYP450s 是一类分子量约为 45～55kDa 的血红蛋白类端基氧化酶，与还原型辅酶Ⅱ（nicotinamide adenine dinucleotide phosphate，reduced form，NADPH）、NADPH－CYP450 还原酶、分子氧及磷脂等共同组成混合功能氧化酶系统（mixed－function oxidases，MFOs），广泛参与药物的氧化代谢。

CYP450 酶的生物学特性主要包括以下几个方面：①CYP450 酶是一个多功能酶系，可催化至少 60 种代谢反应，因此，CYP450 酶可以在催化同一底物的同时产生不同的代谢产物。② CYP450 酶对底物结构的特异性不强，可代谢各种类型化学结构的底物。③CYP450 酶存在明显的种属、性别、年龄等差异，以种属差异表现最为明显。同一种属不同个体间由于遗传因素导致 CYP450s 基因表达上的差异造成酶活性存在较大的差异，因此，CYP450 酶存在多态性（polymorghism）。④ CYP450 酶具有可诱导性和可抑制性，许多外源性化学异物可通过一定的机制使 CYP450 酶的数量和活性明显增加，或者使其活性明显降低，这是造成代谢性药物相互作用的主要原因之一。⑤ CYP450 酶具有多型性，是一个超大家族，每种哺乳动物至少有 30 种 CYP450 酶。

CYP450s 催化药物氧化的机制如下。①药物（RH）首先与 CYP450 中的 Fe^{3+} 结合；②然后，NADPH－CYP450 还原酶与 NADPH 共同在氧化反应中起传递电子的作用，将一个电子转移到 Fe^{3+} 上，CYP450 中

的 Fe^{3+} 由此转变为 Fe^{2+}，同时使 NADPH 氧化为 $NADP^+$；③ 再与一分子氧结合；④ 经电子重排；⑤ 接受第二个电子转移链传递的另一个电子；⑥ 生成氧化型的代谢产物（ROH）和水，细胞色素 P450 重新再生为氧化型 CYP450（Fe^{3+}）。过程示意见如图 6-1。

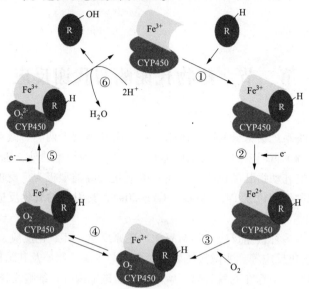

图 6-1 CYP450s 对药物氧化代谢的催化过程

CYP450s 催化氧化的反应式可简写如下：

$$NADPH + H^+ + O_2 + RH \xrightarrow{CYP450s} NADP^+ + H_2O + ROH \qquad (6-1)$$

目前已知 CYP450s 大家族至少有 12 个亚族，大约 90% 的临床常用药物主要由 CYP1、CYP2 和 CYP3 三个家族中的 CYP3A4、CYP1A2、CYP2C9、CYP2C19、CYP2D6 和 CYP2E1 等六种药物代谢酶介导代谢。其中，CYP3A4 是最重要的药物代谢酶之一，约占人体肝细胞 CYP450s 的 30%，参与约 50% 的临床药物代谢反应；其次是 CYP2D6，约占人肝 CYP450s 的 4%，参与约 25% 的临床药物代谢反应。

知识链接

CYP450s 的命名

CYP450s 为一类亚铁血红素－硫醇盐蛋白的超家族，因其还原状态（Fe^{2+}）能与 CO 结合。在 450nm 有最大吸收而得名。CYP450s 是一个大家族，根据其主要氨基酸序列的一致性进行分类，凡氨基酸同源性大于 40% 的酶视为同一家族，以 CYP 后标一阿拉伯数字表示，如 CYP3；有 55% 一致性的为同一亚族，在家族序号后加一大写字母，如 CYP3A；每一亚族中的单个 P450 酶，则再加上一个阿拉伯数字，如 CYP3A4。

---

2. 黄素单氧化酶 黄素单氧化酶（flavin-containing monooxygenases，FMOs）也存在于细胞的内质网膜上，与黄素腺嘌呤二核苷酸（flavin adenine dinucleotide，FAD）、NADPH 和分子氧共同组成氧化酶系统，主要催化含氮、硫、磷、硒和其他亲核杂原子药物的氧化。其催化氧化反应式可简写如下：

$$NADPH + H^+ + O_2 + RX \xrightarrow{FMOs} NADP^+ + H_2O + RXO \qquad (6-2)$$

式中，X 代表杂原子，RX 代表药物，RXO 代表氧化型代谢产物。

3. 单胺氧化酶 单胺氧化酶（monoamine oxidases，MAOs）是机体内参与单胺类物质代谢的主要酶类，主要分布于细胞的线粒体外膜，属于非微粒体酶系。由于单胺类物质（如多巴胺、儿茶酚胺、5-羟色胺、去甲肾上腺素、肾上腺素等）在机体内多具有重要的生理功能，MAOs 的作用十分重要。其催化氧化的反应式如下：

$$R-CH_2-NH_2 + O_2 + H_2O \xrightarrow{MAOs} RCHO + H_2O + NH_3 \qquad (6-3)$$

4. 其他　细胞质中的醇/醛脱氢酶可把醇/醛氧化为醛/羧酸；黄嘌呤氧化酶主要氧化嘌呤类药物。

（二）氧化反应

1. CYP450s 参与的氧化反应　CYP450s 可催化多种氧化反应，包括芳香环和脂肪链的羟基化、N-去烷基化、O-去烷基化、S-去烷基化、硫氧化、氮氧化等；硫氧化、氮氧化也可受黄素单氧化酶的催化。这些反应一般都是先引入羟基，有的继而再发生去烷基、环氧化、脱氨基等反应，所以从机制上都属于氧化反应。CYP450s 参与的主要氧化代谢反应见表 6-1。

表 6-1　CYP450s 参与的氧化反应

反应	举例	反应式
芳香环羟基化	利多卡因	
脂肪链羟基化	戊巴比妥	
N-去烷基化	安定	
S-去烷基化	6-（甲硫基）嘌呤	
O-去烷基化	非那西丁	
氧化脱氨基化	安非他明	
N-氧化	苯海拉明	

续表

反应	举例	反应式
S－氧化	酚噻嗪类	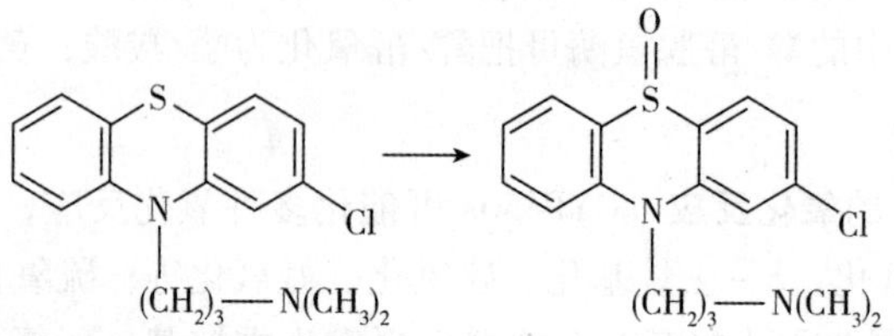

2. 醇和醛的氧化　一些结构中带有醇羟基、醛基的化合物可通过醇脱氢酶和醛脱氢酶进行氧化反应，醇脱氢酶存在于肝、肾及肺细胞的可溶性部分，可将醇氧化为醛，再由醛脱氢酶进一步氧化成酸。如肌肉松弛药麦酚生在醇/醛脱氢酶作用下被代谢成羧酸（图6－2）。

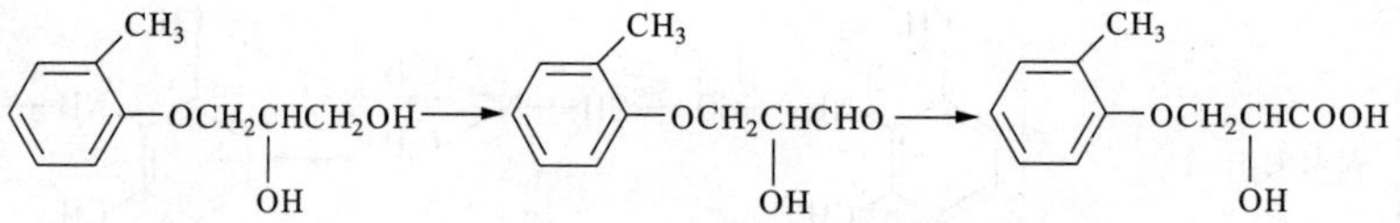

麦酚生

图6－2　麦酚生的氧化代谢反应

知识拓展

乙醇，俗称酒精，是各种酒类的主要成分。人体摄入酒精后，仅有极少部分通过汗液、尿液及呼吸道以原型排出体外，而绝大部分酒精则主要在肝脏中进行代谢，主要是在醇脱氢酶作用下转化为乙醛，再由醛脱氢酶转化为乙酸，进一步氧化成二氧化碳和水排出体外。因此，人的酒量大小与其体内醇脱氢酶和醛脱氢酶的数量有关。有的人酒量大，是由于其体内这两种酶含量较高，能将乙醇迅速转化掉而不会出现醉酒；但有的人饮酒过后很快就出现皮肤充血、面部发热、心动过速、心律不齐、胸闷、气短、心悸、头晕、恶心、呕吐，伴随血压下降等情况，称之为酒精不耐受。其主要原因是体内的醛脱氢酶缺乏，导致乙醛不能迅速转化而在体内蓄积出现中毒症状，对人体内的组织器官如胃、肠、肝及神经系统等造成严重损害。

3. 胺的氧化　单胺氧化酶（MAOs）和二胺氧化酶（diamine oxidases，DAOs）可使胺基化合物氧化为醛，醛再通过其他氧化酶被氧化成酸。MAOs是线粒体酶，特别多见于肝、肾、肠和神经组织。它的底物包括苯乙胺、酪胺、儿茶酚胺（多巴胺、肾上腺素等）和色氨酸衍生物（色胺、5－羟色胺等）。如5－羟色胺在单胺氧化酶的作用下生成5－羟吲哚乙醛，再继续氧化成5－羟吲哚乙酸（图6－3）。

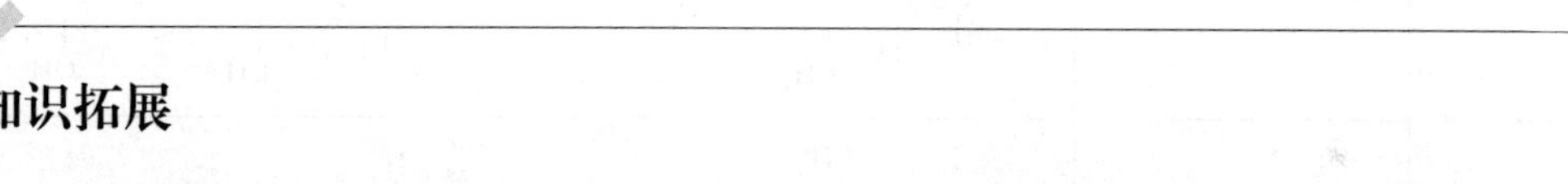

5-羟色胺　　5-羟吲哚乙醛　　5-羟吲哚乙酸

图6－3　5－羟色胺的氧化代谢反应

4. 嘌呤类的氧化　黄嘌呤氧化酶可氧化含嘌呤基的物质如6－巯基嘌呤、茶碱、咖啡因、可可碱等，生成相应的尿酸衍生物。茶碱可氧化为二甲基尿酸和甲基尿酸（图6－4）。

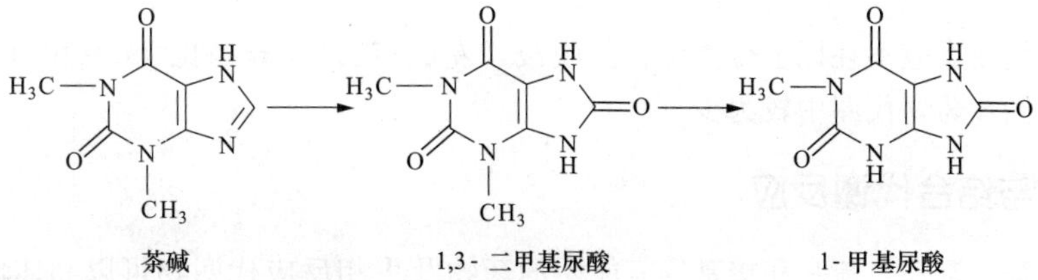

图 6-4 茶碱的氧化代谢反应

二、还原酶与还原代谢反应

还原反应在药物代谢反应中较少见，含有羰基、羟基、硝基和偶氮基等官能团的药物可能发生还原反应。体内能催化还原反应的酶系主要包括乙醇脱氢酶、NADPH-CYP450 还原酶、醇醛酮还原酶、醌还原酶、偶氮还原酶等。

羰基化合物可通过醛酮脱氢酶还原为醇；偶氮化合物、硝基化合物还原为相应的伯胺；但脂肪族硝基化合物不能被还原，只能脱硝基生成亚硝酸类。如氯霉素还原为胺基代谢物（图 6-5）。

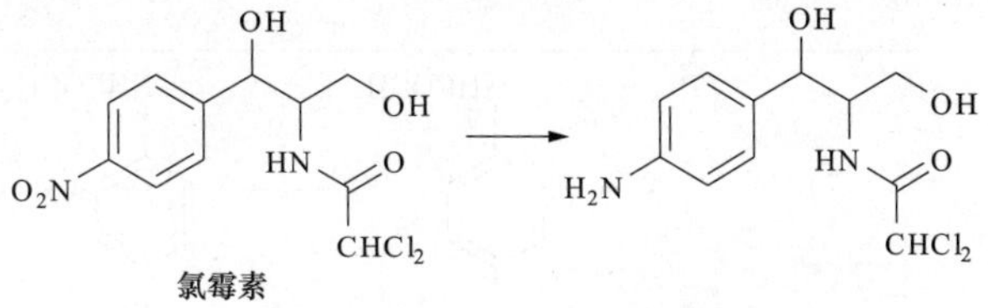

图 6-5 氯霉素的还原代谢反应

三、水解酶与水解代谢反应

（一）酯酶和酰胺酶催化的水解反应

酯酶和酰胺酶主要存在于血浆和肝中，在体内可水解羧酸酯、硫酸酯、磷酸酯、酰胺等。有些药物可通过制成酯类前药的方式来改善药物的溶解度、稳定性、生物利用度或延长作用时间等，酯酶在这些前药的活化中起重要作用。普鲁卡因主要由血浆中的酯酶水解后生成相应的醇和羧酸而失去活性（图 6-6）。

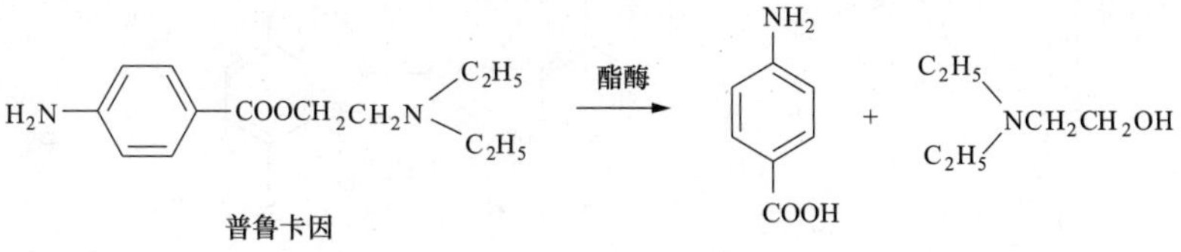

图 6-6 普鲁卡因的水解代谢反应

（二）环氧化物水解酶催化的水解反应

环氧化物水解酶（epoxide hydrolases，EHs）主要分布于肝细胞内质网及细胞质中，可将环氧化物水解为二羟基化合物，在环氧化物的代谢、解毒中发挥重要的作用（图 6-7）。

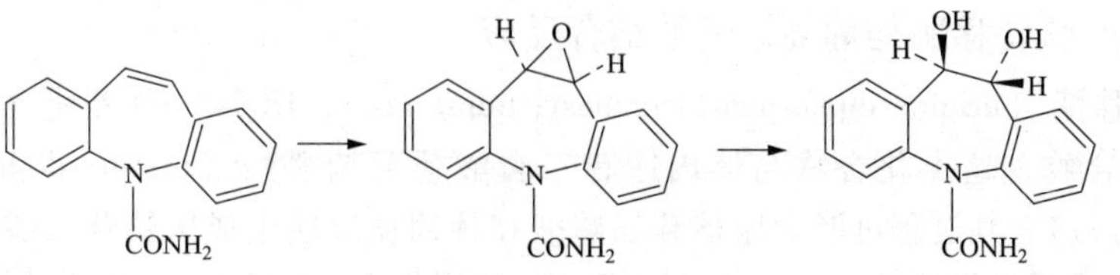

图 6-7 卡马西平的水解代谢反应

其他一些Ⅰ相代谢反应不在以上分类中，如脱羧（左旋多巴）、异构化（α-甲基芴2-醋酸）等也属于Ⅰ相反应，它们在药物代谢中较为少见。

四、转移酶与结合代谢反应

结构中含有羟基、氨基、巯基和羧基等官能团的药物及Ⅰ相反应代谢物可以和体内一些内源性物质发生结合，生成结合型代谢物（见表6-2）。这些内源性物质主要包括葡萄糖醛酸（glucuronic acid，GA）、硫酸、甘氨酸、谷胱甘肽、醋酸、乙酰辅酶A等，其活性供体与特异性转移酶共同参与结合反应，生成的结合物通常没有活性，极性较大，易从机体排出体外。

表6-2 结合反应

反应	举例	反应式
葡萄糖醛酸结合反应	萘普生	
硫酸结合反应	对乙酰氨基酚	
甘氨酸结合反应	水杨酸	
谷胱甘肽结合反应	萘	
乙酰化结合反应	磺胺	
甲基化结合反应	去甲肾上腺素	

（一）葡萄糖醛酸转移酶与葡萄糖醛酸结合反应

葡萄糖醛酸转移酶（uridine diphosphoglucuronosyl transferases，UGTs）可催化含羧基、羟基、胺基、硫醇基等基团的化合物，这类化合物与体内尿苷二磷酸葡萄糖醛酸（uridine diphosphoglucuronic acid，UDPGA）发生结合反应。其过程可能为尿核苷三磷酸和葡萄糖反应生成尿核苷二磷酸葡萄糖（UDPG），UDPG进一步氧化生成活性供体 UDPGA，然后在 UGTs 的催化下，UDPGA 和药物结构中的功能基团结合生成葡萄糖醛酸结合物。可发生葡萄糖醛酸结合反应的基团主要有 $-OH$、$-COOH$、$-NH_2$ 和 $-SH$ 等，结合反应的产物种类有醚型、酯型、$N-$型和 $S-$型葡萄糖醛酸苷类。葡萄糖醛酸结合反应是各种外源性或内源性物质灭活的重要途径，反应后，其水溶性大大增加，易通过肾脏排出体外，对药物的消除有重要作用。UGTs 是一个超家族，依据其核苷酸序列的相似性分为 UGT1、UGT2、UGT3 和 UGT8 四个基因家族。其中，UGT1 主要参与酚和胆红素的代谢；UGT2 主要参与类固醇的代谢；UGTs 广泛分布于肝脏、肠道、肾脏等组织器官。

（二）磺基转移酶与硫酸结合反应

磺基转移酶（sulfotransferases，SULTs）是机体催化多种含羟基、氨基等内源性和外源性化学物质发生硫酸化代谢反应的关键酶，由 SULT1 和 SULT2 两个亚族组成。SULT1 主要参与酚类物质的代谢，在肝脏中表达量较高；SULT2 主要参与类固醇的代谢，主要分布于肾上腺皮质、肝脏及肾脏。

硫酸结合反应的机制类似于 GA 结合，先由 ATP 和硫酸根离子在 Mg^{2+} 和酶的参与下，反应生成硫酸的活性供体腺苷 $-5-$磷酸硫酸酯（APS）或磷酸腺苷 $-5-$磷酸硫酸酯（PAPS），然后在磺基转移酶的作用下，与药物结构中的功能基团结合生成硫酸结合物（sulfamate）。药物分子结构中的羟基和氨基可发生硫酸结合反应，硫酸与羟基结合生成硫酸酯、与氨基结合生成氨基磺酸酯，如苯胺和磺胺类药物与硫酸结合生成相应的氨基磺酸酯。

（三）谷胱甘肽 $S-$转移酶与谷胱甘肽结合反应

谷胱甘肽 $S-$转移酶（glutathione $S-$transferases，GSTs）可催化机体内某些内源性及外源性亲电性化合物与还原型谷胱甘肽（GSH）的结合反应，有利于亲电性疏水药物的排泄。药物经 Ⅰ 相反应后的代谢物一般具有强亲核性，可与细胞生物大分子重要成分发生共价结合，对机体造成损害。在 GSTs 的作用下，药物可与谷胱甘肽结合形成非毒性结合物，经尿和胆汁排泄，可免于发生上述共价结合，起到解毒作用；也可在肽转移酶和肽酶的作用下脱去谷氨酸和甘氨酸，然后发生 $N-$乙酰化后再排泄。

（四）甲基转移酶、$N-$乙酰转移酶与甲基化、乙酰化代谢反应

机体内的甲基转移酶主要有儿茶酚 $-O-$甲基转移酶（catechol $-O-$methyltransferases，COMTs）和巯嘌呤甲基转移酶（thiopurine methyltransferases，TPMTs），分别催化儿茶酚胺类化合物和嘌呤类化合物等发生甲基化代谢。$N-$乙酰转移酶（$N-$acetyltransferases，NATs）可催化体内含氨基的化合物发生乙酰化代谢，对含氮外源性物质在体内的生物转化、活化及降解都有重要作用。与其他结合反应不同的是，甲基化与乙酰化的代谢产物极性减弱，往往使排泄减慢。

一些内源性物质如去甲肾上腺素、组胺等可发生甲基化代谢，少数药物在非特异性甲基转移酶的作用下也可发生甲基化。甲基的活性供体是 $S-$腺苷甲硫氨酸（SAM），在甲基化转移酶作用下发生结合反应，甲基化结合部位通常为药物结构中的 N、O、S 等杂原子上。

含氨基的药物易发生乙酰化代谢，芳胺类更易发生乙酰化代谢，脂肪族氨基、肼基、磺酰胺基次之。乙酰基的活性供体是乙酰辅酶 A（acetyl $-CoA$），在 NATs 的催化下，乙酰基转移到药物分子上。一般来说，药物的乙酰化后水溶性降低，如磺胺类药物乙酰化代谢物溶解度降低，易发生尿路结晶而引起肾结石，其中尤以磺胺噻唑最易发生。NATs 在人群中的表达存在基因多态性，并呈现一定的种族差异。如抗结核药异烟肼在体内先通过 NATs 发生乙酰化结合反应，再水解成乙酰肼，该化合物对肝脏有毒性。因此，NATs 的基因多态性与异烟肼导致的肝损伤有密切关系。

综上所述，药物在体内的代谢过程是非常复杂的，药物在体内并不只发生一种类型的代谢反应，有些药物可能同时发生多种代谢反应，可能仅发生 Ⅰ 相反应或 Ⅱ 相反应，也可能两相反应都发生。镇静催眠药地西泮在体内主要发生 $N-$去甲基和杂环羟基化的氧化反应，分别生成去甲西泮（M_1）和替马西泮（M_2）。M_1 和 M_2 均可被继续代谢为奥沙西泮（M_3）。羟基化代谢物 M_2、M_3 又可继续发生葡萄糖醛酸结合反应，生成 M_4 和 M_5。代谢物 M_1、M_2、M_3 均有与地西泮相似的药理活性，而 M_4 和 M_5 则无药理活性（图 $6-8$）。

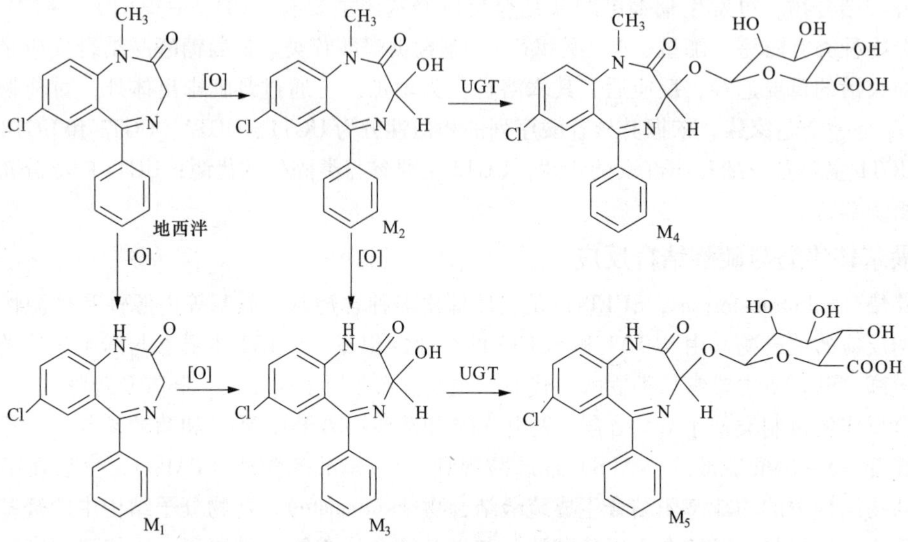

图 6-8 地西泮的体内代谢途径

第三节 影响药物代谢的因素

影响药物代谢的因素主要是来自机体的生物因素和药物相关的剂型因素。生物因素包括种属、种族、个体差异、年龄、性别、疾病等；药物的剂型因素包括给药途径、剂量、剂型、光学异构体、药物相互作用等。此外，饮食、生活习惯及环境因素都会对药物代谢产生一定的影响。

一、生物因素

（一）种属、种族、个体差异与基因多态性

1. 种属差异 研究表明，药物代谢在人体和实验动物间存在种属差异（species differences），也称为物种差异。不同种属的 CYP450 同工酶的组成是不同的，因此，同一药物在不同种属的动物和人体内的代谢途径、代谢产物以及代谢程度也可能是不同的，这也必然会导致其在不同种属的动物和人体内的药效和毒性存在一定的差异。如苯丙胺在大鼠体内的代谢是发生羟基化，在兔子体内是脱氨基反应，而在人体内主要以原型脱氨基化物通过尿液进行排泄。羟基保泰松在人体内的代谢速率比犬体内低 140 倍。因此，在进行药物的临床前药效和安全性评价时，应尽可能选择与人体种属差异小的实验动物，从而为药物的临床研究和上市后的安全性评价提供更为可靠的参考。

2. 种族及个体差异 在不同人种的人群间的差异即为种族差异（ethical differences）；在同一种族的人群中存在的差异即为个体差异（individual differences）。造成种族差异和个体差异的原因主要是在种族间、个体间由遗传学因素和非遗传学因素不同导致的药物代谢酶表达和活性的差异。非遗传学因素主要与年龄、性别、病理生理状况、营养状态以及环境因素等有关。遗传学因素主要由种族或家族遗传特性决定，某些个体可能缺乏某些药物代谢酶或其酶活性低，即存在药物代谢酶基因多态性。

3. 基因多态性 通常把在遗传上缺乏维持生命非必需的代谢酶、酶活性低或具有异常蛋白质组分称之为药物代谢酶基因多态性或药物代谢酶基因遗传多态性（pharmcogenetic polymorphism）。其主要原因是编码药物代谢酶的基因遗传序列的变异。若其基因突变频率在人群中超过 1%，则认为该酶具有基因多态性。药物代谢酶的基因多态性对临床用药及药物研发均有重要影响。

药物代谢酶基因多态性一般可产生 4 种不同的代谢表型，即超强代谢型（ultra-extensive metabolizer,

UM)、强代谢型（extensive metabolizer，EM）、中等代谢型（intermediate metabolizer，IM）和弱代谢型（poor metabolizer，PM）。超强代谢型是指少数个体因携带有功能增强的等位基因或多拷贝正常等位基因，使酶活性明显增强的情况；强代谢型是正常人群的代谢表型，是纯合子正常等位基因（野生型）产生的正常酶表达；中等代谢型是指携带两个活性减弱的等位基因或携带一个正常等位基因和一个功能缺失基因，使相应酶活性减弱的情况；弱代谢型是指因携带两个功能缺失或活性明显降低的等位基因（突变型）而使酶活性缺乏的情况。强代谢型会造成药物在体内迅速代谢，使药效降低而达不到治疗效果；慢代谢型则造成药物在体内代谢缓慢而蓄积，可能引发毒性反应。药物代谢酶的基因多态性是造成药物代谢种族差异和个体差异的主要因素。

主要的药物代谢酶 CYP1A2、CYP2C9、CYP2C19、CYP2D6、CYP2E1 和 CYP3A4 等 6 种亚型中，CYP3A4 相对保守；CYP1A2 和 CYP2E1 的基因多态性对代谢的影响及其临床意义尚不够明确；而 CYP2C9、CYP2C19 和 CYP2D6 的基因多态性对酶活性有显著影响，使某些药物代谢存在显著的种族和个体差异。常见的药物代谢酶基因多态性在中国人和白种人中的分布情况见表6-3。

表 6-3 CYP2C9、2C19 及 2D6 在中国人和白种人中代谢表型的差异

药物代谢酶	代谢表型	中国人	白种人（高加索人）
CYP2C9	EM	约95%	65%~70%
	IM	3.5%~4%	23%~30%
	PM	约0.04%	1%~6%
CYP2C19	UM	<1%	约3%
	EM	约50%	64%~74%
	IM	约25%	24%~32%
	PM	10%~23%	2%~5%
CYP2D6	UM	约1%	约1.3%
	EM	约30%	约70%
	IM	50%~67%	约20%
	PM	0.13%~0.8%	约6%

除 CYP450s 以外，N-乙酰转移酶、醇/醛脱氢酶、胆红素葡萄糖醛酸转移酶（UGT1A1）、巯嘌呤甲基转移酶、谷胱甘肽 S-转移酶等都存在基因多态性。抗结核药异烟肼的药动学存在较大的种族差异和个体差异，白人和黑人中快、慢代谢者比例相当，而亚裔人和爱斯基摩人中快代谢者居多，具体见图6-9。

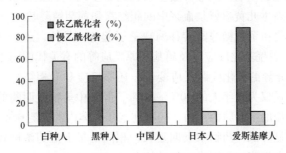

图 6-9 不同人种异烟肼快慢乙酰化代谢型分布情况

药物代谢酶的基因多态性主要影响药物或活性代谢物的药动学过程，影响其血药浓度和药动学参数，会产生较大个体差异，从而影响药物的有效性和安全性。

> **知识链接**
>
> ### 药物代谢酶基因多态性对临床用药的影响
>
> **1. 影响血药浓度和药动学参数**　在弱代谢者体内，药物代谢酶基因发生突变，催化活性显著降低甚至失活，受该代谢酶催化的药物的代谢速率会显著减慢，血药浓度异常升高，半衰期延长。
>
> **2. 影响前药的活化**　对于一些需要通过代谢进行活化的药物，如氯吡格雷，在超强代谢型人群中，严重不良反应发生率明显增加，而在弱代谢者体内的药效明显下降。
>
> **3. 影响个体差异**　约有25%的药物效应个体差异来自药物代谢酶的基因多态性导致的药动学改变。由于药物代谢酶多态性分布存在种族差异，其对不同人群药物代谢个体差异的影响程度也不同。
>
> **4. 对给药剂量的影响**　在确定临床治疗方案时，对已确定的与药物反应具相关性的基因多态性的检测可作为患者初始用药剂量设计的依据，从而缩短获得稳定剂量的时间，实现基因导向的个体化给药。
>
> **5. 对药物效应与毒性的影响**　对那些治疗窗小、由药物代谢酶灭活的药物，弱代谢者可能产生明显的毒性作用；而对那些需药物代谢酶激活而产生药理作用的前体药物来说，弱代谢者则可能发生药物效应降低。

（二）性别

药物代谢存在一定的性别差异，如肝微粒体酶的活性有性别差异，一些结合反应以及乙酰化、水解反应等也被发现存在性别差异，且其在动物体内的差异较人体内的差异更明显。CYP2A2、CYP2C11、CYP2C13和CYP3A2为雄性大鼠所特有，CYP2C12为雌性动物所特有。因此，药物在不同性别大鼠体内的代谢方式和代谢产物表现出明显的性别差异。性别对药物代谢的影响主要受激素的控制，在哺乳动物中，一般雄性动物代谢较雌性动物快。多数药物在人体内的代谢并没有明显的性别差异。但利多卡因在女性体内的半衰期相转于男性明显延长，阿司匹林在女性体内的血药浓度明显高于男性，表现出明显的性别差异。

（三）年龄

年龄对代谢的影响在新生儿和老年人体内表现得尤为突出，由于机体的生理功能（肝、肾功能）与年龄密切相关，儿童和老年人对药物的代谢能力常常低于成年人。

新生儿肝内质网的形成还不完全，药物代谢酶活性低，CYP450s的活性约为成年人的50%，药物的Ⅰ相代谢速率较低，并且缺乏某些同工酶，用药时往往在血药浓度较高、药效较强，甚至产生毒性。Ⅱ相代谢的葡萄糖醛酸转移酶直至出生后一周才开始生成，约3岁时达到正常水平，所以新生儿的葡萄糖醛酸结合反应能力非常有限。新生儿黄疸就是血浆中的胆红素和葡萄糖醛酸结合不充分而影响其排泄所致。氯霉素所致的灰婴综合征也是由葡萄糖醛酸转移酶缺乏引起的。另外，还发现新生儿肝脏中参与羟基化反应、N - 脱甲基反应、O - 脱烷基化反应以及硝基还原反应等的有关代谢酶也不完备。

在老年人中，CYP450s介导的氧化代谢反应变慢，还原反应和Ⅱ相结合反应速率基本不变。老年人的肝细胞数量减少，肝血流量仅为青年人的40% ~ 50%，肝脏中药物代谢酶的含量和活性均有不同程度的降低，这是其药物代谢减慢的主要原因。由于药物在老年人体内的代谢比青年人慢，加之肾功能减退，老年人对药物的清除能力明显降低，药物半衰期延长，相同剂量下血药浓度较高，容易引起不良反应和毒性，因此，一般建议老年人用药应服用成人剂量的3/4 ~ 1/2。

（四）疾病

肝脏是药物的主要代谢器官，肝脏发生病变可能会使肝药酶活性降低、肝血流量下降、血浆蛋白结合率降低（低蛋白血症）、肝组织对药物的结合能力改变等，最终导致生物转化能力降低。首过效应大的药物受肝功能状态影响也较大。

1. 病毒性肝炎　甲型肝炎患者的CYP2A6活性显著下降，且在儿童中更甚。慢性活动性丙型肝炎患者 CYP2D6 和 CYP3A4 的活性显著下降，经干扰素和利巴韦林联合治疗 1 个月后，活性恢复，提示经抗病毒药物治疗后，应用 CYP2D6 和 CYP3A4 的底物时，药物剂量无须调整。

2. 肝硬化 一般情况下，肝硬化比其他肝脏疾病对药物代谢的影响更大。肝硬化对 I 相代谢有抑制作用，但葡萄糖醛酸转移酶的活性不受肝硬化和慢性肝病的影响。例如，地西泮的去甲基化反应和普萘洛尔的氧化反应受影响非常显著。奥沙西泮、罗拉西泮由于其代谢反应主要是葡萄糖醛酸化的结合反应，在肝硬化病人中并不受影响。肝硬化患者的 CYP3A4 活性、含量和基因表达显著下降；慢性活动性肝炎和代偿期肝硬化患者的 CYP1A2 和 NAT2 的活性显著降低。

3. 酒精性肝病 乙醇对肝药酶活性的影响呈现双向性。短时间内大量饮酒，乙醇通过直接竞争性结合 CYP2E1 产生酶抑制作用；乙醇慢性中毒者肝细胞内质网增生，CYP2E1 的数量和活性均增加。

4. 胆汁淤积 肝内胆汁淤积患者的 CYP450s 含量和 CYP2E1 显著受损，且下降程度与血清总胆红素、胆汁酸浓度相关。

肾脏是药物及其代谢物的主要排泄器官。尽管多数药物的代谢物是无药理活性的，但若在体内过量蓄积，可能干扰母体药物与血浆蛋白的结合，从而改变药物在体内的分布特征。另外，许多药物在体内主要以形成葡萄糖醛酸结合物的方式进行消除，肾功能受损后，结合型代谢物不能及时排泄，也可能导致葡萄糖醛酸结合物的分解、形成肝肠循环或葡萄糖醛酸化过程被抑制。

（五）饮食

1. 蛋白质、脂肪、糖的影响 食物蛋白对药物代谢的影响较为重要。蛋白质缺乏可使肝细胞分化减慢，同时细胞色素 P450s 及 NADPH – CYP450 还原酶活性下降，故能影响药物的代谢。磷脂是细胞内质网的主要成分，又是维持混合功能氧化酶作用的重要组成部分。食物中缺少亚油酸或胆碱类化合物等，都可能直接影响微粒体中磷脂的含量，进行影响混合功能氧化酶的功能，最终影响药物的代谢。一些研究证明，葡萄糖可降低某些药物代谢酶的活性，但并不是主要的影响因素。

2. 微量元素的影响 微量元素如钙、锌、镁、硒等长期缺乏可使细胞色素 P450s 活性降低而影响药物的代谢。研究发现，缺铁时，CYP450s 的含量无明显变化，缺铁可使内质网膜较为稳定，故能增加一些药物的代谢；铁过多反而会破坏内质网上的脂质而使混合功能氧化酶的作用受影响。

3. 维生素的影响 水溶性维生素是很多生化反应的辅酶，如维生素 B_2 是各种黄素酶辅基的重要组成成分，主要起氢传递体的作用。维生素 PP 的体内活性形式是 NAD^+ 和 $NADP^+$，是体内多种脱氢酶的辅酶，起传递氢的作用。泛酸的体内活性形式辅酶 A 是酰基转移酶的辅酶，参与酰基的转移作用。维生素 B_{12} 的体内活性形式为甲基钴胺素，参与体内的甲基转移作用。维生素 C 可参与氧化还原反应和羟基化反应。研究发现，缺乏维生素 B_2 时，肝及肠道细菌中的偶氮还原酶活性下降，口服维生素 B_2 即可恢复。

4. 其他 葡萄柚汁（grapefruit juice）中的黄酮类成分柚苷和二羟佛手苷亭能选择性抑制小肠的 CYP3A4 酶，可抑制药物的肠首过代谢、提高口服生物利用度，特别对由 CYP3A4 代谢的药物影响显著，如非洛地平、硝苯地平、奎尼丁、氨氯地平、茶碱、泼尼松、醋硝香豆素等。

（六）生活习惯和环境因素

酒精能诱导肝微粒体酶系，使其增生、活性增强。长期嗜酒的人服用正常剂量的苯妥英钠往往不能有效控制癫痫的发作；长期大量酗酒可能导致酒精性肝病，损伤肝功能，使代谢能力降低。烟草中的尼古丁等成分对药物代谢酶有一定诱导作用。

环境中存在多种能影响药物代谢的物质，如放射性物质、重金属、工业污染物、杀虫剂和除草剂等。动物长期接触铅可诱导 CYP450s，而短期与铅接触则会降低药物代谢能力。长期摄入无机汞可能诱导药物代谢，而有机汞则抑制药物代谢。2，3，7，8 – 四氯二苯二噁英（TCDD）是一种多环类工业污染物，对 UDP – 葡萄糖醛酸转移酶和谷胱甘肽 – S – 转移酶有诱导作用。

二、药物因素

（一）给药途径和首过效应对药物代谢的影响

1. 首过效应的影响 给药途径对药物代谢的影响主要表现在药物的首过效应，首过效应包括胃肠道的首过效应和肝首过效应两个方面。口服药物在消化道运行的过程中被各种消化酶和肠道菌群产生的酶代谢一定剂量，吸收后的药物经门静脉通过肝脏时被肝药酶代谢一定的剂量，致使进入体循环的原型药量减少，最终影响药效。首过效应可以通过改变药物剂型或给药途径完全或者部分避免。例如，可以采用直肠下部给药等方式，使药物不经过上消化道吸收和肝脏首过，直接进入体循环，从而减少首过效应导致的损失。其他非胃肠道给药途径制剂如经皮给药的贴剂、经呼吸道吸入或鼻腔黏膜吸收的气雾剂和粉雾剂、经口腔黏膜吸收的口腔黏附片和舌下给药制剂等，均可通过避免首过效应来提高生物利用度。硝酸甘油因其首过效应极强，口服基本无效，临床上采用舌下、黏膜、皮肤给药等方式。对于口服首过效应较大的药物，临床上也可以通过增加给药剂量、瞬时饱和首过代谢酶的方法来提高口服生物利用度。异丙肾上腺素采用静脉注射、雾化吸入和口服三种不同给药途径给药时，其用量比为 1∶20∶1000。口服给药时，大部分异丙肾上腺素在肠壁中发生硫酸结合反应，少量在肝脏中被甲基化，这是导致其口服药效差的主要原因。因此，异丙肾上腺素不宜口服，目前主要是制成注射剂、气雾剂和舌下给药制剂。

2. 给药途径的影响　药物经不同途径或方法给药，所经历的代谢反应类型有可能不同，代谢物的组成比例也会有差异，这主要与药物代谢酶在体内的分布以及局部器官和组织的血流量有关。如静脉注射特布他林后，原型药物占尿中总排泄量的 70% ~ 90%，硫酸结合物占 10% ~ 30%；而口服给药后，特布他林在肠道内也可发生硫酸结合反应，硫酸结合物的比例明显增加，约占尿中总排泄量的 70%。口服普萘洛尔后，在体内可检测到的代谢物为 4 – 羟基普萘洛尔和萘氧乳酸；静注时，则主要生成萘氧乳酸。4 – 羟基普萘洛尔与普萘洛尔的药理作用相同，而萘氧乳酸没有活性，且口服时 4 – 羟基普萘洛尔与母体药物浓度相当，因此，该药物口服给药的药理作用比静注强。

（二）剂量和剂型对药物代谢的影响

1. 剂量的影响　药物在体内的代谢大多是在代谢酶的作用下进行的，药物在体内的代谢能力取决于代谢酶的活性和数量。通常，药物代谢随着给药剂量的增加而加快；但是给药剂量过大时，由于体内药物代谢酶的数量是有限的，当药物代谢酶瞬时接触大剂量药物，药物代谢可能存在饱和现象，尤其是体内含量和表达量较少的药物代谢酶，如磺基转移酶和谷胱甘肽 S – 转移酶，在药物剂量较低时就可能达到饱和。药物代谢酶的饱和现象对药物的疗效及安全性有重要影响。当给药剂量达到一定水平而使药物代谢酶达到饱和时，药物代谢速率达到最大值后不再增加，血药浓度将急剧增加，生物半衰期明显延长，呈现典型的非线性药动学特征，临床上可能出现严重的中毒反应。药物代谢酶的饱和现象受多种因素如肝功能、合并用药等的影响，因此要及时调整给药方案，以达到合理用药的目的。

代谢的饱和现象还可能影响药物代谢物的比例。阿司匹林在体内主要发生甘氨酸结合反应，多剂量给药后，甘氨酸结合反应达到饱和，随着阿司匹林血药浓度不断累积增大，甘氨酸结合物浓度保持相对恒定，并未随之增大，见表 6 – 4。

表 6 – 4　多次口服不同剂量阿司匹林后原型药物和甘氨酸结合物的血浆浓度

服药天数	剂量（g/d）	平均血药浓度（μg/ml）	
		阿司匹林	水杨酰甘氨酸
1	2.4	6.0	0.163
4	2.4	12.1	0.189
7	2.4	11.2	0.228
8	2.4	—	—
9	7.2	—	—
12	7.2	38.8	0.160
15	7.2	41.8	0.188

2. 剂型的影响　口服同一药物不同剂型后，崩解溶出速率的差异导致了其首过代谢的差别，亦可影

响代谢物的组成和比例。例如，口服水杨酰胺溶液剂、混悬剂和颗粒剂各 1 g 后，尿中硫酸结合物的排泄量有差异。服用颗粒剂后，尿中硫酸结合物排泄量最多（约占剂量的73%），混悬剂次之（约占剂量的32%），溶液剂最少（约占剂量的30%）。这是由于混悬剂和溶液剂口服后，药物迅速溶解分散到胃肠道黏膜表面被吸收，易使吸收部位的磺基转移酶饱和；而颗粒剂服用后，药物逐渐溶出后才能扩散到达黏膜表面被吸收，不易出现硫酸结合反应的饱和状态，体内形成硫酸结合物的比例较高，其尿中排泄比例也较高。

（三）药物的光学异构特性对药物代谢的影响

许多药物存在光学异构现象，临床用药多数以消旋体或对映体混合物的形式应用，仅有少数药物以单纯光学异构体的形式应用。研究表明，体内的大分子物质（蛋白、酶、受体、DNA 等）对药物存在立体选择性，药物因而表现出不同异构体药理活性和毒副作用的差异。如左旋氧氟沙星的药理作用是消旋体的 2 倍，而右旋氧氟沙星是产生药物不良反应的主要成分，因此，目前临床应用左旋氧氟沙星居多。

手性药物对映体代谢途径具有立体选择性，右旋黄皮酰胺（Clau）的优势代谢途径是 4 位羟化，产生 4 – OH – Clau；而左旋黄皮酰胺的优势代谢途径为 7 位羟化和 5 位羟化，分别产生 7 – OH – Clau 和 5 – OH – Clau，表明 Clau 对映体有底物立体选择性差异，且不同代谢途径的立体选择方向不同。

药物代谢酶对手性药物对映体的代谢具有立体选择性，不论是肝微粒体代谢酶还是非微粒体代谢酶，其对对手性药物的对映体代谢都表现出立体选择性。奥美拉唑为 R – 和 S – 对映体的消旋体，R 构型代谢过程中约 98% 是 CYP2C19 介导的羟基化、去甲基化代谢，仅有约 2% 由 CYP3A4 介导代谢为砜类代谢物，总体代谢速率较高；S 构型则约有 73% 由 CYP2C19 介导代谢，27% 由 CYP3A4 催化代谢，总体代谢速率较低；经手性拆分的 S 构型即埃索美拉唑的体内代谢速率降低、持效时间延长，且可降低因 CYP2C19 基因多态性带来的用药风险，减少不良反应的发生。

研究还发现，对映体在生物体内可以相互转化，这种手性转化主要发生在肝脏，其次在肾和胃肠道。在研究手性药物的代谢时，研究对映体在体内的相互转化是很重要的，可了解对映体是否转化为另一对映体而减慢另一对映体的消除甚至使其蓄积。如布洛芬的药理作用主要来自 S 构型，在体内，R 构型可部分转变为 S 构型，临床上使用消旋体不易准确控制剂量；使用布洛芬的 S 构型能够准确定义剂量，且可避免非活性对映体的潜在毒副作用。

（四）药物代谢酶的诱导与抑制

药物用于人体后，可能对药物代谢酶产生诱导或抑制作用，必然会影响自身或合并使用的其他药物的代谢。药物对代谢酶的诱导和抑制作用是引起临床药物相互作用的重要原因之一。

1. 酶诱导作用 很多外来化学异物（包括药物）重复应用后，能够促进某些药物代谢酶的过量生成或抑制酶的降解，从而促进自身或其他药物的代谢，通常会导致药物的药理作用减弱甚至失效。这种作用称为酶诱导作用（induction），也叫作促进代谢作用。这类化合物称为酶诱导剂（inducer）。

不同的药物可能诱导不同的酶系，临床常见的酶诱导剂有巴比妥类、卡马西平、乙醇、氨鲁米特、灰黄霉素、氨甲丙酯、苯妥英、格鲁米特、利福平、保泰松等（表 6 – 5）。

表 6 – 5 常见的酶诱导剂

分类	诱导剂	易受影响的药物
CYP1A1	3 – 甲基胆蒽	多环碳氢化合物
CYP2A6 CYP2C9	巴比妥类	巴比妥类、氯霉素、氯丙嗪、可的松、香豆素类、洋地黄毒苷、雌二醇、苯妥英
CYP2C9 CYP2C19 CYP3A4	利福平	香豆素类、地高辛、糖皮质激素、普萘洛尔、口服避孕药
CYP3A4	苯妥英	可的松、地塞米松、地高辛、茶碱

酶诱导的结果是促进代谢作用，不仅可促进其他药物的代谢，若酶诱导剂本身是该酶的底物，同时

也可加速其本身的代谢，因此，连续应用酶诱导剂时，可导致药物产生耐受性甚至治疗失败。抗疟药青蒿素口服后在体内呈现时间依赖性的药动学特征，主要原因是青蒿素能诱导其首过代谢酶。连续口服给药 4 天后，药 - 时曲线下面积（AUC）约为第 1 天的 34%，第 7 天的 AUC 进一步下降为第 1 天的 24%。相似的情况也出现在恶性疟疾患者中，在经过连续口服或直肠给药后，第 5 天的 AUC 分别下降为第 1 天的 30% 和 40%。青蒿素的衍生物也存在类似的自身诱导代谢作用，这是此类药物治疗疟疾复发率高的原因之一。

酶诱导作用是一种非常普遍的药物相互作用机制，对药物的治疗以及合并用药影响较大。如与酶诱导剂合用时，药物代谢加快，若给药剂量不变，则可能达不到药物治疗的血药浓度，导致治疗失败。当前体药物或者代谢物的活性比母体药物高时，则可能使药效增强或者发生中毒。若药物代谢后产生毒性代谢物，则会使体内的毒性代谢产物增多，毒性增强。因此，在临床上与酶诱导剂合并使用或者合并用药一段时间后停用酶诱导剂时，应当适当调整给药剂量，以减少或避免由药物代谢引发的药物不良反应。

知识链接

药物代谢酶诱导机制

研究表明，多数酶诱导现象是由于酶蛋白合成的增加，包括：①mRNA 翻译活性的增加；②mRNA 稳定性增加，翻译后的降解减少；③DNA 转录增加。同时也证实，CYP450s 的酶诱导作用机制与核受体超家族有关。其中，组成型雄烷受体（constitutive androstane receptor，CAR）、孕烷 X 受体（pregnane X receptor，PXR）、芳香烃受体（aryl hydrocarbon receptor，AhR）和过氧化物酶体增殖体激活受体（peroxisome proliferators - activated receptor，PPAR）分别在介导肝脏 CYP2、CYP3 和 CYP4 家族同工酶诱导中发挥作用。参与肝药酶诱导的核受体与相应的配基结合并激活，受体 - 配基复合物结合到靶基因启动区域的相应单元上，调节相应蛋白的 mRNA 转录，进而调节蛋白的表达。

2. 酶抑制作用 有些药物能抑制酶的活性，使自身或合用的其他药物的代谢减慢而作用时间延长、药理作用提高或毒副作用增强，这种现象称为酶抑制作用（inhibition），也叫作抑制代谢作用。能抑制酶活性的外源性化学异物叫作酶抑制剂（inhibitor）。酶抑制作用可能主要为两种机制：一种是酶抑制剂能使内质网酶分解加速、合成减少或使之破坏，从而破坏内质网正常的生物学功能；另一种是酶抑制剂与其他药物竞争酶的活性结合位点，导致药物代谢的竞争性抑制。

临床常见酶抑制剂有别嘌呤醇、胺碘酮、氯霉素、氯丙嗪、西咪替丁、环丙沙星、右丙氧芬、美托洛尔、红霉素、丙咪嗪、异烟肼、咪唑类抗真菌药、去甲替林、口服避孕药、奋乃静、保泰松、伯氨喹、普萘洛尔、奎尼丁、丙戊酸钠、磺胺药、维拉帕米等（表 6 - 6）。

表 6 - 6　常见的酶抑制剂

分类	抑制剂	易受影响的药物
CYP1A2	喹诺酮类、氟呋沙明	咖啡因、茶碱、华法林
CYP2C9	氯霉素、氟康唑、磺胺类、扎鲁司特	安替比林、双香豆素、甲苯磺丁脲、丙磺舒
CYP2C9 CYP2C19 CYP3A4	西咪替丁	地西泮、氯氮䓬、华法林
CYP2C19	奥美拉唑、地西泮、胺碘酮	苯妥英、华法林、地西泮、三环类抗抑郁药
CYP2D6	氟西汀、帕罗西汀	抗抑郁药、锂盐、地西泮
CYP3A4	红霉素、葡萄柚汁、依曲康唑、酮康唑、环孢素、美贝拉地尔	特非拉丁、阿司咪唑、钙拮抗剂、西沙比利、他汀类、咪达唑仑、三唑仑

酶抑制作用引起的相互作用的临床意义更显著，约占代谢相互作用的70%。第二代非镇静性抗组胺药特非那定，其体内活性代谢产物特非那定酸主要由CYP3A4代谢生成，由此代谢产物发挥抗组胺作用，且心脏毒性比原型药物显著降低。当合用CYP3A4抑制剂（如红霉素、咪唑类抗真菌药物、H_2受体阻滞剂、皮质激素及口服避孕药等）时，可使特非那定的活化显著受阻、血药浓度升高而影响心肌细胞的钾通道电流和静息电位的稳定性，最终发生尖端扭转型室性心动过速而致死。

第四节　药物代谢在临床用药与药物研究中的应用

一、药物代谢与合理用药

在临床药学实践中，复杂用药的相互作用管理、个体化给药方案设计、疗效波动控制、药物作用个体间差异的解释、疗效不佳原因分析、不良反应分析与预防、同类药品的合理选择等问题都与药物代谢学密切相关。

许多严重药品不良反应和治疗失败与忽视代谢特征密切相关。因此，临床医师和药师熟悉药物代谢学知识能更好地解决临床实际问题，更好地预测或避免药物相互作用、选择低相互作用风险的替代药品、进行治疗药物监测和剂量的适当调整等，能让治疗方案变得更为安全、有效和经济。

（一）药物代谢性相互作用与合理用药

案例解析

【案例】患者，女，70岁。因患有慢性阻塞性肺疾病，服用氨茶碱缓释片（400mg/日）。后因大腿骨颈部骨折住院，住院后服用氨茶碱5天后，进行骨折手术，术后开始给予华法林，肝肾功能无异常。给予氨茶碱7、8天后，血液中氨茶碱谷浓度分别为18.6μg/ml和16.6μg/ml，第12天出现胸痛、全身疲劳和食欲不振，经检查发现铜绿假单胞菌感染，开始服用环丙沙星（1000mg/日）治疗，合并用药4天后，患者出现心悸、低血压，引起呼吸停止而死亡，最后一次给药后13小时的血药浓度为31.0μg/ml。

【问题】患者长期按照氨茶碱缓释片的推荐剂量用药，血药浓度为什么会突然升高而发生中毒？

【解析】氨茶碱的治疗范围很窄，临床有效治疗浓度在10~20μg/ml，很容易出现不良反应。用药后，大部分的氨茶碱在肝脏主要经CYP1A2酶进行代谢，代谢为1-甲基尿酸、3-甲基黄嘌呤、1,3-二甲基尿酸，经尿排泄，而喹诺酮类环丙沙星特异性地抑制CYP1A2。因此，二者合用时，氨茶碱的代谢被抑制，血药浓度升高而引起中毒。

因此，氨茶碱应尽量避免与喹诺酮类抗菌药物合并用药，若必须合并用药，应注意氨茶碱的中毒症状的出现，建议对患者进行血药浓度监测，调整其给药剂量。在喹诺酮类药物中，依诺沙星和托氟沙星使氨茶碱的清除率降低更为显著；环丙沙星、氧氟沙星和左氧氟沙星次之；诺氟沙星、帕珠沙星、加替沙星和莫西沙星的影响较弱。同时，用药时还应考虑患者的年龄、肝肾功能的情况，进行个体化给药，避免出现药物不良反应，确保患者用药的安全。

代谢性相互作用是指 2 种或 2 种以上药物在同时或前后序贯用药时，在代谢环节发生的相互作用。药物代谢酶被抑制或诱导是引起代谢性药物相互作用并导致药物不良反应增加或疗效降低的重要原因。熟悉常见的 CYP450s 的底物、抑制剂和诱导剂有利于在临床实践中发现潜在的风险，促进临床合理用药。根据药物对 CYP450s 的诱导或抑制作用的强弱，可适当增加或减少用药量，从而达到满意的疗效或减轻不良反应。

1. CYP1A2 酶 CYP1A2 酶主要分布在肝脏的内质网和线粒体中，肠道、肺、脑等组织中也有少量分布，约占肝脏 CYP450s 酶总量的 13%。其参与咖啡因、非那西丁、对乙酰氨基酚、17 - β - 雌二醇、普萘洛尔、维拉帕米、硝苯地平、丙咪嗪、茶碱等药物的代谢，约占 CYP450s 代谢药物总量的 4%。其活性的个体差异大，含量受吸烟、饮食、剧烈运动、炎症、药物等多种非遗传因素的影响。CYP1A2 的抑制剂主要有帕罗西汀、环丙沙星、诺氟沙星、异烟肼、红霉素、克拉霉素、氟伏沙明等。CYP1A2 是参与雌激素代谢的主要酶之一，其活性改变已被证实与绝经后妇女的骨质疏松进程有关。多种肝药酶诱导剂可诱导 CYP1A2，如苯妥英、苯巴比妥、卡马西平等，此外，香烟中的多环芳烃类也是其诱导剂。

2. CYP2C9 酶 CYP2C9 酶约占肝脏 CYP450s 总量的 20%，其参与代谢的药物约占 CYP450s 代谢药物总量的 10%。CYP2C9 参与许多药物的代谢，如丙戊酸钠、苯巴比妥、吲哚美辛、格列美脲、甲苯磺丁脲、S - 华法林、厄贝沙坦等，其中，华法林、甲苯磺丁脲、苯妥英等的治疗窗比较窄。CYP2C9 的抑制剂主要有胺碘酮、西咪替丁、氟康唑、异烟肼、华法林、酮康唑等。华法林存在 2 种异构体，S - 华法林的活性是 R - 华法林的 5 倍，而 S - 华法林主要经 CYP2C9 代谢，因此，CYP2C9 抑制剂对华法林抗凝活性的影响更明显。CYP2C9 的诱导剂主要有卡马西平、苯巴比妥、乙醇等，临床上使用经 CYP2C9 代谢的药物时，应注意避免与其诱导剂联用。

3. CYP2C19 酶 CYP2C19 酶参与代谢的药物约占 CYP450s 代谢药物总量的 2%，参与氯吡格雷、瑞舒伐他汀、雷尼替丁、他莫昔芬等药物的代谢。CYP2C19 的抑制剂有氟伏沙明、奥美拉唑、利福平、伏立康唑等。伏立康唑是 CYP2C9、CYP2C19、CYP3A4 的底物，同时也是它们的抑制剂，对 CYP2C19 的亲和力最强。伏立康唑说明书中将特非那定、阿司咪唑、西沙必利、匹莫齐特和奎尼丁列为禁止合用药物，因为其可使上述药物的血药浓度增高。当伏立康唑与奥美拉唑联用时，奥美拉唑的曲线下面积和峰浓度分别增高 116% 和 280%，因此可建议奥美拉唑的剂量减半。CYP2C19 的诱导剂主要有苯妥英钠、利福平、苯妥英、苯巴比妥、卡马西平等。伏立康唑说明书中将利福平也列为禁止联用的药物，因利福平 600mg 每日 1 次可使伏立康唑曲线下面积和峰浓度分别降低 96% 和 93%，即使伏立康唑剂量加倍也不能恢复至单用时的血药浓度。

4. CYP2D6 酶 CYP2D6 酶约占肝脏 CYP450s 总量的 4%，其参与代谢的药物约占 CYP450s 代谢药物总量的 25%。阿米替林、氯丙嗪、丙咪嗪、氟哌啶醇、苯乙双胍、可待因、丙咪嗪、异喹胍等多种药物均为其底物。CYP2D6 的特点是，其活性不会被化学物质诱导，但可被抑制。其抑制剂包括特比萘芬、氟伏沙明、奎尼丁、帕罗西汀，其中，奎尼丁是其最强的抑制剂。

5. CYP3A4 酶 CYP3A4 酶占肝脏 CYP450s 总量的 30% ~ 40%，是微粒体酶系中最重要的亚型。其参与代谢的药物约占 CYP450s 代谢药物总量的 50%，也是参与口服药物首过效应的主要酶系。CYP3A4 的抑制剂主要有地尔硫草、克拉霉素、红霉素、维拉帕米、氟西汀、环孢素、伊曲康唑、伏立康唑、酮康唑等。地尔硫草、维拉帕米、伊曲康唑能抑制短效苯二氮草类和咪达唑仑的代谢，延长其作用时间，增强其镇静强度。地尔硫草、维拉帕米、氮唑类抗真菌药、红霉素能抑制环孢素的代谢，增强后者对肾脏和中枢神经系统的毒性。

（二）药物代谢酶的基因多态性与个体化药物治疗

案例解析

【案例】患者，女，57 岁。间断胸闷 1 月余，气短两周。入院心电图提示心房颤动，心脏彩超提示二尖瓣狭窄伴关闭不全（轻度）、主动脉瓣关闭不全（轻度）。经诊断为心力衰竭、风湿性心脏病、二尖瓣狭窄伴关闭不全、房颤。因患者持续房颤，给予华法林（3mg/日）抗凝血，用药第 3 天监测凝血国际标准化值（INR）为 2.21，认为达标（抗凝 INR 范围为 2~3）；第 6 天监测 INR 为 7.59，立即停用华法林，肌注维生素 K_1 2mg，6 小时后复查 INR 为 11.22；第 7 天肌注维生素 K_1 5mg，6 小时后复查 INR 为 6.03；15 天后进行基因检测，该患者的基因型 CYP2C9 * 3/ * 3，维生素 K 环氧化物还原酶复合物亚基 1（VKORC1）为 AA 型。监测 INR 降至 1.5，重启抗凝治疗，起始剂量 0.75mg/日。

【问题】患者按照药品说明书上推荐的成人常用量（3mg/日）服用华法林，用药六天后为什么 INR 超出正常范围、凝血不达标，而停用华法林后，给患者肌注维生素 K_1 几天后 INR 逐渐恢复正常？

【解析】华法林是一种消旋体，S-华法林在体内主要经 CYP2C9 酶代谢。CYP2C9 酶具有遗传多态性，不同种族、不同个体所需用药剂量存在个体差异。另外，华法林在体内通过抑制 VKORC1 减少维生素 K 的生成，从而使功能性的凝血因子和抗凝血蛋白的生成减少，发挥抗凝作用。VKORC1 也存在基因多态性，不同人种、不同个体对华法林的敏感性不同，使得给药剂量也存在差异。经基因检测，该患者为 CYP2C9 * 3/ * 3，发生了基因突变，为慢代谢型；同时，VKORC1 为华法林敏感的 AA 型，该患者的起始剂量相对比较低，从低剂量 0.75mg/日开始用药。因此，华法林在用药过程中，至少需每周监测 1 次 INR，然后根据监测结果调整给药剂量。调整时间越长，患者出现出血或者发生血栓的风险也相应增加，因此建议患者进行基因检测，尽量缩短达到稳态 INR 的时间，这样既可以减少药物不良反应发生，也会在一定程度上减轻患者的经济负担。

个体化药物治疗（personalized therapy）是一种基于个体药物遗传学和药物基因组学信息，根据特定人群甚至特定个体的病情、病因以及遗传基因信息等制定针对性的治疗和最佳处方的新型疗法。不同的药物代谢酶可能对药物产生活化或灭活作用，因而对药动学及药理作用的影响也是不同的。如果经此类酶代谢灭活的药物毒性大、治疗指数低（如巯基嘌呤、硫鸟嘌呤、氟尿嘧啶等），则在治疗中代谢能力弱的病人的毒性反应会非常大。相反，另一些药物需要酶活化才能起效，例如，可待因需要由 CYP2D6 代谢为吗啡来发挥作用，其在 CYP2D6 的慢代谢的病人中的药效可能不够，即造成患者对药物反应的个体差异。

1. CYP2C19 的基因多态性与个体化给药　CYP2C19 主要参与药物在体内的羟化反应，其活性存在显著的个体差异和种族差异，表现为遗传多态性，导致酶变异、酶活性改变，从而使多种药物在体内的代谢产生个体差异，导致血药浓度的个体差异，故常引起与血药浓度相关的药物不良反应。

经 CYP2C19 代谢的药物，其血药浓度与 CYP2C19 基因多态性的关系比较密切。一般来讲，弱代谢型（PM 型）患者（主要为 M 型等位基因携带者）的药物代谢慢，服用相同剂量的药物时血药浓度高，易出现不良反应，应用时应适当减少剂量，以避免不良反应；强代谢型（EM 型）患者（主要为 W 型等位基因携带者）的药物代谢快，服用相同剂量的药物时血药浓度低，不易出现不良反应，但有时会达不到预期治疗效果，故对 EM 型患者应适当增加剂量，以达到预期治疗效果。

目前，对于抗癫痫药物与 CYP2C19 酶基因多态性之间关系的研究较多。其中，苯妥英钠和丙戊酸钠主要经 CYP2C19 酶代谢。在研究苯妥英钠与 CYP2C19 基因多态性的关系时发现：在 32 例癫痫患者中，PM 组患者血药浓度明显高于 EM 组，提示 M 型携带者的药物代谢率明显降低，疾病症状控制良好或偶尔发作。因此，对于 PM 患者可给予较小剂量，这样做既可以减少药品的资源浪费，又可以减少药品不良反应。同时，医生在为 PM 型患者调整剂量时，应遵守从小剂量开始同时密切观察症状及监测血药浓度的原则。

质子泵抑制剂（PPIs）主要经 CYP2C19 及 CYP3A4 代谢。CYP2C19 的基因多态性可导致 PPIs 抑酸疗效出现明显的不稳定性及个体间差异。由于各品种与酶的亲和力不同，参与其代谢的 CYP2C19 的比例及其代谢途径也不尽相同。第一代 PPIs 的药物动力学特性有显著的个体差异，主要经 CYP2C19 代谢，CYP2C19 遗传多态性对其临床效果有显著影响。奥美拉唑在体内经 CYP2C19 代谢为 5 - 羟基奥美拉唑，服用奥美拉唑后，PM 型患者的抑酸效果明显优于 EM 型患者，两者血药浓度相差达 7 倍之多。这与 PM 个体对奥美拉唑的代谢、清除减慢而导致其清除半衰期显著长于 EM 个体有关。对泮托拉唑和兰索拉唑的研究同样出现上述相似的规律：应用兰索拉唑联合阿莫西林、克拉霉素方案根除幽门螺杆菌，首次治疗成功率为 76.4%，而首次治疗失败者全部为 EM 型。故对 EM 型患者宜适当增加给药剂量，以达到较好的临床治疗效果。

2. CYP2C9 的基因多态性与个体化给药　CYP2C9 催化药物氧化代谢，涉及甲苯磺丁脲、S - 华法林、苯妥英、格列吡嗪、格列苯脲、托拉塞米、洛沙坦、厄贝沙坦和一些非甾体抗炎药物，包括布洛芬、氯诺昔康、双氯芬酸和萘普生等药物。CYP2C9 基因具有遗传多态性，迄今为止已发现 30 个等位基因，具有功能意义的基因突变导致酶活性的差异，致使酶底物药物疗效改变或产生更多不良反应。研究表明，CYP2C9 突变蛋白的催化活性下降，使 K_m 值升高（与底物的亲和力下降）或 V_{max} 下降（最大代谢率下降），导致内在清除率（V_{max}/K_m）下降。如华法林的 K_m 值增加 12 倍，双氯芬酸增加 5 倍，月桂酸增加 3 倍。研究发现，用低剂量华法林（$\leqslant 1.5mg/d$）治疗的病例组中，携带一个或一个以上 CYP2C9 突变等位基因时，出现药物不良反应的概率是对照组的 6.21 倍。与随机临床病例组相比，低剂量组在华法林治疗期间出现问题（如因选择最佳剂量而延缓出院、多次住院、需要对华法林异常敏感的病例研究等）的概率是其 5.97 倍，出血并发症的比率是对照组的 3.48 倍。因此，对患者进行基因分型并在此基础上调整药物剂量有助于减少与华法林血药浓度相关的不良反应。

3. CYP2D6 的基因多态性与个体化给药　经 CYP2D6 催化代谢的药物包括三环类抗抑郁药、抗心律失常药、抗精神病药、解热镇痛药、麻醉药、β 肾上腺素能受体阻断剂、选择性 5 - 羟色胺再吸收抑制剂、镇静药以及一些抗肿瘤药物等。目前已发现超过 100 种等位基因的变异，使 CYP2D6 呈现出多态性并决定其代谢表型的多态性，使酶的活性表现为缺失、降低、正常或增加等几种类型。抗肿瘤药他莫昔芬经 CYP3A4/5 代谢产生的 N - 去甲基他莫昔芬占初级代谢产物的 90%；另经 CYP2D6 代谢产生 4 - 羟基他莫昔芬仅占 10%。N - 去甲基他莫昔芬和 4 - 羟基他莫昔芬分别由 CYP2D6 和 CYP3A4/5 进一步代谢为 4 - 羟 - N - 去甲基他莫昔芬（endoxifen），是他莫昔芬代谢的主要活性物质，能抑制激素依赖的乳腺癌细胞扩增，但其生成主要依赖于 CYP2D6 的活性。研究发现，不同基因型的 CYP2D6 对他莫昔芬的代谢不同，产生的活性代谢产物 endoxifen 的浓度不同。其中，PM（含两个无效等位基因致 CYP2D6 活性缺失）血浆中活性代谢产物浓度最低，而 UM（含两个以上正常功能等位基因，即多基因拷贝致 CYP2D6 活性增强）血浆中活性代谢产物浓度最高，从而导致其疗效和预后的差异。

另外，人体内 N - 乙酰化转移酶（N - acetyltransferase，NAT）也有两种：NAT1 和 NAT2。其中，NAT2 与临床用药的关系更为密切。NAT2 基因多态性与普鲁卡因胺、异烟肼等药物在不同个体间的药动学差异有关。NAT2 存在着基因剂量效应，其代谢能力与其不同等位基因的组成和数量有关，因此，掌握患者的 NAT2 基因型对于合理用药是非常重要的。

二、药物代谢与剂型设计

肝脏是各种药物代谢酶最多的器官，大部分药物的代谢都是在肝脏中进行。因此，研究药物在肝中的代谢规律及其对血药浓度的影响，对制剂设计和剂型改革有重要的意义。

（一）首过效应与剂型设计

许多肝首过效应强的药物经口服后表现为药效不高甚至失效，很多药物因此不能做成口服制剂。为避免肝药酶对药物的首过代谢，可考虑改变给药途径和剂型，如制成黏膜给药制剂、经皮给药制剂或者注射剂等，使药物避开肝首过作用，增加该类药物的疗效。睾酮和黄体酮经口服后受消化道和肝脏的首过作用而基本无效，故临床上通常使用注射剂。为方便患者给药，将其制成口腔黏膜给药制剂舌下含片，效果比口服片高 20 ~ 30 倍，取得了令人满意的临床疗效。口服硝酸甘油片后，90% 的剂量经肝脏首过后，表现为无效，制成口腔黏膜给药制剂舌下含片能避免肝首过效应，可在 1 ~ 2 分钟内产生效应，但由于其系统代谢快、药效维持时间太短，只能用于控制心绞痛的急性发作。近年来，硝酸甘油的经皮给药制剂研制成功，包括软膏剂、贴片等，将药物贴敷于患者胸部，使硝酸甘油逐渐透过皮肤吸收，直接进入体循环。这样不仅能避免硝酸甘油在消化道和肝脏的大量首过代谢，而且经皮吸收缓慢，可起到长效作用，作用时间几乎可达 24 小时，临床上常用于预防心绞痛的发作。

（二）酶抑制作用与剂型设计

根据酶抑制剂的性质和作用，可利用一个药物对药物代谢酶产生抑制将其设计成为复方制剂，从而减少或延缓另一种药物的代谢，达到提高疗效或延长作用时间的目的。多巴胺是治疗帕金森病的首选药物，因其很难通过血脑屏障，临床应用其前体药物左旋多巴，该药转运到脑内后，被脑内脱羧酶脱去羧基转变成多巴胺而发挥作用。为减少左旋多巴在外周脱羧酶作用下的脱羧，可设计将脱羧酶抑制剂与左旋多巴组成复方片剂，如左旋多巴与卡比多巴组成的复方制剂卡左双多巴片以及左旋多巴和盐酸苄丝肼组成的复方制剂多巴丝肼片。卡比多巴和盐酸苄丝肼均为脱羧酶的抑制剂，可抑制小肠、肝、肾、血浆中的脱羧酶活性，能有效抑制左旋多巴的脱羧作用。同时，这两种脱羧酶抑制剂不能透过血脑屏障，因此不会影响脑内脱羧酶的活性。上述复方制剂应用的结果是能有效抑制外周左旋多巴的脱羧代谢，增加进入中枢的左旋多巴的量，但不抑制中枢脱羧酶的活性，使被摄入脑内的左旋多巴顺利转换成多巴胺而发挥药理作用。该方法明显降低了左旋多巴的给药剂量，每日维持量可降低到 600 ~ 750mg，与单用左旋多巴相比，剂量下降约 80%，副作用减轻，使一些因左旋多巴副作用大而不能使用的患者可继续应用。

（三）酶饱和作用与剂型设计

由于药物代谢酶的活力和数量有一定限度，当体内药物量增加到一定程度而达到药物代谢酶的最大代谢能力时，药物代谢酶出现饱和现象，此时，药物代谢反应表现出代谢能力下降的特征。消化道黏膜中的某些代谢酶较易被饱和，可通过增大给药量或制成速崩、速溶制剂等技术造成吸收部位局部高浓度，使消化道首过代谢酶发生饱和，从而降低首过代谢的速率，增加药物的吸收量，提高口服生物利用度。如前所述，左旋多巴经口服后同样能被消化道和肝脏中存在的脱羧酶脱羧，表现出强烈的首过效应，绝对生物利用度只有 30% 左右，临床常常通过加大给药剂量来维持有效血药浓度，但其恶心、呕吐、食欲不振等副作用明显增多。将左旋多巴制成肠溶泡腾片可有效提高其口服生物利用度，该制剂是将左旋多巴泡腾片用肠溶材料包衣，在十二指肠环境（pH ≈ 5）下能迅速溶解，泡腾片迅速崩解并释放药物，在十二指肠部位造成高的药物浓度。因该处的脱羧酶活性较低、易被饱和，可使脱羧作用减少，增加左旋多巴的吸收量。另外，由于该制剂减少了左旋多巴的给药剂量且药物在胃内不释放，还能有效减少其消化道副作用。研究表明，左旋多巴肠溶泡腾片（200mg）在人体内的 C_{max} 和 AUC 较普通胶囊（250mg）均可提高 1 倍左右，说明肠溶泡腾片大大提高了左旋多巴的生物利用度。

三、药物代谢与前体药物设计

前体药物（prodrug）也称前药、药物前体、前驱药物等，是指药物经过化学结构修饰后得到的在体外无活性或活性较小、在体内经酶或非酶的转化释放出活性药物而发挥药效的化合物。前体药物本身没有生物活性或活性很低，经过体内代谢后变为有活性的物质，这一过程的目的在于增加药物的生物利用度、加强靶向性、降低药物的毒性和副作用。

酞氨西林和匹氨西林都是氨苄西林的前体药物，在胃酸中稳定，进入肠道后被肠道非特异性酯酶水解转化成氨苄西林而被吸收。替加氟是 5 - 氟尿嘧啶（5 - FU）的前体药物，是在 5 - FU 的 N1 位上接一个四氢呋喃而得，这一改变会使药物脂溶性增加、口服吸收变好、对造血器官和消化道的副作用减少、免疫抑制作用减少、能通过血脑屏障且半衰期延长。在替加氟的基础上，5 - FU 的 N3 位上再接入一个四氢呋喃可得双呋氟啶（FD1），其溶性更强、口服更易吸收，但不良反应也相应增多，会引起较强的恶心、呕吐以及中枢神经性毒性，这可能与 FD1 脂溶性强而更易通过血脑屏障有关（图 6 - 10）。

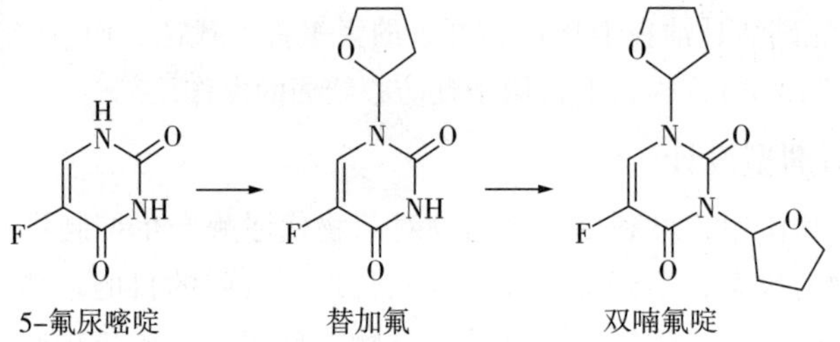

5-氟尿嘧啶　　　　　替加氟　　　　　双呋氟啶

图 6 - 10　5 - 氟尿嘧啶的前体药物设计

盐酸伐昔洛韦是阿昔洛韦与缬氨酸形成的酯类前体药物，口服后吸收迅速并在体内很快转化为阿昔洛韦，达峰时间为 0.88 ~ 1.75 小时，口服生物利用度为 67%，是阿昔洛韦的 3 ~ 5 倍。泛昔洛韦是喷昔洛韦 6 - 脱氧衍生物的二乙酸酯，是喷昔洛韦的前体药物，口服后在肠壁迅速吸收后，快速去乙酰化和氧化成为有活性的喷昔洛韦，生物利用度为 77%。阿德福韦是 5' - 单磷酸脱氧阿糖腺苷的无环类似物，阿德福韦酯是阿德福韦的前体，是阿德福韦的双新特戊酰氧基甲醇酯。阿德福韦酯在体内水解为阿德福韦后发挥抗病毒作用，其口服生物利用度约为 59%。

四、药物代谢与药物筛选

理想的药物不仅要有较高的体外活性，在体内还应具有较好的生物利用度和合适的生物半衰期等良好的药动学性质。大约有 40% 的候选药物进入临床试验后由于药动学方面的各种情况被淘汰。因此，药物的代谢研究已成为新药筛选的重要环节。在新药开发研究的早期即应当进行体外药效筛选的同时进行药物的代谢研究以便及时提供反馈信息，选择具有较佳的药动学和药理学性质的候选药物进行新药研究。药物代谢研究主要包括代谢类型、主要代谢途径、可能涉及的代谢酶及其可能的对药物代谢酶的抑制和诱导作用等，此研究还可预知候选药物在体内的可能代谢物及其潜在的活性，活性代谢物可为寻找更为安全、有效的药物提供重要线索。如对乙酰氨基酚是非那西丁在体内的活性代谢，与非那西丁相比，对乙酰氨基酚的镇痛作用更好，且无高铁血红蛋白血症和溶血性贫血等副作用。

药物的毒性可由其自身产生，也可由其代谢物产生。由于药物代谢存在种属差异，所形成的代谢物在不同种属的动物体内不尽相同。因此，了解药物的代谢差异及其机制有助于预测药物在人体内的毒性或潜在的毒性。在新药研发的早期进行药物代谢研究时，尽可能选择与人代谢接近的实验动物进行研究，从而为药物在人体内的毒性研究提供重要的信息。如果实验动物选择不当，可能导致对药物的毒性做出错误的评价。

五、药物代谢研究方法与技术

药物代谢关系到药物的药效、作用时间及毒性等，因此，研究药物的代谢途径、代谢机制、代谢物及其可能的药理活性，对于开发更有效、更安全的新药以及研究药物作用机制、毒性与药效、药物相互作用及合理用药等均有重要意义。药物代谢研究主要包括代谢途径的推断、代谢产物的分离鉴定、代谢的速度和程度、主要参与的药物代谢酶以及药物对代谢酶的诱导或抑制作用等。药物代谢的研究方法包括体内法、体外法及在体法，三者相辅相成，在运用体外模型预测体内参数不理想时，可借助于体内法或在体法进行研究。

（一）体内法

体内药物代谢研究一般指在受试对象（人或动物）给药后，测定药物及其代谢物在血浆、尿、粪便、胆汁等生理体液或排泄物中的浓度，计算有关代谢速率参数如清除率、生物半衰期等，分离鉴定可能的代谢产物，解析药物代谢途径。

1. 探针药物法 清除率常作为药物代谢能力的指标，对主要经肝代谢的药物而言，该参数可直接反映肝代谢能力和药物代谢酶的活性。有些药物选择性地被某一种 CYP450 同工酶代谢，其在动物或人体内的清除率则可作为该同工酶的活性指标。如咖啡因、胆茶碱主要经 CYP1A2 代谢；华法林、苯妥英和甲苯磺丁脲主要经 CYP2C9 代谢；地昔帕明和右美沙芬主要经 CYP2D6 代谢；咪达唑仑、斯伐他汀和红霉素主要经 CYP3A4 代谢；奥美拉唑主要经 CYP2C19 代谢；氯唑沙宗主要经 CYP2E1 代谢。这些药物均可作为相应同工酶的在体探针药物，用其清除率反映同工酶的活性，用于研究与该同工酶有关的其他药物的代谢，也可用于研究对同工酶的诱导或者抑制作用。

2. 体内指标法 该法利用某些内源性物质及其代谢的水平变化，反映某些药物代谢酶或代谢途径的变化。胆红素依靠在肝脏中与葡萄糖醛酸结合形成极性物质，从血浆中被清除，当 UDP - 葡萄糖醛酸转移酶活性下降时，血浆中胆红素水平将升高，可作为肝脏葡萄糖醛酸结合的指标。可的松由肝微粒体 CYP3A 催化生成 6β - 羟基可的松，经尿排泄，可以 6β - 羟基可的松生成量或 6β - 羟基可的松/17 - 羟基可的松的比值作为 CYP3A 活性的指标。血浆中的胆红素和尿中的 6β - 羟基可的松与药物代谢的相关性较好，是经常选用的体内指标。

3. 微透析技术 微透析技术是一种在体取样技术，可连续跟踪体内多种化合物随时间的变化；利用微透析技术在血液、胆管和肝脏中同时植入探针研究药物代谢，可同时获得单一动物各个时间段内靶组织代谢过程的透析液，实时显示药物在一个或多个靶组织中代谢动态过程。透析液不含蛋白质、酶等大分子物质，可不经预处理直接用于测定，消除了传统药物代谢研究中生物大分子对代谢研究结果的影响，并可获得有关药物代谢中间过程的信息。

4. 基因敲除动物 随着基因敲除技术的发展，将药物代谢酶基因敲除的动物模型已经应用于药物代谢的研究，这提供了一个与人体内环境很近似而又基于整体动物水平的高通量药物筛选模型。目前在药物代谢研究中，多种 CYP450s 基因敲除动物模型已经成功构建，特定 CYP 亚型基因缺失的动物已应用于药物代谢研究。如在 CYP2E1 基因敲除小鼠和野生型小鼠中进行的对乙酰氨基酚的体内代谢行为发现，对乙酰氨基酚引起的肝毒性可能是其在肝脏中经 CYP2E1 代谢产生的活性代谢物所导致的。但是，该方法存在建模时间长以及转入外源基因的随机性大、传代难、无法大规模生产、供货渠道单一且价格昂贵等问题，因此其应用受到了一定限制。

（二）体外法

与体内代谢研究相比，体外代谢研究有很多优点。其一，体外代谢研究可以排除体内诸多的干扰因素，直接观察到代谢酶对底物的选择性代谢，为体内代谢研究提供重要的线索和依据；其二，对于体内代谢转化率低、缺乏灵敏检测手段的药物来说，体外代谢是一种很好的研究手段；其三，体外代谢研究具有快速、简便的特点，适合于大批量药物筛选；其四，不需要消耗大量的样品和实验动物，研究费用相对较低。但体外代谢研究也存在明显的不足之处，其研究结果可能与体内代谢情况不完全一致。药物的体外代谢模型主要是以肝脏为基础，以其特有的优势和特点在药物代谢研究中得到广泛的应用。

1. 离体肝灌流法　在获得整个新鲜肝组织的情况下，可以考虑采用离体肝灌流法。将肝组织分离移至体外，保持37℃，并迅速插管。灌流液经门静脉插管进入肝脏，由出肝静脉插管流出，形成循环。在一定时间后取灌流液，测定药物及其代谢物的浓度。动物实验可同时行胆管插管，测定药物及代谢物在胆汁中的排泄情况。该方法难度高，为保证肝药物代谢酶的活性，插管应尽量在5秒内完成，插管后应立即灌流供氧。灌流状态基本保持了肝脏的生理状态，接近体内情况。

2. 原代肝细胞培养法　该法可克服肝组织难以获得的困难，较好地保持完整细胞的功能，与正常生理状况接近，并与体内具有一定的相关性。不足之处是，在细胞培养过程中，部分CYP同工酶难以表达，某些药物代谢酶的活性可能失去。

3. 肝切片法　将新鲜肝组织用切片机切成一定厚度的切片，实验时与药物共同孵育。肝切片不仅可以完整地保留所有肝药酶及各种细胞器的活性，而且保留了细胞与细胞间的联系及一定的细胞间质。因此，对某些药物代谢研究来说，使用肝切片技术比使用游离肝细胞孵育或培养更能反映药物在体内生理情况下的真实代谢过程。该法特别适用于比较不同组织器官的代谢差异和代谢的种属差异。

4. 亚细胞片段法　亚细胞的片段是通过对组织的匀浆液采用差速离心法制得的。其用于体外研究时，呈现出较多的优势：一是可在 -80℃温度下保存两年，酶仍有较高的活性；二是方法简单，易于操作，重现性好。该方法特别适用于药物开发早期阶段的代谢研究。

（1）肝微粒体法　肝组织匀浆经差速离心，即先高速（2000×g）、后超速（100000×g）离心，抽取肝微粒体成分，用适当缓冲液悬浮后用于代谢研究。肝微粒体是目前应用最多的体外模型，它包含了药物代谢中的 I 相和 II 相代谢酶，可用于药物代谢和药物相互作用的研究。

（2）S9 片段（S9 fraction）　S9 片段是肝匀浆液经9000×g离心获得，包括微粒体和细胞溶质成分，主要用于药物代谢和药物相互作用研究。然而，相对于微粒体法，其获得的酶活性较低，限制了其应用。

5. 重组代谢酶　基因重组 CYP 酶是利用基因工程及细胞工程将调控 CYP 酶表达的基因整合到大肠杆菌或昆虫细胞中，经细胞培养表达高水平的 CYP 酶，然后经过分离纯化得到纯度较高的、单一的 CYP 同工酶。这一方法主要用于鉴别参与药物代谢的主要 CYP 同工酶、药物代谢酶多态性和药物的代谢相互作用研究。基因重组 CYP 酶系最大的特点是可以运用纯度较高的、单一的 CYP 同工酶进行药物的体外代谢研究，可了解药物代谢的种属差异性；目前，基因重组 CYP 酶系主要用于确定诱导药物代谢的 CYP 酶亚型的研究，同时也可进行 CYP 酶亚型特异抑制剂的研究、对药物－药物间相互作用的研究以及进行手性药物代谢差异的研究。

（三）在体法

该技术使肝脏具有独立且接近于生理条件的循环体系，在严格控制的条件下，药物与灌流肝脏接触，然后通过肝静脉液与门静脉液分析、肝脏生化指标的测定以及肝脏纵切片检查，确定药物在肝脏发生的变化以及对肝脏的效应。该技术大体上可分为在体肝灌流及在体肠－肝灌流技术，又同时分为循环型和一过型。此法一方面保留了完整细胞的天然屏障和营养液的供给，因而能在一段时间内保持肝脏的正常生理活性和生化功能；另一方面，其排除了其他器官组织的干扰，可控制受试物质的浓度，定量地观察受试物质对肝脏的作用。

本章小结

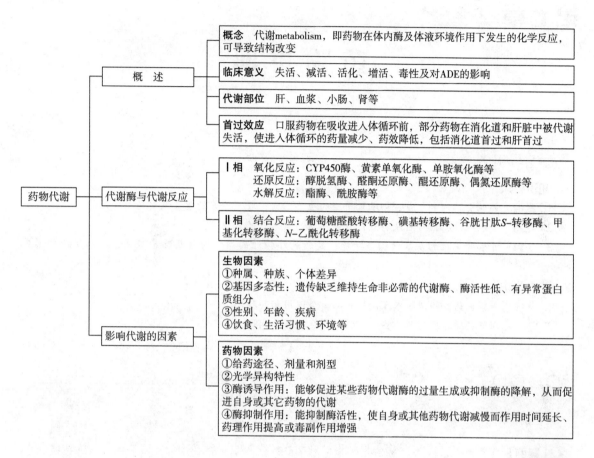

概念 代谢metabolism，即药物在体内酶及体液环境作用下发生的化学反应，可导致结构改变

临床意义 失活、减活、活化、增活、毒性及对ADE的影响

代谢部位 肝、血浆、小肠、肾等

首过效应 口服药物在吸收进入体循环前，部分药物在消化道和肝脏中被代谢失活，使进入体循环的药量减少、药效降低，包括消化道首过和肝首过

Ⅰ相 氧化反应：CYP450酶、黄素单氧化酶、单胺氧化酶等
还原反应：醇脱氢酶、醛酮还原酶、醌还原酶、偶氮还原酶等
水解反应：酯酶、酰胺酶等

Ⅱ相 结合反应：葡萄糖醛酸转移酶、磺基转移酶、谷胱甘肽S-转移酶、甲基化转移酶、N-乙酰化转移酶

生物因素
①种属、种族、个体差异
②基因多态性：遗传缺乏维持生命非必需的代谢酶、酶活性低、有异常蛋白质组分
③性别、年龄、疾病
④饮食、生活习惯、环境等

药物因素
①给药途径、剂量和剂型
②光学异构特性
③酶诱导作用：能够促进某些药物代谢酶的过量生成或抑制酶的降解，从而促进自身或其它药物的代谢
④酶抑制作用：能抑制酶活性，使自身或其他药物代谢减慢而作用时间延长、药理作用提高或毒副作用增强

药物代谢 — 概 述；代谢酶与代谢反应；影响代谢的因素

练习题

题库

1. 什么是药物代谢？药物代谢的临床意义有哪些？
2. 药物代谢酶系主要有哪些？请简述它们的作用。
3. 什么是药物的Ⅰ相代谢和Ⅱ相代谢？各包括哪些反应？
4. 影响药物代谢的生物因素和药物因素有哪些？
5. 什么是药物代谢酶基因多态性？其对合理用药有哪些影响？

（王锐利）

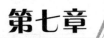

第七章

药 物 排 泄

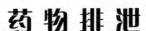

PPT

学习导引

知识要求

1. **掌握** 药物肾排泄的机制；影响肾排泄的主要因素；肾清除率的意义及对药物作用的影响。
2. **熟悉** 药物胆汁排泄过程及特点；肝肠循环的概念及临床意义。
3. **了解** 肾和肾单位的基本结构与功能；药物乳汁排泄的影响因素及临床应用；药物排泄的其他途径。

能力要求

1. 熟练掌握根据药物排泄基本理论指导临床合理用药的技能。
2. 学会应用肝肠循环理论解决临床药物中毒急救相关问题。

案例解析

【**案例**】患者，男，21岁，因服用阿米替林200片，出现抽搐、小便失禁等症状，立即送校医院就诊。就诊时患者已处于深度昏迷，探查不到血压，并出现心跳停止现象。马上对患者进行气管插管治疗等处理，随后转入大医院抢救。体格检查：深度昏迷且癫痫持续发作，双侧瞳孔直径为6mm，对光反射消失，没有自主呼吸，心电图提示为右束支传导阻滞伴左前分支传导阻滞。临床抢救：及时给予患者机械通气治疗，去甲肾上腺素（2.5mg）+氯化钠注射液（0.9%，250ml）静脉滴注；碳酸氢钠注射液（5%，125ml）静推，并进行洗胃和给予其活性炭血液灌流，随后转入监护室。监护室中给予患者125ml碳酸氢钠注射液静脉滴注，随后每隔6小时重复5%碳酸氢钠注射液静滴。结果：第6天可以点头、听声音反应，治疗后第9天患者神志清晰，可进食流质食物，第12天出院。

【**问题**】阿米替林中毒为什么用碳酸氢钠解救？

【**解析**】阿米替林为弱酸性药物，采用碳酸氢钠碱化尿液解救，降低了其非解离型药物的浓度，从而减少了重吸收，促使药物大量排泄，降低血药浓度，减少其中毒反应。碱化尿液是抢救重度中毒患者特殊且有效的方法。5%碳酸氢钠注射液提供了高张力液体和碱化尿液的作用，有效减少癫痫发作，防治心律失常，缩短QRS时程。但这一措施有悖于平时抢救危重休克患者"宁酸勿碱"的思想，因此并没有被（基层医疗人员）充分认识。首剂5%碳酸氢钠125ml静滴，以后每6小时重复半量或根据血气分析调整用药，按指南要求维持动脉血pH达$7.45\sim7.55$。对于急性中毒患者，如果QRS时限>100毫秒或者存在低血压，即使没有测定血液的pH，也可以首先推注碳酸氢钠注射液。

药物的排泄（excretion）是指体内药物以原型或其代谢产物的形式通过排泄器官排出体外的过程。药物排泄与生物转化（代谢）合称为药物消除（elimination），是指药物通过各种途径从体内不可逆消失的过程。

肾脏是药物主要的排泄器官，大部分药物以原型或其代谢产物排泄，如青霉素类、头孢菌素类、氨基糖苷类等药物主要通过肾脏排泄。另外，药物还可以通过胆汁、乳汁、汗腺、唾液、肠道及肺脏等途径排泄，如水飞蓟素、吲哚美辛、利福平等药物主要经胆汁排泄；气体性以及挥发性药物，如吸入麻醉药可以随肺呼气排出体外；水杨酸、尿素等主要通过汗液分泌而排出体外；洋地黄毒苷、奎宁等药物主要经粪便排泄；替诺福韦、替比夫定、白三烯受体拮抗剂等药物经乳汁的排泄量较大。

药物排泄速率直接影响血药浓度的变化，与药理效应、药理效应维持时间及药物的毒副作用密切相关。当药物的排泄速率增大时，血药浓度降低，药效减弱甚至不产生效应。若受药物相互作用或疾病等因素影响，药物的排泄速率降低，血药浓度增加，此时如不及时调整剂量，往往会产生毒性作用。由于多数药物主要经肾脏排泄，肾功能不全会导致药物及其代谢产物在体内蓄积，从而引起药物不良反应。例如，肾功能减退的患者使用链霉素、卡那霉素等氨基糖苷类抗生素后，体内滞留时间显著延长，易导致肾毒性和不可逆性听觉与前庭功能损害。因此，如果不根据患者的肾功能和药物的特性进行剂量调整，往往可造成药物在体内蓄积中毒，从而降低患者用药的依从性。

微课

第一节 药物的肾排泄及影响因素

肾脏是机体排泄药物及其代谢产物的重要器官之一，绝大多数药物以原型或其代谢产物的形式经肾脏排泄。

肾单位是构成肾脏的结构和功能的基本单位。如图 7-1 所示，人的左右肾分别有 100 万～150 万个肾单位。肾单位由肾小体、近曲小管、髓袢和远曲小管及集合管组成。肾小体包括肾小球和肾小囊两部分。肾小球是一团毛细血管网，其峡谷端分别与入球小动脉和出球小动脉相连；肾小球的包囊称为肾小囊。肾小管是与鲍曼囊腔连接的曲形管道，分为三段：第一段与肾小囊相连，为近曲小管和髓袢粗段；第二段称为髓袢细段，管径细、管壁薄；第三段称远曲小管，分直部和曲部，其曲部末端与集合管相连。尿的生成有赖于肾小球的滤过作用以及肾小管的重吸收和分泌作用。集合管在功能上和远曲小管密切相关，它在尿生成过程中，尤其在尿液浓缩过程中起着重要作用，每一集合管接受多条远曲小管运来的液体。许多集合管又汇入乳头管，最后形成的尿液由膀胱排出体外。

药物的肾排泄是肾小球滤过、肾小管分泌、肾小管

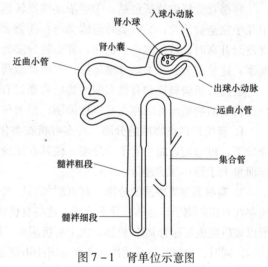

图 7-1 肾单位示意图

重吸收的综合结果。前两个过程是将药物排入肾小管，而后一过程是将肾小管内的药物重新吸收回血液。所以，总的排泄率可表示为：

$$药物的肾排泄率 = (1 - F_R)(滤过率 + 分泌率) \qquad (7-1)$$

式中，F_R 是重吸收比例分数。药物的肾排泄模式见图 7-2。

一、肾小球的滤过

肾小球毛细血管内皮极薄，其上分布着许多直径为 6～10nm 的小孔，通透性较高，药物可以膜孔扩

散的方式滤过。一般来说，游离的原型药物或其代谢产物随血液循环经过肾小球毛细血管时，在肾动脉血施加的流体压作用下进行滤过；与蛋白结合的药物体积过大，无法透过肾小球滤过膜小孔。肾小球滤过一般只允许相当于或小于白蛋白分子量大小（约68000Da）的分子滤过，如溶菌酶（约14000Da）、β_2 - 微球蛋白（约11800Da）及胰岛素（约5808Da）等。这些滤过的蛋白质绝大部分又在近曲小管被重吸收。

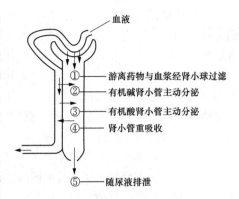

图 7-2　药物的肾脏排泄示意图

单位时间内肾脏生成的超滤液量称为肾小球滤过率。在正常生理条件下，成年男性的肾小球滤过率（glomerular filtration rate，GFR）约为125ml/min，女性约低10%。如果药物仅被肾小球滤过，且所有滤过的药物均被排泄至尿中，则药物肾排泄率即为滤过率。在某些疾病的影响下，肾小球滤过膜的通透性增高，往往会导致蛋白尿的产生，如肾炎时产生的抗原 - 抗体复合物可沉积于基底膜，引起基底膜中分子聚合物结构的改变而导致膜的通透性增高，出现蛋白尿。

近年研究表明，某一物质能否被肾小球滤过膜滤过，不仅取决于该物质的分子量，还和其所带的电荷有关。由于肾小球滤过膜表面覆盖着一层带负电荷的黏多糖，带负电荷的分子如白蛋白因受静电排斥作用，正常生理条件下滤过极少。只有在某些疾病情况下，滤过膜表面黏多糖减少或消失时，才出现蛋白尿。

二、肾小管主动分泌

肾小管分泌是将药物从血液转运至肾小管液排泄，是主动转运过程。肾小管和集合管上皮细胞除了重吸收机体需要的物质外，还可将自身代谢产生的物质以及某些进入体内的物质通过分泌过程排入肾小管液，以保证机体内环境的相对恒定。当药物的肾排泄率超过肾小球滤过率时，则提示该药有肾小管分泌现象存在。许多有机弱酸性和弱碱性药物都可以通过这种机制转运到近曲小管中。

肾小管分泌的特征包括：①逆浓度梯度转运，如青霉素 G 只需要通过一次肾血液循环就可以从血浆中几乎完全被清除；②需要转运体参与；③需要能量；④存在竞争抑制作用；⑤有饱和现象，当血药浓度逐渐升高时，转运体趋于饱和，肾小管分泌转运将达饱和；⑥血浆蛋白结合率一般不影响肾小管分泌速率，这是因为，在主动分泌部位，未结合型药物转运后，结合型药物能很快解离。

某些有机弱碱性和有机弱酸性物质常通过有机碱和有机酸两种不同的机制从肾小管分泌。具有相同分泌机制的物质间可能存在竞争性抑制；但两种分泌机制互不影响。

1. 有机弱碱类物质的分泌　许多有机胺类化合物在生理条件下呈阳离子状态，在有机阳离子转运体介导下，可通过近曲小管主动分泌，使其在尿液中的排泄速率增加。如吗啡的代谢产物二羟基吗啡，其排泄量大于肾小球滤过量。

2. 有机弱酸类物质的分泌　有机酸如马尿酸类、磺胺类、酰胺类、杂环羧酸类、噻嗪类、烯醇类等物质都在有机阴离子转运体介导下分泌。这些有机酸以对氨基马尿酸（p - aminohippuric acid，PAH）为代表，所以该机制也可称为 PAH 机制。由于有机阴离子转运体的特异性较差，许多阴离子物质都可与之结合而被转运，同时，根据其与转运体的亲和力大小出现竞争性抑制作用。丙磺舒与转运体的亲和力较大，所以对大部分有机酸的肾小管分泌具有竞争性抑制作用。例如，青霉素为有机弱酸类药物，经肾小管主动分泌，当其与丙磺舒合用时，青霉素在肾小管的分泌被阻断，从而延长青霉素体内有效药物浓度维持时间。

三、肾小管重吸收

肾小管重吸收是指被肾小球滤过的水分和某些物质（包括机体必需成分和药物）在通过肾小管时部分或全部转运到血液中的过程。正常人每天流经肾的血液为 1700～1800L，其中由肾小球滤过的血液为 170～180L（120～130ml/min）。但正常人的每日排尿量仅有 1.5L（1ml/min）左右，可见滤过的绝大部分液体（约99%）被重吸收入血。肾小管对不同物质重吸收的程度变异较大，可以从几乎无重吸收到完全重吸收。例如，每天经肾小球滤过的葡萄糖约为 250g，在近曲小管几乎全部被重吸收。另外，维生素 C（4g）、游离氨基酸（100g）、碳酸氢钠（500g）、氯化钠（>1kg）等许多机体所需成分每天都被大量滤过，但绝大部分都被重吸收。氯化钠每天从尿中排出 5~10g，但其排泄量与滤过量相比，几乎可以忽略不计。机体代谢产生的废物、尿酸几乎不被重吸收，而肌酐则完全不被重吸收。

如果药物的肾排泄率低于预期肾小球滤过率，则一定有重吸收过程存在，也可能存在部分分泌作用，但小于重吸收。药物经肾小管重吸收有两种方式，即被动重吸收和主动重吸收。

被动重吸收是指物质顺浓度梯度、电位梯度或电化学梯度，从肾小管管腔转运到管外组织间隙液中的过程。经肾小球滤过的水分有 80%~90% 在近曲小管被重吸收，剩余的在远曲小管和集合管被重吸收。随着水分的重吸收，药物在原尿中进一步浓缩，浓度提高，在管腔内液和肾小管外组织间液之间产生浓度梯度，有利于被动转运药物的重吸收。一般来说，水、大部分 Cl^- 和尿素等都属于被动重吸收，大多数外源性物质包括药物也主要属于被动重吸收，其重吸收的程度取决于药物的脂溶性、pK_a、尿的 pH 和尿量。

主动重吸收的物质主要是一些机体必需物质，如水溶性维生素、单糖及氨基酸、Na^+、I^-、K^+ 等。维生素 C 在肾小管的重吸收依赖于钠离子依赖型转运体（Slc23a1），属于主动重吸收机制，其重吸收具有饱和性，剂量大于 200mg/d 时，尿液中会出现大量维生素 C。由此提示，单次过量服用维生素 C 并不能达到提高其血药浓度的目的，应改为小剂量多次服用。

葡萄糖只在近曲小管被重吸收。参与葡萄糖重吸收的转运体主要是 SGLT 家族中的 SGLT1 和 SGLT2 以及 GLUT 家族中的 GLUT1 和 GLUT2。SGLT 家族以主动转运的方式、GLUT 家族以易化扩散的方式将肾小管液中的葡萄糖转运至细胞间隙，再吸收入血。

知识拓展

降糖药 SGLT2 抑制剂

SGLT2 是一种低亲和力、高转运效率的葡萄糖转运体，几乎全部表达在近曲小管的 S1 段、S2 段刷状缘膜，负责全肾约 90% 的葡萄糖吸收。SGLT2 抑制剂主要通过抑制表达于肾脏的 SGLT2 来减少肾脏的葡萄糖重吸收，增加尿液中葡萄糖的排泄，从而降低血浆葡萄糖水平，且降糖效果不依赖于 β 细胞功能和胰岛素抵抗，是一种新型降糖药。这种独特的作用机制填补了现有药物降糖机制的空缺，推动了 2 型糖尿病治疗的变革。卡格列净于 2013 年 3 月获美国食品药品管理局（FDA）批准，成为全球上市的首个 SGLT2 抑制剂类降糖药。

氨基酸经肾小管的重吸收与葡萄糖相似，需要细胞膜上相应的转运体协助。目前已经确定的氨基酸转运系统有 15 种以上。根据其转运氨基酸种类的不同，可以分为三类：中性氨基酸转运体、碱性氨基酸转运体和酸性氨基酸转运体。再根据转运体转运是否依赖于 Na^+，每大类转运体又可以分为 Na^+ 依赖和非 Na^+ 依赖两类。其中，与 Na^+ 协同的继发性主动转运体主要参与氨基酸在肾小管刷状缘的转运。寡肽转运体（peptide transpoters，PepT）属于依赖质子的寡肽转运器（POT）家族的成员，是一种以 H^+ 梯度为动力将寡肽从细胞外转运至细胞内的蛋白质，其转运的绝大多数物质为二肽和三肽以及一些寡肽类药物。

四、肾清除率

（一）肾清除率的概念

肾清除率（renal clearance，Cl_r）定量地描述药物通过肾的排泄效率，是指单位时间内由肾脏清除的含药血浆容积，即单位时间内肾脏将多少容积血浆中的药物全部清除。Cl_r 能够反映肾脏对不同药物的清除能力，肾对某药物的清除能力强时，就有较多血浆中的药物被清除。

（二）清除率的加和性

当药物体内清除符合线性药物动力学特征时，药物的清除率具有加和性，即：药物的清除率等于药物的肾清除率与非肾清除率的总和，故应为：

$$Cl = Cl_r + Cl_{nr} \qquad (7-2)$$

式（7-2）中，Cl 为机体总清除率，Cl_r 为肾清除率，Cl_{nr} 为非肾途径药物清除率。

（三）肾清除率的计算

根据肾清除率的概念，其可用某时刻尿药排泄速率与该时刻血药浓度的比值表示，故肾清除率应为：

$$Cl_r = \frac{dX_u/dt}{C} \qquad (7-3)$$

从生理机制来看，肾清除率还可以表示为：

$$Cl_r = \frac{\text{滤过速率} + \text{分泌速率} - \text{重吸收速率}}{\text{血浆药物浓度}} \qquad (7-4)$$

（四）肾排泄机制的推测

由肾清除率可以推测药物的肾排泄机制。若某一物质在血浆中的游离型的比例分数为 f_u，且只有肾小球滤过，所有滤过的物质均随尿排泄，则肾清除率等于 $f_u \cdot \mathrm{GFR}$（125ml/min）。若某一物质的肾清除率低于 $f_u \cdot \mathrm{GFR}$，则提示该物质从肾小球滤过后有部分经肾小管重吸收。反之，若肾清除率高于 $f_u \cdot \mathrm{GFR}$，则表示除肾小球滤过外，还存在肾小管分泌，也可能同时存在重吸收，但分泌大于重吸收。

知识拓展

采用代谢笼方法考察药物排泄

大鼠排泄物收集方法主要有以下关键点：①排泄物收集方便；②减少排泄物样品量的丢失；③防止排泄物样品的污染；④排泄物收集对动物生理状态的影响小。代谢笼设计保证了粪便和尿液的分离收集，尿液不会被污染，也不会进入粪便收集管，所以分离是直接和完全的，由此方法可得到更为可靠的样品。

五、影响肾排泄的因素

（一）生理病理因素

1. 年龄　随着年龄的增加，老年人的肾血流量、肾单位、肾小球细胞数和肾小管上皮细胞数均减少，导致肾小球滤过、肾小管和集合管的分泌与重吸收功能均下降，进而药物半衰期延长，易导致药物体内蓄积而引起中毒。新生儿和婴幼儿的有效肾血流量、肾小球滤过率、肾小管重吸收和分泌能力均低于成年人，尿的浓缩和稀释功能差。因此，上述人群使用主要经肾脏排泄的药物，应该酌情减量，否则可能因消除减慢而引起蓄积中毒。

2. 性别　研究发现，成年男性肾脏清除能力比女性高10%。但是，妊娠期母体肾血流量和肾小球滤过率增加，主要经肾排泄的药物排泄加快；妊娠伴肾功能减退女性的药物排泄减慢，易造成药物蓄积中毒。

3. 肾脏疾病　各种原因引起的肾脏功能降低使代谢终产物和毒性物质不能排出体外，以致水、电解质和酸碱平衡产生紊乱。肾小球滤过功能障碍以及肾小管重吸收和主动分泌功能障碍以及导致药物的肾排泄降低，药物半衰期延长、血浆药物浓度升高而引起中毒。

（二）药物理化性质

1. 脂溶性　肾小管管腔壁细胞膜为生物类脂膜，通常脂溶性大的未解离型药物的重吸收程度高。如硫喷妥钠经肾小球滤过后，由于脂溶性大，几乎全部通过肾小管的重吸收而返回血循环，仅1%以原型从尿中排出。相反，氨基糖苷类抗生素经肾小球滤过后，由于脂溶性小、水溶性大，重吸收较少，自尿中迅速排泄。例如庆大霉素肌内注射后，在体内不被代谢，以原型经肾小球滤过随尿排泄。又如图7-3所示，脂溶性大的磺胺类药物在肾小管的重吸收率高。

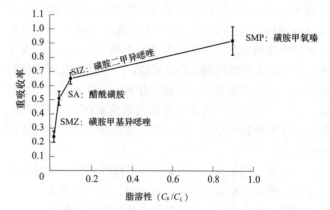

图 7-3　磺胺的脂溶性和肾小管重吸收

C_s/C_i：相当于分配系数；C_s：分配平衡时的 $CHCl_3$层浓度；C_i：分配平衡时的水层浓度

2. 药物的 pK_a 和解离状态　药物因 pK_a 不同，其在体内不同的 pH 环境中的解离状态不同，影响药物的扩散或重吸收而影响其肾排泄。因此，尿液 pH 影响药物的解离度，从而影响药物的重吸收。例如，临床上针对巴比妥类、水杨酸类等弱酸性药物中毒，可服用碳酸氢钠碱化尿液来增加药物的解离，进而加速药物的排出；相反，氨茶碱及阿托品等弱碱性药物中毒，可通过酸化尿液来加速药物的排泄。

（三）药物制剂因素

1. 不同剂型对药物排泄的影响　研究发现，剂型对药物的排泄有一定影响。例如，分别服用水杨酰胺颗粒剂、混悬剂、溶液剂后，药物的硫酸结合物在尿中的排泄量分别为 73.0%、31.8% 和 29.7%，即颗粒剂最多，混悬剂次之，溶液剂最少。水杨酰胺的主要代谢反应是与胃肠道黏膜中的硫酸结合，颗粒剂中的药物逐渐被溶解吸收，药物－硫酸结合反应不易出现饱和，导致尿中药物－硫酸结合物的排泄量增加。

2. 制剂中的辅料或赋形剂对药物排泄的影响　药物制剂中的一些常用的辅料对其排泄也有一定的影响。如二甲基亚砜具有渗透性利尿作用，可以使肾小球的滤过率增加；再如，丙二醇是许多难溶性药物的溶媒，血液中的丙二醇48%以原型从肾脏排泄，长期大量输注可蓄积产生肾毒性，从而影响药物的肾脏排泄。

（四）尿液 pH 和尿量

1. 尿液 pH　正常情况下，尿液的 pH 约为 6.3，但受饮食、疾病因素以及药物的影响，可在一定范围内变化。在强行酸化或碱化尿液时，尿的 pH 可分别达到下限 4.5 和上限 8.5。尿液 pH 的变化往往影响药物的重吸收和排泄。未解离型药物有利于穿透脂质细胞膜；而离子型药物容易滞留在尿液中，随后由肾脏清除。

弱酸性药物通过肾小管生物膜时，分子型与离子型的比例可根据 Henderson-Hasselbalch 公式计算：

$$pK_a - pH = \lg \frac{C_u}{C_i} \qquad\qquad (7-5)$$

式 7-5 中，pH 代表尿液的 pH，C_i 代表解离型药物的浓度，C_u 代表未解离型药物的浓度。由此式可以计算弱酸性药物在不同 pH 尿液下的离子型浓度。

对于弱酸性药物，尿液 pH 升高将增加解离程度，肾小管重吸收减少，肾清除率增加。pK_a 等于或小于 2 的弱酸性药物在正常尿液 pH 环境中完全解离而不被重吸收，其肾清除率较高且对尿液 pH 变化不敏感。pK_a 大于 8.0 的弱酸性药物，如苯妥英，在正常尿液 pH 范围内基本不解离，其肾清除率通常较低，对尿液 pH 变化也不敏感。只有 pK_a 介于 3~7.5 之间的非极性弱酸性药物，其肾清除率与尿液 pH 的变化密切相关。例如，水杨酸 pK_a 等于 3，在 pH 7.4 时，其解离度大于 99.9%；在 pH 5.0 时，仍有 99% 解离。因此，将尿液酸化至 pH 5.0 时，水杨酸的离子化程度仍然很高，但其重吸收的速率却大大增加，排泄量减少。如图 7 - 4 所示，当尿液 pH 低于 6.5 时，水杨酸的肾清除率大幅度降低。

对于 pK_a 接近或大于 12 的强碱性药物，如胍乙啶，在正常尿液的 pH 范围内均呈离子化状态，几乎不被肾小管重吸收，其肾清除率对尿液 pH 的变化也不敏感；pK_a 等于或小于 6 的弱碱性非极性药物，如丙氧酚，由于其未解离部分具有足够的跨膜通透能力，在尿液的任何 pH 环境下均可被重吸收。pK_a 介于 6～12 之间的非极性药物的重吸收变化较大，可以从无重吸收到完全重吸收，其肾清除率可随尿液 pH 的变化而波动。

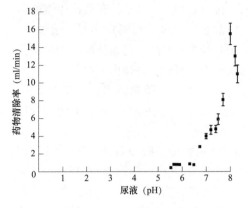

图 7 - 4　尿液 pH 对水杨酸肾清除率的影响

巴比妥类、磺胺类、香豆素类等弱酸性药物中毒时，常采用碳酸氢钠碱化尿液解救；芬氟拉明、去甲麻黄素、哌替啶等弱碱性药物中毒时，常采用氯化铵酸化尿液解救。碱化或酸化尿液的目的在于降低解离型药物的浓度，从而减少重吸收，促使药物大量排泄，肾清除率增加。如采用碳酸氢钠碱化尿液解救香豆素类药物华法林中毒时，其血药浓度变化如图 7 - 5 所示。用碳酸氢钠碱化尿液后，药物排泄加快，并且在体内的滞留时间缩短，血药峰浓度降低；用氯化铵酸化尿液后，相比于对照组，华法林的排泄减慢，药物在血液中滞留的时间延长，血药峰浓度升高。由此提示，尿 pH 是决定弱酸性药物肾排泄的主要因素。

2. 尿量　尿量增加时，药物在尿液中被稀释，浓度梯度下降，重吸收减少；尿量减少时，药物在尿液中被浓缩，浓度梯度增大，重吸收增加。针对肾排泄药物过量中毒的患者进行解救时，临床上为患者增加液体量的摄入，并同时应用甘露醇等利尿剂，以增加尿量而促进中毒药物的排泄。当药物的重吸收对尿液 pH 敏感时，在强迫利尿的同时调节尿液 pH 将会更有效。如苯巴比妥过量中毒时，采用甘露醇等利尿剂，一天内尿量可达 12L，有利于药物在尿液中被大幅度稀释，重吸收减少；同时并用碳酸氢钠等碱化尿液时，苯巴比妥解离程度提高，肾小管重吸收量进一步减少，尿排泄量增加，可使其中毒昏迷的时间缩短 2/3 左右。由此可见，肾排泄量既对尿 pH 敏感，又呈尿量依赖性。

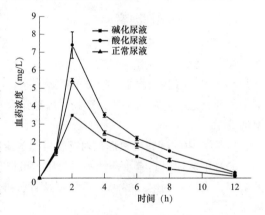

图 7 - 5　尿液 pH 对华法林血药浓度的影响

（五）药物血浆蛋白结合率

正常情况下，药物与血浆蛋白结合后不能经肾小球滤过消除，因此，主要依靠肾小球滤过排泄的药物量受其影响较大，而经主动分泌机制排泄的药物量受其影响较小。另外，与血浆蛋白亲和力不同的药物合用时，也会影响药物排泄。如阿司匹林、依他尼酸等均具有较强的血浆蛋白结合力，其与磺酰脲类降糖药、抗肿瘤药等合用时可竞争结合血浆蛋白，使后者的游离型药物增加，经肾小球滤过增多，排泄速率加快。

（六）药物体内代谢

药物在肝脏与葡萄糖醛酸、谷胱甘肽结合或者是发生其他生物转化后，其极性或水溶性增加，有利于从尿液或胆汁排出；但药物发生甲基化或乙酰化后，其极性下降，不利于药物排泄。

（七）合并用药

1. 影响药物的肾小球滤过　某些药物可以通过影响肾脏的血液供应来影响另一药物的肾排泄。如卡托普利、依那普利等血管紧张素转化酶抑制剂可以增加肾血流量，从而影响其他药物或其代谢产物经肾脏的排泄速率。

2. 影响药物的肾小管主动分泌 两种或两种以上通过同种分泌机制排泄的药物联合应用时，可在分泌部位发生竞争。易于分泌排泄的药物占据肾小管生物膜上的转运体或孔道，使那些相对较不容易分泌排泄的药物的排出量减少而潴留。如丙磺舒与青霉素合用，丙磺舒通过阻断青霉素在肾小管的分泌，影响后者的排泄和在体内的滞留时间。

3. 影响药物重吸收 药物竞争性占据重吸收转运体结合位点，导致另一药物重吸收减少而排泄增加。

4. 影响尿液的 pH 或尿量导致解离型药物排泄量的变化 药物的相互作用可以影响弱酸性和弱碱性药物的离子化程度，从而改变这些药物的肾脏排泄。如氯化铵通过酸化尿液提高弱碱性药物的肾脏排泄；碳酸氢钠通过碱化尿液加速弱酸性药物的肾脏排泄。利尿药通过增加尿量可提高另一水溶性药物的肾脏排泄。

第二节　药物的胆汁排泄及影响因素

胆汁排泄是肾外排泄中最主要的途径，机体中重要的物质，如维生素 A、D、E、B_{12}、甲状腺素、性激素及它们的代谢产物经胆汁排泄很显著。作为机体异物的某些药物（地高辛、阿霉素等），其胆汁排泄也发挥了重要作用。

一、药物胆汁清除率

在人体，某些化合物被肝脏摄取并经胆道排泌，胆汁中未被重吸收的药物通过肠道排出体外，其排泄率常用胆汁清除率来表示，即单位时间内由胆汁清除的含药血浆容积：

$$胆汁清除率 = \frac{胆汁流量 \times 胆汁药物浓度}{血浆药物浓度} \tag{7-6}$$

胆汁由肝细胞分泌产生，经毛细胆管、小叶间胆管、左右胆管汇总入肝总管，再经胆囊管流入胆囊贮存和浓缩。消化活动进行时，胆汁从胆囊排出到十二指肠上部。成年人一昼夜分泌胆汁约 800~1000ml。

二、药物胆汁排泄机制

药物首先经肝细胞生物膜摄取，再经胆管膜转运至胆汁中，其转运机制可分为主动转运和被动转运。

1. 主动转运 许多药物及其代谢物在胆汁中的浓度明显高于其血液浓度，其从胆汁中排泄属于主动转运过程。该转运体系至少存在 5 个转运体系统，分别转运为有机酸（如酚红、磺溴酞、丙磺舒、对氨基马尿酸、青霉素等）、有机碱（如红霉素、普鲁卡因胺等）、中性化合物（如甾体激素、强心苷等）、胆酸和胆汁酸盐以及重金属（如汞、铜等）。

2. 被动转运 血液中的药物向胆汁的被动转运过程包括膜孔转运和单纯扩散两种途径。仅有少部分药物通过被动转运机制进行胆汁排泄，如蔗糖、甘露醇、菊粉的胆汁排泄属于被动转运，且这些物质经胆汁的排泄量较少。

三、影响药物胆汁排泄的因素

药物胆汁排泄速率和程度受药物的理化性质、转运体、胆汁流量、病理因素和合并用药等的影响。

（一）药物理化性质

1. 分子量 胆汁排泄对药物及其代谢物分子量的要求很严格。对于大鼠、豚鼠及家兔，分子量大于 200Da 的季铵化合物、分子量大于 300Da 的芳香族阴离子易从胆汁排泄。对于人体，分子量大于 300Da 的季铵化合物易从胆汁排泄，此称为季铵化合物分子量的下限阈值。一般分子量低于 300Da 的药物很难从胆汁排泄，分子量介于 300~500Da 的药物既可经肾脏排泄也可经胆汁排泄。药物分子量亦有上限阈值，分子量超过 5kDa 的药物的胆汁排泄量极少。

2. 化学结构 通过胆汁排泄转运系统转运的化合物可能具有立体选择性。如曲马多为含有 2 个手性碳原子的手性药物，反式曲马多主要在肝内经氧去甲基和氮去甲基途径代谢，生成反式氧去甲基曲马多（M1）和反式氮去甲基曲马多（M2）等 5 个代谢物。M1 可进一步与葡萄糖醛酸结合生成 M1 葡萄糖醛酸苷。研究发现，反式曲马多和 M1 在大鼠胆汁中的排泄具有立体选择性，优先代谢（－）－反式曲马多，优先生成（－）－ M1。

3. 水溶性/脂溶性 一般来说，水溶性大的药物易于从胆汁排泄。如磺胺噻唑及其 N_4 － 乙酰化物的胆汁排泄率极低，但是在 N_4 上引入羧酰基后，极性增加，胆汁排泄量也大幅度增加。

（二）药物转运体的影响

药物的胆汁排泄绝在大多数情况下是主动转运过程。表达于肝脏胆小管膜侧的外排转运体主要有 P －糖蛋白（P－gp）、多药耐药相关蛋白 2（MRP2）、乳腺癌耐药蛋白（BCRP）、胆酸盐外排转运体（BSEP）等。不同外排转运体介导不同底物药物的胆汁排泄。研究表明，MRP2 在头孢妥仑的胆汁排泄过程中起主要作用，BCRP 也参与其胆汁排泄过程，而 P－gp 不介导头孢妥仑的胆汁排泄。

（三）胆汁流量

胆汁流量的改变会影响经胆汁排泄药物的排泄。当胆汁流量增加时，肝细胞中的药物扩散进入胆汁的量以及由胆囊排泄进入肠道的药物量均增加，因此，主要经胆汁排泄途径排出的药物量增加。当胆汁流量降低时，某些以胆汁排泄为主要排泄途径的药物的排泄量则会降低。

（四）合并用药

绝大多数药物的胆汁排泄属于主动转运，存在竞争现象，因此也会发生药物在胆汁排泄中的相互作用。如丙磺舒可通过竞争有机酸转运体来减少利福平或吲哚美辛的胆汁排泄。

（五）疾病影响

肝胆疾病可以通过三方面影响胆道药物的排泄：①减少肝细胞摄取药物；②改变药物在肝细胞内的贮存或代谢；③减少药物或其代谢产物从肝脏向胆汁转运。如肝病 T 型管引流患者，其口服氚标记地高辛 7 天内，经胆汁消除的量为给药剂量的 8%，而正常志愿者达到 30%。

四、肝肠循环

药物分泌至胆汁进入肠腔并经门静脉重吸收再回到肝脏的过程称为肝肠循环（hepato－enteral circula-tion）。黄芩苷为中药黄芩的一种有效成分，在胆汁中以葡萄糖醛酸－黄芩苷的形式出现，其肝肠循环途径如图 7－6 所示。此外，卡马西平、洋地黄毒苷、氯霉素、吲哚美辛、氨苄西林、螺内酯、胺碘酮、己烯雌酚等药物都存在肝肠循环。

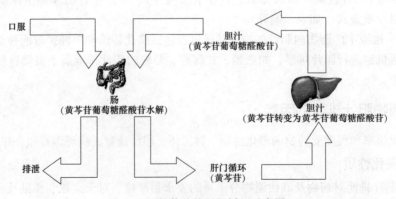

图 7－6 黄芩苷的肝肠循环示意图

（一）肝肠循环的影响因素

肝肠循环的影响因素主要有药物的理化性质、肝内生物转化作用、胆小管膜侧的外排转运体的数量、胆小管内的重吸收、肠道内吸收的程度、肠壁上 P-gp 的数量以及肠壁的代谢作用等。例如，对乙酰氨基酚在肝内进行的主要生物转化为葡萄糖醛酸结合反应，对乙酰氨基酚-葡萄糖醛酸结合物由胆汁排泄，到达小肠后，经肠道菌群作用随即水解为对乙酰氨基酚而被大量重吸收，从而形成肝肠循环。研究发现，对乙酰氨基酚-葡萄糖醛酸结合物的胆汁排泄受 MRP3 的调节，增加 MRP3 的表达可在一定程度上降低该药的肝肠循环作用。

另外，吗啡、吲哚美辛、酚酞等药物也以葡萄糖醛酸苷结合形式从胆汁排泄，在消化道中经消化酶或肠道菌群作用分解转变为母体化合物，脂溶性增大，被肠道重吸收返回肝静脉。因此，这些酶或肠道菌群被抑制时，则药物的肝肠循环减少，其体内半衰期变短。如用葡萄糖二酸 1，4-内酯抑制肠内 β-葡萄糖醛酸苷转移酶，或用新霉素或卡那霉素抑制肠内细菌，则肝肠循环减少。

（二）肝肠循环引起的血药浓度双峰现象

有些药物因发生肝肠循环而出现第二个血药浓度峰，此称为双峰现象（图7-7）。黄芩苷和葡萄糖醛酸的结合物通过胆汁排泄到小肠，在肠道内受酶和细菌的作用分解为母体药物，脂溶性增大，被肠道重新吸收进入门静脉，随后进入体循环，出现第二个血药浓度峰且药物的清除速率减慢。对某些口服给药的药物来说，肝肠循环是引起药-时曲线双峰现象最主要的因素。此外，还有一些因素也会导致药物双峰现象，如：胃动力因素的影响；药物胃肠道存在多吸收位点；制剂原因，如同时含有速释成分和缓释成分；P-糖蛋白在肠道分布不均等。

（三）肝肠循环的意义

1. 对药效及毒性的影响 药物的肝肠循环是药物粪便排泄和重吸收的一种形式，能增加药物在体内的滞留时间，保证药物在病灶部位有较高的浓度，对维持有效浓度、提高药效有一定临床意义。肝肠循环可使药物在肝、胆汁、肠道之间反复循环，延缓排泄而使血药浓度维持更长时间，可以提高药物的利用效率，同时也可能会造成药物在体内的蓄积，引起药物中毒反应。因此，临床上有时通过阻断肝肠循环加速药物的排泄而达到中毒解救的目的。例如，考来烯胺可与肠道的洋地黄毒苷结合而中断肝肠循环，导致其在人体内的生物半衰期从 11.5

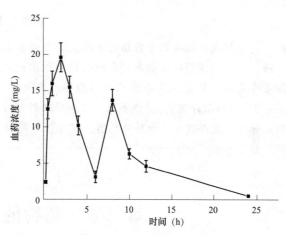

图7-7 肝肠循环引起的黄芩苷药-时曲线双峰现象

天减少至 6.6 天，有利于患者的解毒。又如治疗类风湿关节炎的来氟米特，其活性代谢物从血浆中缓慢消除。考来烯胺或活性炭可与肠道内来氟米特的活性代谢物结合，阻断肝肠循环，阻止其重吸收并促进消除，避免产生严重的毒副作用。

2. 对给药间隔及合并用药的影响 具有肝肠循环的药物，其血药浓度下降减慢，维持作用时间延长，因此，其在给药剂量和给药时间间隔上均与无肝肠循环的药物不同。临床应用具有多次肝肠循环的药物时，应适当延长给药间隔，防止药物过量服用。另外，合并用药时也应考虑肝肠循环因素。如利福平可减少雌激素的肝肠循环，降低口服避孕药的作用，导致月经不规律、月经间期出血和计划外妊娠。

3. 对慢性肝病的影响 近年来，肠道菌群失调与慢性肝脏疾病的关系日益受到重视。肠道菌群微生态失调，如革兰阴性菌过度生长可导致肠源性内毒素血症，而内毒素通过肝肠循环在肝脏疾病的发展过程中起到重要作用。肠道屏障功能破坏和细菌易位可通过肝肠循环引起肝脏和体循环中肠道的内毒素脂多糖（LPS）增加，导致 Toll 样受体（TLRs）、Nod 样受体（NLRs）和促炎细胞因子激活，此是慢性肝病的重要发病机制。因此，进一步明确肝肠循环以及相关信号通路在慢性肝脏疾病中的作用可为慢性肝脏疾病的防治提供理论基础，对改善患者预后具有重要意义。

4. 对前药设计的应用 胆酸是胆固醇代谢终产物，是胆汁的主要成分，在脂肪、脂溶性维生素的吸收方面起着重要的作用。肝脏分泌胆酸至胆汁，从胆囊排至肠腔，随之在回肠末端被重吸收，在肝脏重新被肝细胞摄取并再次被分泌到胆汁中，如此反复的循环称作胆酸肝肠循环。小肠和肝重吸收的高效，加上此系统中胆酸转运体的高容量，使这个体系在药物传递的发展中有很大前景。由此提示，胆酸是一种有效的制备前药的工具。

胆酸转运体包括位于人体小肠细胞的人小肠细胞钠依赖性胆酸转运体（hAsBT）和肝脏细胞膜表面的钠离子－牛磺胆酸转运多肽（NTCP）。它们能特异性地与胆酸及其一系列衍生物结合，从而将其吸收进入细胞内部。因此，利用胆酸转运体可以提高有生物活性但难吸收药物的口服吸收；肝靶向用药可使靶组织肝脏中有较高的治疗药物浓度，且使身体其他部位的毒性反应最小化。

五、研究药物胆汁排泄的方法

对于新药来说，通常选用清醒大鼠，采用胆汁引流方法研究其胆汁排泄。大鼠麻醉后，进行胆管插管手术，待动物清醒后给药，在一定的时间间隔收集胆汁至药物排泄完全。记录胆汁体积，测定胆汁中的药物浓度，计算累积排泄量和排泄分数。目前，也有肝胆动态显像技术 SPECT 用于药物胆汁排泄的研究。

知识拓展

胆管插管术

先采用戊巴比妥钠等将动物麻醉，固定后在上腹部做一横形切口，剪开腹膜后找到胃和十二指肠，十二指肠周围淡粉色、类似脂肪的组织就是胰腺。将胰腺展开后，可见透明的管状物，且该导管是从肝脏发出最后进入十二指肠，里面有淡黄色液体，此为胆管。左手从下部托起胆管（不需要与胰腺分离），穿线备结，右手用眼科剪刀朝肝脏方向做"v"字形切口，插入导管固定，引出体外，缝合腹部。动物给药后，即可在不同时间收集胆汁。

第三节 药物的其他排泄途径

一、乳汁排泄

大多数药物能从乳汁排泄，一般从乳汁排泄的药物总量小于2%，不足以引起婴幼儿的药物效应。但有些药物从乳汁的排泄量较大，如磺胺异噁唑、红霉素、地西泮、巴比妥盐和卡马西平等，这些药物通过乳汁排泄可对婴儿产生毒副作用。

（一）影响药物乳汁排泄的因素

1. 药物浓度梯度的影响 乳汁中药物的浓度与母体的血药浓度密切相关，非蛋白结合的游离药物浓度越高，从血浆到乳汁的分泌越快。

2. 药物理化性质的影响 药物分子量越小，药物从血浆到乳汁转运越容易。由于乳汁的脂肪含量比血浆高，脂溶性大的药物容易穿过生物膜转运到乳汁中。正常情况下，人乳 pH 为 6.8～7.3，转运到乳汁中的药物量由药物的解离常数决定。弱酸性药物因易于解离，其在乳汁中的浓度比其血浆浓度低；而某些弱碱性药物在乳汁中的浓度可等于或高于血浆中的浓度。

（二）哺乳期安全合理用药建议

1. 药物的选择 通常情况下，大多数药物进入乳汁的量并不多，但由于新生儿和婴儿的肝、肾功能未发育健全，对药物的代谢与排泄能力较低，一些药物有可能在婴儿体内累积，产生毒副作用。如磺胺类药物可引起新生儿黄疸，广谱抗菌药物可引起婴儿二重感染，四环素可影响婴儿的牙齿和骨骼发育，尼古丁可引起婴儿惊厥、呕吐等，避孕药会导致男性婴儿乳房变大、女性婴儿阴道上皮增生等。因此，哺乳期妇女用药应考虑以下几点：一是尽量避免用药或长期用药。二是选药要充分衡量利与弊，则尽量选择对母亲和婴儿无影响或影响较小的药物；若所用药物弊大于利，应停药或停止哺乳。三是能局部给药尽量避免全身用药；避免使用长效药物及多种药物联用。四是哺乳期禁用或慎用中药，如大黄、番泻叶等药性寒凉的泻药应禁止使用。

2. 用药时间的选择 可选择在哺乳后立即服药，下次哺乳时血药浓度已降至最低，可有效减少婴儿摄入药物的剂量。此外，还应最大限度地推迟下次哺乳，至少间隔 3~4 小时，这样可以让乳汁中的药物浓度达到最低。已经停止哺乳的患者服药后，可在停药 5 个半衰期后恢复哺乳。

二、唾液排泄

唾液是由腮腺、舌下腺、颌下腺及口腔黏膜分泌的混合液体，其分泌量和成分有显著的个体差异，同一人日内和日间也有很大差异。一般日分泌量为 1~1.5L，pH 近中性（6.5~7.1）。

药物主要通过被动扩散方式由血浆向唾液转运。转运速率取决于药物的脂溶性、pK_a 和血浆蛋白结合率等因素。与血浆蛋白结合的药物和非脂溶性药物不能进入唾液；游离的脂溶性药物在唾液与血浆之间达到动态扩散平衡，因此，药物在唾液中的浓度与血浆中游离药物的浓度相似，对于血浆蛋白结合率高的药物，则唾液药物浓度较血浆药物浓度低得多。对于脂溶性的弱酸性或弱碱性药物，其唾液排出还受药物在唾液和血浆中解离的影响。利用 Henderson – Hasselbalch 方程式可以推导出这些药物的唾液浓度与血浆浓度（包括结合型与游离型）的理论关系式。

对于弱酸性药物：

$$\frac{C_s}{C_p}=\frac{1+10^{(pH_s-pK_a)}}{1+10^{(pH_p-pK_a)}}\times\frac{f_p}{f_s} \tag{7-6}$$

对于弱碱性药物：

$$\frac{C_s}{C_p}=\frac{1+10^{(pH_a-pK_s)}}{1+10^{(pH_s-pK_p)}}\times\frac{f_p}{f_s} \tag{7-7}$$

式（7-6）和式（7-7）中：C_s 和 C_p 分别为唾液中和血浆中的药物浓度，pH$_s$ 和 pH$_p$ 为唾液与血浆的 pH，f_s 和 f_p 分别为唾液和血浆中游离药物浓度与总浓度的比值。

pH$_p$、f_p 和 f_s 比较恒定，而 pK_a 为常数，由此提示，唾液 pH 是影响解离型药物唾液浓度的主要因素。

也有一些药物是以主动转运机制由血浆向唾液转运，如患者服用碳酸锂后，唾液中锂离子的浓度是血浆中浓度的 2~3 倍，即使唾液增加 10 倍，此比值也不会变化。

一般唾液排泄对药物的消除无显著临床意义，但可以利用唾液中药物浓度与血浆药物浓度比值相对稳定的规律，以药物唾液浓度代替血药浓度研究药物动力学。例如，苯妥英钠、对乙酰氨基酚、水杨酸钠、奎尼丁、甲苯磺丁脲、茶碱、地西泮、苯巴比妥、锂等药物的唾液浓度与血浆浓度有很好的相关性。因此，监测这些药物的唾液浓度可以很好地反映血药浓度的变化。

三、粪便排泄

经粪便排泄的药物主要是口服后肠道中未吸收的药物、由肠黏膜分泌到肠道的药物以及经胆汁排泄至肠道后不被重吸收的药物。粪便排泄是某些药物的主要消除途径，这些药物通常极性大、肠道吸收极少，例如用于治疗肠道感染性疾病的庆大霉素，其口服后吸收很少，主要以原型随粪便排出。经胆汁排泄的药物排泄至肠道后，可进入肝肠循环，也可直接随粪便排泄。研究发现，给大鼠腹腔注射苯妥英钠类似物 14C – 双 – 三氟甲基苯妥英 10mg/kg，2 周计算累积排泄量，尿排泄小于 0.5%，粪便排出达 94%。药物自粪便排泄对解毒有重要作用，肠道不吸收的物质在肠道吸附毒物排出体外。例如，考来烯胺是一种强碱性阴离子树脂的氯化物，不从肠道吸收，可延缓或降低其他与之同服药物的吸收，减少肝肠循环，促进药物的粪便排泄，这些药物包括：噻嗪类利尿药、普萘洛尔、地高辛、雌激素、孕激素、甲状腺激素、华法林等，发生这些药物的药物中毒时，可使用考来烯胺解救。

四、肺排泄

气体性以及挥发性药物可随肺呼气排出，其排泄量视肺活量及吸入量而异。影响药物肺排泄量的主要因素有挥发性药物的溶解度、肺部血流量、肺通气量等。其中，药物在血液中的溶解度是决定药物经呼吸系统排泄速率的判断指标。如溶解度小的 NO 气体由肺排泄较快；在血液和组织中溶解度大的药物排泄速率较慢，如乙醚。当心输出量增加时，肺部血流量增加，气体性以及挥发性药物经肺排泄的量也增加。另外，经肺途径排泄的药物大多为原型药物。酒精的主要排泄途径为肺排泄，因此，检测驾驶司机呼出气体中酒精的浓度具有法医学意义。

五、汗腺和毛发排泄

某些药物及机体正常代谢产物，如磺胺类、盐类（主要是氯化物）、苯甲酸、水杨酸、乳酸及氮的代谢物、尿素等可以随汗液向外界排泄。药物由汗液排泄主要依赖于分子型药物的被动扩散。经毛发虽然只有微量的药物排泄，但对于某些有毒物质的检测来说，测定毛发的药物排泄具有重要意义，如微量的汞和砷在毛发中是可以检测到的。

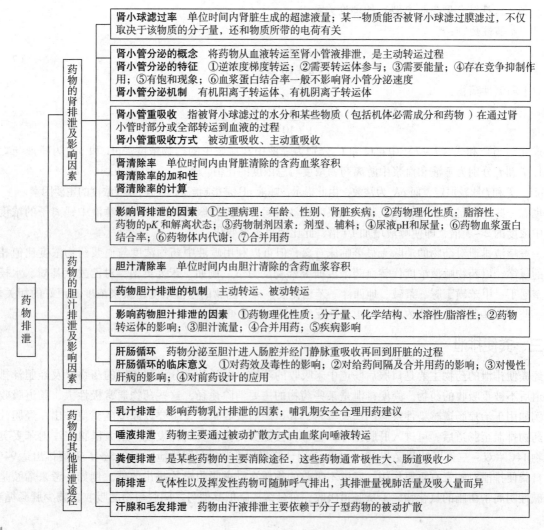

本章小结

肾小球滤过率 单位时间内肾脏生成的超滤液量；某一物质能否被肾小球滤过膜滤过，不仅取决于该物质的分子量，还和物质所带的电荷有关

肾小管分泌的概念 将药物从血液转运至肾小管液排泄，是主动转运过程
肾小管分泌的特征 ①逆浓度梯度转运；②需要转运体参与；③需要能量；④存在竞争抑制作用；⑤有饱和现象；⑥血浆蛋白结合率一般不影响肾小管分泌速度
肾小管分泌机制 有机阳离子转运体、有机阴离子转运体

肾小管重吸收 指被肾小球滤过的水分和某些物质（包括机体必需成分和药物）在通过肾小管时部分或全部转运到血液的过程
肾小管重吸收方式 被动重吸收、主动重吸收

肾清除率 单位时间内由肾脏清除的含药血浆容积
肾清除率的加和性
肾清除率的计算

影响肾排泄的因素 ①生理病理：年龄、性别、肾脏疾病；②药物理化性质：脂溶性、药物的pK和解离状态；③药物制剂因素：剂型、辅料；④尿液pH和尿量；⑥药物血浆蛋白结合率；⑥药物体内代谢；⑦合并用药

胆汁清除率 单位时间内由胆汁清除的含药血浆容积

药物胆汁排泄的机制 主动转运、被动转运

影响药物胆汁排泄的因素 ①药物理化性质：分子量、化学结构、水溶性/脂溶性；②药物转运体的影响；③胆汁流量；④合并用药；⑤疾病影响

肝肠循环 药物分泌至胆汁进入肠腔并经门静脉重吸收再回到肝脏的过程
肝肠循环的临床意义 ①对药效及毒性的影响；②对给药间隔及合并用药的影响；③对慢性肝病的影响；④对前药设计的应用

乳汁排泄 影响药物乳汁排泄的因素；哺乳期安全合理用药建议

唾液排泄 药物主要通过被动扩散方式由血浆向唾液转运

粪便排泄 是某些药物的主要消除途径，这些药物通常极性大、肠道吸收少

肺排泄 气体性以及挥发性药物可随肺呼气排出，其排泄量视肺活量及吸入量而异

汗腺和毛发排泄 药物由汗液排泄主要依赖于分子型药物的被动扩散

（左侧纵向标签）药物排泄 — 药物的肾排泄及影响因素 / 药物的胆汁排泄及影响因素 / 药物的其他排泄途径

练 习 题

1. 什么是肾清除率？
2. 影响肾小球滤过的因素有哪些？
3. 什么是肝肠循环？肝肠循环的临床意义有哪些？
4. 影响药物胆汁排泄的因素有哪些？

（李海菊）

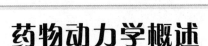

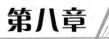

药物动力学概述

学习导引

知识要求

1. **掌握** 药物动力学的概念；隔室模型的概念；基本药物动力学参数的含义。
2. **熟悉** 药物动力学的研究内容及作用。
3. **了解** 药物动力学与相关学科的关系及其研究进展。

能力要求

初步具备应用药物动力学知识指导新药研究开发和临床应用的能力。

第一节 药物动力学的概念与发展

一、药物动力学的概念

药物从制剂中释放出来后，通过不同途径进入机体后，与机体发生相互作用，产生两种不同的效应。一是药物对机体产生的生物效应，包括对疾病的治疗作用和毒副作用，即药效学（pharmacodynamics）和毒理学（toxicology）；另一个是机体对药物的作用，即机体如何处置进入其中的药物，包括药物的吸收（absorption）、分布（distribution）、代谢（metabolism or biotransformation）和排泄（excretion），即 ADME 过程。随着临床医学、药剂学、药理学、生物化学等学科的不断发展，对"体内药物定量化"研究的需求越来越迫切，推动了药物动力学的产生和快速发展。

动力学（kinetics）是一种与速度有关的理论，主要研究物质的量随时间变化而变化的规律。药物动力学（pharmacokinetics）是应用动力学的原理，采用数学处理的方法，定量地研究药物在体内的吸收、分布、代谢和排泄过程（ADME）的动态变化规律的一门学科，是动力学理论在药物体内过程研究中的应用。简言之，药物动力学是研究各种途径给药后生物体内的药量或药物浓度随时间变化而变化的规律的学科。在药物动力学中，通常将药物的代谢和排泄合称为药物的消除（elimination），将药物的分布和消除合称为药物的处置（disposition）。

药物动力学简称"药动学"，也可称为"药物代谢动力学"或"药代动力学"。

二、药物动力学的发展

（一）药物动力学的起源

药物动力学的起源可追溯到 1913 年，Michaelis 和 Menten 等首先提出了药物在生物体内随时间而变化的动力学问题。1919 年，Widmark 利用数学公式对体内药物的动态变化数据进行分析，并于 1924 年与

Tandbery 共同构建了动力学模型的雏形。1937 年，Teorell 发表了两篇题为"物质进入机体的分布动力学"的论文，明确分析了药物在生物体内的动力学过程，初步奠定了药物动力学研究的理论基础和基本方法。但是，药物动力学计算涉及的数学公式十分复杂，而当时的科学技术水平有限，因此，这一重要的开创性工作在当时并未得到重视。

随着科学的飞速发展，特别是分析化学技术的进步和电子计算机的应用，到了 20 世纪 60 年代，研究者有可能通过少量的生物体液去定量地测定其中的药物浓度，而且能够根据不同时间点测出的药物浓度，通过数学模型和公式计算出药物在生物体内的变化规律，大大推动了药物动力学的发展。在药物动力学的发展史中，FH Dost、JG Wagner、E Nelson，G Levy、M Gibaldi、S Riegelman、裙见喜一郎（Kakemi Kiichiro）、花野学（Hanano Manabu）等著名学者都做出了重要的贡献。1972 年，国际卫生科学研究中心（International Center for Advanced Study in Health Sciences）在美国马里兰州召开的药理学与药物动力学国际会议上正式确认药物动力学为一门独立的学科。

（二）药物动力学模型的发展

建立合适的数学模型是开展药物动力学研究的前提。经典的药物动力学是以隔室模型为基础，能比较简单而合理地拟合药物在体内的情况，预测药物在体内的过程、临床疗效和毒副作用，这也是目前药物动力学研究采用的最主要方法。但随着研究和应用的不断深入，在应用隔室模型模拟一些药物的体内过程时发现存在一些问题和不足。组成隔室模型的基本单位"隔室"仅是数学上的一种抽象概念，而不是以生理解剖学为基础进行划分，其与生物体的解剖结构及其生理功能之间不存在有机的联系，致使所表征的药物体内过程比较粗糙，由此推动了非隔室药动学模型的应运而生和不断发展。

1969 年，Perp 等采用统计矩理论（statistical moment theory）研究药物的体内动力学，将药 - 时曲线视为概率统计曲线，可以不依赖隔室模型求算药动学参数。1978 年，Yamaoka 和 Cutler 分别发表了将统计矩方法应用于药物动力学研究的论文。1980 年，Riegelman 等进一步将统计矩方法用于评价药物制剂的体内溶出、释放和吸收，使药物的体内过程分析更为深入和细致。目前，统计矩模型已成为不依赖隔室模型的药动学主要研究方法之一。

随着药物分析仪器灵敏度的不断提高，测定组织或体液样品中药物浓度的可靠性大大提高；同时，计算机技术在药动学研究中的应用也显著提高了药动学数据处理的能力，这些都为比隔室模型更具体细致的模型表征药物的体内动态过程奠定了基础。1960 年，Bellman 等根据基础的解剖学和生理学知识提出了生理药物动力学模型（physiological pharmacokinetic model）。这种模型是以真实的脏器、组织或体液代替经典模型中的"隔室"。1966 年，Bischoff 和 Brown 等进一步将机体各组织用体液流向网络图加以连接，使其能够更精确地表征组织器官中药物浓度的动态变化规律，更清晰地分析药物的体内分布情况，从而成为另一种不依赖于隔室模型的药动学研究方法。在这种模型中，各参数采用真实解剖值，能估算机体的生理和病理变化对药物体内动力学的影响，而且不同种属之间的数据可以互相推算，对某些药物，可以靠动物数据外推得到人类的数据。随着技术手段的不断发展，研究人员已经对越来越多的药物开展了生理药动学的研究。

采用经典药动学求算参数需要多次采集血样，给药动学研究，尤其是临床患者的药动学研究，带来了很大困难。1977 年，Shiener 等提出了群体药物动力学（population pharmacokinetics，PPK）模型。PPK 模型将经典药动学原理和统计学方法相结合，通过对临床常规药物监测所获得的大量药 - 时的稀疏数据（sparse data）进行数学分析和归纳，得到群体药物动力学参数；然后利用患者自身少量的药 - 时数据求算其个体的药动学参数。目前，群体药动学已经成为新药审评的重要评价方法之一，并应用于茶碱、地高辛、苯巴比妥等新药的研究和临床个体化给药方案的设计。

测定药物的体内水平是开展药物动力学研究的最终目的，是希望根据其与药效之间的定量关系进一步提高药效、设计更加合理的给药方案。药物动力学着重阐明机体对药物的作用，而药效学（pharmacodynamics）是指作用部位（受体）的药物浓度与药理作用之间的关系，研究药物对机体的作用。为了研究药物的体内浓度、药理效应和时间三者之间的关系，Sheiner 等人于 1979 年首次提出了药动学 - 药效学结合模型（pharmacokinetic - pharmacodynamic link model，PK - PD）。PK - PD 模型借助传统的药动学和药效学模型，通过效应室将二者有机结合，揭示了血药浓度和药理效应之间的内在联系，有助于了解药物在体内作用部位的动力学特征。其对于新药 I 期和 II 期临床试验的剂量确定、临床给药方法及个体化给药方案的设计和药物的安全性评估等都具有重要的意义。

（三）药物动力学的拓展应用

药物动力学在药物研究、开发和临床等多个方面都不断拓展，得到越来越广泛的应用，发展出了很多分支学科。

通过对药物体内过程的研究，指导临床上用药方案的制定和调整（包括给药方式、剂量、间隔、疗程等），是药物动力学的重要研究内容和应用，逐渐发展形成了临床药物动力学（clinical pharmacokinetics）。M Rowland 和 T Tozer 于 1980 年合著了《临床药物动力学》（Clinical Pharmacokinetics）一书，阐明了这一药动学分支的概念和应用，并多次再版，推动了这一学科的发展。其通过研究血药浓度与药理效应之间的关系以及疾病因素和联合用药对药物体内过程的影响，为新药的临床评价、合理用药和给药方案个体化提供了依据。

生物体的生命活动存在时辰节律性，早在十九世纪，Virey 等就提出服药时间对其治疗作用有重要的影响。近年来的研究进一步证明，人体的许多生理功能如胃酸的分泌、转运体及血浆蛋白的数量、肝药酶的活性等均存在明显的昼夜节律，因此，在不同时间服药可能导致不同的体内过程，致使许多药物动力学参数改变。时辰药物动力学（chronopharmacokinetics）是联系时辰生物学与药物动力学的一门新的分支学科，重点研究在相同剂量下、不同时间投药后药物在体内过程中的节律性变化规律和机制。其不仅能使药物动力学的研究更为精确，而且有助于更好地理解药物的体内处置与时辰药效的关系，为临床合理用药提供最佳方案，为择时给药系统的设计提供理论基础。

药物的立体构型不同，其体内的药动学过程和药效作用也可能不同。研究手性药物的药动学有助于更好地利用手性药物的体内差异，提高药物的治疗效果，降低药物的毒副作用。20 世纪 90 年代开始，研究人员逐步开始利用手性药动学进行手性药物的研究开发。

中药制剂多为复方，每味中药又可能含有多种有效成分。中医理论的特色之一在于强调"整体观念"，即发挥各种药物成分的整体调节作用。因此，研究中药复方的药动学必须从"整体观念"出发，这与化学药物的药动学研究有所不同，由此逐步发展出了"证治药动学""方剂药动学""多成分整合药动学"等概念和药理效应法、毒理效应法、药物累积法等适合于中药多组分特点的药动学研究方法，为阐述中药制剂的体内过程提供了有价值的手段。

此外，神经网络在药动学研究中也有很好的应用前景，其不需预先设定模型，而是通过学习或训练来建立预测值与已知数据之间的关系。目前，其已用于预测药动学参数以及生理、病理状态对受试者血药浓度的影响。药物虚拟筛选（virtual screening）、人工智能（artificial intelligence）是通过计算机技术预测新药的药动学特征而进行的新药筛选方法，目前已经为全球各大制药公司所应用，并将越来越受到关注。

虽然药物动力学是一门年轻的学科，但经过几十年的发展，其在理论和实验技术方面都取得了飞速的发展。随着与其他学科的不断交叉融合，新的研究领域和研究方法不断涌现，将推动药物动力学的进一步发展和广泛应用。

第二节　药物动力学的研究内容及与相关学科的关系

一、药物动力学的研究内容

微课

药物动力学研究的内容主要包括药物动力学的基础理论研究以及药物动力学在新药研究和临床用药

等领域的应用研究两大方面，具体包括以下几个方面。

1. 创建新型的药物动力学拟合模型和数学处理方法，对现有的研究模型进行完善和提高　以此准确描述血药浓度与时间的关系，促进药物动力学学科的不断发展。如近年来群体药动学不断取得进展，针对靶向药物制剂、大分子生物药物的新型药动学模型的研究和应用不断出现。

2. 研究药物结构与药动学规律的关系，指导新药开发　通过探求药物的化学结构、药理效应与药物动力学过程之间的关系，为具有优良生理活性化合物的筛选和新药的结构设计及修饰提供理论指导。

案例解析

【案例】更昔洛韦（ganciclovir）是一种核苷类抗病毒药，可竞争性抑制 DNA 聚合酶，并掺入病毒及宿主细胞的 DNA 中，从而抑制 DNA 合成，为治疗巨细胞病毒感染的首选药物，适用于危及生命或视觉的巨细胞病毒（CMV）感染的免疫受损病人，如艾滋病患者、与器官移植和肿瘤化疗有关的外源性免疫抑制病人。但更昔洛韦的口服生物利用度很低，只有约 5%。

【问题】如何提高更昔洛韦的口服生物利用度，进而降低其毒性？

【解析】为了提高更昔洛韦的水溶性和口服生物利用度，可将其制备成氨基酸类前药。由于增加了可游离的氨基基团，原药的水溶性增大，且可以在有酯酶的环境中被水解成原型药物。缬更昔洛韦（valganciclovir）是更昔洛韦的 L－缬氨酸类前药，它的药效学特点与更昔洛韦相同，经口服后在肠黏膜细胞酯酶和肝酯酶的作用下迅速水解成更昔洛韦，口服生物利用度为 60%，可大大降低更昔洛韦的毒性（图 8-1）。

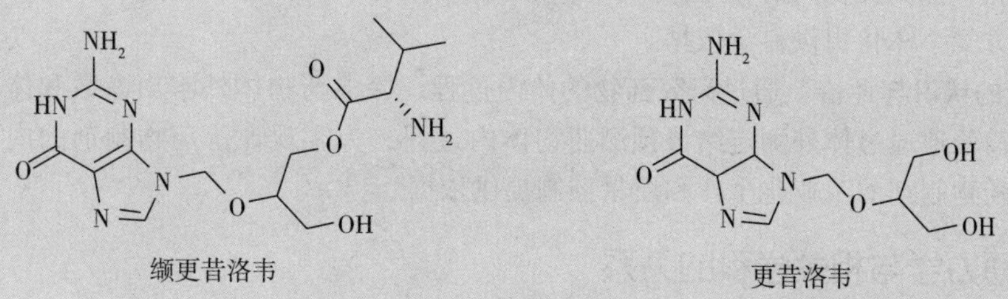

缬更昔洛韦　　　　　　　　　　　　更昔洛韦

图 8-1　更昔洛韦及其前体药物缬更昔洛韦的化学结构

3. 研究剂型因素对药物动力学的影响，为药物的剂型选择提供药动学依据　通过研究和比较不同制剂、不同给药方法的药动学参数和生物利用度，进行制剂的处方设计和工艺筛选，预测其临床疗效，为药物新制剂的研发提供实验依据。

案例解析

【案例】精神分裂症是我国重点防治的精神疾病。据估算，我国至少有 1000 万名精神分裂症患者。利培酮是一种经典抗精神病药，用于治疗急性和慢性精神分裂症，疗效确切。但精神类疾病的治疗周期长，导致患者治疗的顺应性低，复发率高、病情反复，成为精神分裂症治疗中的一大难点。

【问题】如何通过制剂学的改进，提高患者用药的依从性、改善治疗效果？

【解析】为了解决这一问题，国内外医药企业开发了注射用利培酮缓释微球制剂，每2周肌内注射一次，适用于口服给药治疗有效的患者的长期维持治疗。注射后，利培酮在体内的血药浓度平稳，可避免患者出现口服给药漏服或过量使用的风险，可明显改善口服抗精神病药物在精神分裂症患者中的用药依从性，具有明显的临床优势。

微球（microrsphere）是指将药物溶解或分散于天然或合成高分子材料中所形成的微小球体或类球体。微球将药物包埋或吸附在聚合物分子的表面，经皮下或肌内注射进入体内后，通过载体表面快速释放、药物扩散、聚合物溶蚀降解等方式实现药物的缓慢释放，可大大延长药物的半衰期（图8-2）。

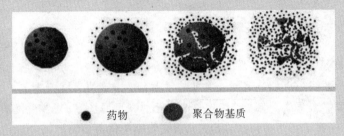

● 药物　　● 聚合物基质

图8-2　药物从微球中缓慢释放的示意图

4. 指导临床合理用药　依据药动学参数，设计或调整临床给药方案；通过比较单独用药和联合用药的药动学参数变化，推测药物间的相互作用，为临床合理用药提供指导；通过临床药动学研究，为治疗药物监测、给药方案个体化提供科学依据。

5. 药物质量的认识与评价　通过研究药物的体内过程，探求药物体外溶出参数和体内药动学参数之间的相关性，以简便地通过体外测定结果预测药物体内过程，为客观评价药物制剂的内在质量提供可靠的评价指标，为药物制剂的工业化生产和质量控制提供依据。

二、药物动力学与相关学科的关系

药物动力学是一门多学科交叉的新兴学科，其与药剂学、生物药剂学、药物化学、药理学、临床药学、分析化学及数学等学科都有密切的联系，同时也由于学科间的相互促进而迅速发展。

（一）药物动力学与药剂学和生物药剂学

同一种原料药物，其制成的药物制剂的剂型不同、处方组成和制备工艺不同，给药以后的体内药动学过程以及疗效和安全性也不相同。药物动力学研究已经成为新制剂研发和新剂型设计与评价的主要手段之一，为药物剂型的合理选择、处方工艺的设计及优化提供依据。药物动力学与药剂学的结合促进了生物药剂学的产生和发展，为认识药物剂型因素、生物因素与药物效应三者之间的关系提供了可能。因此，药物动力学已已经成为药剂学和生物药剂学研究必不可少的基础学科。

（二）药物动力学与药物化学

药物的化学结构与其体内过程密切相关，药物动力学研究能够揭示药物的化学结构对其体内过程的影响，从而为新药的结构设计和修饰提供依据。统计显示，大约有40%的先导化合物因为存在药动学问题而在新药研发的最后阶段被淘汰，造成了大量的人力、物力和时间的浪费。因此，目前的新药研发已经把以往位于研发后期的药物动力学评价前移到研发的早期，以尽早淘汰那些药动学参数不理想的候选化合物，提高新药研究的成功率。

（三）药物动力学与药理学

药物的药理作用强度取决于病灶部位的药物浓度，但是，人体病灶组织的药物浓度一般无法直接测定。由于组织中的药量与血液中的药物浓度之间存在一定的相关性，即血药浓度越高，其分布到组织中的药量相对越多，相应的药效应也越强。表8-1列出了一些药物的药理或毒理效应与患者体内血药浓度之间的关系，表明不同的血药浓度可能产生不同的药理效应和毒副反应。因此，药理学和临床药理学研究必须关注药物的体内动态变化规律。

表8-1 一些药物的血药浓度与药理、毒理效应之间的关系

药物	浓度（μg/ml）	药理或毒理效应
乙酰水杨酸	50~100	镇痛
	250~300	抗风湿
	≥300	毒性浓度
	≥1600	致死浓度
对乙酰氨基酚	10~20	有效浓度
	≥400	毒性浓度
茶碱	10~20	有效浓度
	30~40	毒性浓度
	≥210	致死浓度
苯妥英钠	10~20	抗惊厥、抗心律失常
	20~30	眼球震颤
	30~40	共济失调
	≥40	精神障碍
丙咪嗪	0.15~0.25	有效浓度
	0.5~1.5	毒性浓度
	≥2	致死浓度
氯丙嗪	0.5	有效浓度
	1~2	毒性浓度
普鲁卡因胺	6	有效浓度
	10	毒性浓度
奎尼丁	0.3~6	有效浓度
	10	毒性浓度
	≥30	致死浓度
地高辛	0.0006~0.0013	有效浓度
	0.002~0.009	毒性浓度
	≥0.015	致死浓度
利多卡因	1.5~5	有效浓度
	6~14	毒性浓度
	≥25	致死浓度

（四）药物动力学与临床药学

临床药学是研究指导临床合理用药的一门学科。药物动力学的主要研究内容之一就是通过预测给药后血药浓度随时间的变化规律，指导临床给药方案的制定，并根据患者的病理和生理情况做出给药方案的调整。因此，药物动力学的研究为临床药学工作的开展提供了必要的工具和手段。

药动学的研究不仅为新药的临床评价和应用提供了实验依据，而且能够保证药物临床应用的安全性、有效性和经济合理性。药动学在研究联合用药的合理性以及相应的给药方案调整措施，预测药物在体内的蓄积情况并对治疗药物进行必要的临床监测，探讨种族、基因多态性、年龄、肝肾功能等生理因素和病理因素对药动学的影响等方面都发挥着重要作用。

（五）药物动力学与分析化学和数学

在药物动力学学科的产生和发展过程中，分析化学和数学学科做出了重要的贡献。分析化学技术的不断进步，使体内复杂样品中微量或痕量药物浓度的测定成为可能；数学学科多种数据处理和拟合方法的应用为药动学参数的求算提供了必要的数学基础，如拉普拉斯变换法、输入函数与配置函数法、残数法等；计算机技术的发展为药物的体内过程拟合和药动学参数的求算提供了可靠、快速的数据处理工具。反之，药物动力学的发展也有效推动了分析化学和数学的进步，许多新技术的出现都与药动学研究的需求密切相关。

第三节 隔室模型和体内转运的速率过程

微课

一、隔室模型

药物动力学的一个主要内容就是用数学方法模拟药物在体内吸收、分布、代谢、排泄的速率过程，建立数学模型以更好地描述药物的体内命运，并通过各种参数予以反映。常见的药动学模型包括隔室模型（compartment model）、非线性动力学模型、生理药动学模型、药动学–药效学结合模型、统计矩非隔室模型等。其中，隔室模型是最经典的药动学模型。

隔室模型是经典药动学研究采用的数学模型。为了描述药物的体内过程，经典药动学按照药物进入机体后在各个组织器官的分布速率，将整个机体划分为一个或多个不同的隔室，即为隔室模型。

药物通过各种途径进入血液循环，然后向体内各个组织器官分布，药物的性质不同，其在各个组织器官的分布速率也可能存在差异。

图8–3中，a和b分别是两种药物静脉注射给药后，在不同时间点取血测定血浆药物浓度，然后以血药浓度的对数对取样时间作图得到的药–时曲线。可以看出，两种药物的药–时曲线差异很大。这种差异的原因主要如下。

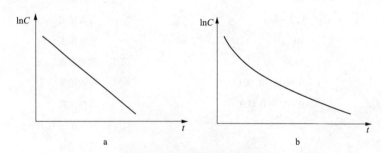

图8–3 药–时曲线半对数图

a. 单室模型药物静脉注射给药；b. 二室模型药物静脉注射给药

图8–3a中，药物被注入静脉后，立即向机体的各个组织器官分布，并且迅速在各组织器官间达到分布平衡，药物在体内基本上只有消除过程。由于大多数药物的体内消除速率常数相对恒定，药物浓度的下降速率基本不变，半对数药–时曲线为直线。这种情况可以把机体看作一个隔室，药物进入血液循环后，很快均匀分布到整个隔室中，这种模型称为一室模型或单室模型（single compartment model）。

在单室模型中，将整个机体假定作为一个隔室并不意味着整个机体各组织器官内的药物浓度在某一指定时间内都完全相等，而是把血药浓度的变化看作体内各器官、组织内药物浓度定量变化的依据。也就是说，如果在一定时间内血药浓度下降20%，那么在肾、肝、脑脊液以及其他体液和组织中药物浓度也下降20%，药物的变化速率与该时刻体内药物的浓度成正比，即符合一级动力学过程。

图8-1 b中，药物被注射进入血液循环后，迅速地向体内一些组织器官分布，而向另一些组织器官的分布比较缓慢。给药后，在开始的一段时间内，药物除了消除以外，还在持续地向一些组织器官分布，此时期药物浓度迅速下降；随着药物的分布达到平衡，即分布过程结束，此后的体内过程只受消除过程支配，因此，血药浓度的下降比开始时缓慢，药-时曲线相对比较平坦，整条药-时曲线呈现为折线。这时，可以将机体假设为药物分布速度不同的两个隔室：药物进入体内后，迅速分布到某些组织器官，这些组织归为一个隔室，称为中央室；而另一些组织器官，其药物的分布比较缓慢，归为另一个隔室，称为周边室。这种拟合的数学模型将机体分为两个隔室，因此称为二室模型、两室模型或双室模型（two - compartment model）。

二室模型中，通常可以根据组织器官的血流情况将其归属于其中的某一个隔室。例如，血液和血流充沛的心、肝、脾、肺、肾等组织通常可以作为中央室；血流稀少的骨骼、脂肪和肌肉组织通常作为外周室；而脑组织则应根据药物透过血脑屏障的难易程度确定为相应的隔室。

有时候，药物在组织器官中的分布速度可以分为更多层次，此时可将分布稍快的隔室称为"浅外周室"，而将分布更慢的隔室称为"深外周室"，由此形成三室模型，或称为多室模型（multi - compartment model）。由于每增加一个隔室，计算就会变得更加繁杂，从实用角度考虑，室模型的隔室数一般不多于三个。

隔室模型具有以下几个特点。① 相对性：同一药物根据实验条件与数据处理的不同，可能会划分出不同数目的隔室；而且，当药物完成分布达到全身动态平衡后，可被视作一个大隔室。② 客观性：隔室模型的划分以实验数据为依据，具有客观的物质基础，而非凭空想象。③ 抽象性：隔室是以速度论进行划分，而非根据生理解剖部位进行划分；一般不具有解剖学上的实际意义，但仍有其客观的生理学基础。

二、药物体内转运的速率过程

药物动力学主要采用速度论的理论探讨药物在体内的动态变化过程，因此，应首先对药物体内转运的速率过程有所了解。与生物体药动学相关的速率过程主要有三种。

1. 一级速率过程 大多数药物在常规给药剂量范围内，其体内的吸收、分布、代谢、排泄等过程通常均符合一级速率过程（first order processes），如一级吸收、一级消除等。一级速率表示药物在机体内或体内某一部位的变化速率与该部位的药量或血药浓度的一次方成正比，数学表达式为：

$$\frac{dX}{dt} = -kX^1 = -kX \tag{8-1}$$

式（8-1）中，$\frac{dX}{dt}$表示体内药量的变化速率，k为速率常数，X是t时刻体内的药量，负号表示药量随时间的推移而减小。

一级速率过程的主要特点是：① 药物的消除半衰期不因给药剂量的改变而变化；② 单次给药后，药-时曲线下面积（AUC）与给药剂量成正比，相应地，累积尿排泄总药量也与给药剂量成正比。

2. 零级速率过程 零级速率（zero order processes）表示体内药物的变化速率与该部位药量或血药浓度的零次方成正比，数学表达式为：

$$\frac{dX}{dt} = -kX^0 = -k \tag{8-2}$$

由式（8-2）可以看出，其变化速率与体内药量和浓度无关，或者说变化速率保持恒定。恒速静脉滴注的给药速率、理想的控释制剂的释药速率都符合零级速率过程。

式（8-1）和（8-2）均为线性方程，所以，一级速率过程和零级速率过程也称线性速率过程。

3. 非线性速率过程 某些药物的体内转运过程与酶代谢或转运体有关。由于酶和转运体的数量是有限的，当药物浓度较低时，药物能够完全被这些酶或转运体代谢或转运，表现为线性速率特征；而当药物浓度升高到一定程度时，这些代谢酶或者转运体就会被饱和，无法再与剩余药物相互作用，导致药物的浓度呈非线性增加。这种药物的体内变化速率与体内的药量不呈线性关系的现象，被称为非线性速率过程（nonlinear processes）或 Michaelis – Menten 速率过程即米氏动力学过程。

图 8 – 4 显示了三种不同速率过程药物变化速率随药物浓度变化的示意图。

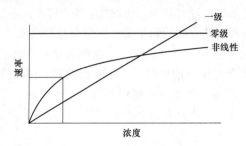

图 8 – 4　一级、零级和非线性速率过程药物转运速率随药物浓度变化的示意图

第四节　药物动力学基本参数

微课

药物动力学研究中，药物体内过程的动态变化规律主要是通过药动学参数反映，因此，有必要首先了解药物动力学的一些主要参数。

一、速率常数

速率常数（rate constant，k）是反映药物体内变化速率过程快慢的重要参数，速率常数越大，表明体内配置过程进行得越快。速率常数的单位用时间的倒数来表示，如 h^{-1}、min^{-1} 等。

速率常数有多种，如吸收速率常数、分布速率常数、消除速率常数等，其中，消除速率常数（elimination rate constant）是最主要的一种。消除包括药物的代谢和排泄。生物体可以通过多种途径消除，每种途径的消除都有一个相应的速率常数，如肾排泄、胆汁排泄、肺消除和生物转化速率常数等，分别用 k_e、k_{bi}、k_{lu} 和 k_b 表示。消除速率常数具有加和性，体内总的消除速率常数 k 是各种途径消除速率常数之和，即：

$$k = k_e + k_{bi} + k_{lu} + k_b + \cdots \tag{8-3}$$

消除速率常数表示单位时间内消除体内剩余药量的百分数。如某药物的消除速率常数为 $0.20h^{-1}$，即表示每小时消除剩余药量的 20%。

线性消除药物的消除速率常数在健康人体内是一个常数，它只取决于药物本身的性质，而与剂型及给药方法无关。但如机体的肝肾功能发生病变，药物的消除速率常数也会相应发生改变。

二、半衰期

半衰期（half life）是反映药物体内过程的一个重要参数，与速率常数 k 的关系密切。与速率常数相对应，半衰期也包括分布半衰期、吸收半衰期、消除半衰期（elimination half life）等多种，如与药物的生物效应有关，又称作生物半衰期（biological half life）。

药物的消除半衰期是指体内药量或者血药浓度消除一半所需要的时间，也是衡量药物通过代谢和排泄途径从体内消除快慢的参数。大多数药物在一定剂量范围内符合一级消除，它的消除半衰期 $t_{1/2}$ 与消除速率常数有如下关系：

$$t_{1/2} = \frac{0.693}{k} \tag{8-4}$$

半衰期的单位就是时间单位。

和消除速率常数一样，消除半衰期也是药物的固有性质。对于按照一级动力学消除的药物，其半衰期对于健康人而言是个常数，与给药剂量、剂型和给药途径无关。但药物的半衰期与人体的生理和病理状况有关，体内消除器官功能的变化会影响半衰期。如肝肾功能衰退时，消除半衰期就会延长，此时病人的给药方案应该进行相应的调整；老年人肝肾功能减退，药物的消除半衰期一般比年轻人长；药物的相互作用，如酶促作用或酶抑作用，也可能使药物的消除半衰期发生改变。

三、血药浓度与药-时曲线

进行药物动力学研究时，一般是将所要研究的药物通过适当的途径给予动物或受试者，每隔一定时间间隔后采集血样，然后采用合适的分析方法测定血浆或血清中的药物浓度，即为血药浓度（plasma drug concentration）。根据血药浓度采用合适的模型进行拟合后，计算各种药物动力学参数。将每个取样时间及所对应的血药浓度采用坐标曲线图表示，所得曲线称为药-时曲线（plasma drug concentration - time curve）。血管内给药的药-时曲线通常为双曲线的一部分（图8-5a），而血管外给药的药-时曲线一般近似抛物线（图8-5b）。

药-时曲线能够直观地反映药物体内过程的变化情况，通常可以分为若干个时相，如一室模型药物血管外给药一般存在吸收相、平衡相和消除相等。在血管外给药后的开始阶段，给药部位的药物被迅速吸收进入体内，同时，吸收的部分药物也开始被消除，这一阶段，吸收速率远远大于消除速率，因此，血药浓度迅速上升，这一阶段称为吸收相。经过一段时间以后，药物的吸收过程逐渐趋弱，而消除过程相应增强，吸收速率和消除速率逐渐趋于平衡。达到动态平衡时的血药浓度变化相对较小，形成抛物线的"峰"，这一阶段称为平衡相（对于二室模型药物，此时还包含分布相）。之后，药物的消除开始占据主导地位，消除速率大于吸收速率，曲线开始下降，这一部分称为消除相。但在曲线下降的初期，仍有部分药物被吸收进入体内，所以又称为吸收后相；曲线下降的后期，药物的吸收已经完全结束，此时只有消除而没有吸收，称为消除相（图8-5b）。

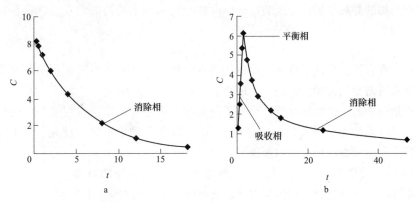

图8-5 一室模型药物的药-时曲线图

a. 血管内给药；b. 血管外给药

四、药-时曲线下面积

药-时曲线下面积（area under the concentration - time curve，AUC）指的是药-时曲线与坐标轴共同围成的面积。AUC与药物吸收的总量成正比，是评价药物吸收程度的一个重要参数。通常，AUC越大，表明制剂中的药物被生物体吸收越完全。AUC的单位为时间单位和浓度单位的乘积，如 h·μg/ml。

五、血药峰浓度和达峰时间

药物经血管外给药后出现的血药浓度最大值被称为血药峰浓度（peak concentration of plasma drug），

用 C_{max} 表示。其大小能够反映药物的疗效情况和毒性水平,单位通常为 μg/ml、ng/ml、mg/L 等。达到血药峰浓度所需要的时间称为达峰时间(peak time),用 t_{max} 表示。它能够反映药物吸收的快慢,t_{max} 越小,药物的吸收越快。t_{max} 的单位通常为天(d)、小时(h)、分钟(min)。

C_{max} 和 t_{max} 的示意见图 8 - 6,它们也是衡量药物吸收程度和速率的重要药物动力学参数。如图 8 - 7 所示,同一种化学原料药制成 A、B、C 三种制剂,其吸收程度相似,但吸收速率为:A > B > C。其中,制剂 A 的峰浓度超过了其最小中毒浓度,会引起毒副反应;制剂 B 的血药浓度在安全有效的浓度范围内;而制剂 C 的血药浓度没有达到最小的有效浓度,服用后无效。可见,药物的吸收速率是药物疗效能否充分发挥及是否产生毒副作用的一个重要影响因素。

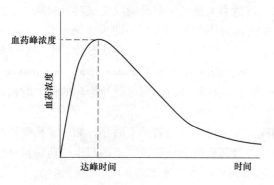

图 8 - 6 血管外给药的药 - 时曲线

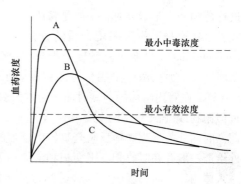

图 8 - 7 三种制剂的药 - 时曲线

六、表观分布容积

表观分布容积(apparent volume of distribution)是反映体内药量与血药浓度间相互关系的一个比例常数,即体内的药物按血浆浓度分布时所需要体液的总体积,用 V 表示。

对于单室模型药物的静脉注射,给药剂量或体内总药量 X_0 与血药初浓度 C_0 之间存在如下关系:

$$V = \frac{X_0}{C_0} \tag{8 - 5}$$

表观分布容积没有直接的生理学意义,也不代表体液的真实体积,只是表示给药剂量如果按照所测得的血药浓度来分布所需要的体积。它是一个理论上的数据,所以加上了"表观"两字。

表观分布容积是药物的一个特征参数,反映了药物在体内分布的广泛程度或药物与组织成分的结合程度。表观分布容积的单位为 L 或者 L/kg(体重)。前一种单位的表示方法没有考虑不同个体的体重因素,相比之下,后一种表示方法更准确和客观。

通常,体重 60kg 的健康成人,其体液总容量约为 36L(约占体重的 60%),其中,血浆 3L,细胞内液 25L,细胞外液 8L。一些化合物,如伊文思蓝,几乎全部能够与血浆蛋白结合,因此仅分布在血浆中,它的表观分布容积就等于血浆容积。根据这一特点,可以通过测定伊文思蓝的血浆浓度来计算不同病理状态患者的血浆容积。表观分布容积大,表明药物的体内分布广泛。一般来说,亲脂性药物的组织亲和性相对较大,体内分布广泛,表观分布容积也较大,它们的数值往往大于体液总体积,如地高辛的表观分布容积约为 580L;而亲水性药物主要分布在水性的体液中,因此表观分布容积较小,如氨苄西林的表观分布容积只有 18L,但如果药物的血浆蛋白结合率较高,即使脂溶性较强,也可有较小的表观分布容积,如利福平的 V 值约为 65L。

七、清除率

清除率(clearance,Cl)是反映体内药物消除速率高低的一个参数。它是指单位时间内从体内清除的药物表观分布容积数,计算公式为:

$$Cl = k \cdot V \tag{8 - 6}$$

药物的清除率具有明确的生理意义，包括速率和容积两种要素，为消除速率常数和表观分布容积的乘积。因为 k 和 V 均为常数，对于一个药物而言，清除率也是常数。清除率的单位为 L/h、ml/min 或者 L/（h·kg）。

和消除速率常数一样，各种途径的清除率也具有加和性，即：

$$Cl = Cl_r + Cl_{nr} \qquad\qquad (8-7)$$

式中，Cl_r 为肾清除率；Cl_{nr} 为非肾清除率，一般为肝清除率。

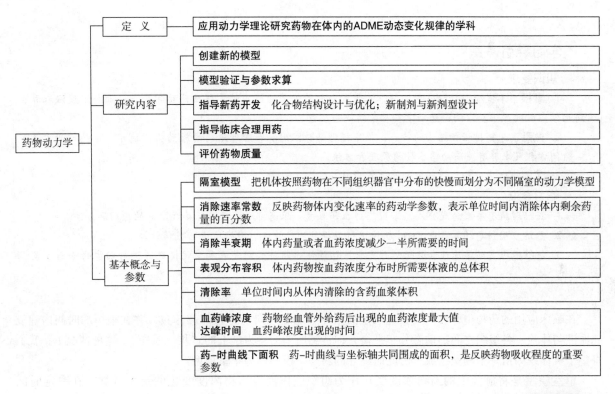

| | 定　义 | 应用动力学理论研究药物在体内的ADME动态变化规律的学科 |

研究内容：创建新的模型／模型验证与参数求算／指导新药开发　化合物结构设计与优化；新制剂与新剂型设计／指导临床合理用药／评价药物质量

基本概念与参数：
- 隔室模型　把机体按照药物在不同组织器官中分布的快慢而划分为不同隔室的动力学模型
- 消除速率常数　反映药物体内变化速率的药动学参数，表示单位时间内消除体内剩余药量的百分数
- 消除半衰期　体内药量或者血药浓度减少一半所需要的时间
- 表观分布容积　体内药物按血药浓度分布时所需要体液的总体积
- 清除率　单位时间内从体内清除的含药血浆体积
- 血药峰浓度　药物经血管外给药后出现的血药浓度最大值　达峰时间　血药峰浓度出现的时间
- 药–时曲线下面积　药–时曲线与坐标轴共同围成的面积，是反映药物吸收程度的重要参数

题库

练 习 题

1. 试述药物动力学的概念及其研究意义。
2. 简述药物动力学在新药开发和临床给药中的作用。
3. 药物动力学有哪些主要参数？请分别说明各参数的生物学意义。
4. 某抗生素的消除半衰期为 1.6 小时，给药后有 60% 的剂量以原型从尿中排泄。如患者的肾功能降低一半，则该药物的消除半衰期变为多少？

（王建新）

PPT

第九章

单室模型

学习导引

知识要求

1. **掌握** 单室模型静脉注射、静脉滴注和血管外给药的药-时方程及药动学特点；血药浓度法求算药动学参数的原理和方法；药动学各参数的概念及意义。

2. **熟悉** 尿药排泄数据法的特点；单室模型静脉注射和血管外给药的尿药排泄速率、尿药排泄亏量-时间方程及求算有关药动学参数的原理和方法。

3. **了解** 体内外相关性研究的方法及意义。

能力要求

1. 正确理解有关概念或公式，掌握应用血药浓度、尿药排泄数据进行参数求算的原理和方法。

2. 熟练应用科学计算器或 Excel 软件进行数据处理，快速、准确地进行数值计算。

3. 能够根据药动学原理和临床治疗要求，估计体内药量或血药浓度变化情况并进行初步的给药方案设计。

在临床应用的药物中，有一些在进入血液循环后能迅速向全身各部位分布，并在很短的时间内建立起血液与体液、各组织之间的动态分布平衡，即达到所谓的动力学上的"均一状态"。这种情况下，我们将整个机体视为由一个隔室组成，由此而建立的药动学模型称为单室模型。

单室模型是将血液中的药物浓度变化作为组织或体液内药物浓度变化的定量依据。在一定时间内，血药浓度消涨一定的比例，肝、脾、肾、脑脊液以及其他组织和体液中的药物浓度也会同比例消涨。

单剂量给药在临床中时有应用，是多剂量给药的基础。临床给药方法除发挥局部作用外，可分为血管内给药和血管外给药两类。其中，血管内给药主要是静脉内给药，有静脉注射和静脉滴注两种形式。血管外给药途径较多，以口服多见。研究药物体内动态变化规律和特征主要是应用血药浓度数据，有时也可考虑应用尿药排泄数据。

本章按给药途径，分别讨论单室模型单剂量静脉注射、静脉滴注和血管外途径给药后药物在体内的动态变化规律，并介绍相关的药动学参数求算方法。

第一节　静脉注射给药

微课

静脉注射（intravenous injection, iv）亦称静脉推注（intravenous bolus），是以较快速度通过静脉血管将药物直接输送至体内的一种瞬时给药方法。静脉注射给药时，药物不需要经过吸收，可产生即刻效应。由于该法产生不良反应的可能性较大，主要适用于危重患者的急救。在临床上，有时也会借助静脉滴注装置，使药物在很短时间内通过滴入方式全部进入血液循环。对于后者，在药动学中可按静脉注射处理。静脉注射给药可使体内药量或药物浓度在极短时间内达到最大。

一、血药浓度法

1. 药动学模型 单室模型静脉注射给药后，药物无须经历吸收过程，迅速完成分布过程，因而只有消除过程。药物在体内的消除遵循一级动力学规律。单室模型静脉注射给药后药物体内过程的动力学模型如图9-1所示。

微课

$$X_0 \xrightarrow{\text{iv}} \boxed{X} \xrightarrow{k}$$

图9-1 单室模型静脉注射给药体内药物动力学模型图

图中，X_0为静脉注射给药的剂量，X为给药后t时刻体内的药量（当$t=0$时，$X=X_0$），k为一级消除速率常数。

单室模型静脉注射给药后，体内药物按一级动力学规律消除。因此，有：

$$\frac{\mathrm{d}X}{\mathrm{d}t} = -kX \tag{9-1}$$

式中，$\frac{\mathrm{d}X}{\mathrm{d}t}$表示体内药物的消除速率，$k$为一级消除速率常数，负号表示消除过程使体内药量减少。

2. 药-时方程 将式（9-1）微分方程进行拉氏变换，得：

$$S\bar{X} - X_0 = k\bar{X} \tag{9-2}$$

式中，S为拉氏运算子，$\bar{X}$为原函数X的拉氏变换，即X的像函数。

对式（9-2）进行整理，得：

$$\bar{X} = \frac{X_0}{S+k} \tag{9-3}$$

用拉氏逆变换法求$\bar{X}$的原函数X，得：

$$X = X_0 \mathrm{e}^{-kt} \tag{9-4}$$

式（9-4）是单室模型静脉注射给药后的体内药量-时间方程，是一个单项的负指数函数。在实际工作中，由于任意时刻体内药量无法测定，通常能够测定得到的是血浆中的药物浓度，所以，将式（9-4）两端同除以表观分布容积V，得：

$$C = C_0 \mathrm{e}^{-kt} \tag{9-5}$$

式（9-5）是单室模型静脉注射给药后的药-时方程。其中，$C_0 = X_0/V$，是$t=0$时的药物浓度，也称初始药物浓度或初浓度。由该式可以看出，单室模型静脉注射给药后，血药浓度以C_0为起始点，随着给药后时间的推移呈指数下降。

根据不同时间的血药浓度数据，绘制药-时曲线，如图9-2所示。

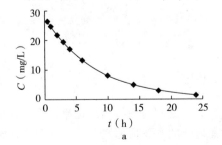
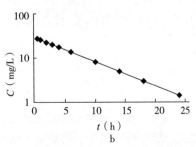

图9-2 单室模型静脉注射给药的药-时曲线图

a. 普通直角坐标系；b. 半对数直角坐标系

图9-2中，血药浓度随时间呈指数衰减；血药浓度对数随时间呈线性衰减。

将方程（9-5）两端取对数，得：

$$\ln C = \ln C_0 - kt \qquad (9-6)$$

或

$$\lg C = \lg C_0 - \frac{k}{2.303}t \qquad (9-7)$$

式（9-6）和式（9-7）为单室模型静脉注射给药后的血药浓度对数-时间方程，均为线性方程形式。其中，$\ln C - t$ 方程的斜率为 $-k$，截距为 $\ln C_0$；$\lg C - t$ 方程的斜率为 $-k/2.303$，截距为 $\lg C_0$。

3. 基本参数 k 与 C_0 的求算　单室模型静脉注射给药后血药浓度随时间的变化取决于 k 和 C_0。因此，k 和 C_0 是基本参数。

在药动学研究中，常使用具有统计分析功能的计算器进行线性回归，根据 $\ln C - t$ 或 $\lg C - t$ 直线方程的斜率、截距可求算 k 和 C_0。此外，也可使用 Excel 软件进行回归分析来确定直线方程，并可绘制药-时曲线。

知识链接

药-时方程拟合与最小二乘法

在数学中，由实验观察得到的一组数据 (x_i, y_i) $(i = 1, 2, \cdots, n)$ 确定变量 x 和 y 之间相关关系方程的过程称为方程拟合。方程拟合的目的就是将数据的变化规律用一条曲线代替（不要求曲线通过全部数据点），然后找出描述该曲线的函数关系式。方程拟合的原则通常是使拟合的函数在 x_i 处的值 $\hat{y_i}$ 与实验观察值 y_i 的偏差平方和最小。这种在方差意义下对数据进行拟合的方法叫作最小二乘法。

若变量 x 和 y 之间为线性相关，则可将数据拟合成 $y = a + bx$ 形式。其中，a 为截距，b 为斜率，均为待定参数。根据实验观察得到的一组数据，采用最小二乘法确定参数 a、b 的计算式为：

$$b = \frac{\sum_{i=1}^{n} x_i y_i - \frac{1}{n}\left(\sum_{i=1}^{n} x_i\right)\left(\sum_{i=1}^{n} y_i\right)}{\sum_{i=1}^{n} x_i^2 - \frac{1}{n}\left(\sum_{i=1}^{n} x_i\right)^2}, \qquad a = \frac{1}{n}\left(\sum_{i=1}^{n} y_i - b\sum_{i=1}^{n} x_i\right)$$

在药动学中，血药浓度或尿药排泄数据与时间的方程式都可采用最小二乘法进行对数线性回归，求得有关参数。

---

4. 其他参数的求算

（1）消除半衰期（$t_{1/2}$）　$t_{1/2}$ 表示体内药量或血浆药物浓度消除一半所需要的时间，因此，当 $C = C_0/2$ 时，$t = t_{1/2}$。将 $C = C_0/2$ 和 $t = t_{1/2}$ 代入式（9-6）中，得：

$$\ln \frac{C_0}{2} = \ln C_0 - kt_{1/2} \qquad (9-8)$$

$$t_{1/2} = \frac{\ln 2}{k} \approx \frac{0.693}{k} \qquad (9-9)$$

由式（9-9）可知，按一级速率过程消除的药物，其半衰期与一级消除速率常数成反比，与给药剂量或药物浓度无关。药物的消除半衰期是临床给药方案设计的主要依据之一。一种药物在患者体内的消除半衰期的长与短，除与药物本身特性有关外，还与用药者的生理及病理状况有关。用药者肝、肾功能减退或衰竭均可使药物的消除半衰期延长。在临床药物治疗中，应特别关注药物在肝、肾功能不良患者体内的消除半衰期变化，以便据此制定或调整给药方案。

将式（9-6）进行整理，可以得到体内药物消除一定比例所需的时间 t：

$$t = \frac{\ln C - \ln C_0}{-k} = -\frac{\ln(C/C_0)}{k}$$ (9-10)

式中，C/C_0 为体内药物经消除后剩余的比例，消除药物的比例为 $1 - C/C_0$。

药物从体内消除一定比例所需的时间 t 也可以用药物 $t_{1/2}$ 的倍数 n 来表示，即 $n = t/t_{1/2}$。

将式（9-10）代入 $n = t/t_{1/2}$ 中，得：

$$n = \frac{\ln(C/C_0)}{-k \cdot t_{1/2}} \approx -\frac{\ln(C/C_0)}{0.693} = -1.44\ln(C/C_0) = -3.32\lg(C/C_0)$$ (9-11)

静脉注射给药后经历若干 $t_{1/2}$ 时间，体内药量或血药浓度剩余或消除的比例见表9-1。

表9-1 经历若干消除半衰期后药物在体内剩余或消除的比例

半衰期倍数 （n）	剩余（%） （C/C_0）	消除（%） （$1-C/C_0$）	半衰期倍数 （n）	剩余（%） （C/C_0）	消除（%） （$1-C/C_0$）
0	100	0	3.32	10	90
1	50	50	4	6.25	93.75
1.32	40	60	4.32	5	95
2	25	75	5	3.12	96.88
2.32	20	80	6	1.56	98.44
3	12.5	87.5	6.64	1	99

（2）表观分布容积（V） V 是体内药量与血药浓度间相互关系的比例常数，它是根据血药浓度推算的体内药量在理论上分布均匀时所需要的体液容积。根据表观分布容积的定义，有：

$$V = \frac{X_0}{C_0}$$ (9-12)

式中，X_0 为静脉注射给药剂量，C_0 为初始药物浓度。

表观分布容积是反映药物体内分布范围广泛程度或药物与组织结合程度的药动学特征参数，其大小不具有生理学意义。虽然表观分布容积受一些因素影响而存在个体差异，但其最小值与机体血浆量相当。

（3）药-时曲线下面积（AUC） AUC 是药-时曲线与横坐标轴（时间轴）围起的面积。将血药浓度对时间的函数作时间 $0 \to \infty$ 的定积分，计算结果即为 AUC：

$$AUC = \int_0^\infty C \mathrm{d}t$$ (9-13)

将式（9-5）代入式（9-13）中并计算，得：

$$AUC = \int_0^\infty C_0 \mathrm{e}^{-kt}\mathrm{d}t = \frac{C_0}{k}$$ (9-14)

将式（9-12）整理成 $C_0 = \dfrac{X_0}{V}$，并代入式（9-14）中，得：

$$AUC = \frac{X_0}{kV}$$ (9-15)

从式（9-15）可以看出，AUC 与 X_0 成正比，与 k 和 V 成反比。若已知药物的 k 和 V，则可利用式（9-15）估计静脉注射给药一定剂量后的 AUC。

在实际工作中，应用梯形面积法（trapezoidal rule）计算 AUC。该法首先用实测的血药浓度数据（t_i，C_i）（$i = 1, 2, 3, \cdots, n$）求时间 $0 \to t_n$ 内的面积 $AUC_{0 \to t_n}$，然后用最后一点的血药浓度数据（t_n，C_n）求剩余面积 $AUC_{t_n \to \infty}$，最后两者相加，即 $AUC = AUC_{0 \to t_n} + AUC_{t_n \to \infty}$。

其中，$AUC_{0 \to t_n}$ 的计算公式为：

$$AUC_{0 \to t_n} = \sum_{i=1}^{n} \frac{(C_i + C_{i-1})(t_i - t_{i-1})}{2}$$ (9-16)

$AUC_{t_n \to \infty}$ 的计算公式为：

$$AUC_{t_n \to \infty} = \int_{t_n}^{\infty} C dt = \int_{t_n}^{\infty} C_0 e^{-kt} dt = \frac{C_n}{k} \qquad (9-17)$$

因此，梯形面积法计算 AUC 的公式为：

$$AUC = \sum_{i=1}^{n} \frac{(C_i + C_{i-1})(t_i - t_{i-1})}{2} + \frac{C_n}{k} \qquad (9-18)$$

需要注意，利用式（9-18）计算 AUC 时，前一项需要参数 C_0，后一项需要参数 k，因此，应根据实测血药浓度数据首先估计出参数 C_0 和 k，然后再计算。

（4）清除率（Cl） Cl 是指在单位时间内机体能将多少体积血浆中的药物完全清除。根据总体清除率的定义，有：

$$Cl = \frac{-dX/dt}{C} \qquad (9-19)$$

将式（9-1）代入式（9-19）中并整理，得：

$$Cl = \frac{kX}{C} = kV \qquad (9-20)$$

由式（9-20）可知，药物总体清除率等于一级消除速率常数与表观分布容积的乘积。

此外，将式（9-15）整理成 $kV = \frac{X_0}{AUC}$，并代入式（9-20）中，得：

$$Cl = \frac{X_0}{AUC} \qquad (9-21)$$

利用式（9-21）也可估计 Cl，其中的 AUC 为采用梯形面积法计算所得。

总体清除率是反映机体消除药物的能力或效率的药动学特征参数，通常与患者的肝、肾功能状态有关，有时也会受到药物相互作用的影响。当机体药物清除率下降时，药物消除减慢，若常规连续用药可能会造成体内药物蓄积或中毒。因此，临床用药时也应关注药物总体清除率指标的变化，以便及时调整给药方案。

案例解析

【案例】在一项新药临床药动学研究中，给一名受试者静脉注射新药 600mg 后，测得不同时间血药浓度数据如表 9-2 所示。

【问题】1. 估计该药物在受试者体内的药动学参数 k、$t_{1/2}$、V、Cl。

2. 估计本次用药后受试者体内药物的 AUC 和 C_{24h}。

3. 写出本次用药后受试者体内药物浓度经时变化公式（药-时方程）。

表 9-2 不同时间的血药浓度数据

t（h）	0.5	1	2	3	4	6	8	10	12	16	20
C（μg/ml）	14.6	13.6	12.2	10.6	9.3	7.1	5.6	4.3	3.4	2.1	1.2

【解析】

（1）根据式（9-6），将血药浓度取对数后，对时间进行线性回归，得 $\ln C = -0.127t + 2.741$。
$k = -(-0.127) = 0.127(h^{-1})$。

根据式（9-11），$t_{1/2} = \frac{0.693}{k} = \frac{0.693}{0.127} \approx 5.5$（h）。

$C_0 = e^{2.741} = 15.5(\mu g/ml) = 15.5(mg/L)$。

根据式（9-12），$V = \frac{X_0}{C_0} = \frac{600}{15.5} = 38.7$（L）。

根据式（9-20），$Cl = kV = 0.127 \times 38.7 = 4.92(\mathrm{L/h})$。

另根据式（9-21），$Cl = \dfrac{X_0}{\mathrm{AUC}} = \dfrac{600}{122.6} = 4.89 (\mathrm{L/h})$。（注：AUC 为梯形面积法计算所得）

（2）根据式（9-14），$\mathrm{AUC} = \dfrac{C_0}{k} = \dfrac{15.5}{0.127} = 122.0 (\mathrm{h \cdot mg/L})$。

另根据式（9-18），$\mathrm{AUC} = \sum\limits_{i=1}^{n} \dfrac{(C_i + C_{i-1})(t_i - t_{i-1})}{2} + \dfrac{C_n}{k}$

$$= 122.6(\mathrm{h \cdot \mu g/ml}) = 122.6(\mathrm{h \cdot mg/L})$$

根据式（9-5），$C_{24h} = 15.5 \mathrm{e}^{-0.127 \times 24} = 0.74 (\mathrm{\mu g/ml})$。

（3）根据式（9-5），$C = 15.5 \mathrm{e}^{-0.127t} (C, \mathrm{\mu g/ml}; t, \mathrm{h})$。

答：①该药物在受试者体内的 k 为 0.127h^{-1}，$t_{1/2}$ 为 5.5h，V 为 38.7L，Cl 为 4.92L/h 或 4.89L/h；②该次给药后，受试者体内药物的 AUC 为 122.0h·mg/L 或 122.6h·mg/L，C_{24h} 为 0.74μg/ml；③本次用药后，受试者体内药物浓度经时公式为 $C = 15.5 \mathrm{e}^{-0.127t}$（$C$，μg/ml；$t$，h）。

二、尿药排泄数据法

血药浓度法，即应用血药浓度数据的方法，是研究药物体内动力学规律、求算有关参数的主要方法。血药浓度法具有直观、准确、求出的参数较多等优点，已得到广泛的应用。但在某些情况下，血药浓度数据来源存在困难。例如：①某些药物用量极微或在体内的表观分布容积太大，导致血药浓度过低，难以检出或准确测定；②血浆成分复杂，严重干扰药物浓度的测定；③对于一些内源性物质采用血药浓度法进行药动学研究时，存在体内基础浓度的影响；④血样的采集比较复杂，需要专门的技术人员；⑤多次采血对人体有损伤，有的受试者或患者不接受多次采血等。

尿药排泄数据法，即应用尿中原型药物排泄数据的方法，简称尿药法，有时也可用于药物体内药动学参数的求算。尿药法取样比较方便，对机体无损伤。但是，采用尿排泄数据求算药动学参数时，药物应满足以下条件：①体内药物的大部分应以原型形式经肾-尿途径排泄；②药物经肾排泄过程应遵循一级动力学规律，即尿中原型药物排泄的速率与当时体内的药量成正比；③尿中药物浓度测定方法也应灵敏、准确，具有良好的专一性。

根据数据处理方法，尿药法又分为速率法（rate method）与亏量法（sigma minus method）两种。

（一）速率法

药物的肾排泄是机体中药物消除的主要方式之一。因机体中药物消除具有加和性质，即机体中药物总消除为肾消除与非肾消除之和，故有

$$k = k_{\mathrm{e}} + k_{\mathrm{nr}} \qquad (9-22)$$

微课

式中，k_{e} 为一级肾排泄速率常数，k_{nr} 为一级非肾途径消除速率常数。

药物经肾的排泄为非恒速过程，机体中，药物 X 经肾排泄转运至尿液中成为尿药 X_{u} 的速率由肾排泄速率常数 k_{e} 控制（图9-3）。

图中，X 为体内药量，X_{u} 为经肾排泄至尿中的原型药物量（当 $t=0$ 时，$X_{\mathrm{u}}=0$），k_{e} 为一级肾排泄速率常数，k_{nr} 为一级非肾途径消除速率常数。

根据上述尿药排泄动力学模型，任何途径给药后原型药物经肾排泄的速率均为：

$$\frac{\mathrm{d}X_{\mathrm{u}}}{\mathrm{d}t} = k_{\mathrm{e}}X \qquad (9-23)$$

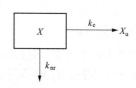

图9-3 尿药排泄动力学模型图

式中，$\dfrac{\mathrm{d}X_\mathrm{u}}{\mathrm{d}t}$ 为原型药物经肾脏排泄的速率，X_u 为 t 时间内排泄于尿中的原型药物累积量，又称累积尿药排泄量，X 为 t 时刻体内药量，k_e 为一级肾排泄速率常数。

将式（9-4）代入式（9-23）中，得：

$$\frac{\mathrm{d}X_\mathrm{u}}{\mathrm{d}t} = k_\mathrm{e}X_0\mathrm{e}^{-kt} \tag{9-24}$$

式（9-24）为单室模型静脉注射给药后原型药物经肾排泄的尿药排泄速率-时间方程。

将式（9-24）两端取自然对数，得：

$$\ln\frac{\mathrm{d}X_\mathrm{u}}{\mathrm{d}t} = \ln k_\mathrm{e}X_0 - kt \tag{9-25}$$

由式（9-25）可知，$\ln\dfrac{\mathrm{d}X_\mathrm{u}}{\mathrm{d}t}$ 与 t 呈线性关系。以 $\ln\dfrac{\mathrm{d}X_\mathrm{u}}{\mathrm{d}t}$ 对 t 作图也可得到一条直线，见图9-4。通过上述直线或线性方程的斜率可求消除速率常数 k，通过截距可求肾排泄速率常数 k_e。

$$k_\mathrm{e} = \frac{\ln^{-1}\ln(k_\mathrm{e}X_0)}{X_0} \tag{9-26}$$

需要注意，式（9-24）和式（9-25）中的 $\dfrac{\mathrm{d}X_\mathrm{u}}{\mathrm{d}t}$ 均为时间 t 的瞬时尿药排泄速率，实验中不能测得。血药浓度法中的血药浓度通常可以认为是取血瞬间血浆中的实际浓度，而尿药法中的尿药浓度（C_u）是集尿间隔内所集尿液中的平均浓度，它与机体在集尿间隔内所排泄的药物量（ΔX_u）和排泄出的尿液量（V_u）有关，是二者的比值，即 $C_\mathrm{u} = \Delta X_\mathrm{u}/V_\mathrm{u}$。在实际工作中发现，集尿间隔 Δt 内的平均尿药排泄速率 $\Delta X_\mathrm{u}/\Delta t$ 与该集尿间隔内中点时刻 t_c 的瞬时排泄速率很接近，因此，在药动学中常将 $\Delta X_\mathrm{u}/\Delta t$ 近似地表示为中点时刻 t_c 的瞬时速率 $\mathrm{d}X_\mathrm{u}/\mathrm{d}t$，同时以每次集尿间隔内的中点时间 t_c 代替集尿时间 t。于是，式（9-24）和式（9-25）可分别改写为：

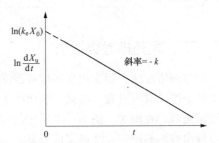

图9-4　单室模型静脉注射给药尿药排泄速率对数-时间曲线图

$$\frac{\Delta X_\mathrm{u}}{\Delta t} = k_\mathrm{e}X_0\mathrm{e}^{-kt_\mathrm{c}} \tag{9-27}$$

$$\ln\frac{\Delta X_\mathrm{u}}{\Delta t} = \ln(k_\mathrm{e}X_0) - kt_\mathrm{c} \tag{9-28}$$

式（9-27）和式（9-28）中，ΔX_u 为集尿间隔内经肾排泄的原型药物量，Δt 为集尿的时间间隔，t_c 为集尿间隔内的中点时间。

此外，还应注意集尿间隔时间的设计问题。设计的集尿间隔较大时，特别是对于半衰期较短的药物，用上述替换可能会产生较大误差。而设计的集尿间隔较小时，就需要频繁集尿，这在实际工作中既不方便又有可能违反生理现象，收集不到尿液。集尿的间隔时间为药物的1倍、2倍和3倍消除半衰期时，估算的误差约分别为2%、8%和19%。因此，采集尿液的间隔时间一般应控制在药物消除半衰期的2倍以内。若药物消除半衰期很短，以至于无法在小于2倍半衰期的间隔时间内收集尿样，则最好采用相等的集尿间隔时间。每次集尿时还应注意不得有尿液损失，否则会影响尿量体积测定，以至于影响尿药排泄量 X_u 或平均尿药排泄速率 $\Delta X_\mathrm{u}/\Delta t$ 的准确计算。

（二）亏量法

尿药排泄速率法中，数据波动较大。为克服这一缺点，可采用亏量法。亏量法又称总和减量法，该法受集尿间隔长短的影响不大，估算参数的误差较小。

对式（9-23）做拉氏变换，得：

$$S\overline{X}_\mathrm{u} = k_\mathrm{e}\overline{X} \tag{9-29}$$

将式（9-3）即 $\bar{X} = \dfrac{X_0}{S+k}$ 代入式（9-29）中并整理，得：

$$\bar{X}_\mathrm{u} = \frac{k_\mathrm{e} X_0}{S(S+k)} \tag{9-30}$$

用拉氏逆变换法求 $\bar{X}_\mathrm{u}$ 的原函数 X_u，得：

$$X_\mathrm{u} = \frac{k_\mathrm{e} X_0}{k}(1 - \mathrm{e}^{-kt}) \tag{9-31}$$

式（9-31）为单室模型静脉注射给药后的累积尿药排泄量 - 时间方程，其对应的累积尿药排泄量 - 时间曲线如图9-5所示。

根据式（9-31），当 $t \to \infty$ 时，$\mathrm{e}^{-kt} \to 0$，此时，$X_\mathrm{u} \to \dfrac{k_\mathrm{e} X_0}{k}$。$\dfrac{k_\mathrm{e} X_0}{k}$ 为最终经肾排泄的原型药物总量，亦称最大尿药排泄量，用 X_u^{∞} 表示，即：

$$X_\mathrm{u}^{\infty} = \frac{k_\mathrm{e} X_0}{k} \tag{9-32}$$

将式（9-32）进行整理，得：

$$\frac{X_\mathrm{u}^{\infty}}{X_0} = \frac{k_\mathrm{e}}{k} \tag{9-33}$$

式（9-33）右端的 $\dfrac{k_\mathrm{e}}{k}$ 称为肾排泄率，并用 f_r 表示，即：

$$f_\mathrm{r} = \frac{k_\mathrm{e}}{k} \tag{9-34}$$

药物的肾排泄率反映药物经肾排泄消除在药物总消除中所占的比例。当 $k_\mathrm{e} = k$ 时，$f_\mathrm{r} = 1$，表明药物完全以原型形式经肾排泄消除。此时，尿中原型药物排泄总量等于静脉注射给药的剂量，即 $X_\mathrm{u}^{\infty} = X_0$。多数情况下，$k_\mathrm{e} < k$，因此，$f_\mathrm{r}$ 也多小于1。这种情况只有部分药物以原型形式从肾脏排泄。在数值上，f_r 还等于尿中原型药物排泄总量除以给药剂量 [见式（9-33）]，即：

$$f_\mathrm{r} = \frac{X_\mathrm{u}^{\infty}}{X_0} \tag{9-35}$$

因此，f_r 也可由实验获得的最大尿药排泄量除以给药剂量估算。

用式（9-32）减去式（9-31），得：

$$X_\mathrm{u}^{\infty} - X_\mathrm{u} = \frac{k_\mathrm{e} X_0}{k} - \frac{k_\mathrm{e} X_0}{k}(1 - \mathrm{e}^{-kt}) = \frac{k_\mathrm{e} X_0}{k}\mathrm{e}^{-kt} \tag{9-36}$$

式（9-36）左端的 $X_\mathrm{u}^{\infty} - X_\mathrm{u}$ 为原型药物的待排泄量，亦称亏量。式（9-36）为单室模型静脉注射给药后原型药物经肾排泄的尿药待排泄量（亏量）- 时间方程。

将式（9-36）两端取自然对数，得：

$$\ln(X_\mathrm{u}^{\infty} - X_\mathrm{u}) = \ln\frac{k_\mathrm{e} X_0}{k} - kt \tag{9-37}$$

由式（9-37）可知，$\ln(X_\mathrm{u}^{\infty} - X_\mathrm{u})$ 与 t 亦呈线性关系（图9-6）。以 $\ln(X_\mathrm{u}^{\infty} - X_\mathrm{u})$ 对 t 进行线性回归，通过回归方程，斜率求 k、截距求 f_r。在求出 k、f_r 的基础上进一步求 k_e。

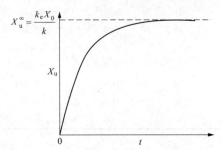

图9-5　单室模型静脉注射给药累积
尿药排泄量 - 时间曲线图

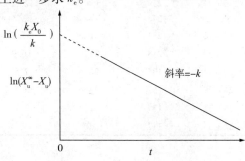

图9-6　单室模型静脉注射给药
尿药排泄亏量对数 - 时间曲线图

将尿药亏量法与速率法进行对比，可知如下特点，见表9-3。

表9-3　尿药速率法与亏量法的比较

数据处理方法	优点	缺点
速率法	① 集尿可以不连续 ② 总集尿时间为药物的 $3 \sim 4$ 倍 $t_{1/2}$ 时间即可	①数据受集尿间隔时间长短的影响较大，波动明显，求得的 k 值欠准确 ②不适于消除半衰期短的药物
亏量法	实验数据受集尿间隔时间长短的影响不大，比较规则，求得的 k 值较准确	①集尿必须连续，不得丢失任何一份尿样数据 ②集尿时间长，一般不少于药物7倍 $t_{1/2}$ 时间 ③不适于消除半衰期长的药物

综上所述，单室模型静脉注射给药后，有关参数的求算方法有三种：① 血药浓度法；②尿药速率法；③尿药亏量法。三种方法分别得到 $\ln C - t$、$\ln (\Delta X_u / \Delta t) - t_c$ 和 $\ln (X_u^\infty - X_u) - t$ 直线方程。三个方程斜率相等，均为 $-k$，截距各不相同。因此，由上述直线方程的斜率均可求出 k 值，由它们的截距可分别求出 V 值（血药浓度法）、k_e 值（尿药速率法）和 f_r 值（尿药亏量法）。在研究工作中，可根据实际情况进行选择。

在数据处理时，对数据取自然对数，可由斜率直观地求出 k 值，无须换算，因此计算相对简便。

案例解析

【案例】在一项新药的临床试验中，给一名受试者静脉注射某新药1200mg后，定时集尿，并测定尿液体积（V_u）和尿药浓度（C_u），获得的尿药排泄数据见表9-4。

表9-4　尿药排泄数据

t (h)	0~1.5	1.5~3	3~5	5~8	8~12	12~16	16~20	20~24	24~28	28~32	32~36
V_u (ml)	174	152	199	219	274	231	218	195	257	187	212
C_u (μg/ml)	1117.2	927.6	681.9	568.5	304.4	161.9	77.5	38.5	13.6	11.8	0

【问题】试估计该新药的 k、$t_{1/2}$、k_e、f_r、X_u^∞。

【解析】本试验为连续集尿，可获得最大尿药排泄量 X_u^∞，故可用速率法和亏量法两种方法估计有关参数。

（1）速率法　根据式（9-28），将尿药排泄数据列表，见表9-5，并进行相关计算。

表9-5　尿药排泄数据及相关计算（速率法）

t (h)	V_u (ml)	C_u (μg/ml)	ΔX_u (mg)	Δt (h)	Δt_c (h)	$\Delta X_u / \Delta t$ (mg/h)	$\ln (\Delta X_u / \Delta t)$
0~1.5	174	1117.2	194.4	1.5	0.75	129.6	4.864
1.5~3	152	927.6	141.0	1.5	2.25	94.0	4.543
3~5	199	681.9	135.7	2	4	67.8	4.217
5~8	219	568.5	124.5	3	6.5	41.5	3.726
8~12	274	304.4	83.4	4	10	20.9	3.040
12~16	231	161.9	37.4	4	14	9.3	2.230
16~20	218	77.5	16.9	4	18	4.2	1.435
20~24	195	38.5	7.5	4	22	1.9	0.642
24~28	257	13.6	3.5	4	26	0.9	-0.105
28~32	187	11.8	2.2	4	30	0.6	-0.511
32~36	212	0	0	4	34	0	

以 ln（$\Delta X_u / \Delta t$）对 t_c 进行线性回归，求得回归方程为 ln（$\Delta X_u / \Delta t$）= 4. 949 – 0. 190t_c（r = 0. 9985）。

由回归方程的斜率求得 $k = 0. 190$（h^{-1}）。

由回归方程的截距求得 $k_e = （\ln^{-1}4. 949）/1200 = 0. 118$（$h^{-1}$）。

由 k 值求得 $t_{1/2} = 0. 693/0. 190 = 3. 6$（h）。

根据式（9 – 34），$f_r = k_e/k = 0. 118/0. 190 = 0. 621 = 62. 1\%$。

根据式（9 – 32），$X_u^{\infty} = k_e X_0/k = 0. 118 \times 1200/0. 190 = 745. 3$（mg）。

另根据实测的尿药排泄数据，计算 $X_u^{\infty} = \sum_{i=1}^{n}（\Delta X_u）_i = 194. 4 + 141. 0 + \cdots + 3. 5 + 2. 2 = 746. 5$（mg）。

根据式（9 – 35），$f_r = X_u^{\infty}/X_0 = 746. 5/1200 = 0. 622 = 62. 2\%$。

答：该药物的 k 为 0. 190h^{-1}，$t_{1/2} = 3. 6$h，k_e 为 0. 118h^{-1}，f_r 为 0. 621 或 0. 622，X_u^{∞} 为 745. 3mg 或 746. 5mg。

（2）亏量法 根据式（9 – 37），将尿药排泄数据列表 9 – 6，并进行相关计算。

表 9 – 6 尿药排泄数据及相关计算（亏量法）

t（h）	V_u（ml）	C_u（$\mu g/ml$）	ΔX_u（mg）	t（h）	X_u（mg）	$X_u^{\infty} - X_u$（mg）	ln（$X_u^{\infty} - X_u$）
0 ~ 1. 5	174	1117. 2	194. 4	1. 5	194. 4	552. 1	6. 314
1. 5 ~ 3	152	927. 6	141. 0	3	335. 4	411. 1	6. 019
3 ~ 5	199	681. 9	135. 7	5	471. 1	275. 4	5. 618
5 ~ 8	219	568. 5	124. 5	8	595. 6	150. 9	5. 017
8 ~ 12	274	304. 4	83. 4	12	679. 0	67. 5	4. 212
12 ~ 16	231	161. 9	37. 4	16	716. 4	30. 1	3. 405
16 ~ 20	218	77. 5	16. 9	20	733. 3	13. 2	2. 580
20 ~ 24	195	38. 5	7. 5	24	740. 8	5. 7	1. 740
24 ~ 28	257	13. 6	3. 5	28	744. 3	2. 2	0. 788
28 ~ 32	187	11. 8	2. 2	32	746. 5	0	
32 ~ 36	212	0	0	36	746. 5	0	

以 ln（$X_u^{\infty} - X_u$）对 t 进行线性回归，求得回归方程为 ln（$X_u^{\infty} - X_u$）= 6. 659 – 0. 206t（r = 0. 9997）。

由回归方程的斜率求得 $k = 0. 206$（h^{-1}）。

由回归方程的截距求得 $f_r = （\ln^{-1}6. 659）/1200 = 0. 650 = 65. 0\%$。

由 k 值求得 $t_{1/2} = 0. 693/0. 206 = 3. 4$（h）。

由 k、f_r 值得 $k_e = 0. 206 \times 0. 650 = 0. 134$（$h^{-1}$）。

根据式（9 – 35），$X_u^{\infty} = k_e X_0/k = 0. 134 \times 1200/0. 206 = 780. 6$（mg）。

根据实测尿药排泄数据，$X_u^{\infty} = （X_u）_{32h} = 746. 5$（mg）。

根据式（9 – 38），$f_r = X_u^{\infty}/X_0 = 746. 5/1200 = 0. 622 = 62. 2\%$。

答：该药物的 k 为 0. 206h^{-1}，$t_{1/2} = 3. 4$h，k_e 为 0. 134h^{-1}，f_r 为 0. 650 或 0. 622，X_u^{∞} 为 780. 6mg 或 746. 5mg。

以上对同一受试者的尿药排泄数据分别用速率法和亏量法进行了有关参数求算，结果总体一致。存在微小差异的可能原因有尿药排泄数据测定误差、速率法的排泄速率、时间替换、亏量法的最大尿药排泄量获得等。

（三）肾清除率

药物经肾排泄的药动学特征可以用肾排泄速率常数 k_e、肾排泄率 f_r 表示，也可以用肾清除率 Cl_r 反映。肾清除率系指单位时间内经肾排泄能将多少体积血浆中的药物完全清除。肾清除率是反映肾脏清除药物能力或效率的药动学特征参数，是总体清除率的一部分，仍以 ml/min 或 L/h 为单位。

根据肾清除率的定义，肾清除率可用尿药排泄速率与该时刻血药浓度的比值表示，即：

$$Cl_r = \frac{dX_u/dt}{C} \qquad (9-38)$$

将式（9-23）代入式（9-38）中并整理，得：

$$Cl_r = \frac{k_e X}{C} = k_e V \qquad (9-39)$$

由式（9-39）可知，肾清除率等于肾排泄速率常数与表观分布容积的乘积。对比式（9-20）可以认为，所有的清除率都可以用相应的速率常数与表观分布容积乘积的形式来表示。

将式（9-38）进行整理，得：

$$\frac{dX_u}{dt} = Cl_r C \qquad (9-40)$$

从式（9-40）可知，以尿药排泄速率 $\dfrac{dX_u}{dt}$ 对血药浓度 C 作图，可以得到一条过原点的直线，该直线的斜率即为肾清除率。在实际工作中，肾清除率可用 $\Delta X_u/\Delta t$ 对 C_{t_c} 进行线性回归求得。其中，$\Delta X_u/\Delta t$ 为由实验测得的集尿间隔内的平均尿药排泄速率，C_{t_c} 为集尿间隔内中点时间 t_c 的血药浓度（图9-7）。此法求算肾清除率需要血药浓度和尿药排泄两种数据资料，同时还需要设计好取样时间点。

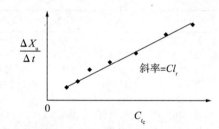

图9-7　单室模型静脉注射给药平均尿药排泄速率 – 中点时间血药浓度曲线

第二节　静脉滴注给药

静脉滴注，亦称静脉输注（intravenous infusion，inf），是以恒定速率通过静脉血管直接将药物输送至体内的一种持续的给药方法，在临床上应用广泛。静脉滴注给药的主要优势是能够准确地控制血药浓度水平，满足个体化需要。对于剂量较大或液量较大的药物，采用此法给药尤为适合。不仅药物可以通过静脉滴注给予，一些电解质、营养液等也多采用此法。此外，静脉滴注既可以维持持续的药物治疗，也可以随时停药、中止治疗。

一、血药浓度法

1. 药动学模型　静脉滴注给药，在滴注时间 T 以内，药物以恒定速率 k_0 滴注进入体内，同时又按一级速率常数 k 从体内消除。静脉滴注给药体内药物动力学模型如图9-8所示。

图9-8中，k_0 为静脉滴注速率，X 为 t 时刻体内药量（当 $t=0$ 时，$X=0$），k 为一级消除速率常数。

$$\text{inf} \xrightarrow{k_0} \boxed{X} \xrightarrow{k}$$

图9-8　单室模型静脉滴注给药体内药物动力学模型图

根据上述静脉滴注给药的药动学模型，在滴注过程中，即 $0 \leqslant t \leqslant T$ 时间内，体内药量 X 的变化速率是滴注速率与消除速率之差，用微分方程表示为：

$$\frac{\mathrm{d}X}{\mathrm{d}t} = k_0 - kX \qquad (9-41)$$

式中，$\frac{\mathrm{d}X}{\mathrm{d}t}$ 为体内药量 X 的瞬时变化速率，k_0 为静脉滴注速率，以单位时间内输入的药量表示，k 为一级消除速率常数。

2. 药 – 时方程 将式（9 – 41）微分方程进行拉氏变换，得：

$$S\overline{X} - 0 = \frac{k_0}{S} - k\overline{X} \qquad (9-42)$$

对式（9 – 42）进行整理，得：

$$\overline{X} = \frac{k_0}{S(S+k)} \qquad (9-43)$$

用拉氏逆变换法求 $\overline{X}$ 的原函数 X，得：

$$X = \frac{k_0}{k}(1 - \mathrm{e}^{-kt}) \qquad (9-44)$$

式（9 – 44）为单室模型静脉滴注给药时，滴注过程中体内药量 X 与滴注时间 t 的函数关系式。

将式（9 – 44）两端同除以表观分布容积 V，得：

$$C = \frac{k_0}{kV}(1 - \mathrm{e}^{-kt}) \qquad (9-45)$$

式（9 – 45）为单室模型静脉滴注给药时滴注时间内（$0 \leqslant t \leqslant T$）药 – 时方程。由该方程可以看出，静脉滴注给药时血药浓度与滴注速率成正比，与总体清除率成反比，随滴注时间 t 的延续逐渐上升。

3. 稳态血药浓度 根据式（9 – 45），在静脉滴注给药最初的一段时间内，血药浓度由 0 开始逐渐升高。当滴注时间充分长时，即 $t \to \infty$ 时，$\mathrm{e}^{-kt} \to 0$，$C \to \frac{k_0}{kV}$，血药浓度不再上升而趋于稳定。此时的血药浓度值称为稳态血药浓度（steady state plasma drug concentration）或坪浓度（plateau concentration），用 C_{ss} 表示。稳态血药浓度的数学表达式为：

$$C_{ss} = \frac{k_0}{kV} \qquad (9-46)$$

由式（9 – 46）可知，静脉滴注给药的稳态血药浓度与滴注速率成正比，与体总清除率成反比，与滴注时间无关。在静脉滴注给药血药浓度达到稳态后，机体内药物的消除速率等于滴注速率。

同一药物以不同速率进行静脉滴注给药，药 – 时曲线如图 9 – 9 所示。

稳态血药浓度是静脉滴注给药能够达到的最高浓度，一般通过选择滴注速率使其被控制在药物的安全有效范围内，即：使稳态血药浓度介于最小中毒浓度 MTC 与最小有效浓度 MEC 之间。

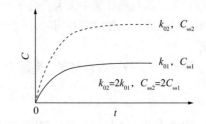

图 9 – 9 单室模型同一药物以不同速率
静脉滴注给药的药 – 时曲线图

将式（9 – 46）进行整理，得：

$$k_0 = C_{ss} \cdot kV \qquad (9-47)$$

根据式（9 – 47），可按临床药物治疗需要的理想浓度（稳态浓度）进行滴注速率设计。

案例解析

【案例1】给一位体重为57kg的患者，以20mg/min的速率静脉滴注盐酸普鲁卡因进行静脉复合麻醉。盐酸普鲁卡因 $t_{1/2}$ 为3.5h，V 为2.1L/kg体重，体内药物分布按单室模型处理。

【问题】试估计静脉滴注3h时的血药浓度和长时间滴注可能达到的稳态浓度。

【解析】根据题意，$k_0 = 20 \times 60 = 1200$（mg/h），$k = 0.693/3.5 = 0.198$（$h^{-1}$），$V = 2.1 \times 57 = 119.7$（L）。

根据式（9－45），$C_{3h} = \dfrac{1200}{0.198 \times 119.7}(1 - e^{-0.197 \times 3}) = 22.7$（mg/L）。

根据式（9－46），$C_{ss} = \dfrac{1200}{0.198 \times 119.7} = 50.6$（mg/L）。

答：静脉滴注3h时的血药浓度为22.7mg/L，长时间滴注可能达到的稳态浓度为50.6mg/L。

【案例2】一位患者需要静脉滴注利多卡因进行抗心律失常治疗。已知药物的 $t_{1/2} = 2.1$h，$V = 100$L。

【问题】试设计将稳态浓度控制在3.5μg/ml时的滴注速率。

【解析】根据题意，$C_{ss} = 3.5$μg/ml $= 3.5$mg/L，$k = 0.693/2.1 = 0.330h^{-1}$，$V = 100$L。

根据式（9－47），$k_0 = 3.5 \times 0.330 \times 100 = 115.5$（mg/h）。

答：将稳态浓度控制在3.5μg/ml时，滴注速率应为115.5mg/h。

4. 达稳态浓度某一分数所需时间 静脉滴注给药的血药浓度达到稳态之前，任意时刻的血药浓度值还可用稳态浓度的分数来表达，该分数称为达坪分数，用符号 f_{ss} 表示。达坪分数的定义式为：

$$f_{ss} = \frac{C}{C_{ss}} \tag{9-48}$$

将式（9－45）和式（9－46）代入式（9－51）中，整理，得：

$$f_{ss} = 1 - e^{-kt} \tag{9-49}$$

式（9－49）为达坪分数的数学表达式，由该式可知，达坪分数与机体对药物消除的快慢和滴注时间长短有关，而与滴注速率无关。对于一个药物，滴注时间越长，f_{ss} 值越大，血药浓度距离稳态越近。对于不同的药物，滴注时间相同时，k 值大的或 $t_{1/2}$ 值小的药物，f_{ss} 值大，说明达坪快、血药浓度距离稳态更近。

将式（9－49）进行整理，得：

$$t = \frac{\ln(1 - f_{ss})}{-k} = 2.303\frac{\lg(1 - f_{ss})}{-k} \tag{9-50}$$

利用式（9－50），可估计静脉滴注给药使血药浓度达到稳态浓度某一分数所需要的时间。

将式（9－9）整理成 $k = 0.693/t_{1/2}$ 并代入式（9－50），得：

$$t = \frac{\ln(1 - f_{ss})}{-0.693}t_{1/2} = -1.44\ln(1 - f_{ss})t_{1/2} = -3.32\lg(1 - f_{ss})t_{1/2} \tag{9-51}$$

式（9－51）表达了血药浓度达到稳态浓度某一分数所需时间与消除半衰期之间的关系。两者成正比，药物的 $t_{1/2}$ 越长，达稳态浓度某一分数所需时间越长。

当滴注给药血药浓度达到稳态浓度某一分数所需时间用 $t_{1/2}$ 倍数 n 表示时，式（9－51）可写成：

$$n = \frac{t}{t_{1/2}} = \frac{\ln(1 - f_{ss})}{-0.693} = -1.44\ln(1 - f_{ss}) = -3.32\lg(1 - f_{ss}) \tag{9-52}$$

利用式（9－52），可估计任何药物滴注给药血药浓度达到稳态浓度某一分数所需要的半衰期倍数 n。由此式可知，任何药物，无论 $t_{1/2}$ 长短、滴注速率如何，使血药浓度达到稳态浓度某一分数所需 $t_{1/2}$ 的倍

数 n 都相同（表 9 – 7）。

表 9 – 7　单室模型静脉滴注给药达稳态浓度某一分数所需的半衰期倍数

半衰期倍数（n）	达坪分数（f_{ss},%）	半衰期倍数（n）	达坪分数（f_{ss},%）
1	50	4	93.75
1.32	60	4.32	95
2	75	5	96.88
2.32	80	6	98.44
3	87.5	6.64	99
3.32	90	7	99.22

　　在临床上，通常将滴注给药血药浓度达到稳态浓度的 95% 认定为已经达到稳态，因此，任何药物滴注给药达稳态的时间都是该药物 $t_{1/2}$ 的 4.32 倍。

　　5. 停止滴注后的血药浓度　静脉滴注给药时，滴注时间 T 总是有限的。停止滴注后，体内药物只有消除过程，血药浓度随时间变化的情况与静脉注射给药相似。因此，停止滴注后的药 – 时方程可写为：

$$C = C_0 e^{-kt'} \tag{9 – 53}$$

　　式中，C_0 为停止滴注时的血药浓度，与静脉注射给药时的 C_0 不同。t' 为停止滴注后所经历的时间，C 为停止滴注后 t' 时刻的血药浓度。

　　无论静脉滴注给药是否达到稳态，停止滴注时的血药浓度均可用滴注了 T 时间的血药浓度来表示，即 $C_0 = \dfrac{k_0}{kV}(1 - e^{-kT})$ ［参见式（9 – 45）］。因此，停止滴注后的药 – 时方程又可写为：

$$C = \frac{k_0}{kV}(1 - e^{-kT}) e^{-kt'} \tag{9 – 54}$$

　　当滴注时间充分长，即 $T \to \infty$ 时，$e^{-kT} \to 0$，此时 $C_0 \to C_{ss}$。这种情况下，停止滴注后的药 – 时方程可简化为：

$$C = \frac{k_0}{kV} e^{-kt'} \tag{9 – 55}$$

　　6. 参数求算　在采用静脉滴注方法给药时，可以利用停滴后的血药浓度数据求算有关参数。对式（9 – 54）和式（9 – 55）两端取对数，可得下列线性方程：

$$\ln C = \ln\left[\frac{k_0}{kV}(1 - e^{-kT})\right] - kt' \tag{9 – 56}$$

$$\ln C = \ln \frac{k_0}{kV} - kt' \tag{9 – 57}$$

　　因此，由 $\ln C - t'$ 线性回归方程的斜率可求出 k 值，通过截距求出 V 值。通过 k、V 可进一步求出 $t_{1/2}$ 值和 Cl 值。静脉滴注给药及停止滴注后的血药浓度对数 – 时间曲线见图 9 – 10。

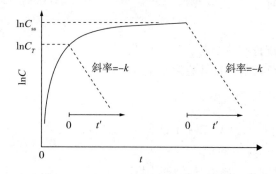

图 9 – 10　静脉滴注给药及停止滴注后血药浓度对数 – 时间曲线图

案例解析

【案例】 某药物 $t_{1/2}$ 为 3h，V 为 10L。现有 200ml 浓度为 1200μg/ml 的药物输液，要求 3h 滴完。

【问题】 试估计本次滴注给药的最高血药浓度及停止滴注后 2h 时的血药浓度。

【解析】 根据题意，$T = 3h$，$k_0 = 1200 \times 200/1000/3 = 80$（mg/h），$k = 0.693/3 = 0.231$（$h^{-1}$），$V = 10L$。

本次滴注给药的最高血药浓度为停止滴注时的血药浓度，根据式（9-45），得：

$$C_0 = \frac{80}{0.231 \times 10}(1 - e^{-0.231 \times 3}) = 17.3（mg/L）$$

根据式（9-53），停滴后 2h 时的血药浓度 $C = 17.3 \times e^{-0.231 \times 2} = 10.9（mg/L）$。

答：本次滴注的最高血药浓度为停滴时的 17.3mg/L，停滴后 2h 时的血药浓度为 10.9mg/L。

二、负荷剂量

微课

静脉滴注给药时，滴注之初的血药浓度较低，与稳态浓度有较大距离。对于消除半衰期大于 0.5 小时的药物，若使滴注给药的血药浓度达到稳态浓度的 95%，至少需要 2.16 小时（4.32 倍 $t_{1/2}$ 时间）。为使滴注给药之初有一个较高的血药浓度值，甚至直接达到稳态水平，往往采取给予负荷剂量的方法。负荷剂量（loading dose）是滴注给药之初通过静脉注射方式给予的药物剂量，常用 X_0^* 表示。给予负荷剂量的目的是使滴注之初的血药浓度较高，药物能够快速起效。负荷剂量给予后，继之以恒速滴注来维持该浓度。事实上，负荷剂量是一个广义的概念，凡是能够使滴注给药稳态血药浓度提前到达的给药方法及其给药剂量均可称为负荷剂量。现仅介绍以静脉注射方法给予负荷剂量的情况。

一般地，若静脉注射给予药物负荷剂量 X_0^* 后，同时又以恒定速率 k_0 进行滴注，则体内药量的经时变化为静脉注射给药和滴注给药两个过程之和，即可用式（9-4）与式（9-44）之和表达：

$$X = X_0^* e^{-kt} + \frac{k_0}{k}(1 - e^{-kt}) \tag{9-58}$$

同理，血药浓度的经时变化可表达为：

$$C = \frac{X_0^*}{V} e^{-kt} + \frac{k_0}{kV}(1 - e^{-kt}) \tag{9-59}$$

根据式（9-59），可按临床药物治疗所需的药物浓度设计滴注给药的负荷剂量和滴注速率。

例如，某疾病临床治疗时需要的稳态药物浓度为 C_{ss}，那么负荷剂量给予后应使血药浓度立即达到该浓度，即 $\frac{X_0^*}{V} = C_{ss}$。因此，$X_0^* = C_{ss}V$。负荷剂量给予后，为了维持该稳态浓度，即 $\frac{k_0}{kV} = C_{ss}$，所以，$k_0 = C_{ss}kV$。

再如，若以一定速率 k_0 进行滴注给药，其稳态浓度能够满足治疗需要，此时负荷剂量设计应满足于等式 $\frac{X_0^*}{V} = \frac{k_0}{kV}$。这种情况下，$X_0^* = \frac{k_0}{k}$。

在实际工作中，静脉滴注给药的 X_0^* 和 k_0 的确定还有其他方法，见图 9-11。若药物的最小有效浓度 MEC 和最小中毒浓度 MTC 已知，为将 C_{ss} 控制在 MEC ~MTC 范围内，则 k_0 应在 MEC·kV ~MTC·kV 之间，

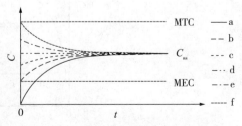

图 9-11 静脉滴注给药及给予不同负荷剂量的药-时曲线图

X_0^* 应在 MEC·V ~ MTC·V 之间。在上述范围内，X_0^* 和 k_0 任意组合均能实现药物治疗的安全和立即起效。其中，当 $X_0^* = \dfrac{k_0}{k}$ 时，滴注过程中的血药浓度恒定，等于以 k_0 速率进行滴注给药的稳态浓度。

图 9 - 11 中，滴注速率均为 k_0，滴注时间充分长，最终均能达到稳态。滴注方案 a：未给予负荷剂量，即 $X_0^* = 0$；方案 b：$X_0^* = $ MEC·V；方案 c：MEC·V $< X_0^* < \dfrac{k_0}{k}$；方案 d：$X_0^* = \dfrac{k_0}{k}$；方案 e：$\dfrac{k_0}{k} < X_0^* < $ MTC·V；方案 f：$X_0^* = $ MTC·V。

此外，还可以用先静脉注射给予负荷剂量，一段时间后再以一定速率恒速滴注；或将一定浓度的药物输液，以先快滴、后慢滴的方法给予。

案例解析

【案例】临床上常用盐酸普鲁卡因胺静脉滴注给药治疗心律失常，其有效治疗浓度为 2 ~ 10mg/L，中毒浓度为 12mg/L，表观分布容积为 1.5L/kg 体重，消除半衰期为 2 ~ 3h，心、肾衰竭患者半衰期明显延长。现有一位肾衰竭患者，其使用该药物时，消除半衰期为 14h。

【问题】欲使该患者用药后血浆普鲁卡因胺浓度迅速达到并维持在有效治疗浓度的平均水平（6 mg/L），试确定静脉滴注给药的速率和静脉注射给予的负荷剂量。［注：$M_{W(Procainamide\ HCl)} = 271.79$，$M_{W(Procainamide)} = 235.33$；按单室模型处理］

【解析】根据式（9 - 47），欲使该患者血浆普鲁卡因胺浓度维持在 6mg/L 水平，按盐酸普鲁卡因胺计的 $k_0 = C_{ss} \cdot \dfrac{M_{W(Procainamide\ HCl)}}{M_{W(Procainamide)}} \cdot kV$。代入相关数值并计算：

$$k_0 = 6 \times \frac{271.79}{235.33} \times \frac{0.693}{14} \times 1.5 = 0.5145 \left[mg/(kg \cdot h) \right]$$

欲使患者用药后血浆普鲁卡因胺浓度立即达到 6mg/L，$X_0^* = \dfrac{k_0}{k}$ 或按盐酸普鲁卡因胺计 $X_0^* = C_{ss}V \cdot \dfrac{M_{W(Procainamide\ HCl)}}{M_{W(Procainamide)}}$。代入相关数值并计算：

$$X_0^* = \frac{0.5145}{0.693} \times 14 = 10.39 \, (mg/kg) \quad 或 \quad X_0^* = 6 \times 1.5 \times \frac{271.79}{235.33} = 10.39 \, (mg/kg)$$

答：欲使该患者用药后血浆普鲁卡因胺浓度迅速达到并维持在 6mg/L，负荷剂量为 10.4mg/kg 体重，滴注速率为 0.5145mg/(kg·h)。

微课

第三节 血管外给药

在临床上，血管外给药（extravascular administration）非常普遍，其中以口服最为多见。与血管内给药相比，血管外给药后，药物需经给药部位吸收才能进入血液循环；而血管内给药时，药物是直接、全部地进入血液循环。

一、血药浓度法

1. 药动学模型 血管外给药时，绝大多数药物的吸收和消除遵从一级动力学。这种模型又称为一级吸收模型，其药动学模型如图 9 - 12 所示。

图中，X_0 为给药剂量，X_a 为 t 时刻吸收部位的药量（$t = 0$ 时，$X_a = X_0$），F 为药物在吸收部位的吸收率（$0 < F \leqslant 1$），k_a 为一级吸收速率常数，X 为 t 时刻体内的药量（$t = 0$ 时，$X = 0$），k 为一级消除速率常数。

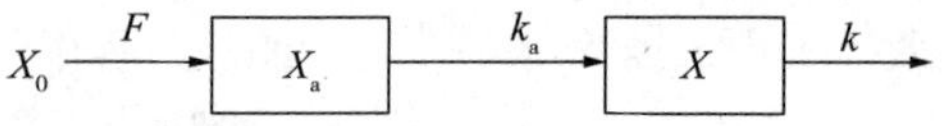

图 9 - 12 单室模型血管外给药药动学模型图

2. 药 - 时方程 对于血管外给药的一级吸收模型，吸收部位药量的变化速率与该部位的药量成正比，用微分方程表示为：

$$\frac{\mathrm{d}X_a}{\mathrm{d}t} = - k_a X_a \tag{9-60}$$

对式（9 - 60）进行拉氏变换，得：

$$S \overline{X}_a - (X_a)_0 = - k_a \overline{X}_a \tag{9-61}$$

式中，$(X_a)_0$ 为给药后 0 时间吸收部位的药量 X_a，在数值上它等于给药剂量 X_0。因此，式（9 - 61）可改写为：

$$S \overline{X}_a - X_0 = - k_a \overline{X}_a \tag{9-62}$$

将式（9 - 62）进行整理，得：

$$\overline{X}_a = \frac{X_0}{S + k_a} \tag{9-63}$$

用拉氏逆变换法求 $\overline{X}_a$ 的原函数 X_a，得：

$$X_a = X_0 e^{-k_a t} \tag{9-64}$$

式（9 - 64）为单室模型血管外给药后，给药部位药量 X_a 随吸收时间 t 进行变化的函数关系式。

单室模型血管外给药，体内药量的变化速率等于吸收速率与消除速率之和，即：

$$\frac{\mathrm{d}X}{\mathrm{d}t} = k_a X_a - kX \tag{9-65}$$

式中，吸收速率取正，消除速率取负。将式（9 - 65）进行拉氏变换，得：

$$S \overline{X} - 0 = k_a \overline{X}_a - k \overline{X} \tag{9-66}$$

将式（9 - 63）代入式（9 - 66）中并整理，得：

$$\overline{X} = \frac{k_a X_0}{(S + k)(S + k_a)} \tag{9-67}$$

用拉氏逆变换法求 $\overline{X}$ 的原函数 X，得：

$$X = \frac{k_a X_0}{k_a - k}(e^{-kt} - e^{-k_a t}) \tag{9-68}$$

由于血管外给药后药物吸收不一定完全，实际吸收进入体内的药量是给药剂量 X_0 乘以吸收率 F。因此，血管外给药后的体内药量 - 时间方程为：

$$X = \frac{k_a F X_0}{k_a - k}(e^{-kt} - e^{-k_a t}) \tag{9-69}$$

将式（9 - 69）两端同除以表观分布容积 V，可得药 - 时方程，即：

$$C = \frac{k_a F X_0}{(k_a - k)V}(e^{-kt} - e^{-k_a t}) \tag{9-70}$$

单室模型血管外给药，药 - 时方程由两个负指数项构成。若已知参数 k_a、k、F、V，可根据式（9 - 70）估计一定剂量 X_0 给药后 t 时刻的血药浓度。

为方便，式（9 - 70）也常简写为：

$$C = A(e^{-kt} - e^{-k_a t}) \tag{9-71}$$

式中，$A = \dfrac{k_a F X_0}{(k_a - k)V}$，为混杂的指数前系数。

知识链接

零级吸收模型

对于临床应用的药物，血管外给药后，绝大多数药物以简单扩散方式被动转运吸收，吸收过程遵循一级动力学，这种吸收模型称为一级吸收模型。但也有个别药物通过主动转运吸收，当给药部位药量较大使药物吸收转运体达到饱和时，吸收过程常表现为零级动力学。若药物在吸收部位按零级动力学吸收，吸收速率常数为 k_0，吸收进入体内的药物仍按一级动力学消除，消除速率常数为 k，这种吸收模型称为零级吸收模型。单室模型的药物零级吸收模型类似于单室模型恒速静脉滴注给药，其动力学示意图如下。

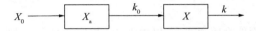

图 9 - 13 单室模型药物零级吸收模型图

一些按零级动力学释放药物的缓释、控释片剂或胶囊剂等，若药物释放速率小于药物的吸收速率，则药物释放过程将成为药物体内吸收的限速步骤。此时，机体将按药物释放速率吸收药物，这种情况也符合零级吸收模型。

在零级吸收模型中，任何时间体内药物的消除速率都等于 kX，药物的吸收速率恒定，用 k_0 表示。因此，在吸收过程中，体内药量的变化速率可表示为：

$$\frac{\mathrm{d}X}{\mathrm{d}t} = k_0 - kX$$

对该式进行拉氏变换求解，并用 VC 替换 X，得：

$$C = \frac{k_0}{kV}(1 - \mathrm{e}^{-kt})$$

上式表达了零级吸收模型中吸收部位药物 X_a 被完全吸收之前的药 - 时关系。吸收部位药物 X_a 的吸收将在 X_0/k_0 时结束（X_0 为给药剂量），此后，药物将仅按一级动力学进行消除。

3. 达峰时间、血药峰浓度与药 - 时曲线下面积

（1）达峰时间和血药峰浓度　根据单室模型血管外给药后不同时间的血药浓度数据，绘制药 - 时曲线，如图 9 - 14 所示。

该曲线是一条单峰曲线。一般将峰左侧部分称为吸收相，这段时间的吸收速率大于消除速率，曲线呈上升状态，主要反映药物的吸收情况；峰的右侧靠近峰的部分称为吸收后相，这段时间的吸收速率小于消除速率，曲线呈下降状态；峰的右侧尾段部分（t 充分大时）称为消除相，此时吸收过程基本结束，吸收速率趋于零，体内药物只有消除，主要反映药物的消除情况。在曲线到达峰顶的一瞬间，吸收速率恰好等于消除速率，峰顶所对应的时间称为达峰时间（peak time），用 t_{max} 表示。峰顶所对应的血药浓度称为血药峰浓度（peak concentration of plasma drug），用 C_{max} 表示。达峰时间附近称为平衡相，这段时间的吸收速率与消除速率相当。t_{max} 和 C_{max}

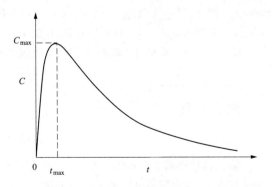

图 9 - 14 单室模型血管外给药一级吸收模型的药 - 时曲线图

是血管外给药的药 - 时曲线的两个重要特征，可通过以下建立的数学关系式进行估算。

将式（9-70）展开，并对时间 t 取微分，得：

$$\frac{dC}{dt} = \frac{k_a^2 FX_0}{(k_a - k)V} e^{-k_a t} - \frac{k_a k FX_0}{(k_a - k)V} e^{-kt} \tag{9-72}$$

当 $\frac{dC}{dt} = 0$ 时，式（9-70）取得极大值，此时 $t = t_{max}$，$C = C_{max}$。因此，式（9-72）又可写成：

$$\frac{k_a^2 FX_0}{(k_a - k)V} e^{-k_a t_{max}} = \frac{k_a k FX_0}{(k_a - k)V} e^{-kt_{max}} \tag{9-73}$$

将式（9-73）化简，得：

$$\frac{k_a}{k} = \frac{e^{-kt_{max}}}{e^{-k_a t_{max}}} = e^{(k_a - k)t_{max}} \tag{9-74}$$

将式（9-74）两端取对数，解 t_{max}，得：

$$t_{max} = \frac{\ln(k_a/k)}{k_a - k} = \frac{\ln k_a - \ln k}{k_a - k} \tag{9-75}$$

由式（9-75）可知，血管外给药后的 t_{max} 仅由 k_a、k 决定，与 X_0、F 和 V 无关。t_{max} 是反映药物吸收快慢的药动学参数。一般地，吸收快的药物的达峰时间较短。若已知参数 k_a、k 的值，可利用式（9-75）估计任何给药剂量的 t_{max}。

用 t_{max} 代替式（9-70）中的 t，可估算血药峰浓度 C_{max}，即：

$$C_{max} = \frac{k_a FX_0}{(k_a - k)V} (e^{-kt_{max}} - e^{-k_a t_{max}}) \tag{9-76}$$

将式（9-74）整理成 $e^{-k_a t_{max}} = \frac{k}{k_a} e^{-kt_{max}}$，并代入式（9-76）中，整理后得：

$$C_{max} = \frac{FX_0}{V} e^{-kt_{max}} \tag{9-77}$$

由式（9-76）和式（9-77）可知，血管外给药后的 C_{max} 与 F 和 X_0 成正比，与 V 成反比，同时受 k_a、k 控制。C_{max} 既是反映药物吸收程度的指标，也是反映药物吸收速率的参数。一般地，吸收程度高、吸收速率高的药物的血药峰浓度较高。若已知参数 F、V、k_a、k 的值，可利用上述两式来估计一定给药剂量时的 C_{max}。

（2）药-时曲线下面积　根据式（9-13），将式（9-70）作时间 $0 \to \infty$ 内定积分，得：

$$AUC = \int_0^\infty C dt = \int_0^\infty \frac{k_a FX_0}{(k_a - k)V} (e^{-kt} - e^{-k_a t}) dt = \frac{FX_0}{kV} \tag{9-78}$$

由式（9-78）可知，血管外给药后的 AUC 除与给药剂量 X_0 成正比、与药物清除速率常数 k 成反比外，还与药物的吸收率 F 成正比。对比式（9-15），若血管外给药的 $F = 1$，则在相同给药剂量下，血管外给药的 AUC 与静脉注射给药的 AUC 相等。因此，血管外给药的 AUC 也是药-时曲线的重要特征，其大小反映了药物的吸收程度。若已知参数 F、V、k 的值，可利用式（9-78）估计一定剂量 X_0 给药后的 AUC。

同样，血管外给药后的 AUC 也可以用 $0 \to t_n$ 内的血药浓度数据进行计算。计算方法见式（9-18）。其中的 C_0 等于 0，k 可通过消除相血药浓度数据先求出。

知识拓展

采样时间点的设计

在药动学研究中，采样时间点的设计对于保证试验结果的可靠性和参数计算的合理性具有十分重要的意义。《中国药典》在《药物制剂人体生物利用度和生物等效性试验指导原则》中对试验中的采样时间做了较详细的说明，指出："应该采集数目足够多的样品，以充分描述血浆浓度-时间曲线"。同时要求，采样方案应在预计的 t_{max} 附近包括密集的采样点；吸收快的药物应避免第 1 个点即是峰浓度；采样时间应足够长，应使采样时间内的药-时曲线下面积覆盖总面积的 80% 以上，即 $AUC_{0 \to t_n} > 0.8 \, AUC_{0 \to \infty}$，但对任何普通剂型，无论消除半衰期多长，采样总时间不必长于 72 小时。

对于血管外给药，采样时间应兼顾吸收相、分布相和消除相。吸收相至少需要2~3个点，峰浓度附近至少需要3个点，消除相应有4~6个点。如果有分布相，分布相也需要2~3个点。因此，总的采样时间点多达11个以上。另外，最后一个时间点除满足$AUC_{0 \to t_n} > 0.8\ AUC_{0 \to \infty}$外，其血浆浓度应是峰浓度的1/20~1/10，整个采样时间不少于药物的3~4倍消除半衰期。

4. 残数法求算参数k和k_a 残数法（method of residuals），又称为羽毛法、消去法或剩余法等，是药动学中把一条曲线分段分解成若干单指数函数的一种常用方法。一般来说，药-时曲线由多个指数项表示时，均可采用残数法求出各指数项中的参数。残数法在单室模型、双室模型的参数求算中都有应用。在此，以单室模型血管外给药为例简要介绍该方法。

微课

在式（9-70）中，假设$k_a \gg k$，当t充分大时，$e^{-k_a t}$将首先趋于零，此时式（9-70）可简化为：

$$C \approx \frac{k_a F X_0}{(k_a - k)V} e^{-kt} \tag{9-79}$$

式（9-79）描述了血管外给药后消除相的药-时关系（此时吸收过程已结束）。两端取对数，得：

$$\ln C = \ln \frac{k_a F X_0}{(k_a - k)V} - kt \tag{9-80}$$

对于单室模型血管外给药，以$\ln C$对t作图将得到二项式曲线，见图9-15。该曲线尾段为一条直线，直线的方程可用式（9-80）表示，直线的斜率为$-k$。该直线外推至0时间的截距为$\ln \frac{k_a F X_0}{(k_a - k)V}$。因此，由$\ln C - t$曲线尾段直线部分的斜率可求出$k$值。若已知参数$F$、$V$，则可从截距中求出$k_a$值。但多数情况下$F$、$V$未知，此时可应用残数法来求$k_a$值，方法如下。

将式（9-70）移项，得：

$$\frac{k_a F X_0}{(k_a - k)V} e^{-kt} - C = \frac{k_a F X_0}{(k_a - k)V} e^{-k_a t} \tag{9-81}$$

令式（9-81）中左侧的$\frac{k_a F X_0}{(k_a - k)V} e^{-kt} - C$等于$C_r$，然后两端取对数，得：

$$\ln C_r = \ln \frac{k_a F X_0}{(k_a - k)V} - k_a t \tag{9-82}$$

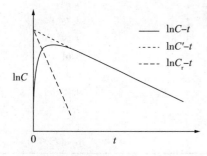

图9-15 单室模型血管外给药后血药浓度、外推浓度和残数浓度对数-时间曲线图

式（9-82）中，C_r称为残数浓度，以$\ln C_r$对吸收相内时间t作图，可得到第二条直线，称作"残数线"，该直线的斜率为$-k_a$，截距与$\ln C - t$曲线尾段直线（第一条直线）的截距相同。由第二条直线（即残数线）的斜率可求出k_a值。

残数浓度C_r值的计算过程是：将$\ln C - t$曲线尾段直线（第一条直线）外推至0时间，此外推线（$\ln C' - t$直线）方程与尾段直线方程相同[见式（9-80）]。外推线上各时间点的浓度为$\frac{k_a F X_0}{(k_a - k)V} e^{-kt}$，称为外推浓度，用$C'$表示。由于吸收相内外推浓度$C'$大于实测浓度$C$，二者之间存在差值，该差值称为残数值，用$C_r$表示。故$C' - C = C_r$，残数法亦因此而得名。

综上所述，残数法求算k和k_a的步骤如下。

①根据药-时数据，绘制$\ln C - t$曲线图；利用曲线尾段直线部分的几点数据，求尾段直线方程（$\ln C = \ln A - kt$），由方程的斜率求k。

②将吸收相内各时间代入尾段直线方程，计算尾段直线外推线上的外推浓度C'（$C' = A e^{-kt}$）。

③用$C' - C$求C_r（$C_r = A e^{-k_a t}$）。

④将 C_r 取对数后，对 t 进行线性回归，由回归方程（$\ln C_r = \ln A - k_a t$）的斜率求 k_a。

需要注意的是，以上残数法应用的前提之一是 $k_a \gg k$，大多数药物能够满足此条件。因为多数药物血管外给药后的吸收都比较快，吸收半衰期 $t_{1/2(a)}$ 都远小于消除半衰期 $t_{1/2}$，但缓、控释剂型除外。

此外，为保证残数线能够做出来，吸收相内必须要有多个数据点，否则残数值误差较大，一般至少要有 3 个点；在 $k_a \gg k$ 的前提下，取样时间 t 也应充分大，这样才能保证消除相内 $e^{-k_a t}$ 趋于零。

在用残数法估计出 k、k_a 之后，可进一步估计药物的消除半衰期（$t_{1/2}$）和吸收半衰期（$t_{1/2(a)}$）。

案例解析

【案例】一位受试者口服某药物 120mg（片剂）后，测得各时间血药浓度见表9-8。

表9-8 受试者服药后各时间血药浓度

t (h)	0.25	0.5	1	1.5	2	3	4	6	8	12	18	24
C (μg/ml)	2.18	3.90	6.29	7.66	8.35	8.57	8.01	6.30	4.78	2.64	1.33	0.59

【问题】试估计该药物在受试者体内的 k、$t_{1/2}$ 及 k_a、$t_{1/2(a)}$ 值。

【解析】应用残数法求 k、k_a，按表9-9进行相关计算。

表9-9 受试者服药后各时间血药浓度及数据处理过程

t (h)	C (μg/ml)	$\ln C$	C'	C_r	$\ln C_r$
0.5	3.9	1.361	12.58	8.68	2.161
1	6.29	1.839	11.78	5.49	1.703
1.5	7.66	2.036	11.04	3.38	1.218
2	8.35	2.122	10.35	2	0.693
3	8.57	2.148			
4	8.01	2.081			
6	6.3	1.841			
8	4.78	1.564			
12	2.64	0.971			
18	1.33	0.285			
24	0.59	-0.528			

绘制 $\ln C - t$ 散点图（图9-16）。以后 5 个点的 $\ln C$ 对 t 进行线性回归，求得尾段直线方程为 $\ln C = -0.130t + 2.597$，$r = 0.9992$。由此求得 $k = 0.130$（h^{-1}），$A = 13.42$（μg/ml），吸收相内的 $C' - t$ 方程为 $C' = 13.42e^{-0.130t}$（C，μg/ml；t，h）。

将吸收相内的前 4 个点的时间代入 $C' - t$ 方程，求 C'；以 $C' - C$ 求 C_r；以 $\ln C_r$ 对 t 进行线性回归，求得残数线方程为 $\ln C_r = -0.962t + 2.641$，$r = 0.9995$。由此求得 $k_a = 0.962$（h^{-1}）。

由上述求出的 k、k_a 值，计算 $t_{1/2} = 0.693/0.130 = 5.3$（h），$t_{1/2(a)} = 0.693/0.962 = 0.7$（h）。

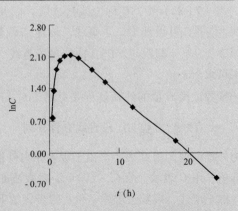

图9-16 血药浓度对数-时间曲线图

答：该药物在受试者体内的 k 为 0.130h^{-1}，$t_{1/2}$ 为 5.3h，k_a 为 0.962h^{-1}，$t_{1/2(a)}$ 为 0.7h。

5. Wagner – Nelson 法求算参数 k_a　残数法求算吸收速率常数 k_a 的另一前提条件是，药物吸收必须符合一级动力学。而在实际研究中，经常遇到药物吸收过程为零级或零级与一级混合过程的情况，如某些缓、控释制剂，此时可用 Wagner – Nelson 方法求算吸收速率常数。应用 Wagner – Nelson 方法还可以求算体内药物的吸收百分率。此法对吸收模型没有要求，但对药物动力学模型有限定，适用于单室模型情况。对于双室模型，k_a 的求算应采用改良的 Wagner – Nelson 法，即 Loo – Rieglman 法（L – R 法）。

微课

Wagner – Nelson 法，简称 W – N 法，也称为一室模型法或待吸收分数法，是求算一室模型吸收速率常数 k_a 的经典方法，其原理如下。

在血管外给药后的任意时刻，被机体吸收的药量 X_A 等于该时刻体内药量 X 与累积消除的药量 X_E 之和，即：

$$X_A = X + X_E \tag{9-83}$$

将式（9-83）取对时间 t 的微分，得：

$$\frac{dX_A}{dt} = \frac{dX}{dt} + \frac{dX_E}{dt} \tag{9-84}$$

因为药物在体内的消除遵循一级动力学，故式（9-84）中的 $\frac{dX_E}{dt} = kX$，将 $\frac{dX_E}{dt} = kX$ 代入式（9-84），得：

$$\frac{dX_A}{dt} = \frac{dX}{dt} + kX \tag{9-85}$$

将 X 替换为 VC，得：

$$\frac{dX_A}{dt} = V\frac{dC}{dt} + kVC \tag{9-86}$$

将式（9-86）变形，得：

$$dX_A = VdC + kVCdt \tag{9-87}$$

将式（9-87）在时间 $0 \rightarrow t$ 内进行积分，得：

$$(X_A)_t = VC_t + kV\int_0^t Cdt \tag{9-88}$$

式（9-88）中，$(X_A)_t$ 为给药后 t 时刻已吸收的药量，C_t 为 t 时刻的血药浓度，$\int_0^t Cdt$ 为时间 $0 \rightarrow t$ 内的药 – 时曲线下面积。

将式（9-87）在时间 $0 \rightarrow \infty$ 内进行积分，得：

$$(X_A)_\infty = kV\int_0^\infty Cdt \tag{9-89}$$

式（9-89）中，$(X_A)_\infty$ 为给药后时间无穷大时已吸收的药量，即吸收的药物总量，$\int_0^\infty Cdt$ 为时间 $0 \rightarrow \infty$ 内的药 – 时曲线下面积。

用式（9-88）除以式（9-89），即得给药后 t 时刻的药物吸收分数。

$$\frac{(X_A)_t}{(X_A)_\infty} = \frac{C_t + k\int_0^t Cdt}{k\int_0^\infty Cdt} \tag{9-90}$$

药物吸收分数 $\frac{(X_A)_t}{(X_A)_\infty}$ 描述了给药后 t 时间内吸收的药量与最终吸收的全部药量之间的关系。

对于单室模型药物血管外给药，式（9-90）中的分子可做如下变化。

$$C_t + k \int_0^t C \mathrm{d}t = \frac{k_a FX_0}{(k_a - k)V}(\mathrm{e}^{-kt} - \mathrm{e}^{-k_a t}) + k \int_0^t \frac{k_a FX_0}{(k_a - k)V}(\mathrm{e}^{-kt} - \mathrm{e}^{-k_a t})\mathrm{d}t$$

$$= \frac{k_a FX_0}{(k_a - k)V}\left[(\mathrm{e}^{-kt} - \mathrm{e}^{-k_a t}) + k\left(\frac{\mathrm{e}^{-kt} - 1}{-k} - \frac{\mathrm{e}^{-k_a t} - 1}{-k_a}\right) \right] \tag{9-91}$$

$$= \frac{k_a FX_0}{(k_a - k)V}\left[\frac{k_a - k}{k_a}(1 - \mathrm{e}^{-k_a t})\right] = \frac{FX_0}{V}(1 - \mathrm{e}^{-k_a t})$$

将式（9-78）代入式（9-90）中的分母，得：

$$k \int_0^\infty C \mathrm{d}t = k \frac{FX_0}{kV} = \frac{FX_0}{V} \tag{9-92}$$

因此，式（9-90）可变化为：

$$\frac{(X_A)_t}{(X_A)_\infty} = 1 - \mathrm{e}^{-k_a t} \tag{9-93}$$

将式（9-93）移项，得：

$$1 - \frac{(X_A)_t}{(X_A)_\infty} = \mathrm{e}^{-k_a t} \tag{9-94}$$

式（9-94）中，$1 - \dfrac{(X_A)_t}{(X_A)_\infty}$ 为待吸收分数，式（9-94）为待吸收分数与吸收时间 t 的函数关系式。

将式（9-94）两端取对数，得：

$$\ln\left[1 - \frac{(X_A)_t}{(X_A)_\infty}\right] = -k_a t \tag{9-95}$$

可见，以 $\ln\left[1 - \dfrac{(X_A)_t}{(X_A)_\infty}\right]$ 对时间 t 作图，可得到一条过原点的直线，由该直线斜率可求出 k_a 值。

综上所述，采用 Wagner-Nelson 法求算参数 k_a 的步骤如下。

①由消除相血药浓度数据求 k。

②用梯形面积法计算吸收相内各时间点的 $\mathrm{AUC}_{0 \to t}$ 和 $\mathrm{AUC}_{0 \to \infty}$。

③根据式（9-90），计算吸收相内各时间点的 $\dfrac{(X_A)_t}{(X_A)_\infty}$，继而求 $\left[1 - \dfrac{(X_A)_t}{(X_A)_\infty}\right]$。

④以 $\ln\left[1 - \dfrac{(X_A)_t}{(X_A)_\infty}\right]$ 对 t 进行线性回归，由回归方程的斜率求 k_a。

应用 Wagner-Nelson 法求算 k_a 时，为保证求出的结果准确、可靠，吸收相内也至少应有 3 个数据点。取样时间也要尽可能长，以保证用消除相血药浓度数据估计的 k 值准确、可靠。

此外，根据 Wagner-Nelson 法求得的不同时间的药物吸收分数，直接地对药物制剂体外释放百分率进行线性回归，可对制剂的体内吸收与体外释放之间的相关关系进行评价。

6. 滞后时间　血管外给药后，特别是口服给药后，由于剂型因素（如崩解、溶出）或生理原因（如胃空时间、肠蠕动），制剂中的药物往往不能从给药部位立即吸收进入血液循环。从给药开始到血液中出现药物的这段时间称为滞后时间（lag time），常用 t_{lag} 或 t_0 表示。

若血管外给药后，t_0 超过一定数值，则在应用血药浓度数据进行药动学参数求算时，应对吸收时间进行校正。

对于单室模型血管外给药，考虑滞后时间后，式（9-70）可改写为：

$$C = \frac{k_a FX_0}{(k_a - k)V}[\mathrm{e}^{-k(t-t_0)} - \mathrm{e}^{-k_a(t-t_0)}] \tag{9-96}$$

滞后时间的估计方法有图解法、参数计算法及抛物线法等。

（1）**图解法**　在残数法求 k、k_a 的基础上，过 $\ln C - t$ 曲线尾段直线的外推线（$\ln C' - t$ 曲线）与残数线（$\ln C_r - t$ 曲线）的交点，向横轴（时间轴）作垂线，垂足所对应的时间即为 t_0，如图 9-17 所示。

（2）**参数计算法**　该法原理与图解法相同。理论上，残数法求 k、k_a 时得到的 $\ln C - t$ 曲线尾段直线方程与残数线方程截距相等，但在实际研究中，这两条直线方程的截距往往不相等。根据式（9-80），若其截距为 $\ln A_1$，则 $\ln C - t$ 曲线尾段直线方程为 $\ln C = \ln A_1 - kt$。根据式（9-82），若其截距为 $\ln A_2$，则残数线方程为 $\ln C_r = \ln A_2 - k_a t$。两直线相交时，$\ln C = \ln C_r$，此时的时间为 t_0。故有 $\ln A_1 - kt_0 = \ln A_2 - k_a t_0$。将该式整理后得：

$$t_0 = \frac{\ln A_2 - \ln A_1}{k_a - k} \tag{9-97}$$

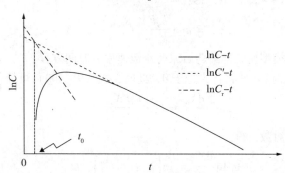

图9-17 图解法估计单室模型血管外给药的滞后时间

（3）抛物线法 该法原理是将血管外给药的药-时曲线看作是抛物线，抛物线方程即为药-时曲线方程，即：

$$C = A_0 + A_1 t + A_2 t^2 \tag{9-98}$$

因为 $t = t_0$ 时，$C = 0$，所以有 $A_0 + A_1 t_0 + A_2 t_0^2 = 0$。

利用求根公式，解得：

$$t_0 = \frac{-A_1 \pm \sqrt{A_1^2 - 4A_2 A_0}}{2A_2} \tag{9-99}$$

式中，A_0、A_1、A_2 可通过将吸收相中前3点的血药浓度数据代入抛物线方程，建立一元二次方程组，求得：

$$\begin{cases} C_1 = A_0 + A_1 t_1 + A_2 t_1^2 \\ C_2 = A_0 + A_1 t_2 + A_2 t_2^2 \\ C_3 = A_0 + A_1 t_3 + A_2 t_3^2 \end{cases}$$

案例解析

【案例】 在一项新药的开发研究中，根据受试者口服新药片剂后的血药浓度数据（C，μg/ml；t，h），应用残数法估计 k、k_a 时分别得到 $\ln C - t$ 曲线尾段直线方程 $\ln C = 2.168 - 0.096t$ 和残数线方程 $\ln C_r = 2.394 - 0.782t$。

【问题】 试估计该新药片剂的吸收滞后时间。

【解析】 根据式（9-97），$t_0 = \dfrac{\ln A_2 - \ln A_1}{k_a - k}$，代入相关数据计算，得 $t_0 = \dfrac{2.394 - 2.168}{0.782 - 0.096} \approx 0.33\,(\text{h})$。

答：该新药片剂口服后的吸收滞后时间约为 0.33h。

二、尿药排泄数据法

血管外给药后，当药物能够满足尿药法应用条件时，也可采用尿药排泄数据求算有关参数。血管外给药的尿药法中，除速率法、亏量法外，还有 Wagner – Nelson 法。

（一）速率法

根据尿药排泄动力学，血管外给药后的尿药排泄速率也与当时体内的药量成正比，即 $\dfrac{dX_u}{dt} = k_e X$ [见式（9 – 23）]。

将式（9 – 69）代入式（9 – 23）中，得：

$$\frac{dX_u}{dt} = k_e \cdot \frac{k_a F X_0}{k_a - k}(e^{-kt} - e^{-k_a t}) \tag{9 – 100}$$

式（9 – 100）即为单室模型血管外给药后尿药排泄速率 – 时间方程。

若 $k_a \gg k$，则当 t 充分大时，$e^{-k_a t}$ 将首先趋于0，此时，式（9 – 100）可简化为：

$$\frac{dX_u}{dt} \approx k_e \cdot \frac{k_a F X_0}{k_a - k} e^{-kt} \tag{9 – 101}$$

将式（9 – 101）两端取对数，得：

$$\ln \frac{dX_u}{dt} = \ln\left[k_e \cdot \frac{k_a F X_0}{k_a - k} \right] - kt \tag{9 – 102}$$

式（9 – 102）为直线方程，由其斜率可求出 k 值，由 k 值可进一步求出 $t_{1/2}$ 值。

在实际工作中，与静脉注射给药时尿药排泄数据处理方法一样，仍需要以 $\dfrac{\Delta X_u}{\Delta t}$ 替换 $\dfrac{dX_u}{dt}$，以 t_c 替换 t。

由式（8 – 100），还可推导出血管外给药后的尿药排泄总量以及消除相某时间点集尿结束后剩余尿药排泄量的计算公式。

将式（8 – 100）变形，得：

$$dX_u = \frac{k_e k_a F X_0}{k_a - k}(e^{-kt} - e^{-k_a t})dt \tag{9 – 103}$$

对式（9 – 103）作时间 $0 \to \infty$ 积分并计算，得：

$$X_u^\infty = \frac{k_e k_a F X_0}{k_a - k}\left(\frac{e^{-kt}\,|_0^\infty}{-k} - \frac{e^{-k_a t}\,|_0^\infty}{-k_a} \right) = \frac{k_e k_a F X_0}{k_a - k}\left(\frac{0-1}{-k} - \frac{0-1}{-k_a} \right) = \frac{k_e F X_0}{k} \tag{9 – 104}$$

式（9 – 104）为单室模型血管外给药后经肾排泄的原型药物最大量，即尿药排泄总量。由该式可知，血管外给药后，X_u^∞ 不仅与给药剂量 X_0、肾排泄率 $\dfrac{k_e}{k}$ 有关，还与该药物在吸收部位的吸收率 F 有关。若已知相关参数，可利用该式预测血管外给药后尿药排泄总量。对比式（9 – 32），若血管外给药的 F 为1，则在相同给药剂量下，血管外给药的 X_u^∞ 与静脉注射给药的 X_u^∞ 相等。

在药动学研究中，尿药排泄总量的计算方法是：

$$X_u^\infty = (X_u)_{0 \to t_n} + (X_u)_{t_n \to \infty} \tag{9 – 105}$$

其中，$(X_u)_{0 \to t_n} = \sum\limits_{i=1}^{n} (\Delta X_u)_i$，$(X_u)_{t_n \to \infty} = \dfrac{(dX_u/dt)_{t_n}}{k}$。$(X_u)_{t_n \to \infty}$ 计算公式推导过程如下。

对式（8 – 103）作时间 $t \to \infty$ 积分，得：

$$(X_u)_{t_n \to \infty} = \frac{k_e k_a F X_0}{k_a - k}\int_t^\infty (e^{-kt} - e^{-k_a t})dt \tag{9 – 106}$$

若 $k_a \gg k$，则当 t 充分大时，$e^{-k_a t}$ 将首先趋于0，此时，式（9 – 106）可简化为：

$$(X_u)_{t_n \to \infty} = \frac{k_e k_a F X_0}{k_a - k}\int_t^\infty e^{-kt}dt = \frac{k_e k_a F X_0}{k_a - k} \cdot \frac{e^{-kt}}{k} \tag{9 – 107}$$

式（9 – 107）为血管外给药最后一次集尿后的剩余尿药排泄量计算公式。若已知相关参数，可利用该式估计 $(X_u)_{t_n \to \infty}$。若相关参数未知，则将最后一次集尿时的 $\dfrac{dX_u}{dt} = k_e \cdot \dfrac{k_a F X_0}{k_a - k} e^{-kt}$ [见式（9 – 101）] 代入式（9-107），由此得到 $(X_u)_{t_n \to \infty} = \dfrac{(dX_u/dt)_{t_n}}{k}$ 的计算公式。

需要注意，消除相最后一次集尿后的剩余尿药排泄量只能近似地进行估计，因为最后一次集尿时的 $\dfrac{dX_u}{dt}$ 无法实验测定。实际工作中，如果用最后一次集尿的平均尿药排泄速率替代，那么计算结果可能比实际略大。

（二）亏量法

将血管外给药后体内药量的拉氏变换式 $\overline{X} = \dfrac{k_a F X_0}{(S+k)(S+k_a)}$ ［见式（9-67）］代入 $S\overline{X_u} = k_e\overline{X}$ ［见式（9-29）］，整理后得：

$$\overline{X_u} = \frac{k_e k_a F X_0}{S(S+k)(S+k_a)} \tag{9-108}$$

查拉氏变换表，解得：

$$X_u = \frac{k_e k_a F X_0}{k}\left[\frac{1}{k_a} + \frac{e^{-kt}}{k-k_a} - \frac{ke^{-k_a t}}{k_a(k-k_a)}\right] \tag{9-109}$$

将式（9-104）代入式（9-109），得：

$$X_u = k_a X_u^\infty\left[\frac{1}{k_a} + \frac{e^{-kt}}{k-k_a} - \frac{ke^{-k_a t}}{k_a(k-k_a)}\right] \tag{9-110}$$

式（9-109）和式（9-110）均为单室模型血管外给药尿中原型药物累积排泄量-时间方程。

对式（9-110）进行整理，得：

$$X_u^\infty - X_u = \frac{X_u^\infty}{k_a - k}(k_a e^{-kt} - ke^{-k_a t}) \tag{9-111}$$

式（9-111）为单室模型血管外途径给药后尿药亏量（待排泄量）-时间方程。

一般情况下，$k_a \gg k$，当 t 充分大时，$e^{-k_a t}$ 将首先趋于0，此时，式（9-111）可简化为：

$$X_u^\infty - X_u = \frac{k_a X_u^\infty}{k_a - k}e^{-kt} \tag{9-112}$$

将式（9-112）两端到对数，得：

$$\ln(X_u^\infty - X_u) = \ln\frac{k_a X_u^\infty}{k_a - k} - kt \tag{9-113}$$

因此，血管外给药后，以消除相 $\ln(X_u^\infty - X_u)$ 对 t 进行线性回归，由回归方程的斜率也可求出 k，进而求出 $t_{1/2}$。

与前述残数法原理一样，当 $k_a \gg k$ 时，可根据式（9-111）求出残数亏量，即：

$$\frac{X_u^\infty}{k_a - k}k_a e^{-kt} - (X_u^\infty - X_u) = \frac{X_u^\infty}{k_a - k}ke^{-k_a t} \tag{9-114}$$

式中，$\dfrac{X_u^\infty}{k_a - k}k_a e^{-kt}$ 为根据式（9-112）外推得到的 $(X_u^\infty - X_u)$ 外推值。

将式（9-114）两边取对数，得：

$$\ln\left[\frac{X_u^\infty}{k_a - k}k_a e^{-kt} - (X_u^\infty - X_u)\right] = \ln\left(\frac{kX_u^\infty}{k_a - k}\right) - k_a t \tag{9-115}$$

以残数亏量的对数对时间进行线性回归，由回归方程的斜率可求出 k_a。但需要注意，利用血管外给药后的尿药排泄数据以残数法估计 k_a 值，需要在吸收相内收集足够次数的尿样，这对吸收非常慢的药物才有可能。由于多数药物的吸收较快，在吸收相内不易获得较多的尿药排泄数据，很少用该法求算 k_a。

案例解析

【案例】一受试者口服150mg受试药物后，于不同时间集尿，获得尿药排泄数据见表9-10。

表9-10 尿药排泄数据

t（h）	0~6	6~8	8~12	12~16	16~20	20~28	28~32	32~36	36~48	48~52
V_u（ml）	527	167	261	293	217	293	236	278	755	186
C_u（μg/ml）	124.1	74.4	50.3	18.3	10.1	3.2	0.6	0.2	0.1	0

【问题】试估计该受试药物的 k、$t_{1/2}$ 及 X_u^∞。

【解析】本试验为连续集尿，可用速率法和亏量法两种方法求算参数。

（1）亏量法　根据式（9-113），按表9-11进行有关计算。

表9-11 尿药排泄数据及有关计算（亏量法）

t（h）	V_u（ml）	C_u（μg/ml）	ΔX_u（mg）	X_u（mg）	t（h）	$X_u^\infty - X_u$（mg）	$\ln(X_u^\infty - X_u)$
0~6	527	124.1	65.40	65.40			
6~8	167	74.4	12.42	77.82	8	22.22	3.101
8~12	261	50.3	13.13	90.95	12	9.09	2.207
12~16	293	18.3	5.36	96.31	16	3.73	1.316
16~20	217	10.1	2.19	98.50	20	1.54	0.432
20~28	393	3.2	1.26	99.76	28	0.28	-1.273
28~32	236	0.6	0.14	99.90	32	0.14	-1.966
32~36	278	0.2	0.06	99.96	36	0.08	-2.526
36~48	755	0.1	0.08	100.04			
48~52	186	0	0	100.04			
X_u^∞				100.04			

以 $\ln(X_u^\infty - X_u)$ 对 t 进行线性回归，求得回归方程为 $\ln(X_u^\infty - X_u) = -0.2046t + 4.6266$，$r = 0.9982$。由该方程斜率计算 $k = 0.205$（h^{-1}），进而计算 $t_{1/2} = 0.693/0.205 = 3.4$（h）。

最大尿药排泄量 X_u^∞ 由实测尿药排泄数据计算，即 $X_u^\infty = 65.40 + 12.42 + \cdots + 0.06 + 0.08 = 100.04$（mg）。

答：该受试者服用该药物150mg后，k 为 $0.205h^{-1}$、$t_{1/2}$ 为3.4h，X_u^∞ 为100.04mg。

（2）速率法　根据式（9-105），按表9-12进行有关计算。

表9-12 尿药排泄数据及有关计算（速率法）

t（h）	V_u（ml）	C_u（μg/ml）	ΔX_u（mg）	Δt（h）	$\Delta X_u/\Delta t$（mg/h）	t_c（h）	$\ln(\Delta X_u/\Delta t)$
0~6	527	124.1	65.40				
6~8	167	74.4	12.42	2	6.21	7	1.826
8~12	261	50.3	13.13	4	3.28	10	1.188
12~16	293	18.3	5.36	4	1.34	14	0.293
16~20	217	10.1	2.19	4	0.55	18	-0.598
20~28	293	3.2	1.26	8	0.16	24	-1.833
28~32	236	0.6	0.14	4	0.04	30	-3.219
32~36	278	0.2	0.06	4	0.02	34	-3.912
36~48	755	0.1	0.08				
48~52	186	0	0				

以 ln（$\Delta X_u / \Delta t$）对 t_c 进行线性回归，求得回归方程为 ln（$\Delta X_u / \Delta t$）= $-0.2149t_c + 3.3114$，$r = 0.9987$。由该方程斜率计算 $k = 0.215$（h^{-1}），进而计算 $t_{1/2} = 0.693/0.215 = 3.2$（h）。

X_u^∞ 计算同上。

答：该受试者服用该药物 150mg 后，k 为 0.215h^{-1}、$t_{1/2}$ 为 3.2h，X_u^∞ 为 100.04mg。

（三）Wagner – Nelson 法

由尿药排泄数据，用 Wagner – Nelson 法也可以求算药物的吸收分数和吸收速率常数。

将式（9-23）$\dfrac{dX_u}{dt} = k_e X$ 变形，得：

$$X = \frac{1}{k_e} \cdot \frac{dX_u}{dt} \tag{9-116}$$

将式（9-116）代入式（9-85）$\dfrac{dX_A}{dt} = \dfrac{dX}{dt} + kX$，得：

$$\frac{dX_A}{dt} = \frac{1}{k_e} \cdot \frac{d(\frac{dX_u}{dt})}{dt} + \frac{k}{k_e} \cdot \frac{dX_u}{dt} \tag{9-117}$$

对式（9-117）进行变形，并对时间 0→t 积分，经计算得：

$$(X_A)_t = \frac{1}{k_e} \cdot \left(\frac{dX_u}{dt}\right)_t + \frac{k}{k_e} \cdot (X_u)_t \tag{9-118}$$

当时间 t 充分大时，式（9-118）可写成：

$$(X_A)_\infty = \frac{k}{k_e} \cdot X_u^\infty \tag{9-119}$$

用式（9-118）除以式（9-119），得到给药后 t 时间的药物吸收分数：

$$\frac{(X_A)_t}{(X_A)_\infty} = \frac{(\frac{dX_u}{dt})_t + k(X_u)_t}{kX_u^\infty} \tag{9-120}$$

由式（9-120）可见，根据尿药排泄数据也可估计药物的待吸收分数 $1 - \dfrac{(X_A)_t}{(X_A)_\infty}$。对于单室模型血管外给药，由于以 $\ln\left[1 - \dfrac{(X_A)_t}{(X_A)_\infty}\right]$ 对时间 t 作图可以得到过原点的直线［见式（9-95）］，该直线斜率为 $-k_a$，因此，应用尿药排泄数据，利用式（9-120）求出吸收分数后，也可求 k_a。

实际应用时，式（9-120）中的 $\dfrac{dX_u}{dt}$ 仍需用 $\dfrac{\Delta X_u}{\Delta t}$ 替换，即：

$$\frac{(X_A)_t}{(X_A)_\infty} = \frac{(\frac{\Delta X_u}{\Delta t})_t + k(X_u)_t}{kX_u^\infty} \tag{9-121}$$

式（9-121）中，$\left(\dfrac{\Delta X_u}{\Delta t}\right)_t$ 为以 t 为中点时刻的前后各一次集尿的总的平均尿药排泄速率，与尿药速率法中的 $\dfrac{\Delta X_u}{\Delta t}$ 不同。速率法中，$\dfrac{\Delta X_u}{\Delta t}$ 仅为一次集尿间隔内的平均尿药排泄速率。因此，用血管外给药后的尿药排泄数据求算吸收分数时，应等间隔集尿，特别是在吸收相内，以使每一次集尿时间也是其前后各一次集尿的中点时刻。同时应注意，在吸收相内也至少需要 3 个数据点，集尿间隔要尽可能短，集尿次数应尽可能多。

三、体内外相关性评价

微课

体内外相关性（*in vitro - in vivo* correlation，IVIVC）系指药物制剂的生物学性质或由生物学性质衍生的参数（如 t_{max}、C_{max} 或 AUC）与同一制剂的物理化学性质（如体外释放行为）之间建立合理的定量关系。缓释、控释和迟释制剂都需要进行体内外相关性评价。

缓释、控释、迟释制剂的体内外相关性是指体内吸收相的吸收曲线与体外释放曲线之间的关系。通常以释放曲线各时间点的累积释放百分率（R）为自变量，以吸收相吸收曲线对应时间点的吸收百分率（f）为因变量，进行线性回归，得到的直线相关系数符合要求（$r > r_{临界}$，$P < 0.001$），即可认为具有相关性。只有体内外具有相关性时，才可能通过体外释放曲线预测体内吸收情况。对这一类制剂进行体内外相关性评价的目的是建立更加合理的体外释放度试验条件，使在该条件下进行的释放度试验能够替代体内的生物利用度试验，从而对药物产品的质量进行控制。

对于单室模型，可按 Wagner - Nelson 方程［式（9 - 90）］计算各时间点的吸收分数以获得吸收曲线；而对于双室模型，则应按 Loo - Riegelman 方程（见第十章）计算各时间点的吸收分数。

例如，某药物体内分布符合一室模型，根据其缓释片试验结果，以吸收相内体内药物吸收百分率 f 为因变量，与其相对应的各时间点的体外累积释放百分率 R 为自变量，采用最小二乘法进行线性回归，得到回归方程的相关系数为：$f = 2.620R - 22.55$，$r = 0.9963$（$n = 5$）。相关系数临界值表中，对应自由度 $\nu = n - 2 = 3$，5% 栏下是 0.878，1% 栏下是 0.959，0.1% 栏下是 0.991。显然 $|r| > r_{临界}$，$P < 0.001$。由此，可以认为该药物缓释片的体内吸收与体外释放高度相关。

案例解析

【案例】 某药物的体内分布符合单室模型，研究人员研制其缓释片剂。试验已得到一个体外释放度符合设计要求的处方，其释放数据见表 9 - 13。现对该处方缓释片进行动物体内药动学研究，得到的血药浓度数据见表 9 - 14。

表 9 - 13 缓释片体外释放百分率

t (h)	1	2	3	4	5	6	7	8
R (%)	26.3	40.6	61.2	79.1	94.7	99.3	100.7	100.9

表 9 - 14 缓释片动物体内血药浓度

t (h)	1	2	3	4	5	6	7	8	10	12	16	20	24	30
C (μg/ml)	2.07	3.31	4.93	6.25	7.64	8.12	8.81	8.98	7.16	5.09	2.98	2.04	1.39	0.55

【问题】 试评价该缓释片剂的体内外相关性。

【解析】 首先，应用 Wagner - Nelson 法计算吸收相内药物吸收百分率。

（1）以最后 5 个点的血药浓度的对数与时间进行线性回归，求得回归方程为 $\ln C = 3.069 - 0.119t$，$r = 0.9949$。由此求得消除速率常数 k 为 0.119h^{-1}。

（2）按表 9 - 15，分别计算 $AUC_{0 \rightarrow t}$、$k \cdot AUC_{0 \rightarrow t}$、$C_t + k \cdot AUC_{0 \rightarrow t}$、$(X_A)_t / (X_A)_\infty$ 和 f。

表 9 – 15　Wagner – Nelson 法计算吸收相内药物吸收百分率

t (h)	C (μg/ml)	$AUC_{0 \to t}$	$k \cdot AUC_{0 \to t}$	$C_t + k \cdot AUC_{0 \to t}$	$(X_A)_t / (X_A)_\infty$	f (%)
1	2.07	1.04	0.124	2.194	0.157	15.7
2	3.31	3.73	0.444	3.754	0.268	26.8
3	4.93	7.85	0.934	5.864	0.419	41.9
4	6.25	13.44	1.599	7.849	0.561	56.1
5	7.64	20.38	2.425	10.065	0.720	72.0
6	8.12	28.26	3.363	11.483	0.821	82.1
7	8.81	36.73	4.371	13.181	0.943	94.3
8	8.98	45.62	5.429	14.409	1.031	103.1
10	7.16	61.76	7.349	14.509		
12	5.09	74.01				
16	2.98	90.15				
20	2.04	100.19				
24	1.39	107.05				
30	0.55	112.87				
∞		117.49	13.981			

然后，对缓释片体外释放百分率（R）与体内吸收百分率（f）列表 9 – 16。

表 9 – 16　缓释片体外释放百分率（R）与体内吸收百分率（f）

R (%)	26.3	40.6	61.2	79.1	94.7	99.3	100.7	100.9
f (%)	15.7	26.8	41.9	56.1	72.0	82.1	94.3	103.1

以 f 对 R 进行线性回归分析，得回归方程为 $f = 0.8081R - 6.2697$，$r = 0.9981$（$n = 5$）；$f = 0.8690R - 8.9825$，$r = 0.9829$（$n = 6$）。

最后，查相关系数临界值表，r（0.001, 3）$= 0.991$，r（0.001, 4）$= 0.974$。很显然，无论前 5 点回归，还是前 6 点回归，均有 $|r| > r_{临界}$，$P < 0.001$。

答：该处方缓释片的体内吸收与体外释放度之间具有良好的相关关系。

知识拓展

体内外相关性的分类和评价方法

目前，《中国药典》将药物制剂体内外相关性分为三种。第一种是药物制剂整个体外释放曲线与制剂中药物整个体内吸收曲线的相关。当体外药物释放曲线与体内吸收曲线上相应的各个时间点分别相关时，即点对点相关，此时两曲线重合，这是最高水平的相关。第二种是体内外统计矩参数之间的相关，如体外释放的平均时间与体内滞留的平均时间的相关。由于体内的平均滞留时间不能完全反映药 – 时曲线，这种相关水平低于第一种相关。第三种是某一特定时间点的体外释放量或释放水平（如 $t_{50\%}$、$t_{90\%}$）与体内某一药动学参数（如 AUC、C_{max}、t_{max}）单点之间的相关。这种相关是局部相关，因而相关程度最低。

对缓释、控释和迟释制剂的体外试验与体内试验相关性的评价方法有室模型依赖法、逆卷积分法、基于统计矩原理的体外释放平均时间 MDT 与体内平均滞留时间 MRT 之间的相关性考察、释放时间点对应药物动力学参数的线性关系考察等。其中，室模型依赖法分为适用于单室模型的 Wagner - Nelson 法和适用于双室模型的 Loo - Riegelman 法。逆卷积分法不需要使用模型，可直接根据实验数据得到关于药物体内动态过程的情况。室模型依赖法和逆卷积分法均为点对点相关关系的考察方法。

本章小结

	血药浓度法	**1. 血药浓度** $C = C_0 e^{-kt}$ 或 $\ln C = \ln C_0 - kt$ 或 $\lg C = \lg C_0 - \dfrac{k}{2.303}t$ **2. 参数求算** 用 $\ln C - t$ 线性回归方程的斜率求 k，用截距求 C_0；$t_{1/2} = \dfrac{0.693}{k}$；$V = \dfrac{X_0}{C_0}$；$AUC = \dfrac{C_0}{k} = \dfrac{X_0}{kV}$ 或 $AUC = \sum\limits_{i=1}^{n} \dfrac{(C_i + C_{i-1})(t_i - t_{i-1})}{2} + \dfrac{C_n}{k}$；$Cl = kV$ 或 $Cl = \dfrac{X_0}{AUC}$ **3. 实际应用** 估计给药后的血药浓度、体内药量消除或剩余情况、药物作用持续时间；设计使药物作用持续一定时间的给药剂量
静脉注射给药	尿药排泄数据法	**1. 尿药法应用的条件** **2. 速率法** 尿药排泄速率：$\dfrac{dX_u}{dt} = k_e X_0 e^{-kt}$ 或 $\ln \dfrac{dX_u}{dt} = \ln k_e X_0 - kt$ 参数求算：用 $\ln \dfrac{\Delta X_u}{\Delta t} - t_c$ 线性回归方程的斜率求 k，用截距求 k_e **3. 亏量法** 累积尿药排泄量：$X_u = \dfrac{k_e X_0}{k}(1 - e^{-kt})$ 最大尿药排泄量：$X_u^\infty = \dfrac{k_e X_0}{k}$ 尿药排泄亏量：$X_u^\infty - X_u = \dfrac{k_e X_0}{k} e^{-kt}$ 或 $\ln(X_u^\infty - X_u) = \ln \dfrac{k_e X_0}{k} - kt$ 肾排泄率：$f_r = \dfrac{k_e}{k} = \dfrac{X_u^\infty}{X_0}$ 参数求算：用 $\ln(X_u^\infty - X_u) - t$ 线性回归方程的斜率求 k，用截距求 f_r；由 $f_r \cdot k$ 求 k_e **4. 肾清除率** 定义式：$Cl_r = \dfrac{dX_u/dt}{C}$ 或 $Cl_r = k_e V$ 求算方法：参数法（$Cl_r = k_e V$）；用 $\dfrac{\Delta X_u}{\Delta t} - C_{t_c}$ 线性回归方程斜率求 Cl_r
静脉滴注给药	血药浓度法	**1. 血药浓度** 滴注中：$C = \dfrac{k_0}{kV}(1 - e^{-kt})$（稳态前），$C_{ss} = \dfrac{k_0}{kV}$（稳态后） 停滴后：$C = \dfrac{k_0}{kV}(1 - e^{-kT}) e^{-kt'}$ 或 $C = \dfrac{k_0}{kV} e^{-kt'}$ **2. 达坪分数** 数学表达式：$f_{ss} = 1 - e^{-kt}$ 达某一达坪分数所需时间：$t = \dfrac{\ln(1 - f_{ss})}{-k} = \dfrac{\ln(1 - f_{ss})}{-0.693} t_{1/2}$ 达某一达坪分数所需 $t_{1/2}$ 倍数：$n = \dfrac{\ln(1 - f_{ss})}{-0.693} = -1.44 \ln(1 - f_{ss})$ **3. 参数求算** 由停滴后的药 - 时数据，用 $\ln C - t'$ 线性回归方程的斜率求 k，用截距求 V **4. 实际应用** 估计滴注一定时间后的血药浓度或达坪分数；估计滴注给药达到某一达坪分数所需要的时间或半衰期倍数
	负荷剂量	**1. 负荷剂量的概念及给予目的** **2. 负荷剂量的设计方法** $X_0^* = C_{ss} \cdot V$ 或 $X_0^* = \dfrac{k_0}{k}$ 或 $MEC \cdot V < X_0^* < MTC \cdot V$ **3. 实际应用** 设计负荷剂量

	血药浓度法	**1. 血药浓度** $C = \dfrac{k_a F X_0}{(k_a - k)V}(e^{-kt} - e^{-k_a t})$ 或 $C = A(e^{-kt} - e^{-k_a t})$ **2. 达峰时间** $t_{max} = \dfrac{\ln(k_a/k)}{k_a - k}$ **3. 血药峰浓度** $C_{max} = \dfrac{k_a F X_0}{(k_a - k)V}(e^{-kt_{max}} - e^{-k_a t_{max}})$ 或 $C_{max} = \dfrac{F X_0}{V} e^{-kt_{max}}$ **4. 药-时曲线下面积** $AUC = \dfrac{F X_0}{kV}$ 或 $AUC = \sum_{i=1}^{n} \dfrac{(C_i + C_{i-1})(t_i - t_{i-1})}{2} + \dfrac{C_n}{k}$ **5. 参数求算** 残数法求算 k 和 k_a：用 $\ln C - t$ 曲线尾段直线的斜率求 k，用 $\ln C_r - t$ 曲线的斜率求 k_a W-N 法求算 k_a：W-N 公式 $\dfrac{(X_A)_t}{(X_A)_\infty} = \dfrac{C_t + k\int_0^t C \mathrm{d}t}{k\int_0^\infty C \mathrm{d}t}$；用 $\ln\left[1 - \dfrac{(X_A)_t}{(X_A)_\infty}\right] - t$ 回归方程的斜率求 k_a 滞后时间：图解法；参数计算法：$t_0 = \dfrac{\ln A_2 - \ln A_1}{k_a - k}$；抛物线法：$t_0 = \dfrac{-A_1 \pm \sqrt{A_1^2 - 4A_2 A_0}}{2A_2}$ **6. 实际应用** 估计给药后的血药浓度、药物作用持续时间、达峰时间、血药峰浓度、药-时曲线下面积、消除速率常数、吸收速率常数、滞后时间
血管外给药	尿药排泄数据法	**1. 速率法** 尿药排泄速率：$\dfrac{\mathrm{d}X_u}{\mathrm{d}t} = k_e \cdot \dfrac{k_a F X_0}{k_a - k}(e^{-kt} - e^{-k_a t})$ 消除相尿药排泄速率：$\dfrac{\mathrm{d}X_u}{\mathrm{d}t} = \dfrac{k_e k_a F X_0}{k_a - k} e^{-kt}$ 或 $\ln \dfrac{\mathrm{d}X_u}{\mathrm{d}t} = \ln \dfrac{k_e k_a F X_0}{k_a - k} - kt$ k 的求算：用消除相 $\ln \dfrac{\Delta X_u}{\Delta t} - t_c$ 线性回归方程的斜率求 k **2. 亏量法** 累积尿药排泄量：$X_u = \dfrac{k_e k_a F X_0}{k}\left[\dfrac{1}{k_a} + \dfrac{e^{-kt}}{k_a - k} - \dfrac{k e^{-k_a t}}{k_a(k - k_a)}\right]$ 最大尿药排泄量：$X_u^\infty = \dfrac{k_e F X_0}{k}$ 尿药排泄亏量：$X_u^\infty - X_u = \dfrac{X_u^\infty}{k_a - k}(k_a e^{-kt} - k e^{-k_a t})$ 消除相尿药排泄亏量：$X_u^\infty - X_u = \dfrac{k_a X_u^\infty}{k_a - k} e^{-kt}$ 或 $\ln(X_u^\infty - X_u) = \ln \dfrac{k_a X_u^\infty}{k_a - k} - kt$ 最后一次集尿后尿药排泄量：$(X_u)_{t \to \infty} = \dfrac{k_e k_a F X_0}{k_a - k} \cdot \dfrac{e^{-kt}}{k}$ 或 $(X_u)_{t \to \infty} = \dfrac{(\mathrm{d}X_u/\mathrm{d}t)_t}{k}$ k 的求算：用消除相 $\ln(X_u^\infty - X_u) - t$ 线性回归方程的斜率求 k **3. W-N 法** W-N 公式：$\dfrac{(X_A)_t}{(X_A)_\infty} = \dfrac{(\mathrm{d}X_u/\mathrm{d}t)_t + k(X_u)_t}{k X_u^\infty}$ k_a 的求算：用吸收相内 $\ln\left[1 - \dfrac{(X_A)_t}{(X_A)_\infty}\right] - t$ 线性回归方程的斜率求 k_a
	体内外相关性	**1. 体内外相关性的概念及评价意义** **2. 体内外相关性的评价方法及判断标准** **3. 实际应用** 缓、控、迟释制剂的体内外相关性评价

题库

练 习 题

1. 血药浓度法、尿药排泄速率法、尿药亏量法的优缺点比较。
2. 测定药物消除半衰期的临床意义是什么？
3. 如何进行求算肾清除率的实验设计？
4. 控制静脉滴注给药时稳态血药浓度的因素是什么？
5. 静脉滴注给药时，给予负荷剂量的目的是什么？常用方法有哪些？

具体步骤是什么?

　　7. 对于单室模型血管外给药，能够反映药物吸收速率和吸收程度的药动学参数有哪些?

　　8. 估计血管外给药滞后时间的目的和常用方法有哪些?

　　9. 药物制剂体内外相关性评价的意义是什么? 哪些药物制剂需要进行该项目评价?

（刘晓娟）

第十章

多室模型

知识要求

1. **掌握** 二室模型静脉注射给药的药物动力学特征、药－时关系式及药物动力学参数的计算方法；隔室模型的判别方法。

2. **熟悉** 二室模型血管外给药的药物动力学特征、药－时关系式及药物动力学参数的计算方法；常用的药物动力学数据处理软件。

3. **了解** 二室模型静脉滴注给药的药物动力学特征与药－时关系式。

能力要求

1. 具备熟练应用残数法求算多室模型药物主要药动学参数的能力。

2. 具备隔室模型判别和药物动力学常用软件使用的基本能力。

由于体内各组织、器官的血流灌注速度不同，药物与不同组织器官的亲和力不同，使得药物在各组织、器官、体液中达到分布平衡所需要的时间也不同。因此，对于进入体循环后向体内各部位分布的速率差异比较显著的药物，不宜把机体假设成一个隔室，需要用多室模型来描述其体内过程。

药物在一部分组织、器官和体液的分布较快，能够迅速达到分布平衡，分布时间可以忽略不计，则可近似地将这些血流丰富的组织、器官与血液视为一起构成一个隔室，称为"中央室"，如心、肝、脾、肺、肾和血浆等归属于中央室；而药物在另一些组织、器官和体液中的分布较慢，需要较长的时间才能达到分布平衡，则将这些药物分布较慢的组织、器官和体液视为构成"周边室"，周边室一般由血流贫乏、不易进行物质交换的组织或器官组成，如肌肉、骨骼、皮下脂肪等归属于周边室，从而构成二室模型。有些药物需要用三室模型表征，它是二室模型的扩展，由中央室与两个周边室组成。药物以很快的速度分布到中央室（第1室），以较慢的速度进入浅外室（第2室），以更慢的速度进入深外室（第3室）；与二室模型相同，药物消除主要通过中央室。隔室的划分具有相对性的特征，对于一些组织或器官的隔室划分，还要视药物的特性而定。例如，脑组织血流丰富，但它具有亲脂性的血脑屏障，对于脂溶性药物，脑组织可能属于中央室，而对于极性药物，它可能属于周边室。由于药物的消除主要发生在肝、肾等血流丰富的器官，在多室模型中一般假定药物在中央室消除，药物在中央室与周边室之间进行着可逆的转运，且消除与转运过程均符合一级动力学过程。

本章主要介绍各种给药途径的二室模型。

第一节　二室模型静脉注射给药

一、模型的建立

静脉注射给药后，二室模型的药物首先进入中央室，并很快在中央室达到分布平衡，然后逐渐向周边室转运，药物在中央室和周边室进行可逆性转运。药物在中央室按一级动力学过程消除，其体内动力学模型如图 10-1 所示。

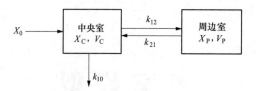

图 10-1 静脉注射给药二室模型示意图

X_0 为静脉注射给药剂量；X_C 为中央室的药量；V_C 为中央室表观分布容积；X_P 为周边室的药量；V_P 为周边室表观分布容积；k_{12} 和 k_{21} 分别为药物从中央室向周边室转运和从周边室向中央室转运的一级速率常数；k_{10} 为药物从中央室消除的一级速率常数。

由图 10-1 可见，$t = 0$ 时，静脉注射进入体内的药物全部集中在中央室，故 $X_C = X_0$，$X_P = 0$；此后，体内药物量随时间 t 变化，中央室药物量（X_C）随时间的变化速率（$\dfrac{\mathrm{d}X_C}{\mathrm{d}t}$）为药物从周边室向中央室返回的速率减去药物从中央室向周边室转运的速率及药物从中央室消除的速率；而周边室药物量随时间的变化速率（$\dfrac{\mathrm{d}X_P}{\mathrm{d}t}$）为药物从中央室向周边室转运的速率减去周边室向中央室转运的速率。中央室和周边室药物的转运可用下列微分方程组描述：

$$\frac{\mathrm{d}X_C}{\mathrm{d}t} = k_{21}X_P - k_{12}X_C - k_{10}X_C \tag{10-1}$$

$$\frac{\mathrm{d}X_P}{\mathrm{d}t} = k_{12}X_C - k_{21}X_P \tag{10-2}$$

二、血药浓度与时间的关系

式（10-1）和式（10-2）微分方程组通过拉氏变换和解线性方程组等方法可求得：

$$X_C = \frac{X_0(\alpha - k_{21})}{\alpha - \beta} \cdot \mathrm{e}^{-\alpha t} + \frac{X_0(k_{21} - \beta)}{\alpha - \beta} \cdot \mathrm{e}^{-\beta t} \tag{10-3}$$

$$X_P = \frac{k_{12}X_0}{\alpha - \beta}(\mathrm{e}^{-\beta t} - \mathrm{e}^{-\alpha t}) \tag{10-4}$$

α 称为分布相混合一级速率常数或快配置速率常数；β 称为消除相混合一级速率常数或慢配置速率常数。α 和 β 又称为混杂参数（hybrid parameter），分别代表两个指数项即分布相和消除相的特征，由模型参数（k_{12}、k_{21}、k_{10}）构成，可由式（10-5）和（10-6）表示：

$$\alpha = \frac{(k_{12} + k_{21} + k_{10}) + \sqrt{(k_{12} + k_{21} + k_{10})^2 - 4k_{21} \cdot k_{10}}}{2} \tag{10-5}$$

$$\beta = \frac{(k_{12} + k_{21} + k_{10}) - \sqrt{(k_{12} + k_{21} + k_{10})^2 - 4k_{21} \cdot k_{10}}}{2} \tag{10-6}$$

α 和 β 与模型参数之间的关系如下：

$$\alpha + \beta = k_{12} + k_{21} + k_{10} \tag{10-7}$$

$$\alpha \cdot \beta = k_{21} \cdot k_{10} \tag{10-8}$$

因为血药浓度为中央室内的药物量与中央室表观分布容积的比值，根据式（10-3）可得到血药浓度与时间的关系式如下：

$$C = \frac{X_0(\alpha - k_{21})}{V_C(\alpha - \beta)} \cdot \mathrm{e}^{-\alpha t} + \frac{X_0(k_{21} - \beta)}{V_C(\alpha - \beta)} \cdot \mathrm{e}^{-\beta t} \tag{10-9}$$

式（10-9）中，令

$$A = \frac{X_0(\alpha - k_{21})}{V_C(\alpha - \beta)}, B = \frac{X_0(k_{21} - \beta)}{V_C(\alpha - \beta)} \tag{10-10}$$

则式（10-9）可表示为：

$$C = A \cdot e^{-\alpha t} + B \cdot e^{-\beta t} \tag{10-11}$$

式（10-11）反映了二室模型静脉注射给药后血药浓度与时间的关系。

三、参数的估算

（一）基本参数的估算

由式（10-11）可知，只要确定 A、B、α 和 β 这四个基本参数，就可以确定二室模型药物在体内血药浓度的经时变化规律。

根据式（10-11），以血药浓度的常用对数或自然对数对时间作图，即作 $\ln C - t$ 图，得到一条二项指数曲线（图10-2）。

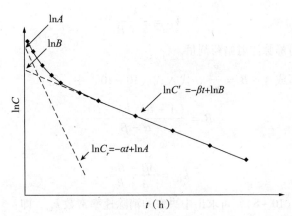

图 10-2　二室模型药物静脉注射的药-时的半对数图

应用残数法对式（10-11）进行分析，即可求出有关参数。

一般来说，分布相血药浓度的下降速率远高于消除相，故可假设 $\alpha > \beta$。当 $\alpha \gg \beta$，t 充分大时，$A \cdot e^{-\alpha t}$ 趋向于零，则式（10-11）可简化为：

$$C' = B \cdot e^{-\beta t} \tag{10-12}$$

两边取常用对数，得：

$$\ln C' = -\beta t + \ln B \tag{10-13}$$

以 $\ln C' - t$（消除相末端浓度对数对时间）回归为一直线，即图10-2中的尾端直线，直线的斜率为 $-\beta$，根据斜率可求出参数 β；根据直线截距 $\ln B$ 的反对数即可求得参数 B。由 β 值可求出消除相的生物半衰期 $t_{1/2(\beta)}$ 为：

$$t_{1/2(\beta)} = \frac{0.693}{\beta} \tag{10-14}$$

根据该直线方程可以求出曲线前相（分布相）各对应时间点的外推浓度值 C'，以对应时间点的实测浓度 C 减去外推浓度 C'，即以式（10-11）减去式（10-12），即得残数浓度 C_r：

$$C_r = C - C' = A \cdot e^{-\alpha t} \tag{10-15}$$

对式（10-15）取对数，得：

$$\ln C_r = -\alpha t + \ln A \tag{10-16}$$

式（10-16）中，C_r 为残数浓度，C' 为外推浓度。以 $\ln C_r - t$ 作图，得到残数线，根据残数线的斜率（$-\alpha$）和截距（$\ln A$）即可求出 α 和 A，分布相的半衰期可按式（10-17）求出：

$$t_{1/2(\alpha)} = \frac{0.693}{\alpha} \tag{10-17}$$

采用残数法估算混杂参数 α、β、A 和 B 时，也可以用曲线末端 $\lg C' - t$ 作线性回归，则对应的斜率和截距分别为 $-\dfrac{\beta}{2.303}$ 和 $\lg B$；以 $\lg C_r - t$ 作线性回归，对应的斜率和截距则分别为 $-\dfrac{\alpha}{2.303}$ 和 $\lg A$。应当注意的是：分布相可持续一定的时间，若取样太迟或取样点太少，可能错过分布相而将二室模型当成单室模型处理。

（二）模型参数的求算

当时间 $t = 0$ 时，$C = C_0$，根据式（10-11），得：

$$C_0 = A + B \tag{10-18}$$

又因为 $t = 0$ 时，体内所有药物都在中央室，所以零时间的血药浓度 C_0 为：

$$C_0 = \frac{X_0}{V_C} \tag{10-19}$$

则：

$$V_C = \frac{X_0}{A + B} \tag{10-20}$$

式（10-20）中，X_0 为静脉注射给药剂量。

式（10-20）也可以写成 $A + B = \dfrac{X_0}{V_C}$，代入式（10-10）中，得：

$$B = \frac{(A + B)(k_{21} - \beta)}{\alpha - \beta} \tag{10-21}$$

由此得出：

$$k_{21} = \frac{A\beta + B\alpha}{A + B} \tag{10-22}$$

将求出的 k_{21} 值代入式（10-8），可求出中央室的消除速率常数 k_{10}，即：

$$k_{10} = \frac{\alpha\beta}{k_{21}} = \frac{\alpha\beta(A + B)}{A\beta + B\alpha} \tag{10-23}$$

将 k_{21}，k_{10} 值代入式（10-7），进一步求出 k_{12}，即：

$$k_{12} = \alpha + \beta - k_{21} - k_{10} \tag{10-24}$$

根据 α、β、A、B 即可求得 V_C、k_{12}、k_{21}、k_{10} 等模型参数，基本反映该药物的体内药物动力学特征，利用式（10-11）可求出单剂量静脉注射给药后任何时间的血药浓度。

在静注给药二室模型中，k_{10} 表示药物从中央室的消除，而 β 表示分布基本完成后在消除相的药物消除。由于存在药物从组织向血浆的再分布，消除相中血药水平的下降相对较慢，一般 $\beta < k_{10}$，k_{10} 是真正的消除速率常数，β 是混合的消除速率常数，受药物消除速率和进出周边隔室速率的影响。

（三）其他参数的估算

根据药-时曲线下面积 AUC 的定义：

$$AUC = \int_0^\infty C \mathrm{d}t = \int_0^\infty (Ae^{-\alpha t} + Be^{-\beta t}) \mathrm{d}t \tag{10-25}$$

所以：

$$AUC = \frac{A}{\alpha} + \frac{B}{\beta} \tag{10-26}$$

二室模型药物总体清除率的定义和单室模型相似，清除率的计算不必考虑隔室模型，即：

$$Cl = \frac{X_0}{AUC} = \beta \cdot V_\beta \tag{10-27}$$

式（10-27）中，V_β 表示总表观分布容积，为 V_C 和 V_P 之和。

案例解析

【案例】在给予体重70kg的男性健康志愿者静脉注射某抗生素100mg后，定时采集血样，其血药浓度的经时变化符合二室模型特征，测得的各时间血药浓度数据如下（表10-1）。

表10-1 某抗生素静脉注射后各时刻血药浓度

t（h）	0.25	0.5	1	1.5	3	5	7.5	10	13
C（mg/L）	50.18	35.62	21.17	15.01	7.59	5.02	3.26	2.18	1.35

【问题】试求出 α、β、$t_{1/2(\alpha)}$、$t_{1/2(\beta)}$、A、B、V_C、k_{21}、k_{10}、k_{12}。

【解析】

（1）以表中实测浓度的自然对数（$\ln C$）对时间（t）作图，符合二室模型（图10-3）。

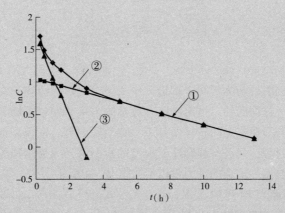

图10-3 血药浓度自然对数与时间曲线图
①实测浓度的对数值所描绘的曲线；②外推浓度线；③残数浓度线

（2）根据曲线消除相数据，求 β 和 B。根据曲线末端后4点血药浓度的自然对数值-时间直线段的截距 $\ln B=2.422$，求得 $B=11.27$mg/L；斜率 $-\beta=-0.164$，求得 $\beta=0.164\text{h}^{-1}$。

（3）根据残数浓度 C_r 求 α 和 A。将该直线外推，得各时间点对应的外推浓度 C'，以曲线上实测浓度减去外推浓度，得残数浓度（表10-2）。以 $\ln C_r-t$ 作图即为残数线，根据残数线的截距 $\ln A=3.975$，则 $A=53.25$mg/L；斜率 $-\alpha=-1.449$，$\alpha=1.449\text{h}^{-1}$。

表10-2 血药浓度实测数据及根据残数法原理求得的残数浓度

t（h）	0.25	0.5	1	1.5	3	5	7.5	10	13
C（mg/L）	50.18	35.62	21.17	15.01	7.59	5.02	3.26	2.18	1.35
C'（mg/L）	10.82	10.38	9.57	8.81	6.89				
C_r（mg/L）	39.36	25.24	11.60	6.20	0.70				

（4）其他参数的计算如下。

$$t_{1/2(\alpha)}=\frac{0.693}{\alpha}=\frac{0.693}{1.449}=0.478（\text{h}）$$

$$t_{1/2(\beta)}=\frac{0.693}{\beta}=\frac{0.693}{0.164}=4.226（\text{h}）$$

$$C_0 = A + B = 53.25 + 11.27 = 64.52(\text{mg/L})$$

$$V_C = \frac{X_0}{A + B} = \frac{100}{64.52} = 1.55(\text{L})$$

$$k_{21} = \frac{A\beta + B\alpha}{A + B} = \frac{53.25 \times 0.164 + 11.27 \times 1.449}{53.25 + 11.27} = 0.388(\text{h}^{-1})$$

$$k_{10} = \frac{\dot\alpha\beta}{k_{21}} = \frac{1.449 \times 0.164}{0.45} = 0.528(\text{h}^{-1})$$

$$k_{12} = \alpha + \beta - k_{21} - k_{10} = 1.449 + 0.164 - 0.388 - 0.528 = 0.697(\text{h}^{-1})$$

第二节　二室模型静脉滴注给药

一、模型的建立

在二室模型静脉注射给药时，药物瞬间全部进入中央室，此时，药物只在中央室与周边室之间相互转运。而静脉滴注给药时，一方面药物以恒定滴速 k_0 逐渐进入中央室，不断补充中央室的药物量；另一方面，药物也同时在中央室与周边室之间转运及从中央室消除。与二室模型静脉注射给药不同的是，静脉滴注存在较长的药物输注过程，只需将静脉注射模型的给药部分改为恒速给药，即得静脉滴注给药的二室模型。二室模型药物静脉滴注给药的动力学模型如图 10 - 4 所示。

图 10 - 4 中，k_0 为静脉滴注给药的速率；X_C、X_P、k_{12}、k_{21}、k_{10} 等符号的意义同二室模型静脉注射给药。

剂量为 X_0 的药物在总滴注时间 T 内，以恒速 $k_0 = \dfrac{X_0}{T}$ 进入中央室。设 $0 \leqslant$ 滴注时间 $t \leqslant T$（$0 \leqslant t \leqslant T$）时，中央室与周边室的药物量分别为 X_C 和 X_P，药物浓度分别为 C 和 C_P，表观分布容积分别为 V_C 和 V_P，除恒速滴注过程为零级速率过程外，其他转运过程均符合一级速率过程，则二室模型静脉滴注给药时，各隔室药物量变化的微分方程为：

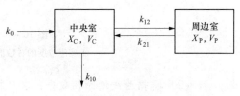

图 10 - 4　静脉滴注给药二室模型示意图

$$\frac{dX_C}{dt} = k_0 + k_{21}X_P - (k_{12} + k_{10})X_C \qquad (10 - 28)$$

$$\frac{dX_P}{dt} = k_{12}X_C - k_{21}X_P \qquad (10 - 29)$$

二、血药浓度与时间的关系

对式（10 - 28）和（10 - 29）应用拉氏变换等方法解微分方程组，可求得中央室药量和血药浓度的经时变化公式：

$$X_C = \frac{k_0(\alpha - k_{21})}{\alpha(\alpha - \beta)}(1 - e^{-\alpha t}) + \frac{k_0(k_{21} - \beta)}{\beta(\alpha - \beta)}(1 - e^{-\beta t}) \qquad (10 - 30)$$

$$C = \frac{k_0(\alpha - k_{21})}{V_C \cdot \alpha(\alpha - \beta)}(1 - e^{-\alpha t}) + \frac{k_0(k_{21} - \beta)}{V_C \cdot \beta(\alpha - \beta)}(1 - e^{-\beta t}) \qquad (10 - 31)$$

式（10 - 31）整理后得：

$$C = \frac{k_0}{V_C k_{10}}(1 - \frac{k_{10} - \beta}{\alpha - \beta} \cdot e^{-\alpha t} - \frac{\alpha - k_{10}}{\alpha - \beta} \cdot e^{-\beta t}) \tag{10-32}$$

式（10-32）中，当 $t \to \infty$，$e^{-\alpha t}$ 和 $e^{-\beta t}$ 均趋近于零，则血药浓度趋近于稳态血药浓度（C_{ss}），为：

$$C_{ss} = \frac{k_0}{V_C k_{10}} \tag{10-33}$$

由式（10-33）可见，稳态血药浓度与静脉滴注速率成正比。与单室模型药物静脉滴注时一样，当滴注时间达药物生物半衰期的 3.32 倍或 6.64 倍时，血药浓度分别可达稳态水平的 90% 及 99% 以上。

设机体总表观分布容积为 V_β，则它与中央室分布容积 V_C 之间存在如下关系式：

$$V_\beta \cdot \beta = V_C \cdot k_{10} \tag{10-34}$$

将式（10-34）代入式（10-33），则得到：

$$C_{ss} = \frac{k_0}{V_\beta \cdot \beta} \tag{10-35}$$

将式（10-35）重排，得：

$$k_0 = C_{ss} \cdot V_\beta \cdot \beta \tag{10-36}$$

药物的总表观分布容积（V_β）、总消除速率常数（β）已知后，可根据临床要求的理想血药浓度（C_{ss}），按式（10-35）计算所需的静脉滴注速率（k_0）。

由式（10-35）还可得：

$$V_\beta = \frac{k_0}{C_{ss} \cdot \beta} \tag{10-37}$$

滴注停止时，药物的体内过程与静脉注射相同，停止滴注时的血药浓度即相当于静脉注射的初始浓度。设停止滴注后所经历的时间为 t'，则时间变量 $t = t' + T$。停止滴注后血药浓度与时间的关系式为：

$$C = \frac{k_0(\alpha - k_{21})(1 - e^{-\alpha T})}{V_C \alpha(\alpha - \beta)} \cdot e^{-\alpha t'} + \frac{k_0(k_{21} - \beta)(1 - e^{-\beta T})}{V_C \beta(\alpha - \beta)} \cdot e^{-\beta t'} \tag{10-38}$$

为便于推导，令

$$R = \frac{k_0(\alpha - k_{21})(1 - e^{-\alpha T})}{V_C \alpha(\alpha - \beta)}, S = \frac{k_0(k_{21} - \beta)(1 - e^{-\beta T})}{V_C \beta(\alpha - \beta)} \tag{10-39}$$

则式（10-37）可写为：

$$C = Re^{-\alpha t'} + Se^{-\beta t'} \tag{10-40}$$

R 和 S 与静脉注射二室模型中 A 和 B 的关系为：

$$A = \frac{\alpha T}{1 - e^{-\alpha T}} \cdot R, B = \frac{\beta T}{1 - e^{-\beta T}} \cdot S \tag{10-41}$$

根据式（10-40），滴注结束后，以血药浓度的对数对时间作半对数图，按残数法或使用药动学程序等数据处理软件，可求得基本参数 α、β、R 和 S 以及模型参数 k_{21}、k_{10}、k_{12} 和 V_β 等。

第三节　二室模型血管外给药

一、模型的建立

二室模型药物以血管外途径给药时，药物首先要经过胃肠道或肌肉等吸收部位的吸收才能进入中央室，药物进入中央室以后的转运情况与二室模型静脉注射给药一样。二室模型药物血管外给药与静脉注射给药的不同点是：给药后存在吸收过程，且药物以一级吸收速率逐渐进入中央室。因此，只需要在静注给药的二室模型前增加一个吸收过程，就构成了血管外途径给药的二室模型。二室模型血管外给药的动力学模型如图 10 - 5 所示。

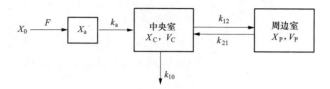

图 10 - 5　血管外给药二室模型示意图

图 10 - 5 中，X_0 为给药剂量；F 为吸收百分数；X_a 为吸收部位的药量；k_a 为一级吸收速率常数；X_C 为中央室内药物量；X_P 为周边室内药物量；X_C、V_C、X_P、V_P、k_{12}、k_{21} 和 k_{10} 的含义同二室模型静脉注射给药。

二室模型药物通过血管外途径给药后，药物的吸收、分布、消除均为一级动力学过程；给药刚开始时，体内药量为零，即 $t = 0$ 时，$X_C = 0$，$X_P = 0$，而 $X_a = FX_0$；各隔室间药物的转运速率方程如下：

$$\frac{dX_a}{dt} = - k_a X_a \tag{10 - 42}$$

$$\frac{dX_C}{dt} = k_a X_a - (k_{12} + k_{10}) X_C + k_{21} X_P \tag{10 - 43}$$

$$\frac{dX_P}{dt} = k_{12} X_C - k_{21} X_P \tag{10 - 44}$$

二、血药浓度与时间的关系

上述方程组利用拉氏变换或解线性方程组等方法可解得：

$$X_C = \frac{k_a FX_0 (k_{21} - k_a)}{(\alpha - k_a)(\beta - k_a)} \cdot e^{-k_a t} + \frac{k_a FX_0 (k_{21} - \alpha)}{(k_a - \alpha)(\beta - \alpha)} \cdot e^{-\alpha t} + \frac{k_a FX_0 (k_{21} - \beta)}{(k_a - \beta)(\alpha - \beta)} \cdot e^{-\beta t} \tag{10 - 45}$$

将 $X_C = V_C \cdot C$ 代入式（10 - 45），得血药浓度 C 与时间 t 的函数关系式如下：

$$C = \frac{k_a FX_0 (k_{21} - k_a)}{V_C (\alpha - k_a)(\beta - k_a)} \cdot e^{-k_a t} + \frac{k_a FX_0 (k_{21} - \alpha)}{V_C (k_a - \alpha)(\beta - \alpha)} \cdot e^{-\alpha t} + \frac{k_a FX_0 (k_{21} - \beta)}{V_C (k_a - \beta)(\alpha - \beta)} \cdot e^{-\beta t} \tag{10 - 46}$$

式（10 - 46）反映了二室模型药物血管外途径给药后，中央室内药物浓度即血药浓度与时间的变化规律，其血药浓度曲线如图 10 - 6 所示。

从药 - 时曲线（图 10 - 6）中可以看出，药物浓度先上升，后下降，最后缓慢下降，可将曲线分为三个时相。a. 吸收相：给药初期药物浓度持续上升，药物吸收为主要过程。b. 分布相：药物浓度开始下降，以药物从中央室向周边室的转运为主，药物分布是主要过程。c. 消除相：药物浓度逐渐降低，吸收过程基本完成，中央室与周边室的分布趋于平衡，体内过程以消除为主。

根据式（10 - 46），可通过中央室药物浓度与时间的函数关系来求算基本参数。将式（10 - 46）简写成如下形式：

$$C = Ne^{-k_a t} + Le^{-\alpha t} + Me^{-\beta t} \tag{10 - 47}$$

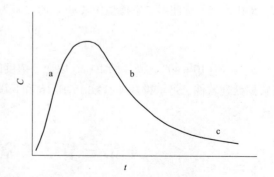

图 10 - 6　二室模型血管外给药后
药 - 时曲线示意图
a. 吸收相；b. 分布相；c. 消除相

式（10-47）中：

$$N = \frac{k_a F X_0 (k_{21} - k_a)}{V_C (\alpha - k_a)(\beta - k_a)} \qquad (10-48)$$

$$L = \frac{k_a F X_0 (k_{21} - \alpha)}{V_C (k_a - \alpha)(\beta - \alpha)} \qquad (10-49)$$

$$M = \frac{k_a F X_0 (k_{21} - \beta)}{V_C (k_a - \beta)(\alpha - \beta)} \qquad (10-50)$$

简化整理后的式（10-47）是一个三项指数函数，以血药浓度的自然对数对时间作图，如图10-7所示，与静脉给药数据的处理方法类似，也可以采用残数法求出二室模型血管外给药的基本药物动力学参数 k_a、α、β、N、L 和 M。

三、Loo-Riegelman 法测定吸收百分数

Loo-Riegelman（L-R）法是求算二室模型吸收速率常数的经典方法。血管外给药吸收进入体循环的药物量为：

$$X_A = X_C + X_E + X_P \qquad (10-51)$$

式（10-51）中，X_C 为中央室内药物量，X_E 为消除掉的药物量，X_P 为周边室的药物量。

对式（10-51）微分后，得：

$$\frac{dX_A}{dt} = \frac{dX_C}{dt} + \frac{dX_E}{dt} + \frac{dX_P}{dt} = V_C \frac{dC}{dt} + k_{10} \cdot V_C \cdot C + \frac{dX_P}{dt}$$
$$(10-52)$$

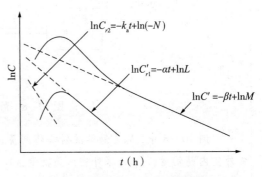

图10-7 二室模型血管外给药血药浓度、残数浓度与时间的半对数图

将式（10-52）分别在 0→t 和 0→∞ 时间积分，得：

$$(X_A)_t = V_C C_t + V_C k_{10} \int_0^t C dt + (X_P)_t \qquad (10-53)$$

$$(X_A)_\infty = V_C k_{10} \int_0^\infty C dt \qquad (10-54)$$

吸收百分数 F_a 的计算式如下：

$$F_a = \frac{(X_A)_t}{(X_A)_\infty} = \frac{C_t + k_{10} \int_0^t C dt + \frac{(X_P)_t}{V_C}}{k_{10} \int_0^\infty C dt} \qquad (10-55)$$

经推导：

$$\frac{(X_P)_t}{V_C} = \frac{(X_P)_1}{V_C} \cdot e^{-k_{21}\Delta t} + \frac{k_{12} C_1}{k_{21}}(1 - e^{-k_{21}\Delta t}) + \frac{k_{21} \cdot (\Delta t)^2}{2} \cdot \frac{\Delta C}{\Delta t} \qquad (10-56)$$

式（10-56）中，$(X_P)_1$ 为两次连续取样中第一次的周边室药量，$(X_P)_t$ 为两次连续取样中第二次的周边室药量；C_1 为两次连续取样中第一次的血药浓度，ΔC 为两次连续取样的血药浓度差；Δt 为两次连续取样的时间间隔。根据式（10-56），从零时间点开始可以求出每个取样点的 $\frac{(X_P)_t}{V_C}$ 值。

由静脉注射给药数据求出 k_{10}、V_C，由血管外给药后的药-时数据求得 $\int_0^t C dt$ 与 $\frac{(X_P)_t}{V_C}$，即可按式（10-55）计算吸收分数 F_a 或待吸收分数 $\left[1 - \frac{(X_A)_t}{(X_A)_\infty}\right]$。

知识拓展

三室模型静脉注射给药

符合三室模型特征的药物在血液高度灌注的中央室分布最快，进入浅外组织隔室较慢，进入深外组织隔室最慢。药物在隔室间的转运为可逆的一级动力学过程，药物的消除主要发生在中央室。三室模型静脉注射给药的动力学模型如图10-8所示。

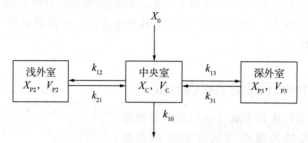

图 10-8　静脉注射给药三室模型示意图

图 10-8 中，X_0 为静脉注射给药剂量；X_C 为中央室的药量，V_C 为中央表观分布容积；X_{P2} 为浅外室内药物量，X_{P3} 为深外室内药物量，V_{P2}、V_{P3} 为周边室（浅外室和深外室）表观分布容积；k_{12} 和 k_{21} 为药物从中央室向浅外室转运和从浅外室向中央室转运的一级速率常数；k_{13} 和 k_{31} 为药物从中央室向深外室转运和从深外室向中央室转运的一级速率常数；k_{10} 为药物从中央室消除的一级速率常数。

与二室模型类似，$t = 0$ 时，$X_C = X_0$，$X_{P2} = 0$，$X_{P3} = 0$，中央室和周边室药物的转运速率方程组为：

$$\frac{\mathrm{d}X_C}{\mathrm{d}t} = k_{21}X_{P2} + k_{31}X_{P3} - k_{12}X_C - k_{13}X_C - k_{10}X_C \tag{10-57}$$

$$\frac{\mathrm{d}X_{P2}}{\mathrm{d}t} = k_{12}X_C - k_{21}X_{P2} \tag{10-58}$$

$$\frac{\mathrm{d}X_{P3}}{\mathrm{d}t} = k_{13}X_C - k_{31}X_{P3} \tag{10-59}$$

对微分方程组应用拉氏变换和解线性方程组，整理后可求得药-时关系式：

$$C = A \cdot \mathrm{e}^{-\alpha t} + B \cdot \mathrm{e}^{-\beta t} + P \cdot \mathrm{e}^{-\pi t} \tag{10-60}$$

其中，$A = \dfrac{X_0(k_{21} - \alpha)(\alpha - k_{31})}{V_C(\pi - \alpha)(\alpha - \beta)}$，$B = \dfrac{X_0(k_{21} - \beta)(k_{31} - \beta)}{V_C(\alpha - \beta)(\pi - \beta)}$，$P = \dfrac{X_0(k_{21} - \pi)(k_{31} - \pi)}{V_C(\pi - \alpha)(\pi - \beta)}$

采用两次残数法可求得 A、B、P 及 α、β、π。

第四节　隔室模型的判别

在药物动力学研究中，首先需要根据实验测得的血药浓度或尿药浓度-时间数据确定隔室模型，才能求算各种药动学参数。隔室模型的确定主要取决于给药途径、药物的吸收速率、取样点及取样周期的时间安排、血药浓度测定分析方法的灵敏度等诸多因素。以隔室模型分析药物体内动力学变化过程的基本原则，就是在能够描述药物体内过程的前提下，采用的隔室数应尽量少。

一、作图判断

以血药浓度的对数对时间作图，进行初步判断。静脉注射给药后，对 $\lg C - t$ 或 $\ln C - t$ 作图为一直线，则可能是单室模型；若不呈直线，则可能属于多室模型。血管外给药后，对 $\lg C - t$ 或 $\ln C - t$ 作图，当曲线后相为一直线时，则可能为单室模型；若曲线后相呈现明显的分布相和消除相，则可能为二室模型。作图法只能进行初步判断，究竟属于哪种隔室模型可采用以下判据做进一步判断。

二、用残差平方和判断

残差平方和一般记为 RSS（residual sum of squares），也常用 SUM 表示，其计算公式为：

$$\text{RSS} = \sum_{i=1}^{n} (C_i - \hat{C}_i)^2 \tag{10-61}$$

式（10-61）中，C_i 是实测血药浓度；$\hat{C}_i$ 是按某一模型拟合出来的理论血药浓度值。RSS 值愈小，说明理论值与实测值的差别愈小，采用该模型处理数据时与体内情况更加吻合。如果按不同模型分别计算 RSS，则应选择 RSS 最小的模型。

三、用拟合度进行判断

拟合度（r^2）的计算公式为：

$$r^2 = \frac{\sum_{i=1}^{n} C_i^2 - \sum_{i=1}^{n} (C_i - \hat{C}_i)^2}{\sum_{i=1}^{n} C_i^2} \tag{10-62}$$

式（10-62）中，C_i、$\hat{C}_i$ 的含义同式（10-61）。判别标准是：r^2 越接近 1，就越说明所选择的模型与数据有较好的拟合度。

四、AIC 法

有时，采用残差平方和及拟合度仍难以做出正确的判断，此时可用 AIC 法进行判断。

AIC 是 Akaike 等定义的一种判别方法（Akaike's information criterion），其公式为：

$$\text{AIC} = N\ln(R_e) + 2P \tag{10-63}$$

式（10-63）中，N 为实验数据的组数；R_e 为权重残差平方和；P 是所设模型参数的个数，其值为模型隔室数的 2 倍。

权重残差平方和 R_e 的计算公式为：

$$R_e = \sum_{i=1}^{n} W_i (C_i - \hat{C}_i)^2 \tag{10-64}$$

AIC 判据综合考虑了权重残差平方和、实验数据的组数及模型参数的个数等因素。AIC 值越小，则认为该模型拟合越好，尤其是当两种模型的残差平方和数值很接近时，用 AIC 判据能得到更合理的判断。

五、F 检验

F 检验（F test）法也可以用于隔室模型的判断。

$$F = \frac{R_{e1} - R_{e2}}{R_{e2}} \times \frac{df_2}{df_1 - df_2} (df_1 > df_2) \tag{10-65}$$

式（10-65）中，R_{e1}，R_{e2} 分别为由第一种和第二种模型得到的权重残差平方和；df_1 和 df_2 分别为第一种和第二种模型的自由度，即实验数据的个数减去各自模型参数的数目。F 值的显著性可与 F 值表中列自由度为（$df_1 - df_2$）、行自由度为 df_2 的 F 界值（$\alpha = 0.05$）比较进行判定，若 $F > F_{界值}$，则说明模型

2 优于模型 1。

在实际工作中，主要根据 AIC 值来判断隔室模型。若用 AIC 法判断有困难时，可采用 F 检验、权重残差平方和等方法进行综合评价。

案例解析

【案例】
某抗生素采用静脉注射给药，剂量为100mg，测得血药浓度数据如下（表10-3）。

表10-3 某抗生素静脉注射后各时刻血药浓度

t（min）	5	10	15	20	30	45	60
C（mg/L）	1.625	1.384	1.280	1.105	0.973	0.806	0.740
t（min）	90	120	150	180	240	300	360
C（mg/L）	0.582	0.530	0.458	0.416	0.342	0.321	0.246

【问题】试判断该药物静脉注射给药后符合几室模型？

【解析】首先作图判断，以血药浓度的对数对时间作图，尾端不呈直线，初步判断该药不符合单室模型，可能为二室模型。将上述数据分别按单室模型和二室模型处理，得其药物动力学方程分别为：

单室模型：$C = 1.160e^{-0.005t}$

二室模型：$C = 0.956e^{-0.037t} + 0.743e^{-0.003t}$

各判据拟合的结果如图10-9和表10-4所示。

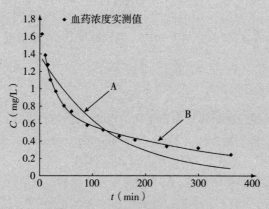

图10-9 不同隔室模型的拟合情况
A. 单室模型拟合曲线；B. 二室模型拟合曲线

表10-4 不同隔室模型的拟合结果

	W_i	R_e	r^2	AIC	F
单室模型	1	0.4506	0.9584	-7.159	136.90
二室模型	1	0.0159	0.9985	-48.999	（$F_{界值}$=4.1）（α=0.05）

根据拟合曲线和判据进行综合评价，二室模型拟合结果优于单室模型，因此，该药物静脉注射给药后的药物动力学特征可用二室模型予以描述。

第五节 药物动力学数据处理原理及软件简介

在实际工作中，通常采用药物动力学数据处理软件程序来处理实测的药–时曲线数据，对药–时数据进行拟合，确定其药动学隔室数，求出药动学参数。经典的拟合方法是依据非线性最小二乘法原理，即以实测数据与理论估测值的残差平方和最小为原则，通过迭代计算实现残差平方和的最小化，使拟合曲线更好地反映实测数据的分布情况。本节主要介绍 DAS、WinNonlin、NONMEN、3P87/3P97 等常用的药动学数据处理软件。

一、DAS

DAS 软件（Drug And Statistic，药物与统计）基于 Windows 系统运行，能够根据药物动力学数据性质自动选择合适的统计方法；对于可用多种方法统计的资料，可同时给出其他方法的结果，并附以简明的评议和方法推荐。DAS 软件目前的最新版本为 3.0 版，采用模块化结构，涉及的统计模块超过 150 个，可完成非临床药学、药理以及与临床新药研究关系密切的各种统计计算，简单易操作，全面兼容 Microsoft Excel 数据的操作。

DAS 软件中药物动力学的模块包括如下。①智能化模块：输入药物动力学实验数据后，可自动进行操作。操作包括各种给药方法、$1\sim3$ 种隔室模型、$1\sim3$ 种权重的全面分析，自动进行隔室判断、F 检验、AIC 判断，确定最佳隔室数及权重值。计算各种二级药物动力学参数及统计矩参数，进行 $C-t$ 及 $\ln C-t$ 的拟合和作图。②批处理模块：根据选定的隔室数和权重值，进行 $12\sim30$ 项数据组的批处理，给出各组的药物动力学参数的均数、标准差、拟合值及进行 $C-t$、$\ln C-t$ 的拟合并分别作图。③自定义模块：可根据相对误差和、绝对误差和最小的原则，也可根据各点总趋势，侧重合理点，或者根据群体数据的消除相斜率及 F 检验判断差异有无统计意义。④非线性药物动力学计算模块：应用米氏动力学方程，计算 V_m 和 K_m 等参数。⑤尿药数据的药物动力学模块：包括尿药排泄速率法、亏量法及肾清除率（Cl_r）的计算等。⑥吸收动力学模块：包括三种方法。Loo–Riegelman 法用于二室吸收动力学分析；Wagner–Nelson 法计算基本参数；反卷积法包括 Recigno–Segre 点点法和 Benet–Chiang 点面法的计算。

DAS 软件中生物利用度及等效性评价模块的主要功能包括如下。①由实测各时间点的血药浓度直接进行计算，也可应用已算出的 AUC、t_{max}、C_{max} 进行批处理计算，得到个体的生物利用度，进行生物等效性检验（双向单侧 t 检验）。②可进行双交叉、三交叉、四交叉、双剂量两药的四交叉，也可进行平行设计的生物等效性分析。③可进行平均生物利用度计算，也可进行群体生物利用度或个体生物利用度的计算。④对 t_{max} 可进行 Wilcoxon 非参数法统计分析。

二、WinNonlin

WinNonlin 是 PK–PD 隔室模型、非隔室模型分析的新一代行业标准软件。通过提供一个综合的分析环境，WinNonlin 在药物关键开发过程中提高了科学生产力，实现高效的、可重复使用的工作流程和高质量输出。WinNonlin 软件基于 Windows 操作系统，分为标准版、专业版、企业版三个版本。WinNonlin 软件的功能主要包括如下。①常规药动学分析、PK–PD 以及非线性消除特征的各种动力学模型；② 非隔室模型分析：根据多种可选的方法计算各种药动学参数；③ 自定义模型方程解析药动学模型：拟合效率高，并支持微分方程直接求解拟合模型；④体内外相关性分析的反卷积功能；⑤ 生物等效性和生物利用度计算：可以与 Excel 等各式数据直接进行导入导出；⑥ 除包括常见统计功能外，还包括与药动学相关的统计功能，如双交叉设计、双向单侧 t 检验、置信区间估计等；⑦ 多剂量给药的稳态血药浓度估计；⑧ 交叉试验设计等。

三、NONMEN

NONMEN 软件主要用于群体药物动力学的参数估算及分析，NM－WIN 是其 Windows 版本。NONMEN 软件是根据非线性混合效应模型（nonlinear mixed effect model，NONMEM）理论编写而成，根据其功能及结构，分为 NMEN、PREDPP 与 NM－TRAN 三大模块。

NONMEN 将经典药物动力学基本原理和统计学方法相结合，研究药物体内过程的群体规律和药物动力学参数的统计分布及影响因素，可应用于群体药物动力学研究、治疗药物监测及个体化用药、分析药物动力学参数及其影响因素、新药开发与药物评价、群体药效学、药物动力学－药效学结合模型、药物动力学－生理模型、药物相互作用及生物利用度等方面。

四、实用药物动力学计算程序

实用药动动力学计算程序（Practice Pharmacokinetic Program，3P87）是中国药理学会数学专业委员会组织专家于 1987 年集体编制的药物动力学数据处理软件，3P97 是 1997 年对 3P87 程序进行模块更新所编制的新版本。3P87/3P97 软件操作界面为 DOS，为国内的药物动力学研究做出了极大的贡献。

本章小结

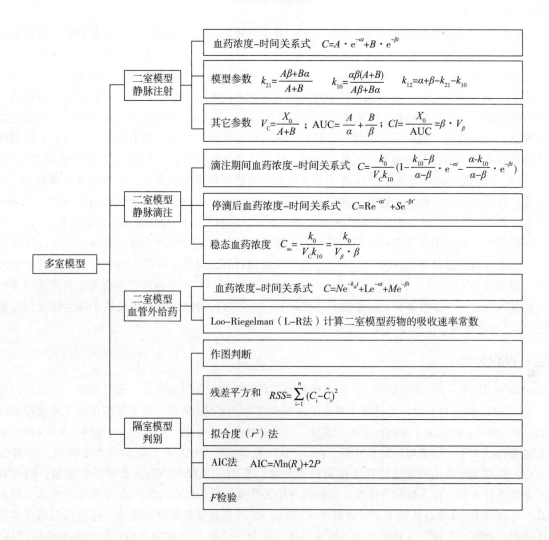

题库

练 习 题

1. 静脉注射给药后，二室模型药物的血药浓度随时间下降有何特点？为什么？
2. 以静脉注射给药为例，试述残数法求算二室模型动力学参数的原理。
3. 隔室模型的确定受哪些因素的影响？如何判断？
4. 试述口服给药二室模型药物的药－时曲线的特征？

（沙先谊）

第十一章

多剂量给药

临床用药中,如糖尿病患者,需每次饭前半小时注射一定剂量的胰岛素来调整血糖水平;高血压患者,需长时间多次重复使用降压药来维持血压在正常范围内,这种为达到治疗目的和治疗效果,采用按一定剂量和一定间隔时间多次重复给药的方式,称为多剂量给药。

多剂量给药后的体内药量可根据单剂量给药的药动学规律,分别计算出每次给药不同时间的体内药量,求和计算多次给药的体内总药量,该法称为叠加法。给药次数不多时,用叠加法列表计算一目了然;但多剂量给药次数过多时,计算繁杂。结合临床给药策略,本章重点学习给药间隔时间与给药剂量保持不变时多剂量给药的药动学变化规律,简化叠加法计算多剂量给药,为临床快速设计科学合理的给药方案奠定基础。

第一节 静脉注射给药

前面章节讲述了单剂量静脉注射给药后药-时变化规律,本节在此基础上进一步讲解给药剂量和给药间隔时间不变情况下的多剂量静脉注射给药后不同时间的体内药量变化规律。

一、单室模型药物

假设药物在体内以一级速率消除,采用多剂量静脉注射给药,每次给药时剂,体内药量最大;下一次给药前,体内药量最小;每个给药剂量后,体内药量均以 e^{-kt} 速率衰减,而体内总药量为对应时刻各给药剂量的体内药量之和。

(一)叠加法预测多剂量给药的体内药量

假设维生素 C 在患者体内的一级消除速率常数为 $0.05h^{-1}$,多剂量给药的间隔时间为 8h,每次静脉注射剂量为 2.0g,表 11-1 列出了叠加法计算的三次给药后不同时间对应的患者体内维生素 C 的量。

表 11 -1 三次静脉注射维生素 C 后不同时间患者体内药量 ($X = X_0 \cdot e^{-kt}$)

给药次数	时间（h）	剂量 I（g）	剂量 II（g）	剂量 III（g）	体内药量（g）
I	0	2.00	—	—	2.00
	0.25	1.98	—	—	1.98
	0.5	1.95	—	—	1.95
	1	1.90	—	—	1.90
	2	1.81	—	—	1.81
	4	1.64	—	—	1.64
	6	1.48	—	—	1.48
II	8	1.34	2.00	—	3.34
	8.25	1.32	1.98	—	3.30
	8.5	1.31	1.95	—	3.26
	9	1.28	1.90	—	3.18
	10	1.21	1.81	—	3.02
	12	1.10	1.64	—	2.74
	14	0.99	1.48	—	2.47
III	16	0.90	1.34	2.00	4.24
	16.25	0.89	1.32	1.98	4.19
	16.5	0.88	1.31	1.95	4.13
	17	0.85	1.28	1.90	4.03
	18	0.81	1.21	1.81	3.84
	20	0.74	1.10	1.64	3.47
	22	0.67	0.99	1.48	3.14
	24	0.60	0.90	1.34	2.84

表 11 – 1 的结果表明，叠加法求单室模型药物多剂量静脉注射给药体内药量，若给药次数少，列表计算尽管繁杂，但一目了然；若给药次数逐渐增多，则计算更繁杂，表格更冗长。

（二）多剂量函数

将上述多剂量静脉注射维生素 C 的给药次数增多、时间延长，绘制患者体内药量 – 时间曲线，如图 11 – 1 所示。

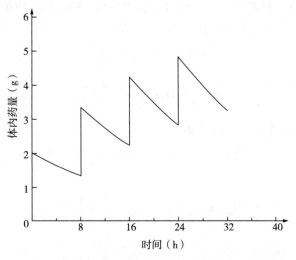

图11 – 1 多剂量静脉注射维生素 C 体内药量 – 时间曲线

由图 11-1 可知，第一次静脉注射给药剂量为 X_0，当 $t = 0$ 时，体内药量第一次达到最大值 $(X_1)_{max}$，则可写成：

$$(X_1)_{max} = X_0 \tag{11-1}$$

在给药间隔时间（τ）内，即 $0 \leq t \leq \tau$ 时，体内药量按 e^{-kt} 速率衰减（$\because X = X_0 \cdot e^{-kt}$）；

当 $t = \tau$ 时，体内药量第一次达到最小值 $(X_1)_{min}$，则：

$$(X_1)_{min} = X_0 \cdot e^{-k\tau} \tag{11-2}$$

第二次给药瞬时，体内药量第二次达到最大值 $(X_2)_{max}$，等于第一次给药后的最小值与给药剂量之和，即：

$$(X_2)_{max} = (X_1)_{min} + X_0 = X_0 \cdot e^{-k\tau} + X_0 = X_0(1 + e^{-k\tau}) \tag{11-3}$$

第二次给药后，再经过给药间隔时间 τ，体内药量第二次达到最小值 $(X_2)_{min}$，等于第二次最大值按式（11-2）衰减，即：

$$(X_2)_{min} = (X_2)_{max} \cdot e^{-k\tau} = X_0(e^{-k\tau} + e^{-2k\tau}) \tag{11-4}$$

以此类推，第三次的最大值 $(X_3)_{max}$ 是第二次的最小值与给药剂量之和，即：

$$(X_3)_{max} = X_0 + (X_2)_{min} = X_0(1 + e^{-k\tau} + e^{-2k\tau}) \tag{11-5}$$

同理，第三次给药后，经间隔时间 τ，体内药量第三次达到最小值 $(X_3)_{min}$，即：

$$(X_3)_{min} = (X_3)_{max} \cdot e^{-k\tau} = X_0(e^{-k\tau} + e^{-2k\tau} + e^{-3k\tau}) \tag{11-6}$$

于是，第 n 次给药后，体内最大药量 $(X_n)_{max}$ 和最小药量 $(X_n)_{min}$ 的公式为：

$$(X_n)_{max} = X_0(1 + e^{-k\tau} + e^{-2k\tau} + \cdots + e^{-(n-1)k\tau}) \tag{11-7}$$

$$(X_n)_{min} = X_0(e^{-k\tau} + e^{-2k\tau} + \cdots + e^{-(n-1)k\tau} + e^{-nk\tau}) \tag{11-8}$$

假设：

$$r = 1 + e^{-k\tau} + e^{-2k\tau} + \cdots + e^{-(n-1)k\tau} \tag{11-9}$$

式（11-9）两边分别乘以 $e^{-k\tau}$，则：

$$r \cdot e^{-k\tau} = e^{-k\tau} + e^{-2k\tau} + \cdots + e^{-(n-1)k\tau} + e^{-nk\tau} \tag{11-10}$$

式（11-9）减（11-10），得：

$$r = \frac{1 - e^{-nk\tau}}{1 - e^{-k\tau}} \tag{11-11}$$

式（11-11）称为多剂量函数，用 r 表示。k 为一级消除速率常数，τ 为给药间隔时间。

（三）最大和最小体内药量 – 时间关系

将多剂量函数（11-11）分别代入式（11-7）和式（11-8），则单室模型药物静脉注射多剂量给药的最大和最小体内药量 – 时间关系式如下：

$$(X_n)_{max} = X_0 \cdot \frac{1 - e^{-nk\tau}}{1 - e^{-k\tau}} \tag{11-12}$$

$$(X_n)_{min} = X_0 \cdot \frac{1 - e^{-nk\tau}}{1 - e^{-k\tau}} \cdot e^{-k\tau} \tag{11-13}$$

（四）最大和最小血药浓度 – 时间关系

式（11-12）与式（11-13）两边分别除以表观分布容积 V，则最大与最小血药浓度 – 时间关系式为：

$$(C_n)_{max} = C_0 \cdot \frac{1 - e^{-nk\tau}}{1 - e^{-k\tau}} = \frac{X_0}{V} \cdot \frac{1 - e^{-nk\tau}}{1 - e^{-k\tau}} \tag{11-14}$$

$$(C_n)_{min} = C_0 \cdot \frac{1 - e^{-nk\tau}}{1 - e^{-k\tau}} \cdot e^{-k\tau} = \frac{X_0}{V} \cdot \frac{1 - e^{-nk\tau}}{1 - e^{-k\tau}} \cdot e^{-k\tau} \tag{11-15}$$

（五）体内药量/血药浓度 – 时间关系

第 n 次给药后任意 t 时间，体内药量和血药浓度 – 时间关系式如下：

$$X_n = (X_n)_{\max} \cdot e^{-kt} = X_0 \cdot \frac{1 - e^{-nk\tau}}{1 - e^{-k\tau}} \cdot e^{-kt} \tag{11-16}$$

$$C_n = (C_n)_{\max} \cdot e^{-kt} = \frac{X_0}{V} \cdot \frac{1 - e^{-nk\tau}}{1 - e^{-k\tau}} \cdot e^{-kt} \tag{11-17}$$

比较单室模型药物单剂量静脉注射给药血药浓度 – 时间关系式可知，多剂量静脉注射给药是单剂量给药的关系式中含 t 指数项乘以多剂量函数，对应的速率常数是单剂量给药时指数项的速率常数，因此，多剂量函数是连接单剂量给药和多剂量给药的桥梁和纽带。

（六）稳态血药浓度 – 时间关系

分析图 11 – 1 可知，多剂量静脉注射给药后，体内药量 – 时间曲线在每次给药后的体内最大药量与最小药量之间波动，且曲线纵坐标逐渐升高，表明体内总药量不断累积。当时间无限延长时，曲线不再升高，而是在一定范围内波动，表明体内药量达到稳态（steady state）。稳态时，体内药物浓度在稳态最大和稳态最小范围内波动。稳态时的体内药物浓度称为稳态浓度（steady state drug concentration）或坪浓度（plateau concentration），稳态浓度用 C_{ss} 表示，如图 11 – 2。

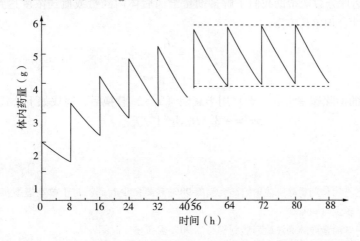

图 11 – 2　多剂量静脉注射给药的稳态血药浓度 – 时间曲线（虚线范围）

对于多剂量函数式（11 – 11），当 $n \to \infty$ 时，则 $e^{-nk\tau} \to 0$ ，因此， $1 - e^{-nk\tau} \to 1$ ，于是：

$$r = \frac{1}{1 - e^{-k\tau}} \tag{11-18}$$

将式（11 – 18）代入式（11 – 17），则稳态血药浓度 – 时间关系式如下：

$$C_{ss} = \frac{X_0}{V} \cdot \frac{1}{1 - e^{-k\tau}} \cdot e^{-kt} \tag{11-19}$$

（七）稳态最大与稳态最小血药浓度 – 时间关系

将式（11 – 18）分别代入式（11 – 14）和式（11 – 15），则稳态最大（ $C_{\max}^{ss}$ ）血药浓度与稳态最小（ $C_{\min}^{ss}$ ）血药浓度 – 时间关系式如下：

$$C_{\max}^{ss} = \frac{X_0}{V(1 - e^{-k\tau})} \tag{11-20}$$

$$C_{\min}^{ss} = \frac{X_0}{V(1 - e^{-k\tau})} \cdot e^{-k\tau} \tag{11-21}$$

案例解析

【案例】 给体重为 60kg 的患者每隔 8 小时静脉注射 2.0g 维生素 C，假设表观分布容积为 4L/kg，一级消除速率常数为 0.125h^{-1}。

【问题】 稳态最大和稳态最小血药浓度分别是多少？

【解析】
$$C_{max}^{ss} = \frac{X_0}{V(1 - e^{-k\tau})} = \frac{2000}{4 \times 60(1 - e^{-0.125 \times 8})} = 13.18(mg/L)$$

$$C_{min}^{ss} = \frac{X_0}{V(1 - e^{-k\tau})} \cdot e^{-k\tau} = \frac{2000}{4 \times 60(1 - e^{-0.125 \times 8})} \times e^{-0.125 \times 8} = 4.85(mg/L)$$

由此可知，稳态最大和稳态最小血药浓度分别为 13.18mg/L 和 4.85mg/L。

（八）达评分数

多剂量静脉注射给药的达坪分数是指第 n 次给药经 t 时间后的血药浓度（C_n）与坪浓度（C_{ss}）的比值，用 $f_{ss(n)}$ 表示。达坪分数能帮助我们了解多剂量给药后体内药量或血药浓度达到坪浓度的程度或分数，可以指导临床设计合理给药方案。

$$f_{ss(n)} = \frac{C_n}{C_{ss}} \tag{11-22}$$

整理得：
$$f_{ss(n)} = 1 - e^{-nk\tau} \tag{11-23}$$

式（11-23）中的消除速率常数（k）用半衰期（$t_{1/2}$）替换后，写成如下公式：

$$n\tau = -3.32t_{1/2}\lg(1 - f_{ss(n)}) \tag{11-24}$$

课堂互动

1. 对于单室模型药物单剂量静脉注射给药，消除 90% 需要多少时间？对于单室模型药物多剂量静脉注射给药，消除 90% 需要多少时间？

2. 单室模型药物单剂量静脉滴注给药达到稳态的 90% 需要多少时间？

（九）坪幅

多剂量静脉注射给药达到稳态后，体内稳态最大药量与稳态最小药量的差值称为坪幅。

$$C_{max}^{ss} - C_{min}^{ss} = \frac{X_0}{V(1 - e^{-k\tau})} - \frac{X_0}{V(1 - e^{-k\tau})} \cdot e^{-k\tau} = \frac{X_0}{V} = C_0 \tag{11-25}$$

$$X_{max}^{ss} - X_{min}^{ss} = X_0 \tag{11-26}$$

案例解析

【案例】 给体重为 60 kg 的患者每隔 8 小时多剂量静脉注射 2.0 g 维生素 C，假设维生素 C 在体内按一级速率消除。

【问题】 达到稳态的 90% 需要多少时间？

【解析】 $n\tau = -3.32t_{1/2}\lg(1 - f_{ss(n)}) = -3.32 \times t_{1/2} \times \lg(1 - 0.9) = 3.32t_{1/2}$

由此可知，达到稳态的 90% 需要 3.32 个半衰期。

二、双室模型药物

同理，根据单室模型药物多剂量静脉注射给药的体内药量－时间动态变化规律的推导方法，推导得：双室模型药物多剂量静脉注射第 n 次给药后，中央室的血药浓度－时间关系式也是单剂量给药体内药量－时间关系式中含 t 指数项乘以多剂量函数，即公式如下：

$$C_n = A \cdot (\frac{1 - e^{-n\alpha\tau}}{1 - e^{-\alpha\tau}}) \cdot e^{-\alpha t} + B \cdot (\frac{1 - e^{-n\beta\tau}}{1 - e^{-\beta\tau}}) \cdot e^{-\beta t} \qquad (11-27)$$

双室模型药物多剂量静脉注射给药的稳态血药浓度－时间关系式如下：

$$C_{ss} = A(\frac{1}{1 - e^{-\alpha\tau}}) \cdot e^{-\alpha t} + B(\frac{1}{1 - e^{-\beta\tau}}) \cdot e^{-\beta t} \qquad (11-28)$$

第二节 静脉滴注给药

临床上，多剂量静脉滴注给药通常是每日滴注 1 次；有些半衰期很短的药物是每日滴注 2 次。多剂量给药每次滴注过程中及滴注停止后，体内药量或血药浓度的变化规律与单次静脉滴注给药相同。假设每次静脉滴注时间为 T，给药间隔时间为 τ。

一、单室模型药物

根据前面学习过的单室模型药物单剂量静脉滴注给药滴注过程中 t 时间（$0 \leq t \leq T$）的药－时关系 $[C_0 = \frac{k_0}{kV}(1 - e^{-kt})]$ 和稳态浓度 $[C_{ss} = \frac{k_0}{kV}]$ 及单次静脉注射给药的药－时关系 $[C = C_0 \cdot e^{-kt}]$ 相关知识，本部分进一步学习多剂量静脉滴注给药的药动学规律。

（一）药－时关系

静脉滴注给药的血药浓度逐渐增大，滴注停止时，血药浓度达到最大值，之后，以停止滴注时的浓度为初始血药浓度，按静脉注射给药规律 $[C = C_0 \cdot e^{-kt}]$ 衰减。若稳态时停止滴注，则稳态浓度为初始血药浓度，即 $[C_0 = C_{ss} = \frac{k_0}{kV}]$；若未达到稳态时停止滴注，则初始血药浓度为停止静脉滴注时的血药浓度 $[C_0 = \frac{k_0}{kV}(1 - e^{-kT})]$。根据多剂量静脉滴注给药的特点，绘制如图 11-3 所示的药－时曲线。

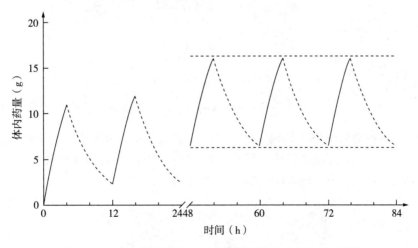

图 11-3 单室模型药物多剂量静脉滴注给药的药－时曲线

多剂量静脉滴注给药，第一次滴注过程中，药 – 时关系式为如下：

$$C = \frac{k_0}{kV}(1 - e^{-kt}) \ 其中，(0 \leqslant t \leqslant T) \qquad (11-29)$$

若稳态前停止静脉滴注，即 $t = T$ 时，血药浓度第一次达到最大值 $(C_1)_{max}$，公式如下：

$$(C_1)_{max} = \frac{k_0}{kV}(1 - e^{-kT}) \qquad (11-30)$$

停止滴注后，血药浓度按 $C = C_0 \cdot e^{-kt}$ 衰减，则经 $(\tau - T)$ 时间，血药浓度第一次达到最小值 $(C_1)_{min}$，公式如下：

$$(C_1)_{min} = (C_1)_{max} \cdot e^{-k(\tau-T)} = \frac{k_0}{kV}(1 - e^{-kT}) \cdot e^{-k(\tau-T)} = \frac{k_0}{kV}(e^{kT} - 1) \cdot e^{-k\tau} \qquad (11-31)$$

以此类推，得到与静脉注射同样的多剂量函数，公式如下：

$$r = \frac{1 - e^{-nk\tau}}{1 - e^{-k\tau}} \qquad (11-11)$$

因此，单室模型药物多剂量静脉滴注给药的最大和最小血药浓度 – 时间关系如下：

$$(C_n)_{max} = \frac{k_0}{kV}(1 - e^{-kT})\left(\frac{1 - e^{-nk\tau}}{1 - e^{-k\tau}}\right) \qquad (11-32)$$

$$(C_n)_{min} = \frac{k_0}{kV}(e^{kT} - 1)\left(\frac{1 - e^{-nk\tau}}{1 - e^{-k\tau}}\right) \cdot e^{-k\tau} \qquad (11-33)$$

多剂量静脉滴注停止后的任意时间 (t') 的药 – 时关系式如下：

$$(C'_n) = \frac{k_0}{kV}(1 - e^{-kT})\left(\frac{1 - e^{-nk\tau}}{1 - e^{-k\tau}}\right) \cdot e^{-kt'} \qquad (11-34)$$

（二）稳态血药浓度 – 时间关系

多剂量静脉滴注给药达到稳态期间，在每次滴注过程中的 t 时刻，稳态血药浓度 $C_{ss(n)}$ 与时间的关系式如下：

$$C_{ss(n)} = \frac{k_0}{kV}(e^{kT} - 1)\left(\frac{e^{-k\tau}}{1 - e^{-k\tau}}\right)e^{-kt} + \frac{k_0}{kV}(1 - e^{-kt}) \ (0 \leqslant t \leqslant T) \qquad (11-35)$$

多剂量静脉滴注达到稳态期间，每次滴注停止后 t' 时刻，稳态血药浓度 $C'_{ss(n)}$ 与时间的关系式如下：

$$C'_{ss(n)} = \frac{k_0}{kV}(1 - e^{-kT})\left(\frac{1}{1 - e^{-k\tau}}\right)e^{-kt'} \ (0 \leqslant t' \leqslant \tau - T) \qquad (11-36)$$

（三）稳态最大和稳态最小血药浓度 – 时间关系

$$C_{max}^{ss} = \frac{k_0}{kV}(1 - e^{-kT})\left(\frac{1}{1 - e^{-k\tau}}\right) \qquad (11-37)$$

$$C_{min}^{ss} = \frac{k_0}{kV}(e^{kT} - 1)\left(\frac{e^{-k\tau}}{1 - e^{-k\tau}}\right) \qquad (11-38)$$

$$\because C_{min}^{ss} = C_{max}^{ss} \cdot e^{-k(\tau-T)} \qquad (11-39)$$

$$\therefore \tau = T + \frac{1}{k}\ln\frac{C_{max}^{ss}}{C_{min}^{ss}} \qquad (11-40)$$

临床上，对于单室模型药物多剂量静脉滴注给药，根据滴注时间和最大、最小稳态血药浓度及药物的一级消除速率常数，可以计算出最佳给药间隔时间，再根据临床实际情况设计最佳给药间隔时间 τ，经验证后，确定以此设计的给药方案能够达到理想的治疗效果。

案例解析

【案例】多剂量静脉滴注单室模型药物维生素C，间隔24小时滴注一次，每次滴注2小时，每次滴注剂量为200mg。假设药物在患者体内表现为一级速率消除过程，且消除速率常数是$0.1h^{-1}$，表观分布容积为40L。

【问题】最大和最小稳态血药浓度各是多少？若希望血药浓度为$7.1 \sim 2.3\ \mu g/ml$，如何调整给药间隔时间？

【解析】根据滴注剂量和滴注时间可以求出恒速滴注的速率k_0，即：

$$k_0 = \frac{X_0}{T} = \frac{200}{2} = 100\,(\mathrm{mg/h})$$

根据公式（11-37）和（11-38），计算如下：

$$C_{\max}^{ss} = \frac{k_0}{kV}(1 - e^{-kT})\left(\frac{1}{1 - e^{-k\tau}}\right) = \frac{100}{0.1 \times 40}(1 - e^{-0.1 \times 2})\left(\frac{1}{1 - e^{-0.1 \times 24}}\right) = 4.98\,(\mathrm{mg/L})$$

$$C_{\min}^{ss} = \frac{k_0}{kV}(e^{kT} - 1)\left(\frac{e^{-k\tau}}{1 - e^{-k\tau}}\right) = C_{\max}^{ss} \cdot e^{-k(\tau - T)} = 0.55\,(\mathrm{mg/L})$$

若希望血药浓度范围是$7.1 \sim 2.3\ \mu g/L$，根据式（11-40），则计算如下：

$$\tau = T + \frac{1}{k}\ln\frac{C_{\max}^{ss}}{C_{\min}^{ss}} = 2 + \frac{1}{0.1}\ln\frac{7.1}{2.3} = 13.3\,(\mathrm{h})$$

由计算结果可知，临床上可设计每日2次多剂量静脉滴注给药，即$\tau = 12h$。如若按照$\tau = 12h$的方案进行多剂量静脉滴注给药，还需要进一步验证血药浓度是否在希望的浓度范围内，则计算如下：

$$C_{\min}^{ss} = \frac{k_0}{kV}(e^{kT} - 1)\left(\frac{e^{-k\tau}}{1 - e^{-k\tau}}\right) = \frac{100}{0.1 \times 40}(e^{0.1 \times 2} - 1)\left(\frac{e^{-0.1 \times 12}}{1 - e^{-0.1 \times 12}}\right) = 2.37\,(\mathrm{mg/L})$$

$$C_{\max}^{ss} = \frac{k_0}{kV}(1 - e^{-kT})\left(\frac{1}{1 - e^{-k\tau}}\right) = \frac{100}{0.1 \times 40}(1 - e^{-0.1 \times 2})\left(\frac{1}{1 - e^{-0.1 \times 12}}\right) = 6.48\,(\mathrm{mg/L})$$

经过验证，按每日给药2次的方案进行多剂量静脉滴注，最大和最小稳态血药浓度都在希望的浓度范围内，验证结果表明，该方案满足临床治疗要求。

由此可知，多剂量静脉滴注维生素C达到稳态后，最大和最小稳态血药浓度分别是4.98mg/L和0.55mg/L；根据临床实际，可调整给药间隔时间为每12小时静脉滴注给药一次，每次2小时，经验证，该方案给药后，稳态血药浓度在希望的血药浓度范围内。

二、双室模型药物

双室模型药物多剂量静脉滴注给药过程中，药物以恒定的速度进入中央室的同时，又在中央室与周边室之间转运，药物从中央室消除。每个给药周期，药物的体内转运重复以上过程，药-时关系式与单室模型药物的推导方法一致，但推导过程更加繁杂。

根据双室模型药物单剂量静脉滴注给药的药-时关系式，对含t的指数项乘以多剂量函数就可推导出双室模型药物多剂量静脉滴注给药的药-时关系式。当双室模型药物多剂量静脉滴注达到稳态时，多剂量函数的分子为1，稳态血药浓度-时间关系式的多剂量函数分子也改写成1即可。双室模型药物多剂量静脉滴注给药也包含滴注过程中的药-时关系式和滴注停止后的药-时关系式。

第三节　血管外给药

多剂量血管外给药也是临床常用的给药方式之一。假设药物在体内为一级吸收和一级消除，多剂量血管外给药与多剂量静脉注射给药的体内药量 – 时间关系式的推导思路与方法相同。

一、单室模型药物

单剂量血管外给药时，达峰时间为：$t_{max} = \dfrac{2.303}{k_a - k} \lg \dfrac{k_a}{k}$，达峰浓度为：$C_{max} = \dfrac{FX_0}{V} \cdot e^{-kt_{max}}$。由此，可推导多剂量血管外给药的药 – 时关系，即多剂量血管外给药的药 – 时关系为单剂量给药的药 – 时关系式中每个含 t 指数项乘以多剂量函数 r，其中，多剂量函数表达式的速率常数与含 t 指数项的速率常数一致。多剂量血管外给药的药 – 时曲线见图 11 – 4。

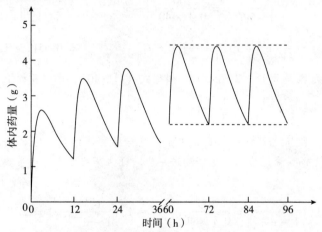

图 11 – 4　单室模型药物多剂量血管外给药的药 – 时曲线

（一）多剂量血管外给药的药 – 时关系

$$C_n = \frac{Fk_aX_0}{V(k_a - k)}\left(\frac{1 - e^{-nk\tau}}{1 - e^{-k\tau}} \cdot e^{-kt} - \frac{1 - e^{-nk_a\tau}}{1 - e^{-k_a\tau}} \cdot e^{-k_at}\right) \tag{11-41}$$

（二）多剂量血管外给药稳态血药浓度 – 时间关系

$$C_{ss} = \frac{Fk_aX_0}{V(k_a - k)}\left(\frac{1}{1 - e^{-k\tau}} \cdot e^{-kt} - \frac{1}{1 - e^{-k_a\tau}} \cdot e^{-k_at}\right) \tag{11-42}$$

（三）多剂量血管外给药稳态达峰时间 t_{max} 与稳态最大血药浓度 C_{max}^{ss} 的关系

$$t_{max} = \frac{1}{k_a - k}\ln\left[\frac{k_a(1 - e^{-k\tau})}{k(1 - e^{-k_a\tau})}\right] \tag{11-43}$$

$$C_{max}^{ss} = \frac{FX_0}{V}\left(\frac{1}{1 - e^{-k\tau}}\right) \cdot e^{-kt_{max}} \tag{11-44}$$

（四）多剂量血管外给药稳态最小血药浓度

$$C_{min}^{ss} = \frac{Fk_aX_0}{V(k_a - k)}\left(\frac{1}{1 - e^{-k\tau}} \cdot e^{-k\tau} - \frac{1}{1 - e^{-k_a\tau}} \cdot e^{-k_a\tau}\right) \tag{11-45}$$

$$\because k_a \gg k \quad \therefore C_{min}^{ss} = \frac{FX_0}{V}\left(\frac{e^{-k\tau}}{1 - e^{-k\tau}}\right) \tag{11-46}$$

（五）多剂量血管外给药达坪分数

$$f_{ss(n)} = 1 - e^{-nk\tau} \tag{11-47}$$

二、双室模型药物

双室模型药物多剂量血管外给药的血药浓度－时间关系的推导方法与单室模型相同。

（一）药－时关系式

$$C_n = L\left(\frac{1 - e^{-n\alpha\tau}}{1 - e^{-\alpha\tau}}\right) \cdot e^{-\alpha t} + M\left(\frac{1 - e^{-n\beta\tau}}{1 - e^{-\beta\tau}}\right) \cdot e^{-\beta t} + N\left(\frac{1 - e^{-nk_a\tau}}{1 - e^{-k_a\tau}}\right) \cdot e^{-k_a t} \tag{11-48}$$

（二）稳态血药浓度－时间关系式

$$C_{ss} = L\left(\frac{1}{1 - e^{-\alpha\tau}}\right) \cdot e^{-\alpha t} + M\left(\frac{1}{1 - e^{-\beta\tau}}\right) \cdot e^{-\beta t} + N\left(\frac{1}{1 - e^{-k_a\tau}}\right) \cdot e^{-k_a t} \tag{11-49}$$

知识拓展

多剂量血管外给药漏服药物时，怎样补救才能维持更好的治疗效果？

临床多剂量口服给药过程中，偶尔漏服一个剂量相当于给药间隔时间延长，此时，体内血药浓度低于稳态最小血药浓度；若漏服几个剂量，体内血药浓度严重低于稳态最小血药浓度，治疗效果会受到明显影响。

假设维生素 C 的稳态最大、最小血药浓度范围是 $7 \sim 20\text{mg/L}$，表观分布容积为 23.1L，消除速率常数为 0.044h^{-1}，吸收分数为 100%。

给药方案 A：每次口服 300mg，每日给药 1 次，即 $\tau = 24\text{h}$。

给药方案 B：每次口服 100mg，每日给药 3 次，即 $\tau = 8\text{h}$。

采用给药方案 A 时，漏服 1 次相当于给药间隔时间延长为 $\tau = 48\text{h}$，则最小血药浓度为：

$$C_{min} = \frac{FX_0}{V}\left(\frac{e^{-k\tau}}{1 - e^{-k\tau}}\right) = \frac{1 \times 300}{23.1}\left(\frac{e^{-0.044 \times 48}}{1 - e^{-0.044 \times 48}}\right) = 1.79(\text{mg/L})$$

采用给药方案 B 时，每日给药 3 次，漏服 1 次相当于每日给药 2 次，给药间隔时间为由 $\tau = 8\text{h}$ 延长为 $\tau = 12\text{h}$，则计算如下：

$$C_{min} = \frac{FX_0}{V}\left(\frac{e^{-k\tau}}{1 - e^{-k\tau}}\right) = \frac{1 \times 100}{23.1}\left(\frac{e^{-0.044 \times 12}}{1 - e^{-0.044 \times 12}}\right) = 6.22(\text{mg/L})$$

比较给药方案 A 和 B。对于给药次数多、间隔时间短的 B 方案，漏服 1 次后，血药浓度降为 6.22mg/L，略低于稳态最小血药浓度 7mg/L。而对于给药次数少、间隔时间长的 A 方案，漏服 1 次后，血药浓度降为 1.79mg/L，明显低于稳态最小血药浓度 7mg/L，对疗效影响较大。

若 A 和 B 方案分别连续漏服 3 次，则计算如下。

方案 A 连续漏服 3 次，则 $\tau = 72\text{h}$，于是计算如下：

$$C_{min} = \frac{FX_0}{V}\left(\frac{e^{-k\tau}}{1 - e^{-k\tau}}\right) = \frac{1 \times 300}{23.1}\left(\frac{e^{-0.044 \times 72}}{1 - e^{-0.044 \times 72}}\right) = 0.57(\text{mg/L})$$

方案 B 连续漏服 3 次，则 $\tau = 24\text{h}$，于是计算如下：

$$C_{min} = \frac{FX_0}{V}\left(\frac{e^{-k\tau}}{1 - e^{-k\tau}}\right) = \frac{1 \times 100}{23.1}\left(\frac{e^{-0.044 \times 24}}{1 - e^{-0.044 \times 24}}\right) = 2.31(\text{mg/L})$$

上述结果表明，对于间隔时间长的给药方案，漏服对药效影响较大；而对于间隔时间短的给药方案，由于给药次数较多，更容易漏服，但与间隔时间长的给药方案相比，漏服对药效的影响相对较小。

第四节　平均稳态血药浓度

多剂量给药经几个给药周期后达到稳态。达到稳态后，药物浓度在最大和最小稳态浓度范围内波动。稳态血药浓度范围是临床最佳治疗窗。而"平均稳态血药浓度"（average steady state plasma concentration）为临床治疗窗范围内的最佳治疗浓度，即：平均稳态血药浓度指多剂量给药血药浓度达到稳态后，在一个给药时间间隔内（$t = 0 \rightarrow \tau$），药–时曲线下面积除以给药间隔时间 τ 所得的商用 $\bar{C}_{ss}$ 表示，数学表达式如下：

$$\bar{C}_{ss} = \frac{\int_0^\tau C_{ss} \mathrm{d}t}{\tau} \tag{11-50}$$

一、单室模型药物静脉注射给药

多剂量静脉注射给药一个给药间隔时间内的曲线下面积为稳态血药浓度在 $[0, \tau]$ 区间的积分值，即：

$$\int_0^\tau C_{ss} \mathrm{d}t = \int_0^\tau \frac{X_0}{V} \left(\frac{1}{1 - \mathrm{e}^{-k\tau}} \right) \mathrm{e}^{-kt} \mathrm{d}t = \frac{X_0}{kV} \tag{11-51}$$

根据平均稳态血药浓度的定义，得：

$$\bar{C}_{ss} = \frac{\int_0^\tau C_{ss} \mathrm{d}t}{\tau} = \frac{X_0}{kV\tau} \tag{11-52}$$

若用半衰期表示平均稳态血药浓度，则：

$$\bar{C}_{ss} = \frac{X_0}{kV\tau} = \frac{X_0}{V} \times 1.44 \left(\frac{t_{1/2}}{\tau} \right) \tag{11-53}$$

假设 $t_{1/2} = \tau$，则：

$$\bar{C}_{ss} = \frac{X_0}{kV\tau} = \frac{X_0}{V} \times 1.44 = 1.44 C_0 \tag{11-54}$$

式（11-54）表明，对于多剂量静脉注射给药，当给药间隔时间与半衰期相同时，则平均稳态血药浓度即临床最佳治疗浓度为初始浓度的 1.44 倍。

二、单室模型药物血管外给药

由多剂量血管外给药稳态血药浓度在区间 $[0, \tau]$ 积分及平均稳态血药浓度的定义，有：

$$\bar{C}_{ss} = \frac{\int_0^\tau C_{ss} \mathrm{d}t}{\tau} = \frac{1}{\tau} \int_0^\tau \frac{k_a F X_0}{V(k_a - k)} \left(\frac{\mathrm{e}^{-kt}}{1 - \mathrm{e}^{-k\tau}} - \frac{\mathrm{e}^{-k_a t}}{1 - \mathrm{e}^{-k_a \tau}} \right) \mathrm{d}t = \frac{F X_0}{kV\tau} \tag{11-55}$$

若用半衰期表示平均稳态血药浓度，则：

$$\bar{C}_{ss} = \frac{F X_0}{kV\tau} = \frac{F X_0}{V} \times 1.44 \left(\frac{t_{1/2}}{\tau} \right) \tag{11-56}$$

假设：$t_{1/2} = \tau$，则：

$$\bar{C}_{ss} = \frac{F X_0}{kV\tau} = \frac{F X_0}{V} \times 1.44 = 1.44 F C_0 \tag{11-57}$$

式（11-57）表明，对于多剂量血管外给药，当给药间隔时间与半衰期相同时，则平均稳态血药浓度即临床最佳治疗浓度为初始浓度的 1.44 倍与吸收分数的乘积。

案例解析

【案例】口服单室模型一级消除、一级吸收的维生素C，每日3次，每次2.0g，已知消除速率常数为 $0.01h^{-1}$，吸收速率常数为 $1h^{-1}$，生物利用度为80%，表观分布容积为40L。

【问题】维生素C多剂量口服给药的平均稳态血药浓度是多少？若改为多剂量静脉注射给药，平均稳态血药浓度是多少？

【解析】根据多剂量口服给药和静脉注射给药的平均稳态血药浓度公式（11-55）和（11-52），分别计算如下：

$$\bar{C}_{ss} = \frac{FX_0}{kV\tau} = \frac{0.8 \times 2000}{40 \times 0.01 \times 8} = 500(\text{mg/L})$$

$$\bar{C}_{ss} = \frac{X_0}{kV\tau} = \frac{2000}{40 \times 0.01 \times 8} = 625(\text{mg/L})$$

结果表明，口服和静注的平均稳态血药浓度分别为500mg/L和625mg/L。

第五节 负荷剂量

临床上，多剂量给药达到稳态需要一定的时间，如：经 $6.64\,t_{1/2}$，可达到稳态的99%。假设首次先给一个大剂量，则体内药量可迅速达到稳态浓度（临床最佳治疗浓度），这个首次给的大剂量称为首剂量、负荷剂量（loading dose）或冲击剂量，用 X_0^* 表示。

一、单室模型药物静脉注射给药

假设第一次给药经 τ 时间后，血药浓度等于稳态最小血药浓度，则首剂量计算如下：

假设：$C_1^* = C_{min}^{ss}$，则根据式（11-2）和式（11-21）可知：

$$C_1^* = \frac{X_0^*}{V} \cdot e^{-k\tau}；C_{min}^{ss} = \frac{X_0}{V(1 - e^{-k\tau})} \cdot e^{-k\tau}，$$

于是，推导负荷剂量的公式如下：

$$X_0^* = \frac{1}{1 - e^{-k\tau}} \cdot X_0 \tag{11-58}$$

式（11-58）表明，单室模型药物多剂量静脉注射给药的首剂量为维持剂量的 $\frac{1}{1 - e^{-k\tau}}$ 倍。

当 $t_{1/2} = \tau$ 时，负荷剂量的公式如下：

$$X_0^* = 2X_0 \tag{11-59}$$

由式（11-58）可知，若采用给药间隔时间与半衰期相同的给药方案，首次给2倍量药物能使药物给药后迅速起效。

二、单室模型药物血管外给药

与多剂量静脉注射给药的思路相同，推导血管外给药负荷剂量的表达式如下：

$$X_0^* = \frac{1}{(1 - e^{-k\tau})(1 - e^{-k_a\tau})} \cdot X_0 \tag{11-60}$$

血管外给药时，$\because k_a \gg k$，$e^{-k_a\tau} \to 0$

$$\therefore X_0^* = \frac{1}{1 - e^{-k\tau}} \cdot X_0 \qquad (11-61)$$

当 $t_{1/2} = \tau$ 时，负荷剂量为：

$$X_0^* = 2X_0 \qquad (11-59)$$

结果表明，若 $t_{1/2} = \tau$ 时，血管外给药的首剂量采用双倍量给药方案能迅速起效。

案例解析

【案例】维生素C在体重为的80kg患者体内表现为单室模型一级速率消除，消除半衰期为6.93小时，最佳治疗浓度为 $8.0 \sim 15.5\mu g/ml$，吸收速率常数为 $1h^{-1}$，表观分布容积为 $0.5L/kg$。市售维生素C每片为200mg。

【问题】若每日口服3次，每次200 mg，如何设计负荷剂量？

【解析】$\because k = \dfrac{0.693}{t_{1/2}} = \dfrac{0.693}{6.93} = 0.1h^{-1}$；$V = 80 \times 0.5 = 40L$

根据式（11-60）和式（11-61），分别求负荷剂量如下：

$$\therefore X_0^* = \frac{1}{(1 - e^{-k\tau})(1 - e^{-k_a\tau})} \cdot X_0 = \frac{1}{(1 - e^{-0.1\times 8})(1 - e^{-1\times 8})} \times 200 = 363.32(mg)$$

$$\therefore X_0^* = \frac{1}{(1 - e^{-k\tau})} \cdot X_0 = \frac{1}{(1 - e^{-0.1\times 8})} \times 200 = 363.19(mg)$$

两种方法计算的首剂量结果分别为363.32mg和363.19mg，结果表明，式（11-61）替换式（11-60）设计多剂量口服给药的首剂量是合理的。

市售维生素C为每片200mg，则设计每次口服2片维生素C（相当于400mg）。为保证安全，需进一步验证最大和最小稳态浓度在最佳治疗范围（$8.0 \sim 15.5\mu g/ml$）内。

$$\because C_{min}^{ss} = \frac{FX_0}{V}\left(\frac{e^{-k\tau}}{1 - e^{-k\tau}}\right) = \frac{400}{40}\left(\frac{e^{-0.1\times 8}}{1 - e^{-0.1\times 8}}\right) = 8.16(mg/L)$$

根据达峰时和最大稳态血药浓度的计算公式，计算如下：

$$t_{max} = \frac{1}{k_a - k}\ln\left[\frac{k_a(1 - e^{-k\tau})}{k(1 - e^{-k_a\tau})}\right] = \frac{1}{1 - 0.1}\ln\left[\frac{1 \times (1 - e^{-0.1\times 8})}{0.1 \times (1 - e^{-1\times 8})}\right] = 1.9(h)$$

$$C_{max}^{ss} = \frac{FX_0}{V}\left(\frac{e^{-kt_{max}}}{1 - e^{-k\tau}}\right) = \frac{400}{40}\left(\frac{e^{-0.1\times 1.9}}{1 - e^{-0.1\times 8}}\right) = 15.02(mg/L)$$

首剂量设计为2片（400mg）时，最大和最小稳态血药浓度在最佳治疗范围内。因此，口服维生素C时，首次给2片，之后维持正常的每次1片给药方案，可以保证迅速起效并维持有效治疗。

第六节　蓄积与血药浓度波动

一、单室模型药物的蓄积

多剂量给药后，体内药量或血药浓度不断累积，称为蓄积。蓄积过多会使血药浓度超过中毒浓度而导致中毒，为保证临床用药安全，需要计算多剂量给药的蓄积程度。通常用蓄积因子、蓄积系数或积累系数表示多剂量给药蓄积的程度,用 R 表示。

(一) 用稳态最小血药浓度 $C_{\min}^{ss}$ 与第一次给药后最小血药浓度 $(C_1)_{\min}$ 比值表示 R

R 的计算公式如下:

$$R = \frac{C_{\min}^{ss}}{(C_1)_{\min}} \tag{11-62}$$

1. 单室模型药物多剂量静脉注射给药的蓄积

$$\because C_{\min}^{ss} = \frac{X_0}{V(1 - e^{-k\tau})} \cdot e^{-k\tau} ; (C_1)_{\min} = \frac{X_0}{V} \cdot e^{-k\tau}$$

$$\therefore R = \frac{1}{1 - e^{-k\tau}} \tag{11-63}$$

2. 单室模型药物多剂量血管外给药的蓄积

$$\because C_{\min}^{ss} = \frac{k_a F X_0}{V(k_a - k)}\left(\frac{1}{1 - e^{-k\tau}} \cdot e^{-k\tau} - \frac{1}{1 - e^{-k_a\tau}} \cdot e^{-k_a\tau}\right) ; (C_1)_{\min} = \frac{k_a F X_0}{V(k_a - k)}(e^{-k\tau} - e^{-k_a\tau})$$

$$\therefore R = \frac{1}{(1 - e^{-k\tau})(1 - e^{-k_a\tau})} \tag{11-64}$$

$\because k_a \gg k, \therefore e^{-k_a\tau} \to 0$,于是公式如下:

$$R = \frac{1}{1 - e^{-k\tau}} \tag{11-65}$$

(二) 用平均稳态血药浓度 $\overline{C}_{ss}$ 与第一次给药的平均血药浓度 $\overline{C}_1$ 的比值表示 R

R 的计算公式如下:

$$R = \frac{\overline{C}_{ss}}{\overline{C}_1} \tag{11-66}$$

1. 单室模型多剂量静脉注射给药的蓄积

$$\because \overline{C}_{ss} = \frac{X_0}{Vk\tau}$$

又根据平均稳态浓度的定义 $\overline{C}_1 = \dfrac{\displaystyle\int_0^\tau \frac{X_0}{V} \cdot e^{-k\tau} dt}{\tau} = \dfrac{X_0}{Vk\tau}(1 - e^{-k\tau})$

$$\therefore R = \frac{1}{1 - e^{-k\tau}} \tag{11-63}$$

2. 单室模型多剂量血管外给药的蓄积

$$\because \overline{C}_{ss} = \frac{FX_0}{Vk\tau}$$

$$\because \overline{C}_1 = \frac{\displaystyle\int_0^\tau \frac{k_a F X_0}{V(k_{a-k})}(e^{-k\tau} - e^{-k_a\tau}) dt}{\tau} = \frac{FX_0}{Vk\tau} \times \frac{k_a(1 - e^{-k\tau}) - k(1 - e^{-k_a\tau})}{k_a - k}$$

$$\therefore R = \frac{k_a - k}{k_a(1 - e^{-k\tau}) - k(1 - e^{-k_a\tau})} \tag{11-67}$$

又 $\because k_a \gg k \Rightarrow k_a - k \approx k_a$,于是: $e^{-k_a\tau} \to 0$

$$\therefore R = \frac{1}{1 - e^{-k\tau}} \tag{11-63}$$

（三）用稳态最大血药浓度 $C_{\max}^{ss}$ 与第一次给药后最大血药浓度 $(C_1)_{\max}$ 的比值表示 R

R 的计算公式如下：

$$R = \frac{C_{\max}^{ss}}{(C_1)_{\max}} \tag{11-68}$$

1. 单室模型多剂量静脉注射给药的蓄积

$$\because C_{\max}^{ss} = \frac{X_0}{V(1 - e^{-k\tau})} ; (C_1)_{\max} = \frac{X_0}{V}$$

$$\therefore R = \frac{1}{1 - e^{-k\tau}} \tag{11-63}$$

2. 单室模型多剂量血管外给药的蓄积　单室模型药物血管外给药在达峰时间 $t_{\max}$ 时，血药浓度达到最大稳态血药浓度，因此，多剂量血管外给药不适合用此法求蓄积因子 R。

二、单室模型药物血药浓度波动

多剂量给药的血药浓度在最大和最小血药浓度范围内波动；达稳态后，血药浓度在稳态最大和稳态最小浓度范围内波动。血药浓度波动影响临床疗效。血药浓度的波动通常用以下三种方式表示。

（一）波动百分数

稳态最大血药浓度和稳态最小血药浓度的差，与稳态最大血药浓度比值的百分数，称为波动百分数（percent of fluctuation，PF）。

$$PF = \frac{C_{\max}^{ss} - C_{\min}^{ss}}{C_{\max}^{ss}} \times 100\% \tag{11-68}$$

（二）波动度

稳态最大血药浓度和稳态最小血药浓度的差，与平均稳态血药浓度的比值，称为波动度（degree of fluctuation，DF）。

$$DF = \frac{C_{\max}^{ss} - C_{\min}^{ss}}{\overline{C}_{ss}} \tag{11-69}$$

（三）血药浓度变化率

$$血药浓度变化率 = \frac{C_{\max}^{ss} - C_{\min}^{ss}}{C_{\min}^{ss}} \times 100\% \tag{11-70}$$

本章小结

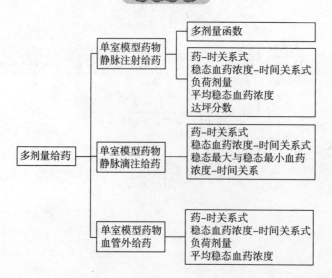

练 习 题

1. 请写出多剂量函数的表达式。

2. 请写出多剂量静脉注射给药的药–时关系式以及平均稳态血药浓度的表达式。

3. 请写出多剂量静脉滴注给药稳态最大、最小血药浓度的表达式。

4. 请写出多剂量血管外给药的稳态血药浓度–时间关系式以及稳态最大、最小血药浓度和平均稳态血药浓度的表达式。

5. 每隔 8 小时静注半衰期为 6.93 小时的单室模型一级消除药物 50mg，该药的表观分布容积为 35.7L。达到稳态的 95% 需要多少时间？平均稳态血药浓度、负荷剂量和蓄积各为多少？

（丁志英）

第十二章

统计矩原理在药物动力学中的应用

经典隔室模型已在药物动力学研究中被广泛应用，但并不适用于所有药物。如药物分布非常缓慢、药物的药 – 时曲线存在双峰及多峰现象、某些缓释制剂的体内过程较复杂等，这些按照经典隔室模型进行拟合所得的理论值与实测值的吻合度不高。因此，20 世纪 70 年代，一种以概率论和数理统计学中的统计矩原理为基础的非隔室模型（non – compartmental model）分析被应用于描述、解析药物的体内过程。

统计矩（statistical moment）原理又称矩量法，将其应用于药物动力学分析的理论基础是将药物在体内的处置过程视为各种随机变量的总体效应。与经典隔室模型法相比，其优点是处理药物动力学参数无须考虑隔室模型特征，只要其体内过程符合线性动力学过程，即可根据药 – 时曲线末端消除相斜率来解析、处置和表征药物的动力学特征。这也是目前处理体内分布和消除不规则药物的药物动力学的主要手段和方法。当然，这并不意味着基于统计矩原理的非隔室模型分析与经典隔室模型互相排斥，二者都存在优缺点。

第一节　基　本　概　念

在数理统计学中，对于连续型随机变量 t，其概率密度函数为 $f(t)$，若随机变量 t 取值范围为 (a, b)，且 $\int_a^b tf(t)\mathrm{d}t$ 绝对收敛，则称该积分值为随机变量 t 的数学期望（μ），即：

$$\mu = \int_a^b tf(t)\,\mathrm{d}t \tag{12-1}$$

统计矩属于概率统计范畴，可表征随机变量的分布特征，常用的矩有原点矩和中心矩两种。当以 μ_k 表示随机变量 t 的 k 次幂的数学期望时，则被称为随机变量 t 的 k 阶原点矩（$k = 0, 1, 2, \cdots, n$），即：

$$\mu_k = \int_a^b t^k f(t)\,\mathrm{d}t \tag{12-2}$$

而当以 ν_k 表示随机变量 t 的方差的 k 次幂的数学期望时，则被称为随机变量 t 的 k 阶中心矩（$k=0$，1，2，$\cdots$，n），即：

$$\nu_k = \int_a^b (t-\mu)^k f(t)\,\mathrm{d}t \tag{12-3}$$

在药物动力学研究中，原点矩最为常用。当式（12-2）中 $k=0$，而随机变量 t 的取值范围为（0，$+\infty$）时，则称为随机变量 t 的零阶原点矩 μ_0，写作：

$$\mu_0 = \int_0^{+\infty} t^0 f(t)\,\mathrm{d}t = \int_0^{+\infty} f(t)\,\mathrm{d}t \tag{12-4}$$

而当式（12-2）中 $k=1$，随机变量 t 的取值范围为（0，$+\infty$）时，则称为随机变量 t 的一阶原点矩 μ_1，写作：

$$\mu_1 = \int_0^{+\infty} t^1 f(t)\,\mathrm{d}t = \int_0^{+\infty} t f(t)\,\mathrm{d}t \tag{12-5}$$

一、零阶矩

在药物动力学中，整个机体可看作是一个系统，当一定量药物输入机体后，所有药物分子在离开机体前都将在体内滞留一段时间。若将具有相同结构的药物分子的滞留时间视为随机变量，那么药物在体内的吸收、分布、消除过程则可被看作随机变量的总体效应。因此，药物的药-时（$C-t$）曲线则可看作是药物在体内滞留时间 t 的随机概率分布曲线，可用函数 $C(t)$ 来表示。那么，随机变量 t 的取值范围为（0，∞）时，其随机变量 t 的零阶原点矩 μ_0 则写作：

$$\mu_0 = \int_0^{\infty} C(t)\,\mathrm{d}t \tag{12-6}$$

式（12-6）与第八章第四节中提及的药-时曲线下面积 $\mathrm{AUC}_{0-\infty}$ 所述一致，则可将随机变量 t 的零阶原点矩 μ_0 称为药-时曲线的零阶矩（S_0），其意义为给药时间 t 从 0 到 ∞ 时间内的药-时曲线下面积，表示为：

$$S_0 = \mathrm{AUC}_{0-\infty} = \int_0^{\infty} C(t)\,\mathrm{d}t \tag{12-7}$$

通常，血药浓度 C 的检测受取样时间及检测仪器灵敏度的限制，只能检测到某一时间点 t^*（即最后一个可准确检测到血药浓度的采样点）的血药浓度。若 t^* 时间点所对应的血药浓度为 C^*，那么 $\mathrm{AUC}_{0-\infty}$ 则可被划分为两个阶段，即时间由 0 到 t^* 的药-时曲线下面积 AUC_{0-t^*} 及从 t^* 到 ∞ 的药-时曲线下面积 $\mathrm{AUC}_{t^*-\infty}$（图 12-1）。因此，$\mathrm{AUC}_{0-\infty}$ 的计算公式可写作：

$$\mathrm{AUC}_{0-\infty} = \mathrm{AUC}_{0-t^*} + \mathrm{AUC}_{t^*-\infty} \tag{12-8}$$

其中，AUC_{0-t^*} 通常可采用线性梯形法计算，公式如下：

$$\mathrm{AUC}_{0-t^*} = \sum_{i=1}^{n} \frac{C_i + C_{i-1}}{2}(t_i - t_{i-1}) \tag{12-9}$$

$\mathrm{AUC}_{t^*-\infty}$ 可通过积分法利用外延方程来进行计算。通常，药-时曲线末端相药物的消除属于一级消除动力学过程，其末端相消除速率常数为 λ_z，可用对数浓度-时间曲线（$\lg C-t$）末端相回归求出。则 $\mathrm{AUC}_{t^*-\infty}$ 计算方法为：

$$\mathrm{AUC}_{t^*-\infty} = \int_{t^*}^{\infty} C(t)\,\mathrm{d}t = \int_{t^*}^{\infty} C^* \mathrm{e}^{-\lambda_z t}\mathrm{d}t = \frac{C^*}{\lambda_z} \tag{12-10}$$

则药-时曲线的零阶矩 $\mathrm{AUC}_{0-\infty}$ 可表示为：

$$\mathrm{AUC}_{0-\infty} = \sum_{i=1}^{n} \frac{C_i + C_{i-1}}{2}(t_i - t_{i-1}) + \frac{C^*}{\lambda_z} \tag{12-11}$$

但用线性梯形法估算 AUC 也有局限性，因其得到的是近似估算值，而这种估算值将过高估计药－时曲线下降部分的 AUC，这种误差大小与取点多少相关。取点密度越大则误差越少，反之则误差越大。目前，国际上通用的是线性梯形法，美国 FDA 和中国国家药品监督管理局等药品注册审评机构都推荐使用此法来进行 AUC 的计算。

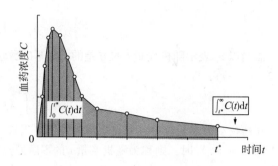

图 12 – 1　基于统计矩原理估算 $\mathrm{AUC}_{0-\infty}$ 的原理示意图

知识拓展

1. 对数线性梯形法计算 AUC_{0-t}　基于统计矩原理进行计算的前提条件是药物的体内过程属于线性动力学过程，其对数浓度－时间曲线（$\ln C - t$）末端相曲线接近线性。若其末端曲线呈现指数下降特征，采用线性梯形法将使误差增大，此时，通常采用对数线性梯形法来减少误差。

针对其末端相呈指数下降的特征，两个连续时间点的浓度关系为 $C_i = C_{i-1} \cdot e^{-\lambda_z(t_i - t_{i-1})}$；以末端相 $\ln C - t$ 计算，可得 $\lambda_z = \dfrac{\ln C_{i-1} - \ln C_i}{(t_i - t_{i-1})}$。则两个连续时间点间的面积为 $\mathrm{AUC}_{i-1}^i = \mathrm{AUC}_{i-1}^\infty - \mathrm{AUC}_i^\infty = \dfrac{C_{i-1}}{\lambda_z} - \dfrac{C_i}{\lambda_z} = \dfrac{(C_{i-1} - C_i)(t_i - t_{i-1})}{\ln C_{i-1} - \ln C_i}$；由上述可知，对数梯形方程的计算比较复杂，一般应用计算机进行拟合，以如下计算公式进行计算，即 $\mathrm{AUC}_{0-t} = \sum\limits_{i=1}^{n} \dfrac{(C_{i-1} - C_i)(t_i - t_{i-1})}{\ln\left(\dfrac{C_{i-1}}{C_i}\right)} = \sum\limits_{i=1}^{n} \dfrac{(C_{i-1} - C_i)(t_i - t_{i-1})}{\ln C_{i-1} - \ln C_i}$。

2. 对数线性梯形法的局限性　对数梯形法只适用于药－时曲线末端消除相数据，即对数梯形法仅适用于数据的下降段，而不能用于浓度为 0 或后一点浓度大于等于前一点的情况（当 $C_i \geqslant C_{i-1}$ 时，则不符合指数曲线下降相特点）。

二、一阶矩

式（12 – 5）可表示随机变量 t 的一阶原点矩 μ_1，若应用于药动学研究中，则可表示为：

$$\mu_1 = \int_0^\infty t^1 C(t)\,\mathrm{d}t = \int_0^\infty t C(t)\,\mathrm{d}t \tag{12 – 12}$$

那么，药－时曲线的一阶矩（S_1）则为以 tC 对 t 作图得到的曲线下面积（area under the moment curve，$\mathrm{AUMC}_{0-\infty}$），即：

$$S_1 = \mathrm{AUMC}_{0-\infty} = \int_0^\infty tC(t)\,\mathrm{d}t \tag{12 – 13}$$

$\mathrm{AUMC}_{0-\infty}$ 的计算方法同 $\mathrm{AUC}_{0-\infty}$ 的计算方法相似，也分成两阶段，0 到 t^* 时间的 AUMC 用梯形法来计算，而 t^* 到 ∞ 时间则用外延方程来计算：

$$\mathrm{AUMC}_{0-\infty} = \mathrm{AUMC}_{0-t^*} + \mathrm{AUMC}_{t^*-\infty} = \sum\limits_{i=1}^{n} \frac{(t_i C_i + t_{i-1} C_{i-1})}{2}(t_i - t_{i-1}) + \left(\frac{t^* C^*}{\lambda_z} + \frac{C^*}{\lambda_z^2}\right) \tag{12 – 14}$$

三、平均滞留时间

平均滞留时间（mean residence time，MRT）是描述所有药物分子在体内滞留的平均时间，定义为一阶矩与零阶矩的比值，即：

$$MRT = \frac{S_1}{S_0} = \frac{AUMC}{AUC} = \frac{\int_0^\infty tC\mathrm{d}t}{\int_0^\infty C\mathrm{d}t} \qquad (12-15)$$

可把药物看作由若干分子组成，这些分子在体内滞留的时间各不相同，有些消除迅速，滞留时间短；有些消除缓慢，滞留时间长。而 MRT 中的"平均"是统计学上的平均，指单次给药后所有药物分子在体内滞留时间的平均值。假定药物在体内的滞留时间符合正态分布，则：

$$平均 = \frac{1}{n}\sum_{i=1}^{n}(Y_i) \qquad (12-16)$$

然而，绝大多数药物在临床剂量范围内遵循线性动力学，呈指数衰减，故其平均值应遵循"对数正态分布"，其平均值应为：

$$平均 = \frac{1}{n}\sum_{i=1}^{n}(\lg Y_i) \qquad (12-17)$$

根据统计学理论，对于正态分布的累积曲线，其"平均"值发生在样本总体的 50% 处。而对于绝大多数药物，其在体内的消除呈指数衰减，符合"对数 – 正态分布"，则其"平均值"发生在样本总体的 63.2% 处，故其静脉注射给药后，MRT_{iv} 表示的时间是被机体消除给药剂量的 63.2%（而不是 50%）所需要的时间。

由式（12-15）可知，MRT 的计算需要 AUC 和 AUMC 两个矩量，均需用到药 – 时曲线末端相的斜率 λ_z，故只有当药物在体内的过程为线性动力学过程时，方可应用统计矩原理求算药动学参数。

案例解析

【案例】对体重为 60kg 的健康受试者快速静脉注射头孢类抗生素 125mg，所得药 – 时数据如表 12-1 所示。

【问题】请根据统计矩原理求出 AUC 及 MRT。

表 12-1　快速静脉注射头孢类抗生素的药 – 时数据

t（h）	C（μg/ml）	$\frac{C_i + C_{i-1}}{2}(t_i - t_{i-1})$	tC	$\frac{(t_iC_i + t_{i-1}C_{i-1})}{2}(t_i - t_{i-1})$
0	36.0	—	0	—
0.5	30.0	16.50	15.00	3.75
1.0	26.0	14.00	26.00	10.25
1.5	18.6	11.15	27.90	13.48
2.0	16.7	8.83	33.40	15.33
2.5	13.5	7.55	33.75	16.79
4.0	10.4	17.93	41.60	56.51
5.0	7.8	9.10	39.00	40.30
6.0	5.4	6.60	32.40	35.70
8.0	3.2	8.60	25.60	58.00
10.0	1.2	4.40	12.00	37.60
12.0	0.8	2.00	9.60	21.60
18.0	0.3	3.30	5.40	45.00
24.0	0.1	1.20	2.40	23.40

【解析】

（1）以后四点数据进行 $\lg C - t$ 回归，得回归方程 $\lg C = 0.8326 - 0.0761t$，计算可得：

$$\lambda_z = -2.303 \times 斜率 = -2.303 \times (-0.0761) = 0.1753\ (h^{-1})$$

（2）用线性梯形法计算 AUC_{0-24} 及 $AUMC_{0-24}$

$$AUC_{0-24} = \sum_{i=1}^{n}\frac{C_i + C_{i-1}}{2}(t_i - t_{i-1}) = 111.15\ (h \cdot \mu g/ml)$$

$$AUMC_{0-24} = \sum_{i=1}^{n} \frac{(t_i C_i + t_{i-1} C_{i-1})}{2}(t_i - t_{i-1}) = 302.85 \ (h^2 \cdot \mu g/ml)$$

（3）用积分法计算 $AUC_{24-\infty}$ 及 $AUMC_{24-\infty}$

$$AUC_{24-\infty} = \frac{C^*}{\lambda_z} = \frac{0.1}{0.1753} = 0.57 \ (h \cdot \mu g/ml)$$

$$AUMC_{24-\infty} = \frac{t^* C^*}{\lambda_z} + \frac{C^*}{\lambda_z^2} = \frac{24 \times 0.1}{0.1753} + \frac{0.1}{0.1753^2} = 13.69 + 3.25 = 16.94 \ (h^2 \cdot \mu g/ml)$$

（4）计算 $AUC_{0-\infty}$、$AUMC_{0-\infty}$ 及 MRT

$$AUMC_{0-\infty} = AUMC_{0-24} + AUMC_{24-\infty} = 302.85 + 16.94 = 319.79 \ (h \cdot \mu g/ml)$$

$$AUC_{0-\infty} = AUC_{0-24} + AUC_{24-\infty} = 111.15 + 0.57 = 111.72 \ (h \cdot \mu g/ml)$$

$$MRT = \frac{AUMC}{AUC} = \frac{319.79}{111.72} = 2.86 \ (h)$$

第二节　矩量法估算药物动力学参数

用矩量法估算药动学参数本质上是一种非隔室模型分析，无须依赖隔室模型的构建，只要药物的体内过程符合线性过程，则适用于任何可用经典隔室模型处理或无法用经典隔室模型处理的药动学问题。

一、生物半衰期

生物半衰期（half-life, $t_{1/2}$）是指药物在体内的药物量或血药浓度通过各种途径消除一半所需要的时间，是表述药物消除能力的指标。

单室模型药物静脉注射给药后，其 MRT_{iv} 为机体消除初始浓度 C_0 的 63.2% 所需要的时间，即：

$$lg(1 - 0.632)C_0 = lgC_0 - \frac{k}{2.303}MRT_{iv}$$

则可得：

$$MRT_{iv} = \frac{1}{k} \tag{12-18}$$

而对于遵循线性消除行为的单室模型药物，其生物半衰期与 k 的关系满足 $t_{1/2} = \frac{0.693}{k}$，则：

$$MRT_{iv} = \frac{t_{1/2}}{0.693} \tag{12-19}$$

平均滞留时间（MRT）虽然是表述药物消除特征的药动学参数，但其除了与药物本身性质相关，与药物的给药途径也相关。非血管内给药的 MRT_{ni} 及恒速静脉滴注给药的 MRT_{inf} 总是大于静脉注射的 MRT_{iv}。若单室模型药物采用血管外给药，其吸收过程为单纯一级速率过程时，其 MRT_{ni} 为：

$$MRT_{ni} = \frac{1}{k} + \frac{1}{k_a} = MRT_{iv} + MAT \tag{12-20}$$

式（12-20）中，MAT 为平均吸收时间。

若单室模型药物短时恒速静脉滴注，则其 MRT_{inf} 为：

$$MRT_{inf} = MRT_{iv} + \frac{T}{2} \tag{12-21}$$

式（12 – 21）中，T 为输液时间，由于静脉滴注为恒速静脉滴注，注入体内的药量应符合正态变化，即平均输注时间为 $\dfrac{T}{2}$。根据式（12 – 21），在已知恒速静脉滴注输液时间 T 并可求出 $\mathrm{MRT_{inf}}$ 时，可进一步求算 $\mathrm{MRT_{iv}}$、k、$t_{1/2}$ 等药动学参数。

二、清除率

清除率（Cl）是指单位时间内从体内消除的含药血浆体积或单位时间从体内消除的药物表观分布容积，是表征药物消除特征的另一重要参数，也可定义为静脉注射给药后剂量标准化的药 – 时曲线的零阶矩的倒数，即：

$$Cl = \frac{(X_0)_{iv}}{(\mathrm{AUC})_{iv}} \tag{12 – 22}$$

清除率通常在静脉注射给药某一剂量后求得。有时，清除率也可通过肌内注射给药求得，但前提条件是肌内注射的全部药量必须进入体循环。需要注意的是，清除率一般不能通过口服给药求算。若药物在胃肠道内无首过效应、不发生分解，全部能被胃肠道吸收，且仅在肝中代谢时，则其口服剂量与 AUC 比值等于肝脏固有清除率，往往与药物代谢酶的两个参数 V_m 和 K_m 密切相关。

三、稳态表观分布容积

稳态表观分布容积（V_{ss}）是表征药物分布过程的重要药动学参数之一。根据统计矩原理，V_{ss} 可在药物单剂量快速静脉注射后通过清除率与 $\mathrm{MRT_{iv}}$ 的乘积进行计算，此种计算方法不依赖于隔室模型的选择。

$$\mathrm{MRT_{iv}} = \frac{\mathrm{AUMC}}{\mathrm{AUC}} = \frac{1}{k} \,,\; Cl = k \cdot V_{ss} \,,\; Cl = \frac{X_0}{\mathrm{AUC}}$$

$$V_{ss} = Cl \cdot \mathrm{MRT_{iv}} = \frac{X_0}{\mathrm{AUC}} \cdot \frac{\mathrm{AUMC}}{\mathrm{AUC}} = \frac{X_0 \cdot \mathrm{AUMC}}{\mathrm{AUC}^2} = \frac{X_0 \cdot \mathrm{MRT_{iv}}}{\mathrm{AUC}} \tag{12 – 23}$$

式（12 – 23）仅适用于静脉注射给药，经进一步修改后，则可推广到其他给药途径。以短时恒速静脉滴注为例，则由式（12 – 21）可得：

$$\mathrm{MRT_{iv}} = \mathrm{MRT_{inf}} - \frac{T}{2} \tag{12 – 24}$$

$$V_{ss} = Cl \cdot \mathrm{MRT_{iv}} = \frac{X_0}{\mathrm{AUC}} \left(\mathrm{MRT_{inf}} - \frac{T}{2} \right) = \frac{X_0}{\mathrm{AUC}} \left(\frac{\mathrm{AUMC}}{\mathrm{AUC}} - \frac{T}{2} \right) \tag{12 – 25}$$

上式中，T 为静脉输注时间，静脉滴注剂量（X_0）等于零级输注速率 k_0 乘以 T，故式（12 – 25）也可改写为：

$$V_{ss} = \frac{X_0}{\mathrm{AUC}} \left(\frac{\mathrm{AUMC}}{\mathrm{AUC}} - \frac{T}{2} \right) = \frac{k_0 T}{\mathrm{AUC}} \left(\frac{\mathrm{AUMC}}{\mathrm{AUC}} - \frac{T}{2} \right) = \frac{k_0 T \cdot \mathrm{AUMC}}{\mathrm{AUC}^2} - \frac{k_0 T^2}{2\mathrm{AUC}} \tag{12 – 26}$$

四、生物利用度

生物利用度（bioavailability，F）是指药物被机体吸收进入体循环的相对量，即当以某种给药途径给予一定剂量的药物后，最终进入体循环的原型药物与给药剂量的百分比，是反映药物吸收程度的重要药动学参数。药物的绝对生物利用度可基于统计矩原理表示为不同给药途径下剂量标准化后的药 – 时曲线零阶矩（$\mathrm{AUC_{0-\infty}}$）之比，如口服给药的生物利用度为：

$$F = \frac{\mathrm{AUC_{(po)}} / X_{0\,(po)}}{\mathrm{AUC_{(iv)}} / X_{0\,(iv)}} \times 100\% \tag{12 – 27}$$

给药剂量 X_0 相同时，则上式可简化为：

$$F = \frac{\mathrm{AUC_{(po)}}}{\mathrm{AUC_{(iv)}}} \times 100\% \tag{12 – 28}$$

五、平均稳态血药浓度的预测

(一) 平均稳态血药浓度

平均稳态血药浓度（$\bar{C}_{ss}$）的定义为：多剂量给药达到稳态后，一个给药间隔内药 – 时曲线下面积（$AUC_{0-\tau}$）除以给药间隔（τ）的商，即：

$$\bar{C}_{ss} = \frac{AUC_{0-\tau}}{\tau} \tag{12-29}$$

达到稳态时，给药速率与药物消除速率相同，一个给药间隔内药 – 时曲线下面积（$AUC_{0-\tau}$）与单剂量给药时的药 – 时曲线下面积（$AUC_{0-\infty}$）相等，则：

$$\bar{C}_{ss} = \frac{AUC_{0-\infty}}{\tau} \tag{12-30}$$

(二) 达坪分数

采用多剂量给药方案时，经常需要判断是否达到稳态或需估算血药浓度达到稳态浓度的某个重要分数所需的时间。达坪分数（f_{ss}）是指任何时间血药浓度 C_n 与稳态血药浓度（C_{ss}）的比值。单室模型药物多剂量给药的 f_{ss} 与生物半衰期呈现较简单的函数关系：

$$f_{ss} = \frac{C_n}{C_{ss}} = 1 - e^{-nk\tau} \tag{12-31}$$

式（12 – 31）中，f_{ss} 为达坪分数，n 为多剂量给药的次数，τ 为给药间隔，C_n 为经过 n 个给药间隔后的血药浓度，C_{ss} 为多剂量给药后所达到的稳态血药浓度，k 为药物的消除速率常数。

对于具有单室特征的药物，达坪分数为半衰期的简单函数。而对于具有多室特征的药物，计算则较为复杂，可根据下式计算：

$$f_{ss} = \frac{AUC_{0-t}}{AUC_{0-\infty}} \tag{12-32}$$

式（12 – 32）中，AUC_{0-t} 为单剂量给药后 0 至 t 所对应的药 – 时曲线下面积；$AUC_{0-\infty}$ 为单剂量给药后 0 至 ∞ 所对应的药 – 时曲线下面积；其中，依据统计矩原理，多剂量给药达稳态后一个给药间隔的 $AUC_{0-\tau}$ 与单剂量给药的 $AUC_{0-\infty}$ 相等。

案例解析

【案例】对体重为 60kg 的患者以不同给药途径给予同种某单室模型药物，经统计矩原理计算得到不同给药途径的 MRT，如表 12 – 2 所示。

表 12 – 2　不同给药途径给予同种某单室模型药物的 MRT

给药途径	给药剂量	AUC（h·μg/ml）	AUMC（h²·μg/ml）
快速静脉注射	10mg	30.36	243.18
恒速静脉滴注	20mg/h	45.68	468.22
口服给药	125mg	15.88	201.04

【问题】1. 若快速静脉注射给药时，用矩量法求得药物的 AUC 为 30.36h·μg/ml，给药剂量为 10mg，请估算药物的生物半衰期及清除率。

2. 如果采用短时恒速静脉滴注的给药方式，请计算该药静脉滴注的时间。

3. 如果采用口服给药方式，其吸收为单纯一级速率过程，请计算该药的 k_a。

【解析】

(1) $MRT_{iv} = \dfrac{AUMC}{AUC} = \dfrac{243.18}{30.36} = 8.01(h)$

$t_{1/2} = 0.693 \cdot MRT_{iv} = 0.693 \times 8.01 = 5.55(h)$

根据已知条件 $AUC = 30.36\mu g \cdot h/ml$ 及 $X_0 = 10mg$，计算：

$$Cl = \frac{X_0}{AUC} = \frac{10000}{30.36} = 329.38(ml/h)$$

(2) 静脉滴注时，$MRT_{inf} = \dfrac{AUMC}{AUC} = \dfrac{468.22}{45.68} = 10.25(h)$

根据 $MRT_{inf} = MRT_{iv} + \dfrac{T}{2}$，则：

$$T = 2 \times (MRT_{inf} - MRT_{iv}) = 2 \times (10.25 - 8.01) = 4.48(h)$$

(3) 口服给药时，$MRT_{po} = \dfrac{AUMC}{AUC} = \dfrac{201.04}{15.88} = 12.66(h)$

根据 $MRT_{po} = \dfrac{1}{k} + \dfrac{1}{k_a}$，则

$$k_a = \frac{1}{MRT_{po} - MRT_{iv}} = \frac{1}{12.66 - 8.01} = 0.22(h)^{-1}$$

第三节　矩量法研究药物体内过程

一、释放动力学

各种剂型的药物进入机体是一个复杂的过程，具体见图 12 - 2。

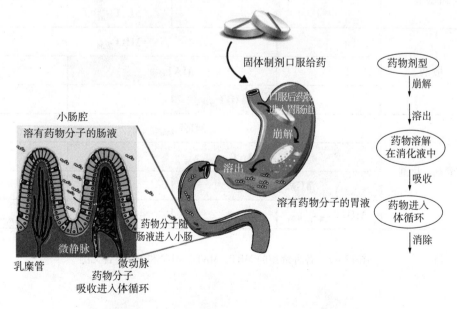

图 12 - 2　固体制剂在体内的吸收过程示意图

当以固体剂型口服给药后，吸收前存在崩解、溶出等过程，很难用数学公式表示。如果将药物在体内的平均滞留时间进一步分解，则可得到，非瞬时给药后的 MRT 由若干部分组成，即固体剂型（胶囊剂或片剂）的平均崩解时间（mean disintegration time，MDIT）、药物的平均溶出时间（mean dissolution time，MDT）、溶出药物的平均吸收时间（mean absorption time，MAT）以及药物在体内的平均处置时间（MRT_{iv}）。

不同剂型的药物在体内的平均滞留时间组成各不相同。其中，静脉注射剂可表示为：

$$MRT = MRT_{iv} \tag{12-37}$$

口服液或溶液剂等剂型可表示为：

$$MRT_{溶液} = MAT_{溶液} + MRT_{iv} \tag{12-38}$$

$$MAT_{溶液} = MRT_{溶液} - MRT_{iv} \tag{12-39}$$

颗粒剂或散剂等剂型可表示为：

$$MRT_{散剂} = MAT_{散剂} + MRT_{iv} = MDT_{散剂} + MRT_{溶液} \tag{12-40}$$

$$MAT_{散剂} = MRT_{散剂} - MRT_{iv} \tag{12-41}$$

$$MDT_{散剂} = MRT_{散剂} - MRT_{溶液} \tag{12-42}$$

片剂或胶囊剂等剂型可表示为：

$$MRT_{胶囊剂、片剂} = MAT_{胶囊剂、片剂} + MRT_{iv} = MDT_{胶囊剂、片剂} + MRT_{溶液} = MDIT_{胶囊剂、片剂} + MRT_{散剂} \tag{12-43}$$

$$MAT_{胶囊剂、片剂} = MRT_{胶囊剂、片剂} - MRT_{iv} \tag{12-44}$$

$$MDT_{胶囊剂、片剂} = MRT_{胶囊剂、片剂} - MRT_{溶液} \tag{12-45}$$

$$MDIT_{胶囊剂、片剂} = MRT_{胶囊剂、片剂} - MRT_{散剂} \tag{12-46}$$

由以上公式可知，若一种药物制备成溶液剂、散剂以及胶囊剂或片剂分别口服，或以注射剂静脉注射给药，求得相应的 MRT 后，则可求得该胶囊剂或片剂的 MDIT、MDT、MAT，从而了解该剂型的体内崩解、溶出、吸收过程，并可掌握发生在各过程中的损失情况，为进一步优化和改进剂型提供指导（图 12-3）。

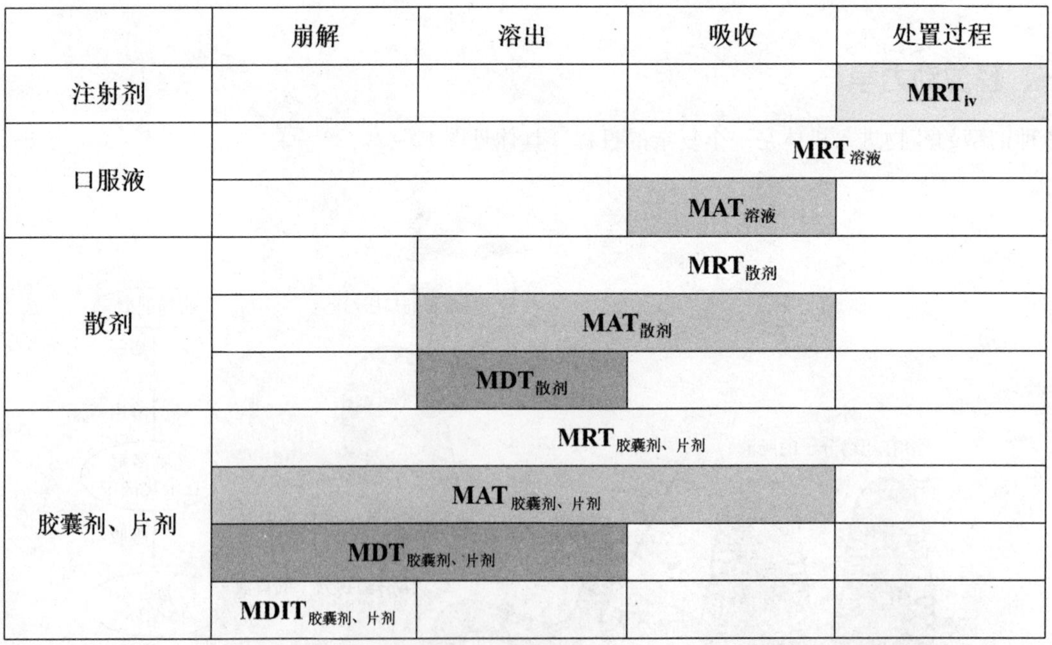

	崩解	溶出	吸收	处置过程
注射剂				MRT_{iv}
口服液				$MRT_{溶液}$
			$MAT_{溶液}$	
散剂				$MRT_{散剂}$
		$MAT_{散剂}$		
	$MDT_{散剂}$			
胶囊剂、片剂				$MRT_{胶囊剂、片剂}$
		$MAT_{胶囊剂、片剂}$		
	$MDT_{胶囊剂、片剂}$			
$MDIT_{胶囊剂、片剂}$				

图 12-3　各种剂型的 MRT、MAT、MDT 和 MDIT 含义图

案例解析

【案例】某药物以注射剂静脉注射给药，以溶液剂、颗粒剂、胶囊剂口服给药，根据统计矩原理计算得到的药动学相关参数见表 12-3。

表 12-3　根据统计矩原理计算某药物分别以不同给药方式给药后的药动学参数

参数	静脉注射		口服给药	
	注射剂（300mg）	溶液剂（500mg）	颗粒剂（350mg）	胶囊剂（400mg）
AUC（h·mg/L）	286.77	465.88	401.14	167.33
MRT（h）	9.45	10.45	10.92	13.88
AUC/X_0	0.9559	0.9318	0.7180	0.4183
F	—	0.9748	0.7511	0.4376
F_r	—	—	0.7705	0.4489
F_r	—	—	—	0.5826

【问题】试利用这些数据分析各种剂型体内过程的速率与量的变化。

【解析】

（1）根据药物分别以注射剂、溶液剂、颗粒剂及胶囊剂给药后的 MRT，对剂型在体内的释药行为进行评估。

$$MAT_{溶液} = MRT_{溶液} - MRT_{iv} = 10.45 - 9.45 = 1.00\ (h)$$

$$MAT_{颗粒} = MRT_{颗粒} - MRT_{iv} = 10.92 - 9.45 = 1.47\ (h)$$

$$MDT_{颗粒} = MRT_{颗粒} - MRT_{溶液} = 10.92 - 10.45 = 0.47\ (h)$$

$$MAT_{胶囊} = MRT_{胶囊} - MRT_{iv} = 13.88 - 9.45 = 4.43\ (h)$$

$$MDIT_{胶囊} = MRT_{胶囊} - MRT_{颗粒} = 13.88 - 10.92 = 2.96\ (h)$$

通过计算可知，$MAT_{胶囊} > MAT_{颗粒} > MAT_{溶液}$，进而发现 $MDIT_{胶囊} > MDT_{颗粒}$，提示胶囊剂所需的崩解时间较长，$MDIT = 2.96h$。因此，应针对胶囊剂的崩解过程进行进一步的工艺优化，从而改善该胶囊剂的释药行为。

（2）该胶囊剂在体内吸收各个过程吸收的速率与量的变化如下（图 12-4）。

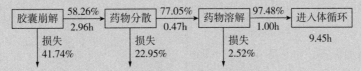

图 12-4　胶囊剂体内吸收过程及参数变化

由上述数据可得，胶囊剂的平均崩解时间为 2.96 小时，崩解时，药物仅被利用了 58.26%，成为影响药物在体内吸收过程的重要因素。因此，该药物应通过改善胶囊剂的崩解行为来改善其吸收。

二、吸收动力学

在药物吸收动力学研究中，常用 k_a（一级吸收速率常数）或 t_{max}（达峰时间）表示吸收的快慢。应用统计矩原理可通过估算不同途径给药的 MRT 的差值，进而估算非静脉注射给药后药物的吸收速率，即平均吸收时间 MAT，通常采用下式表达：

$$MAT = MRT_{ni} - MRT_{iv} \qquad (12-47)$$

式（12-47）中，MAT 为平均吸收时间；MRT_{ni} 为非静脉注射给药后的平均滞留时间，而 MRT_{iv} 为静脉注射给药后的平均滞留时间。

当药物的吸收属于一级速率过程时，则：

$$\text{MAT} = \frac{1}{k_a} \qquad (12-48)$$

其吸收半衰期（$t_{1/2(a)}$）为：

$$t_{1/2(a)} = \frac{0.693}{k_a} = 0.693 \cdot \text{MAT} \qquad (12-49)$$

当药物的吸收属于零级速率过程（如恒速静脉滴注给药）时，则：

$$\text{MAT} = \frac{T}{2} \qquad (12-50)$$

式（12-50）中，T 为整个吸收过程的时间。

当药物制剂的吸收为线性吸收过程且给药途径为非静脉给药时，则：

$$\text{MAT} = \text{MRT}_{ni} - \text{MRT}_{iv} = \text{MRT}_{ni} - \frac{1}{k} \qquad (12-51)$$

将式（12-48）代入，则：

$$\text{MRT}_{ni} = \frac{1}{k_a} + \frac{1}{k} \qquad (12-52)$$

因此，已知 MRT_{ni} 与 k 值时，即可求算出 k_a 值。

案例解析

【案例】某健康志愿者口服布洛芬口服液后，得到的药-时数据见表 12-4。

表 12-4　布洛芬口服液口服给药后的药-时数据

时间（h）	0.17	0.33	0.5	1.0	1.5	2.0	3.0	4.0	6.0	8.0	10.0	24.0
血药浓度（μg/ml）	0.06	3.59	7.80	13.3	14.5	16.9	16.6	11.9	6.31	3.53	1.36	0.63

【问题】试用统计矩原理计算吸收速率常数 k_a。

【解析】

（1）以最后 4 个数据点先行 $\lg C - t$ 回归，可得方程 $\lg C = 1.8575 - 0.1708t$，继而可得 $k = 0.393\text{h}^{-1}$。

（2）应用统计矩原理分别求得 AUC 及 AUMC

$$\text{AUC}_{0-\infty} = \sum_{i=1}^{n} \frac{C_i + C_{i-1}}{2}(t_i - t_{i-1}) + \frac{C^*}{k} = 87.26 + \frac{0.63}{0.393} = 88.86 \text{ （h · μg/ml）}$$

$$\text{AUMC}_{0-\infty} = \sum_{i=1}^{n} \frac{(t_i C_i + t_{i-1} C_{i-1})}{2}(t_i - t_{i-1}) + \left(\frac{t^* C^*}{k} + \frac{C^*}{k^2}\right) = 332.54 + \left(\frac{12 \times 0.63}{0.393} + \frac{0.63}{0.393^2}\right) = 355.86 \text{ （h}^2 \text{ · μg/ml）}$$

（3）求 MRT

$$\text{MRT} = \frac{\text{AUMC}}{\text{AUC}} = \frac{355.86}{88.86} = 4.01 \text{ （h）}$$

（4）求得吸收速率常数 k_a

$$\text{MAT} = \text{MRT}_{口服液} - \frac{1}{k} = 4.01 - \frac{1}{0.393} = 1.465 \text{ （h）}$$

$$k_a = \frac{1}{\text{MAT}} = \frac{1}{1.465} = 0.683 \text{ （h}^{-1}\text{）}$$

本章小结

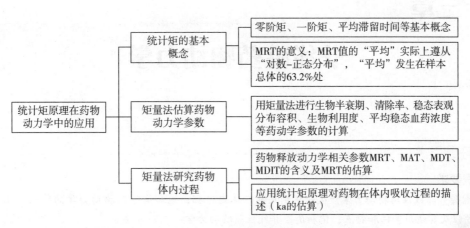

统计矩原理在药物动力学中的应用

- 统计矩的基本概念
  - 零阶矩、一阶矩、平均滞留时间等基本概念
  - MRT的意义：MRT值的"平均"实际上遵从"对数–正态分布"，"平均"发生在样本总体的63.2%处
- 矩量法估算药物动力学参数
  - 用矩量法进行生物半衰期、清除率、稳态表观分布容积、生物利用度、平均稳态血药浓度等药动学参数的计算
- 矩量法研究药物体内过程
  - 药物释放动力学相关参数MRT、MAT、MDT、MDIT的含义及MRT的估算
  - 应用统计矩原理对药物在体内吸收过程的描述（ka的估算）

题库

练 习 题

1. 与经典房室模型法相比，统计矩法的优势表现在哪些方面？

2. 统计矩原理估算药动学参数的前提条件是什么？

3. 什么是平均滞留时间？平均滞留时间中的"平均"有什么含义？

4. 什么是 MDIT、MDT、MAT？如何应用矩量法进行计算？

5. 当药物吸收属于单纯一级速率过程时，如何估算 k_a？当药物吸收属于零级速率过程时，如何估算 k_a？

（刘明妍）

PPT

第十三章

非线性药物动力学

学习导引

知识要求

1. **掌握** 非线性药物动力学产生的机制及相应体内过程；饱和消除药物动力学的特点；Michaelis – Menten 方程及其适用条件和特点；饱和消除非线性药物动力学的识别方法。

2. **熟悉** V_m 与 K_m 的估算方法；非线性药动学参数与线性药动学参数的不同点。

3. **了解** 饱和消除之外引起的非线性药动学的识别方法。

能力要求

1. 能够根据药物非线性药物动力学产生的机制及其药动学参数的特点初步识别药物在体内可能存在的非线性动力学过程。

2. 具备根据 Michaelis – Menten 方程进行非线性动力学药物临床给药方案设计的基本能力。

案例解析

【案例】对 16 名用紫杉醇化疗的卵巢癌患者进行药物动力学研究，患者的用药剂量分别为 135mg/m²、175mg/m² 和 235mg/m²，静脉滴注 3 小时。滴注过程及滴注后 24 小时，动态采集血浆标本，用 HPLC 测定血药浓度。采用 PCNONLIN 程序进行非隔室模型参数计算和隔室模型数据拟合。结果显示，在这三个剂量下，紫杉醇都符合二室模型的特征，Cl 分别为（14.31 ± 0.73）L、（7.53 ± 2.52）L/h 和（6.25 ± 1.92）L/h；AUC 分别为（14.72 ± 0.75）h·μg/ml、（39.91 ± 13.13）h·μg/ml 和（66.52 ± 13.23）h·μg/ml；C_{max} 分别为（3.11 ± 0.34）μg/ml、（8.78 ± 3.53）μg/ml 和（16.34 ± 3.75）μg/ml。$t_{1/2(\alpha)}$ 分别为（0.185 ± 0.072）h、（0.267 ± 0.092）h 和（0.714 ± 0.098）h，k_{13} 分别为（2.623 ± 1.586）h⁻¹、（0.787 ± 0.316）h⁻¹ 和（0.218 ± 0.081）h⁻¹，k_{21} 分别为（0.322 ± 0.154）h⁻¹、（0.187 ± 0.081）h⁻¹ 和（0.148 ± 0.035）h⁻¹。

【问题】试述紫杉醇在患者体内的药动学特征及其产生原因。

【解析】紫杉醇在人体内通过肾排泄仅占原型药物的 5% ~ 10%，大部分通过肝脏 P450 酶系 CYP3A 及 CYP2C 亚族代谢消除。一旦酶代谢过程饱和，紫杉醇的消除速率将达到饱和。Cl 随给药剂量的增加而减小，AUC 及 C_{max} 随剂量的增加而呈非线性增加。这些提示药物消除可能存在非线性。此外，$t_{1/2(\alpha)}$、k_{21} 和 k_{13} 均随剂量增加而变化，这些提示药物的分布可能存在非线性，有学者认为这是由细胞膜转运的容量限制性或细胞膜对药物结合的饱和性引起的。

线性药物动力学（linear pharmacokinetics）符合三个基本假设：①药物的体内吸收为零级或一级速率过程；②与消除相比，药物分布相很快完成；③药物的体内消除属于一级速率过程。其基本特征有：①单次或多次给药后，任何时间点对应的体内药物量（包括各组织间转运量）与血药浓度成正比；②单次或多次给药后，任何时间点对应的血药浓度、体内药量、药－时曲线下面积及尿中累积排药量都与给药剂量成正比；③药物的消除半衰期、消除速率常数和清除率均为定值，与给药剂量无关，呈现剂量非依赖性（dose－independence）。根据线性药物动力学的三个基本假设和基本特征，可以用线性微分方程组来描述药物体内过程的动态变化规律。

目前，临床应用的绝大多数药物在治疗剂量范围内时，其体内过程遵循线性动力学。但也有一些药物在治疗剂量或较高剂量下，其体内与吸收、分布和消除过程有关的一些药物动力学参数表现出剂量依赖性，并不符合线性药物动力学特征，这种药物动力学称为非线性药物动力学（nonlinear pharmacokinetics），又称为剂量依赖性药物动力学（dose－dependent pharmacokinetics）。如非巴比妥镇静剂甲乙哌酮的体内药物浓度 <30mg/ml 时，半衰期为 4.4 小时；体内药物浓度 >30mg/ml 时，半衰期延长至 8.0 小时。又如水杨酸在静脉注射 0.25g、1.30g 和 15g 三个剂量后，半衰期分别为 2.4 小时、6.1 小时和 19.1 小时。阿司匹林和苯妥英钠等药物也表现出类似的非线性药动学特征。这些药物的半衰期与给药剂量或血药浓度有关，随着给药剂量或血药浓度的增加而延长，表现为剂量依赖性药物动力学特征。由于非线性动力学特征药物的半衰期与剂量有关，相应的 AUC 与剂量也不成正比。如临床上应用的第一类精神病药品二甲基色胺，小鼠静脉注射给予 2mg/kg、10mg/kg 和 20mg/kg 三个剂量后，测得血浆 AUC 分别为 47.6min·μmol/L、487min·μmol/L 和 920min·μmol/L。

在药动学研究中发现有些药物的药动学特征与线性药物不同时，应当积极探索药动学特征出现不同的原因，从而推动非线性药动学的发展。

第一节　非线性药物动力学产生的机制

药物在体内的代谢和一些转运过程（如肠吸收、血浆蛋白结合、胆汁排泄及肾小管分泌等）需要代谢酶系统或转运体系统参与，而通常参与药物这些体内过程的代谢酶或转运体的数量是有限的。当给药剂量或血药浓度超过一定的限度，酶或转运体全部与药物结合，导致酶的代谢能力或转运体的转运能力达到饱和，呈现一定的容量限制性，体内过程呈现明显的剂量（浓度）依赖性药物动力学特征。在多数情况下，体内过程涉及容量限制性的药物均会表现出非线性动力学的特征。基于上述原因，非线性药物动力学除了称为剂量依赖性动力学外，又称为饱和动力学或容量限制性动力学（capacity－limited pharmacokinetics）等。除了容量限制性因素外，体内的酶诱导作用和酶抑制作用等也会使药物产生另一类非线性动力学过程，称为时间依赖性药物动力学（time－dependent pharmacokinetics）。

在非线性药物动力学研究中，最常见的情况是与药物代谢有关的可饱和的酶代谢过程和与药物吸收、排泄有关的可饱和的转运体转运过程。这些过程符合 Michaelis－Menten 方程。

一、吸收过程转运体饱和

静脉外非口服途径给药（如舌下、皮下注射、肌内注射和吸入等）后，药物从周围血管直接入血，机制简单，不易产生非线性吸收。口服给药后，药物要经肠胃肠道、门静脉进入肝脏，再进入血液大循环。因此，胃肠道的吸收机制比较复杂也是产生非线性吸收的主要原因之一。肠上皮细胞中存在着许多与药物胞内摄取和胞外分泌相关的转运体，即吸收型转运体（如氨基酸转运体、寡肽转运体等）；和分泌型转运体［如外排转运体 P－糖蛋白（P－gp）等］，这些转运体在一些药物的肠吸收过程中发挥着重要的作用，影响药物在细胞或组织中的暴露程度以及药物进入血液的速度和口服生物利用度。当吸收型转运体和（或）分泌型转运体介导的肠细胞摄取过程和（或）肠细胞分泌

微课

过程产生饱和时，将导致药物吸收过程呈现非线性药动学特征。

（一）肠细胞摄取过程

对于在肠细胞吸收过程中由吸收型转运体介导的药物，随着给药剂量的增加，细胞摄取过程趋于饱和，此时再增加给药剂量会导致吸收进入体内的药物比例减少，C_{max} 或 AUC 随剂量的增加而按低于正比的比例增加，从而降低药物的口服生物利用度。如依普沙坦是非肽类血管紧张素 II 受体拮抗剂，健康受试者口服给药剂量从 100mg、200mg、400mg 到 800mg 以 2 倍递增，其 AUC 平均低于 1.7 倍增加，即以低于剂量比的比例增加。加巴喷丁等抗癫痫药物是中性氨基酸转运体（小肠吸收型转运体）的底物，其给药剂量由 100mg 增加到 1600mg，生物利用度由 74% 降低至 36%，提示其小肠细胞摄取具有饱和性。

（二）肠细胞分泌过程

对于在肠细胞吸收过程中由分泌型转运体介导的药物，随着给药剂量的增加，细胞分泌过程趋于饱和，此时再增加给药剂量会导致外排分泌的药物比例减少，使 AUC 随剂量的增加按高于正比的比例增大，从而提高药物的口服生物利用度（图 13-1）。在实际应用中，分泌型转运体对药物吸收的影响主要与其介导的药物外排过程达到饱和时对应的药物剂量有关。当这个剂量较低时，分泌型转运体介导的药物外排过程易达到饱和，则此时分泌型转运体在药物的吸收中的作用将不重要，增加剂量可以提高口服生物利用度。如一种 HIV 蛋白酶抑制剂茚地那韦，虽然其是 P-gp 的底物，但当口服剂量为 800mg 时，P-gp 已经被饱和，其介导的药物外排作用也已达饱和，因此口服生物利用度较高（>60%）。又如抗病毒药利托那韦也是 P-gp 的底物，在给药剂量为 800mg 时，其口服生物利用度也达到 80% 以上。然而，如果药物的溶解速率和跨膜被动扩散速率很低，即使给药剂量较高，P-gp 在药物吸收中也会产生重要作用，导致口服生物利用度难以提高。

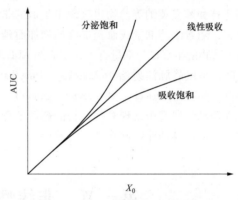

图 13-1　吸收型和分泌型转运体
饱和时的 AUC 与 X_0 的关系

例如，环孢素的临床给药剂量为 200~700mg 时，由于 P-gp 外排转运限制了其吸收，生物利用度也很低。

二、分布过程蛋白结合饱和

药物分布是指进入体内的药物随血液循环到达各组织间液或细胞内液的过程。药物的理化性质、局部组织器官血流、细胞膜屏障以及药物与血浆蛋白结合等因素会影响药物的分布，其中，血浆蛋白结合是主要因素。产生非线性分布的两个主要原因是可饱和的蛋白结合或可饱和的组织结合。

> **课堂互动**
>
> 　　血液中的药物以什么形式分布到组织或器官？如果药物与血浆蛋白结合饱和后，再增加药量，药物的消除速率会发生什么变化呢？

由于药物效应与游离型药物浓度直接相关，除了要关注药物总浓度外，更要关注游离型药物浓度。在治疗剂量范围内出现药物与血浆蛋白结合饱和的情况，将直接影响游离型药物浓度的比例。对于血浆蛋白结合率高及清除率低的药物，当其给药剂量达到一定后，血浆蛋白结合发生饱和，若再增大剂量，将显著提高游离型药物的比例。因为只有游离型药物才能转运到肝脏和肾脏进行消除，以上行为会增加其经肝代谢和经肾排泄的消除速率，使其半衰期缩短、清除率提高，使血药浓度和 AUC 低于按剂量比例预测的值（图 13-2）。如抗心律失常药丙吡胺在治疗剂量内，药物与血浆蛋白结合出现明显的浓度依赖性，当给药剂量从 100mg 分别增加到 150mg、200mg 和 300mg 时，AUC 分别为 100mg 剂量的 1.3 倍、1.6 倍和 2.0 倍，即 AUC 随剂量的增加不成正比，且低于剂量比。又如保泰松存在明显的血浆蛋白结合饱和特征，在低剂量时，半衰期为 3 天；高剂量时，半衰期仅为 3 小时。

肝脏是机体代谢和分布的重要器官。一般情况下，药物随血流通过被动扩散进入肝脏。然而，有些药物还可能通过主动摄取进入肝脏或外排进入胆汁等，使药物在肝脏的分布呈现非线性，从而导致非线性药动学。如内皮素拮抗剂 TAK－044 的给药剂量大于 30mg/kg 后，肝的摄取能力达到饱和，肝摄取转运体限制的肝非线性分布导致其产生非线性药物动力学。

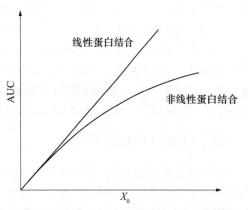

图 13 - 2　蛋白结合饱和时 AUC 与 X_0 的关系

三、代谢过程中代谢酶的饱和及酶抑制与酶诱导作用

给予较大剂量或多剂量给药的情况下，由于体内一些药物代谢酶的代谢能力具有容量限制性，这些药物会出现可饱和的代谢过程。这些过程主要包括肝代谢消除过程和小肠与肝的首过代谢过程。一般情况下，在体内，药物代谢消除达到饱和的情况并不多见，而首过代谢过程中出现药物代谢酶饱和现象的可能性较大。此外，在一些药物在肝首过代谢和肝代谢消除过程中存在自身酶诱导作用和自身酶抑制作用。

（一）代谢酶饱和

口服给药后，如果经胃肠道吸收的药物在肝门静脉中的非结合型药物浓度比较高，超过了酶的代谢能力，则肝首过代谢就会达到饱和。此时若继续增加剂量，相应地，进入体循环的药量增多，AUC 随剂量呈非线性增加，生物利用度也相应增加，如普萘洛尔和普罗帕酮等。但是，如果某药物口服给药后具有明显的肝代谢作用，或者吸收的药物在肝门静脉中的非结合型药物浓度较低，难以达到肝首过代谢饱和所需的药物浓度，则这些药物的口服绝对生物利用度就较低，如维拉帕米、丙咪嗪、帕罗西汀和肼屈嗪等。对于以肝代谢为主要消除过程的药物，当肝代谢酶饱和时，其血药浓度和 AUC 与剂量不成正比，将高于按一级动力学预测的理论值，可能会导致显著的临床效应和毒副作用。例如抗癫痫药苯妥英钠，其治疗指数低，主要在肝脏中代谢发生羟基化反应（占 50%～70%），生成无药理活性的羟基苯妥英。当达到一定的剂量，肝对苯妥英钠的代谢能力达到饱和，清除率下降，半衰期延长，此时，即便增加很小剂量，其血药浓度也会呈非线性急剧增加，将出现中毒危险。因此，临床用药时需对其进行血药浓度监测以调整给药方案。

（二）自身酶诱导作用

一些药物在肝首过代谢和肝代谢消除过程中存在自身酶诱导作用。如青蒿素、苯妥英钠等药物在小肠及肝的首过代谢过程中存在自身酶诱导作用，其自身能够诱导其代谢酶的过量生成，促进其自身的首过代谢，导致进入体循环的药量减少，与单剂量相比，连续给药后生物利用度减小。典型药物青蒿素在健康志愿者及疟疾患者体内均呈现明显的时间依赖性药物动力学，连续口服给药 7 天后，清除率由 186L/h 变为 1031L/h，提高了约 5 倍，AUC 下降为单剂量给药的 20%。值得注意的是，此类药物在单剂量给药时，体内药物动力学表现为线性动力学特征；而多剂量给药后，其口服清除率明显增大，血药浓度不遵循线性药物动力学多剂量给药的累加规律。如苯巴比妥和保泰松等药物在代谢消除过程中存在自身酶诱导作用，其自身能够诱导其代谢酶的过量生成，促进自身的代谢消除，导致半衰期缩短，清除率增加，血药浓度及 AUC 降低，从而使其药理活性下降或无效。

（三）自身酶抑制作用

有些药物在肝首过代谢和肝代谢消除过程中可能存在自身酶抑制作用。如双香豆素和地西泮等药物在小肠及肝的首过代谢过程中存在自身酶抑制作用，这些药物能抑制自身代谢酶的活性，减慢其自身首过代谢，与单剂量给药相比，连续给药后的生物利用度增加。此外，双香豆素和地西泮等药物在肝代谢消除过程中又存在自身酶抑制作用，会减慢其自身代谢，导致半衰期延长、血药浓度及 AUC 升高，药理活性及毒副作用增强。其典型特征之一是：这些药物在较高剂量时的消除速率比较低剂量时低。如典型药物双香豆素，每个剂量下，其血药浓度经时过程都表现为一级动力学；不过，当其静脉注射剂量由 150mg 分别增加到 286mg 及 600mg 时，$t_{1/2}$ 从 10 小时分别增加至 18 小时及 32 小时，表现出非线性动力学特征。

四、排泄过程转运体饱和

药物最重要的排泄途径包括肾排泄和胆汁排泄。肾小管和结合管的上皮细胞及肝细胞中存在一些与药物的肾小管分泌、肾小管主动重吸收和胆汁排泄等过程有关的转运体系统。其中，肾小管主动重吸收过程需要吸收型转运体介导，主要包括葡萄糖转运体、寡肽转运体和氨基酸转运体等。吸收型转运体系统饱和会导致药物排泄速率随剂量的增加而按高于正比的比例增大，AUC/X_0 随剂量的增加而降低。肾小管分泌和胆汁分泌过程均有分泌型转运体参与，主要包括有机阴离子转运体和有机阳离子转运体等。分泌型转运体的饱和会导致药物的排泄速率随剂量的增加而按低于正比的比例增大，AUC/X_0 随剂量的增加而增加。

如头孢噻肟存在肾小管分泌过程，是肾脏中 OAT（分泌型转运体）的底物，静脉注射给药剂量从 500mg 增加到 1000mg，肾脏清除率则从 220ml/min 降低到 159ml/min，AUC 随剂量的增加而按高于正比的比例呈非线性增加。维生素 C 存在肾小管主动重吸收过程，是钠离子依赖型转运体（Slc23a1）（吸收型转运体）的底物，口服给药剂量过大（大于 200mg/d）时，尿液中会出现大量的维生素 C，重吸收不完全，AUC 随剂量的增加按低于正比的比例呈非线性增加，导致口服生物利用度降低。

第二节 非线性消除药物动力学

一、非线性消除药物动力学的特点

课堂互动

请结合药物在消除过程中产生非线性药物动力学的机制，分析因代谢酶饱和或转运体饱和而导致的饱和消除的特点。

在高浓度条件下，参与药物体内消除过程的代谢酶或转运体饱和而导致其消除过程饱和，具有与线性药物动力学不同的特点。

①药物的消除速率随剂量的增加趋于饱和，此过程遵循 Michaelis – Menten（米氏）方程。

②血药浓度和 AUC 均与剂量不成正比。

③药物的消除半衰期随剂量的增加而延长。

④其他药物可能与其竞争酶或转运体系统，体内动力学过程可能受合并用药的影响。

⑤药物代谢物的组成或（和）比例可能随剂量变化而变化。

图 13 – 3 为可饱和消除过程的血药浓度对数（lgC） – 时间（t）曲线。血药浓度较低时，药物消除速率与血药浓率成正比，此时表现为线性动力学特征，如曲线 B 所示；随着血药浓度的继续增加，消除速率与血药浓度按低于正比的比例增加，消除能力下降。当血药浓度较高时，消除过程达到饱和，消除速率恒定，如曲线 A 所示；此时，若再增加剂量，则血药浓度会急剧增大。

临床用药中值得注意的是，药物在体内的消除过程（如排泄或代谢）被饱和则会产生非线性药物动力学，导致药物的临床疗效和毒副作用发生改变，特别是一些治疗指数较窄的药物（如茶碱和苯妥英等）。体内消除过程被饱和会使药物向体外消除的速率明显减慢，半衰期延长，清除率明显降低，导致血药浓度过高，严重时出现中毒，且解毒过程会比较缓慢。大多数药物在治疗剂量范围内时，饱和消除现象一般不会出现，若患者出现病理情况（如肾功能下降和肝功能损害等），可能会在较低的剂量即治疗剂量范围内出现饱和消除特征，导致体内出现非线性药物动力学，这在临床用药中应予以重视。

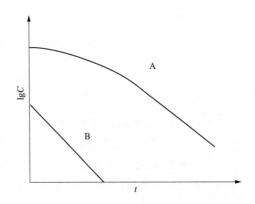

图 13 - 3 具有可饱和消除过程的 $\lg C - t$ 曲线

二、静脉注射给药后的非线性药物动力学方程

（一）米氏方程

可饱和消除过程产生的非线性药物动力学是酶或转运体的饱和作用所致。1913 年发表的米氏方程主要用于描述酶参与的物质变化动力学过程。对于可饱和的消除过程，可用米氏方程表征，其对应的药物动力学方程为下式：

$$-\frac{dC}{dt} = \frac{V_m \cdot C}{K_m + C} \qquad (13-1)$$

公式（13-1）中，$-\dfrac{dC}{dt}$ 为药物在 t 时间的消除速率；V_m 为理论上的药物最大消除速率；K_m 为米氏常数，是药物的消除速率为 V_m 的一半时所对应的血药浓度（图 13-4）。K_m 值越小，表明药物与酶或转运体的亲和性越强，代谢或转运能力越强；相反，K_m 越大表明药物与酶或转运体的亲和性越弱，代谢或转运能力越弱。通常，K_m 值最小的药物为酶或转运体的最适底物。

具有可饱和消除过程的药物的动力学参数 K_m 和 V_m 在一定条件下是常数，取决于酶或转运体介导的过程和药

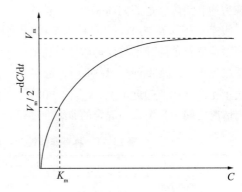

图 13 - 4 米氏过程药物的消除速率（$-dC/dt$）
与血药浓度（C）的关系

物的有关性质。对于指定的酶或转运体以及药物，培养条件（pH、温度和离子强度）一定时，K_m 是定值，与酶或转运体的含量无关。

该方程式适用于药物在酶或转运体的参与下完成的可饱和消除过程。这些过程需要特定的酶或转运体参与，专属性强。因参与这些过程的酶或转运体的数量有限，当血药浓度增加到一定程度时，药物的消除速率趋于恒定，药物的消除能力达到饱和。

知识拓展

米氏方程的适用范围

米氏方程适用于药物在酶或转运体的参与下完成的可饱和过程，如酶或转运体参与的饱和消除过程、转运体参与的饱和吸收过程、分布过程中转运体参与的肝饱和摄取过程等。

研究这些过程时，K_m 还可用于解析介导药物转运的蛋白及代谢酶的类型、判断与酶代谢及细胞或膜转运有关的实验结果的体内外一致性等。V_m 除了与酶或转运体、药物及环境因素（pH、温度和离子强度）有关外，还与酶或转运体的含量成正比，因此应用有限。

（二）具米氏过程的药物动力学特征

米氏方程表征的可饱和消除过程有两种极端的情况。

①当 $C \ll K_m$ 时，公式（13-1）可简化为下式：

$$-\frac{dC}{dt} = \frac{V_m}{K_m} \cdot C \tag{13-2}$$

公式（13-2）表明药物消除速率与血药浓度的一次方成正比，符合一级消除动力学的线性特征。这种情况在实际中很常见。当药物的血药浓度远低于 K_m 值时，如图13-4中曲线的前端近似直线，即 $-dC/dt$ 与 C 呈线性关系，其斜率为常数，即 V_m/K_m。

②当 $C \ll K_m$ 时，公式（13-1）可简化为下式：

$$-\frac{dC}{dt} = V_m \tag{13-3}$$

公式（13-3）表明药物消除速率与血药浓度无关，消除速率接近一恒定值，消除过程达到饱和，如图13-4中所示，曲线的尾端趋向于一条水平线。

基于上述分析，若以 $-dC/dt$ 对 C 作图，则血药浓度很小时，$-dC/dt$ 随 C 呈线性上升，表现为线性动力学过程；当血药浓度进一步增大时，$-dC/dt$ 按低于一级动力学的速率上升，呈曲线形；当血药浓度增大到一定程度时，$-dC/dt$ 逐渐接近 V_m，趋向于水平线，即 $-dC/dt$ 与 C 无关，表现为零级动力学过程（图13-4）。临床上，有些药物在治疗浓度下表现为线性动力学消除；当血药浓度过高而中毒时，则常表现为饱和消除，显著偏离表观一级消除。

假定某药物 K_m 为1mg/L，V_m 为5.0mg/（L·h），按照公式（13-1）计算，得到不同血药浓度对应的消除速率及消除速率与血药浓度的比值（表13-1）。由表13-1可知，当血药浓度 $\gg K_m$ 时，药物消除速率趋近于 V_m [5.0mg/（L·h）]，近似零级消除过程；当血药浓度 $\ll K_m$ 值时，药物消除速率与血药浓度成正比，其比值趋近于 V_m/K_m（4.90h^{-1}），相当于一级消除速率常数（k）；当血药浓度介于以上两种极端情况之间时，消除为混合的非线性过程。

表13-1　具有非线性动力学特征药物的血药浓度对消除速率的影响

C（mg/L）	$-dC/dt$ [mg/（L·h）]	$(-dC/dt)/C$（h^{-1}）
1000.000	5.000	0.00
500.000	4.990	0.01
100.000	4.950	0.05
50.000	4.900	0.10
10.000	4.540	0.45
1.000	2.500	2.50
0.500	1.670	3.33
0.100	0.450	4.54
0.010	0.050	4.95
0.001	0.005	4.99

（三）血药浓度与时间的关系

具有可饱和消除过程的非线性药物经静脉注射给药后，可通过米氏方程的积分式来表达血药浓度的经时过程。将公式（13-1）移项，可得下式：

$$-\frac{dC}{C}(C + K_m) = V_m dt \tag{13-4}$$

即：

$$- \mathrm{d}C - \frac{K_{\mathrm{m}}}{C}\mathrm{d}C = V_{\mathrm{m}}\mathrm{d}t \qquad (13-5)$$

（13 – 5）积分后，整理得：

$$\ln C = \frac{C_0 - C}{K_{\mathrm{m}}} + \ln C_0 - \frac{V_{\mathrm{m}}}{K_{\mathrm{m}}}t \qquad (13-6)$$

或

$$t = \frac{C_0 - C}{V_{\mathrm{m}}} + \frac{K_{\mathrm{m}}}{V_{\mathrm{m}}}\ln \frac{C_0}{C} \qquad (13-7)$$

式（13 – 6）、式（13 – 7）中同时存在 C 及 $\ln C$，故不能明确解出 $C - t$ 的关系式。

（四）K_{m} 和 V_{m} 的求算

1. 米氏方程直线化 将公式（13 – 1）移项后，以平均速度（$\Delta C/\Delta t$）表示瞬时速度（$\mathrm{d}C/\mathrm{d}t$），以取样间隔内中点时刻的血药浓度或平均血药浓度 $C_{\mathrm{中}}$（即 Δt 时间内开始与末尾血药浓度的平均值）表示 C，可得：

Hanes – Woolf 方程式：
$$\frac{C_{\mathrm{中}}}{-\Delta C/\Delta t} = \frac{K_m}{V_{\mathrm{m}}} + \frac{C_{\mathrm{中}}}{V_{\mathrm{m}}} \qquad (13-8)$$

Eadie – Hofstee 方程式：
$$\frac{-\Delta C/\Delta t}{C_{\mathrm{中}}} = \frac{\Delta C/\Delta t}{K_{\mathrm{m}}} + \frac{V_{\mathrm{m}}}{K_{\mathrm{m}}} \qquad (13-9)$$

Lineweaver – Burk 方程式：
$$\frac{1}{-\Delta C/\Delta t} = \frac{K_{\mathrm{m}}}{V_{\mathrm{m}} \cdot C_{\mathrm{中}}} + \frac{1}{V_{\mathrm{m}}} \qquad (13-10)$$

Hanes – Woolf 方程以 $\dfrac{C_{\mathrm{中}}}{-\Delta C/\Delta t}$ 对 $C_{\mathrm{中}}$ 线性回归，直线的斜率为 $1/V_{\mathrm{m}}$，截距为 $K_{\mathrm{m}}/V_{\mathrm{m}}$；Eadie – Hofstee 方程以 $-\dfrac{\Delta C/\Delta t}{C_{\mathrm{中}}}$ 对 $\Delta C/\Delta t$ 线性回归，由斜率可求得 K_{m}，由截距可求得 V_{m}；Lineweaver – Burk 方程以 $\dfrac{1}{-\Delta C/\Delta t}$ 对 $\dfrac{1}{C_{\mathrm{中}}}$ 线性回归，直线斜率为 $K_{\mathrm{m}}/V_{\mathrm{m}}$，截距为 $1/V_{\mathrm{m}}$。式（13 – 10）的数据点分散不均匀，导致计算的斜率和截距的准确度较低。目前，计算米氏方程中的动力学参数常用为式（13 – 8）和式（13 – 9）。

2. $\ln C$ 与 t 的直线化 单纯饱和消除药物经静脉给药后，药 – 时方程如公式（13 – 6）所示。当血药浓度很低时，$C_0 - C \approx C_0$，该曲线尾段为直线，其方程式为：

$$\ln C = \ln C_0 + \frac{C_0}{K_{\mathrm{m}}} - \frac{V_{\mathrm{m}}}{K_{\mathrm{m}}}t \qquad (13-11)$$

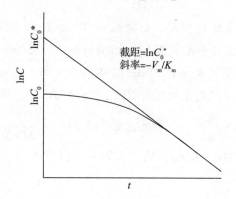

图 13 – 5 静脉注射后的低浓度的 $\ln C - t$ 数据估算 K_{m} 和 V_{m}

如图 13 – 5 所示，将其外推与纵轴相交，纵轴上的截距以 $\ln C_0^*$ 表示，则得到下式：

$$\ln C_0^* = \ln C_0 + \frac{C_0}{K_{\mathrm{m}}} \qquad (13-12)$$

整理公式（13 – 12）可得下式：

$$K_m = \frac{C_0}{\ln C_0^* - \ln C_0} \tag{13 – 13}$$

公式（13 – 12）中，$\ln C_0^*$ 可从 $\ln C - t$ 曲线末端直线段外推求得，即由公式（13 – 13）求得 K_m。再由直线的斜率可求得 V_m，即 $V_m = -$ 斜率 $\times K_m$。

案例解析

【案例】某药在体内为单纯非线性消除，静脉注射后，测定了一组不同时间点下的血药浓度数据，如表 13 – 2 所示。

表 13 – 2 低血药浓度时的 $C - t$ 数据

t（h）	119	131	135	139
C（mg/L）	0.6065	0.0600	0.01318	0.002459

【问题】1. 根据低血药浓度时的药 – 时数据，采用低血药浓度时 $\ln C$ 与 t 的直线的方法计算该药的 K_m 及 V_m。

2. 根据血药浓度数据计算得到的参数（表 13 – 3），采用米氏方程直线化的方法计算该药的 K_m 及 V_m。

表 13 – 3 由血药浓度数据计算得到的 $C_{中}$、$-\Delta C/\Delta t$ 等数据

$C_{中}$ (mg/L)	$1/C_{中}$ (L/mg)	$-\Delta C/\Delta t$ [mg/(L·h)]	$1/(-\Delta C/\Delta t)$ (h·L/mg)	$C_{中}/(-\Delta C/\Delta t)$ (h)	$-\Delta C/\Delta t/C_{中}$ (h⁻¹)
394.30	0.00253	4.80	0.2604	103.26	0.0097
282.05	0.00355	4.20	0.2631	74.46	0.163
167.40	0.00596	3.20	0.3030	50.60	0.303
58.57	0.01716	2.16	0.3390	19.98	0.439
4.313	0.23180	1.21	0.6024	2.60	0.603

【解析】

（1）利用式（13 – 11）求算 V_m 和 K_m。已知 $C_0 = 400$ mg/L，利用时间为 119h、131h、135h 及 139h 的数据，由于此时 C 值远低于 K_m，取 $\ln C$ 对 t 线性回归，求得斜率为 -0.2651，截距 $\ln C_0^*$ 为 31.314。代入式（13 – 13），求得 $K_m = 15.80$ mg/L，$V_m = -K_m \times$ 斜率 $= 4.18$ mg/(L·h)。

（2）以相近两点的血药浓度的平均值为 $C_{中}$，浓度差 ΔC 与时间差 Δt 之比为平均消除速率（$-C/t$），然后分别计算得到 $\dfrac{C_{中}}{-\Delta C/\Delta t}$。根据公式（13 – 8），$\dfrac{C_{中}}{-\Delta C/\Delta t}$ 对 $C_{中}$ 作线性回归（图 13 – 6），求得斜率 $1/V_m = 0.2534$ h·L/mg，$V_m = 3.95$ mg/(L·h)；斜率 $K_m/V_m = 4.2286$，$K_m = 16.70$ mg/L。

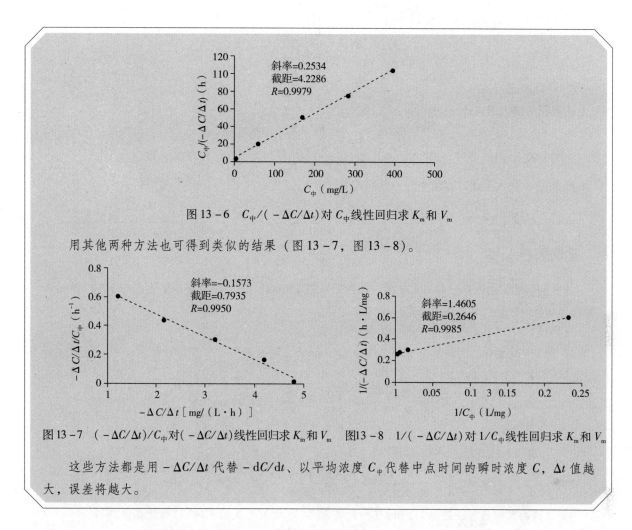

图 13 – 6 $C_{中}/(-\Delta C/\Delta t)$ 对 $C_{中}$ 线性回归求 K_m 和 V_m

用其他两种方法也可得到类似的结果（图 13 – 7，图 13 – 8）。

图 13 – 7 $(-\Delta C/\Delta t)/C_{中}$ 对 $(-\Delta C/\Delta t)$ 线性回归求 K_m 和 V_m　图 13 – 8 $1/(-\Delta C/\Delta t)$ 对 $1/C_{中}$ 线性回归求 K_m 和 V_m

这些方法都是用 $-\Delta C/\Delta t$ 代替 $-dC/dt$、以平均浓度 $C_{中}$ 代替中点时间的瞬时浓度 C，Δt 值越大，误差将越大。

3. 稳态特征　当多剂量给药达到稳态时，给药速率等于消除速率。基于此，可采用以下两种方法求 K_m 和 V_m。

（1）直线化　公式（13 – 1）可改写为下式：

$$R = \frac{V'_m \cdot C_{ss}}{K_m + C_{ss}} \tag{13 - 14}$$

公式（13 – 14）中，R 为给药速率（等于给药剂量与给药间隔的比值），C_{ss} 为稳态血药浓度，V'_m 为以体内药量表示的最大消除速率（等于 V_m 和表观分布容积的乘积），公式（13 – 14）可转变为下式：

$$C_{ss} = \frac{V'_m \cdot C_{ss}}{R} - K_m \tag{13 - 15}$$

以 C_{ss} 对 C_{ss}/R 线性回归，截距为 $-K_m$，斜率为 V'_m。也可根据公式（13 – 15），以 R 对 R/C_{ss} 线性回归，根据斜率和截距也可求得 K_m 和 V'_m：

$$R = V'_m - \frac{K_m \cdot R}{C_{ss}} \tag{13 - 16}$$

此方法简单易行，但要求至少给两种不同剂量，并测定相应的 C_{ss}。

求出 K_m 和 V'_m 后，可分别根据式（13 – 15）或式（13 – 16）预测不同给药剂量对应的稳态血药浓度或达到预期的稳态血药浓度所需的给药剂量。此方法特别适用于临床给药方案的调整。在实际工作中，K_m 和 V'_m 可采用大量病例的平均值，K_m 值的个体差异较 V'_m 小得多，若采用受试患者的结果更理想。

（2）直接计算法　将分别测得的两种给药速率（R_1 和 R_2）对应的稳态血药浓度（C_{ss1} 和 C_{ss2}）直接代入式（13 – 14），解下列方程组：

$$R_1 = \frac{V_m' C_{ss1}}{K_m + C_{ss1}}$$

$$R_2 = \frac{V_m' C_{ss2}}{K_m + C_{ss2}}$$

上述方程的解为下式：

$$K_m = \frac{R_2 - R_1}{\dfrac{R_1}{C_{ss1}} - \dfrac{R_2}{C_{ss2}}}$$ 　　　　　　　　（13-17）

求得 K_m 后，代入上述方程组中任一方程式可求出 V_m'。

案例解析

【案例】临床上一患者服用苯妥英，若每天给药150mg，则稳态血药浓度为8.6mg/L；若每天给药300mg，则稳态血药浓度为25.1mg/L。

【问题】1. 求苯妥英用于该患者的 K_m 和 V_m' 值。

　　　　2. 如欲达到的稳态血药浓度为11.3mg/L，则每天应服用多大剂量？

【解析】根据式（13-17）计算得：

$$K_m = \frac{R_2 - R_1}{\dfrac{R_1}{C_{ss1}} - \dfrac{R_2}{C_{ss2}}} = \frac{300 - 150}{\dfrac{150}{8.6} - \dfrac{300}{25.1}} = 27.3 \,(\text{mg/L})$$

将 K_m 值代入式（13-14），计算得：

$$V_m' = \frac{R_1(K_m + C_{ss1})}{C_{ss1}} = \frac{150(27.3 + 8.6)}{8.6} = 626 \,(\text{mg/d})$$

要达到的预期稳态浓度为11.3mg/L，则将 K_m 和 V_m' 代入式（13-14），可计算得：

$$R = \frac{V_m' \cdot C_{ss1}}{K_m + C_{ss}} = \frac{626 \times 11.3}{27.3 + 11.3} = 183.3 \,(\text{mg/d})$$

答：苯妥英用于该患者的 K_m 和 V_m' 值分别为27.3mg/L和626mg/d。欲达到稳态血药浓度11.3mg/L，则每天应服用183.3mg。

三、非线性药物动力学参数的估算

（一）生物半衰期（$t_{1/2}$）

对于正常人，线性药物的生物半衰期为一定值，与体内药量无关。而对于静脉注射具有饱和消除特征的药物，初始血药浓度为 C_0，根据半衰期的定义，将 $C = \frac{1}{2}C_0$ 代入式（13-6），则得下式：

$$t_{1/2} = \frac{\frac{1}{2}C_0 + 0.693K_m}{V_m} = \frac{C_0 + 1.386K_m}{2V_m}$$ 　　　　　　　　（13-18）

由公式（13-18）可知，对于遵循非线性消除动力学的药物，其 $t_{1/2}$ 与 C_0 有关，随着 C_0 增大，其 $t_{1/2}$ 延长。

在任何时间 t，同样可以导出由浓度 C 消除一半所需的时间，即生物半衰期 $t_{1/2}$ 的计算公式为下式：

$$t_{1/2} = \frac{\frac{1}{2}C + 0.693K_m}{V_m} = \frac{C + 1.386K_m}{2V_m}$$ 　　　　　　　　（13-19）

当血药浓度很低即 $C \ll K_m$ 时，$t_{1/2} = 0.693 \cdot \dfrac{K_m}{V_m}$，表明 $t_{1/2}$ 与血药浓度无关，表现为线性动力学特征；

当血药浓度较高即 $C \gg K_m$ 时，$t_{1/2} = \dfrac{C}{2V_m}$，表明 $t_{1/2}$ 随血药浓度的增加而延长。

（二）清除率（Cl）

对于单纯非线性消除的药物，其消除率（Cl）为单位时间内所消除的药量（$-dX/dt$）与血药浓度 C 的比值（V 为表观分布容积），公式如下：

$$Cl = \frac{-\dfrac{dX}{dt}}{C} = \frac{-\dfrac{dX}{dt} \cdot V}{C}$$

即

$$Cl = \frac{V_m \cdot V}{K_m + C} \tag{13-20}$$

式（13-20）表明，总体消除率与血药浓度有关，随血药浓度的增加而变小。

①当血药浓度较高即 $C \gg K_m$ 时，式（13-20）可简化为下式：

$$Cl = \frac{V_m \cdot V}{C} \tag{13-21}$$

即清除率与血药浓度成反比。

②当血药浓度较低即 $K_m \gg C$ 时，式（13-20）可简化为下式：

$$Cl = \frac{V_m V}{K_m} \tag{13-22}$$

即清除率与血药浓度无关，表现为线性动力学药特征。

对于既有线性消除（消除速率常数为 k）又具非线性消除的药物，其消除速率为下式：

$$-\frac{dX}{dt} \cdot \frac{1}{V} = \frac{V_m C}{K_m + C} + kC \tag{13-23}$$

式（13-23）整理得下式：

$$-\frac{dX/dt}{C} = \frac{V_m V}{K_m + C} + kV \tag{13-24}$$

即

$$Cl = \frac{V_m V}{K_m + C} + kV \tag{13-25}$$

式（13-25）表明，清除率与血药浓度有关，随血药浓度增加而变小。血药浓度对清除率的影响程度不仅与血药浓度有关，还与两种清除途径所占的比例有关。如肾清除属于线性消除，肝代谢属于非线性消除。但药物绝大部分通过肾小球滤过排泄，因此，血药浓度对清除率的影响程度小；相反情况下，则影响显著。

（三）药-时曲线下面积（AUC）

具饱和消除过程的非线性药物静脉注射后，其药-时曲线下面积可将式（13-6）代入，即得下式：

$$AUC = \int_0^\infty C dt = \int_{c_0}^0 t dC = \frac{1}{V_m} \int_{c_0}^0 (C_0 - C + K_m \ln \frac{C_0}{C}) dC = \frac{C_0}{V_m}(\frac{C_0}{2} + K_m) \tag{13-26}$$

式（13-26）表明，AUC 与剂量不成正比。

若将 $C_0 = X_0/V$ 代入式（13-26），得下式：

$$AUC = \int_0^\infty C dt = \frac{X_0}{V_m V}(K_m + \frac{X_0}{2V}) \tag{13-27}$$

当剂量低较低即 $X_0/(2V) \ll K_m$ 时，式（13-27）简化为下式：

$$AUC = \int_0^\infty C dt = \frac{K_m X_0}{V_m V} \tag{13-28}$$

此时，AUC 与剂量成正比，表现为一级消除特征。

当剂量较大即 $X_0/(2V) \gg K_m$ 时，式（13 – 27）简化为下式：

$$AUC = \frac{X_0^2}{2V^2 V_m} \qquad (13 - 29)$$

此时，AUC 与剂量的平方成正比，随着剂量的少量增加而较大程度增加。如苯妥英钠、阿司匹林等药物的体内过程就属于此类情况，在临床应用时应重视。

（四）稳态血药浓度（C_{ss}）

体内药物具有饱和消除特征时，根据多剂量给药达到稳态后药物消除速率和给药速率相等，即得下式：

$$R = \frac{X_0}{\tau} = \frac{V_m' C_{ss}}{K_m + C_{ss}} \qquad (13 - 30)$$

由式（13 – 30），可推导得下式：

$$C_{ss} = \frac{K_m X_0}{\tau V_m' - X_0} \qquad (13 - 31)$$

式（13 – 31）表明，稳态血药浓度随着剂量的增加而高于正比例增加。

基于以上饱和过程的非线性药动学参数的特征，在设计临床给药方案时，应对这类药物给予足够的重视。如水杨酸盐每隔 8 小时给药一次，当给药剂量由 0.5g 增加到 1.0g 时，其 C_{ss} 比原有水平增加了 5 倍以上，$t_{1/2}$ 也显著延长，达稳时间由原来的 2 天增加到 7 天。由此可见，剂量稍微增加就会导致 C_{ss}、$t_{1/2}$ 和达稳时间等药动学参数的显著改变，相应地就会导致药物效应和毒副作用的改变。因此，该类非线性特征的药物进行临床给药方案设计时，原则上应进行个体化给药方案设计。

第三节　非线性药物动力学的识别

部分药物在治疗剂量或较高剂量时，其在体内的吸收、分布、代谢或排泄过程均可能呈现非线性动力学特征，药动学参数和特征也相应改变。非线性药物动力学特征的出现会导致药物在临床上的药理效应和毒副作用的显著改变，因此，识别这些药物动力学特征对于新药药动学特征的研究和安全有效的临床用药均具有重要的意义。

一、消除过程

药物消除过程的非线性主要受饱和限制性因素和时间依赖性因素的影响。饱和限制性因素主要与肝代谢消除饱和、肾小管分泌饱和以及肾小管主动重吸收饱和过程有关。时间依赖性因素主要与自身酶诱导和自身酶抑制过程有关。针对这些非线性现象，一般情况下可采用不同剂量、单剂量和连续等剂量给药实验进行识别。

（一）单剂量给药

单剂量实验主要用于初步判断药物的非线性动力学消除过程。进行单剂量实验时，静脉注射一个剂量 (X_0) 得到 $C-t$ 数据，通过 $\lg C$ 对 t 作图，根据图的形状进行非线性识别。如图 13 – 9 所示，若 $\lg C-t$ 图呈直线或下凹曲线，则可能为线性药物动力学；若 $\lg C-t$ 图呈明显的上凸曲线，则可能存在非线性药物动力学。

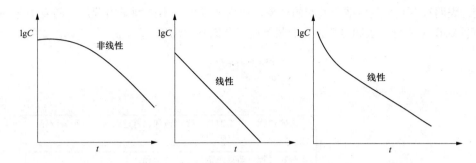

图 13 - 9　单剂量静脉注射药物线性和非线性药动学的 $\lg C - t$ 图比较

（二）不同剂量给药

进行不同剂量实验时，通常静脉注射高、中、低三个剂量（X_0），得到各剂量对应的 $C - t$ 数据，按下述方法进行数据处理。

1. 作 $C - t$ 曲线　如果三个不同剂量对应的 $C - t$ 曲线都相互平行，表明药物在此剂量范围内为线性动力学；反之，则为非线性动力学（图 13 - 10）。

2. 作 $C/X_0 - t$ 曲线　若三条曲线明显不重叠，则可能存在非线性过程。

3. 比较 AUC/X_0　若三个比值明显不同，则可能

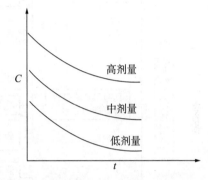

图 13 - 10　多剂量静脉注射药物对应的 $C - t$ 曲线

存在非线性过程；若 AUC/X_0 随 X_0 的增加而增加，表明存在消除饱和现象，即肝代谢饱和或肾小管分泌饱和；若 AUC/X_0 随 X_0 的增加而降低，表明存在肾小管主动重吸收饱和。

4. 比较药动学参数随剂量的变化特征　将每个 X_0 对应的 $C - t$ 数据按线性动力学模型处理，并计算各个 X_0 对应的动力学参数。若动力学参数如 $t_{1/2}$、k、Cl 等，明显地随剂量变化而改变，则可能存在非线性过程。

（三）连续多剂量给药

进行静脉注射给药，连续多剂量与单剂量相比，若 AUC/X_0 降低，表明存在自身酶诱导代谢作用；若 AUC/X_0 增加，表明存在自身酶抑制代谢作用。

二、吸收过程

药物吸收过程的非线性主要与肠吸收饱和、分泌饱和、胃肠道首过代谢的饱和及自身酶诱导或抑制有关。这些非线性可通过不同剂量给药和连续多剂量给药后的药动学特征进行识别。

不同剂量给药后，可通过体外吸收实验、在体动物实验和整体动物实验进行识别。体外吸收实验的方法主要有组织流动室法、外翻肠囊法和外翻环法。在体动物实验的方法主要有肠灌流法等。在整体动物实验法中，如图 13 - 1 所示，若 AUC（或 C_{max}）随着剂量的增加而按低于正比的比例增加、生物利用度随着剂量的增加而降低，表明存在吸收饱和的现象；若 C_{max} 或 AUC 随着剂量的增加而按高于正比的比例增加、生物利用度随着剂量的增加而增加，表明存在分泌饱和或首过代谢饱和。

连续多剂量给药与单剂量给药相比，若生物利用度降低，表明存在自身酶诱导代谢作用；若生物利用度增加，表明存在自身酶抑制代谢作用。

三、分布过程

药物分布过程的非线性主要与药物血浆蛋白结合饱和有关，可通过体外实验和体内实验进行识别。体外实验即采用透析袋法、超速离心法等，分别测定高、中、低三个剂量（含有效剂量）对应的药物血浆蛋白结合率。若血浆中游离型药物的百分数随着剂量的增加而增加、药物血浆蛋白结合率随着剂量的

增加而改变，表明存在血浆蛋白结合饱和的现象。体内实验中，不同剂量给药后，随着剂量的增加，如半衰期缩短、AUC/X_0降低，表明可能存在血浆蛋白结合饱和的现象。

本章小结

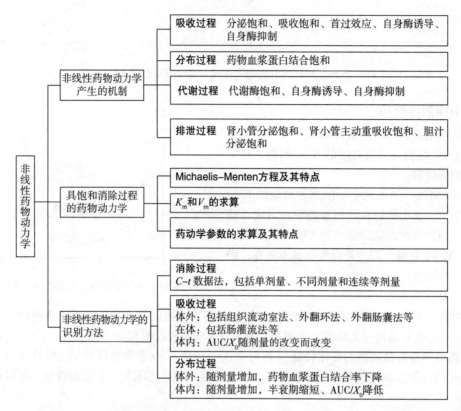

非线性药物动力学	非线性药物动力学产生的机制	**吸收过程** 分泌饱和、吸收饱和、首过效应、自身酶诱导、自身酶抑制	
		分布过程 药物血浆蛋白结合饱和	
		代谢过程 代谢酶饱和、自身酶诱导、自身酶抑制	
		排泄过程 肾小管分泌饱和、肾小管主动重吸收饱和、胆汁分泌饱和	
	具饱和消除过程的药物动力学	Michaelis-Menten方程及其特点	
		K_m和V_m的求算	
		药动学参数的求算及其特点	
	非线性药物动力学的识别方法	**消除过程** C–t数据法，包括单剂量、不同剂量和连续等剂量	
		吸收过程 体外：包括组织流动室法、外翻环法、外翻肠囊法等 体内：包括肠灌流法等 体内：AUC/X_0随剂量的改变而改变	
		分布过程 体外：随剂量增加，药物血浆蛋白结合率下降 体内：随剂量增加，半衰期缩短、AUC/X_0降低	

练 习 题

题库

1. 产生药物非线性动力学过程的原因有哪些？

2. 吸收过程中影响药物口服生物利用度的因素有哪些？

3. 某药物存在血浆蛋白结合饱和的现象，则其体内过程会出现哪些药动学特征？

4. 如何识别吸收过程和消除过程中存在的非线性？

5. 体内哪些过程引起的非线性药物动力学符合米氏方程？对应的药动学特点有哪些？

6. 在临床上，为什么对具饱和消除过程的非线性动力学药物要予以重视？

（郭新红）

第十四章

药物动力学的临床应用

第一节　临床给药方案的设计

临床给药方案（dosage regimen）是指临床上以患者信息、疾病信息、药品信息为基础，为实现疾病处置目标而拟定的药物应用方法。它的内容应包括：治疗目标、药品选择、给药途径、给药剂量、给药时间、给药间隔、疗程、联合用药以及不良反应防治措施等。制定给药方案的基本要求是，应当使血药浓度维持在有效治疗水平的范围内，既不因血药浓度过低而达不到应有的疗效，又不会因血药浓度过高而产生不良反应，确保患者能得到安全、有效、合理的治疗。应当指出，临床常规的用药方案不一定适用于对药物有高敏性或耐受性的人群，故临床治疗时必须根据患者的具体情况制定最佳给药方案，实施个体化治疗（individualized therapy）。

一、血药浓度与药物效应的关系

通常情况下，药物的效应在一定范围内与给药剂量呈正相关，即随着剂量的增加或减少，药效相应增强或减弱。但是，药物的剂量 - 效应关系因受到诸多因素的干扰，难以完全作为指导临床用药的依据。人们很早就已认识到，药物效应与血药浓度间的相关性远优于效应与剂量间的相关性。现已证实，大多数药物的血液浓度与药物效应呈显著相关性。例如，抗癫痫药苯妥英钠的药效及毒性反应与血药浓度密切相关。其血药浓度为 10~20μg/ml 时，具良好的抗癫痫作用；血药浓度为 20~40μg/ml 时，会导致眼球震颤、运动失调等症状；血药浓度大于 40μg/ml 时，可导致中枢神经系统中毒症状。

就本质而言，药物是通过与靶部位的受体等大分子物质相互作用而产生药理效应的。因此，药物效应的强弱、持续时间的久暂取决于活性物质在靶部位的浓度及其变化。鉴于大多数药物的体内过程表现为线性动力学特征，当其在体内分布达到平衡时，血药浓度与细胞外液、细胞内液乃至靶部位的药物浓度呈动态平衡。此时，药物的血药浓度可以间接地反映靶部位的药物浓度，从而预测药物可能产生的效应并可作为拟定、调整用药方案的基础（图 14-1）。

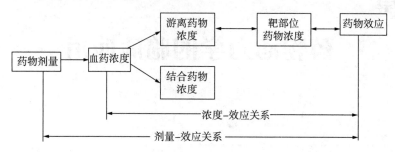

图 14-1　药物剂量-血药浓度-药效关系示意图

二、影响血药浓度的因素

影响药物血药浓度的因素有很多，主要包括药物因素、生理因素和给药方案三个方面。

（一）药物因素

已知多数药物的跨膜过程以被动转运方式进行，即药物依赖于生物膜两侧的浓度梯度或电位差，由高侧向低侧转运。

生物膜的类脂质特性决定了许多脂溶性高的药物易通过脂溶扩散的方式进行跨膜转运，因而血药浓度达峰时间短。例如，与同类药物相比，降脂药阿托伐他汀因具有独特的三环结构而脂溶性增高，故血药浓度较其他同类药物达峰更快（仅需 1~2 小时），起效也更快。

多数药物属于有机弱酸或弱碱，可以在体液中解离成离子型及非离子型两种形态。其中，仅非离子型药物因脂溶性高能够跨膜转运。所以，药物的 pK_a 及体液的 pH 能显著影响药物的转运，从而影响其血药浓度。通常，弱酸性药物在酸性胃液中解离少，易于吸收；而在碱性肠液中解离多，难于吸收。例如，弱酸性药物阿司匹林（pK_a 3.5）主要在胃中吸收，而在肠道中几乎不被吸收。相反，弱碱性药物在胃中吸收少，而在肠道中吸收较多。

不同的药物剂型中，药物的存在状态不同，因此，同一药物不同剂型的吸收速率与吸收程度差异很大，从而影响药物的血药浓度及效应。例如，皮下或肌内注射吸收比口服快；水溶液吸收比油剂或混悬剂快。口服给药溶液剂吸收快，散剂次之，片剂和胶囊等须先崩解，故吸收较慢。因此，为保证药物吸收和药效的一致性，需要用生物等效性（bioequivalence）进行评价。

但是应当指出，有些药物的药理效应往往与血药浓度并不同步，呈明显的滞后现象，亦即药物的最大效应并非出现在血药浓度较高的峰值期，而是出现于血药浓度下降的消除相。药物效应滞后的原因有很多，较为常见的有两种情况。①药物通过间接作用于某一活性介质而产生药理效应。由于该过程需耗费时间，药效会滞后于血药浓度。例如，华法林通过抑制凝血酶原复合物的合成而产生抗凝作用，但体内原有的凝血酶原复合物的分解较慢，所以通常在用药数日后药物才能呈现最大抗凝作用。②循环血液中的药物向其效应部位的分布较慢，需较长时间才能达到平衡。此时，也会出现效应滞后于血药浓度的现象。例如，地高辛静脉给药后，血药浓度瞬间即达到峰值，但其分布到作用部位心肌却需 6 小时左右才能达到平衡，故地高辛的最大效应会出现在血药浓度较低的时候。

（二）生理因素

已知药物作用的受体、药物体内转运所涉及的各种活性蛋白质、药物代谢的相关酶类等都与遗传因素密切相关，且可能存在明显的种族差异，从而导致药物的血药浓度也存在个体差异或种族差异。

不同年龄人群对药物的敏感性及处置能力有很大差异。其中，尤以儿童及老年人最为明显。儿童特别是婴幼儿因多种生理、生化功能尚未发育成熟；老年人则因各种功能衰退使他们的药效学及药动学均可能与中青年人显著不同。这一点在临床用药时应格外注意。

不同的疾病状态可导致药物动力学发生很大变化。其中，肝、肾功能改变对药动学的影响尤为重要。例如，肝硬化患者的肝清除率明显降低，药物 $t_{1/2}$ 显著延长；体内白蛋白合成减少，使药物的血浆蛋白结合率下降，游离药物浓度升高。急性肝炎也会导致患者的肝清除率下降，使 $t_{1/2}$ 延长。例如，正常人双香豆素的 $t_{1/2}$ 约为 30.7 小时，而在急性肝炎患者中可延长至 50.6 小时。

肾功能障碍显著影响药物清除，影响程度与肾损伤程度直接相关。例如，对肾功能正常的人静脉滴注头孢吡肟 1g，$t_{1/2}$ 约 2～3 小时；若患者 Cl_{er} 降至 31～60ml/min，$t_{1/2}$ 可延至 4～5 小时；Cl_{er} 降至 11～30ml/min，$t_{1/2}$ 则可延至 10～12 小时。此外，肾功能障碍患者可因蛋白尿而致白蛋白流失，从而导致药物蛋白结合率降低，游离药物浓度升高。

消化道疾患也可能影响药物的体内过程。例如，胃肠道 pH 改变可能影响弱酸性、弱碱性药物的吸收；胃排空时间延长或缩短可使药物的肠吸收发生改变；腹泻使药物吸收减少，而便秘可使药物吸收增加。

（三）给药方案

给药方案包括给药途径、给药剂量、给药时间、给药频率、给药疗程、联合用药等。

给药途径不同，药物的吸收速率及程度不同，从而可能影响药物的血药浓度乃至药效。某些药物口服用药时，肝脏的首过效应使进入血循环的药量减少，生物利用度降低。故对首过效应明显的药物，宜采用舌下给药，以避免首过效应，提高其生物利用度。

时辰药动学（chronopharmacokinetics）研究表明，昼夜不同时间用药，机体对药物的处置能力有明显差异，从而导致药物动力学呈现昼夜节律性差异。例如，镇痛消炎药吲哚美辛于 7：00 用药，血药浓度峰值较全天其他时间点用药平均高出约 20%；亚铁制剂于 19：00 用药，吸收率较 7：00 用药高约 1 倍。

给药次数不同可以明显影响药物的血药浓度乃至治疗效果。通常在确定每日给药总剂量后，应根据药物的 $t_{1/2}$ 合理设计给药次数，以确保获得安全、有效的血药浓度及疗效。例如，抗焦虑药替马西泮的 $t_{1/2}$ 约 4～10 小时，故应每日用药 3～4 次，才能在体内维持有效的血药浓度。若给药间隔过长，会导致血药浓度偏低，难以有效地控制焦虑症状。

多数疾病必须长时间用药以维持有效血药浓度方能治愈疾病。所以，药物在治疗疾病时都应有相应疗程。疗程不足或用药过久都会影响药物的疗效或导致不良反应。

临床上常采用两种或多种药物联合用药，以达到治疗目的。此时，药物之间可能发生药动学及药效学的相互作用，不仅可能极大地影响药物的血药浓度，也可能影响药效或导致不良反应。所以，联合用药时的药物相互作用是药物治疗中的重要课题，应予以高度重视。

三、给药方案设计的基本要求

设计给药方案的基本要求是，应使患者的血药浓度尽快达到并维持在安全有效的治疗浓度范围内，以取得理想的治疗效果，又不至于产生不良反应。治疗浓度范围（therapeutic range）是指产生有益临床反应的概率较高而发生不利临床反应的概率较低的血药浓度区间，又称治疗窗（therapeutic window）。通常，药物治疗窗即其最低有效浓度（minimum effective concentration，MEC）与最低中毒浓度（minimum toxic concentration，MTC）之间的范围。需要强调的是，治疗浓度范围是根据药物的临床反应概率设定的，对多数患者，维持在该浓度范围内可望获得安全有效的治疗，但也仍存在无效或发生毒副反应的风险。例如，大部分患者的茶碱治疗浓度范围是 10～20μg/ml；但在部分老年患者中，血药浓度在 10μg/ml 时即可出现毒性反应。对于此类人群，进行治疗药物监测就显得格外重要。

制定给药方案时，应综合分析入选药物、患者机体及给药方法等各方面的因素对治疗效果可能产生的直接或间接影响，权衡利弊，力争达到以下要求。

1. 入选药物确切有效　首先，应当选用疗效确切、安全可靠的药物进行治疗。为此，就必须全面分析药物的药效学、药动学特征，即不仅要分析药物的构效关系、量效关系、不良反应、联合用药等因素，还应分析药物的治疗浓度范围、体内过程特点等因素，以合理地确定入选药物。

选用药物时，还应重视社会效益，选用性价比高的药物，杜绝用药中盲目追求"新、贵、洋"的不良倾向。

2. 全面掌握患者信息　应当充分掌握患者与用药相关的一般信息和疾病信息。前者包括患者的姓名、年龄、体重、遗传因素、饮食习惯、嗜好、生活工作环境、经济状况等；后者包括疾病类型、病因、病程、并发症、继发病、重要脏器状态等。应提倡"因人制宜"的用药原则，克服"只见药，不见人"的用药倾向。

3. 合理选择给药方法　药物的剂量、剂型及用药途径、给药频率、疗程、联合用药等因素都可能对药物疗效产生很大影响，也是设计用药方案时应重点考虑的内容之一。

此外，患者的心理和精神状态、依从性、对医务人员的信赖程度以及对战胜疾病的信心等因素都可能对药物治疗产生很大影响，也应在设计用药方案时予以关注。

四、临床给药方案设计的基本方法

在医疗实践中，很少采用单剂量给药的治疗方案。多数情况下，需要多剂量反复用药（multiple dosing）才能达到治疗目的。故本部分主要讨论多剂量给药方案的设计。

临床常用的多剂量给药方案主要有以下几种。

（一）根据半衰期设计给药方案

多数药物的 $t_{1/2}$ 可以通过文献获得，根据药物 $t_{1/2}$ 划分的药物类别见表 14-1。临床可根据药物的 $t_{1/2}$ 确定给药间隔或每日给药次数。

表 14-1　根据半衰期划分的药物类别

类别	$t_{1/2}$（h）	代表药物
超快速处置药物	<1	青霉素、胰岛素、呋塞米
快速处置药物	1~4	对乙酰氨基酚、哌替啶、肝素
中速处置药物	4~8	茶碱、甲苯磺丁脲、阿米洛利
慢速处置药物	8-24	磺胺甲噁唑、多西环素、锂盐
超慢速处置药物	>24	地高辛、氯丙嗪、保泰松

此法简便易行。但不同药物的 $t_{1/2}$ 差异很大，若按 $t_{1/2}$ 间隔给药，$t_{1/2}$ 过短的药物需频繁给药，而 $t_{1/2}$ 过长者则可能使血药浓度波动过大。通常可采取以下方法予以克服。

1. 超快速及快速处置类药物　可根据药物的治疗窗宽窄，分别采取不同方法。对于治疗窗较宽者，可适当加大给药剂量并相应延长用药间隔；对于治疗窗较窄者，宜采取静脉滴注给药。

2. 中速处置类药物　可采取首次剂量加倍（$2X_0$）、以后每间隔 1 个 $t_{1/2}$ 给予维持剂量（X_0）的给药方案。

3. 慢速及超慢速处置类药物　可以在保证安全的前提下，适当缩短给药间隔，增加给药次数。

应当指出，文献所报道的 $t_{1/2}$ 是来自群体的平均值，不一定适用于所有患者。所以，实践中还应根据患者的具体情况来制定精准的给药方案。

（二）根据平均稳态血药浓度设计给药方案

对于多剂量给药，当体内药物达到稳态时，在给药间隔期内，血药浓度在平均稳态血药浓度（$\bar{C}_{ss}$）上下波动，上限为稳态最大血药浓度（C_{max}^{ss}），下限为稳态最小血药浓度（C_{min}^{ss}）。$\bar{C}_{ss}$ 可大致反映重复用药的血药浓度水平。因此，拟定多剂量给药方案时，$\bar{C}_{ss}$ 常被作为主要参数，以确保血药浓度能迅速达到并维持该水平。

一室模型药物重复给药后，平均稳态血药浓度为：

$$\bar{C}_{ss} = \frac{FX_0}{kV\tau} = \frac{FX_0}{Cl \cdot \tau}$$ （14-1）

整理后，得：

$$X_0 = \frac{\overline{C}_{ss}kV\tau}{F} \tag{14-2}$$

$$\tau = \frac{FX_0}{\overline{C}_{ss}kV} \tag{14-3}$$

二室模型药物重复给药后，平均稳态血药浓度为：

$$\overline{C}_{ss} = \frac{FX_0}{k_{10}V_c\tau} = \frac{FX_0}{\beta V_\beta \cdot \tau} \tag{14-4}$$

整理后得：

$$X_0 = \frac{\overline{C}_{ss}k_{10}V_c\tau}{F} = \frac{\overline{C}_{ss}\beta V_\beta \cdot \tau}{F} \tag{14-5}$$

$$\tau = \frac{FX_0}{\overline{C}_{ss}k_{10}V_c} = \frac{FX_0}{\overline{C}_{ss}\beta V_\beta} \tag{14-6}$$

式（14-1）和式（14-4）中，X_0/τ 为给药速率，正常人的清除率 Cl 为定值，若改变给药剂量或间隔，只要保持给药速率 X_0/τ 不变，则平均稳态血药浓度 $\overline{C}_{ss}$ 也不变，但稳态最大血药浓度 C_{max}^{ss} 和稳态最小血药浓度 C_{min}^{ss} 仍会发生变化。因此，对于治疗窗窄的药物，如果只考虑将 $\overline{C}_{ss}$ 维持在治疗窗范围内，C_{max}^{ss} 和 C_{min}^{ss} 仍有可能会超出治疗窗范围，导致疗效不佳或毒副反应。因此，该法主要适用于治疗窗较宽的药物。

大多数二室模型药物重复用药后，当体内血药浓度达到稳态水平时，可近似地用一室模型公式计算，虽有一定误差，但对结果不至于产生实质性影响。

案例解析

【案例】某药物口服用药，F 为 1.0，$t_{1/2}$ 为 6 小时，V 为 0.21L/kg，有效血药浓度为 4~8mg/L。

【问题】1. 若给药剂量为 0.83mg/kg，给药间隔为 6 小时，试估算该给药方案的 $\overline{C}_{ss}$。

2. 若欲维持的浓度 $\overline{C}_{ss}$ 为 6mg/L，给药间隔不变，试估算给药剂量。

3. 对体重为 70kg 的患者给药 50mg，欲维持的 $\overline{C}_{ss}$ 为 6mg/L，试估计给药间隔。

【解析】由（14-1）式得：$\overline{C}_{ss} = \dfrac{FX_0}{kV\tau} = \dfrac{1.0 \times 0.83}{0.693/6 \times 0.21 \times 6} = 5.7(\text{mg/L})$。

由（14-2）式得：$X_0 = \dfrac{\overline{C}_{ss}kV\tau}{F} = \dfrac{6 \times 0.693/6 \times 0.21 \times 6}{1.0} = 0.87(\text{mg/kg})$。

由（14-3）式得：$\tau = \dfrac{FX_0}{\overline{C}_{ss}kV} = \dfrac{1.0 \times 50}{6 \times 0.693/6 \times 0.21 \times 70} = 4.9(\text{h})$。

答：患者按 0.83mg/kg 剂量，每间隔 6 小时用药一次，$\overline{C}_{ss}$ 为 5.7mg/L。若给药间隔不变，剂量增至 0.87mg/kg 即可维持 $\overline{C}_{ss}$ 为 6mg/L。对体重为 70kg 的患者给药剂量 50mg，要维持 $\overline{C}_{ss}$ 为 6mg/L，用药间隔应缩短至 4.9 小时。

（三）根据稳态血药浓度的波动设计给药方案

为确保临床用药的安全性和有效性，临床上常以最低中毒浓度（MTC）与最低有效浓度（MEC）的比值，即治疗指数（therapeutic index，TI）为指标，并以其为依据确定多剂量给药方案的用药周期。其原理是将 MEC 设定为稳态最小血药浓度 $C_{\min}^{ss}$，MTC 设定为稳态最大血药浓度 $C_{\max}^{ss}$，规定 $C_{\max}^{ss}$ 与 $C_{\min}^{ss}$ 的比值应小于 TI，而两者之间的血药浓度范围即为安全治疗浓度范围。

1. 多剂量静脉注射给药方案设计 呈一室模型特征的药物在多剂量静脉注射达稳态后，其稳态最大血药浓度应为：

$$C_{\max}^{ss} = \frac{X_0}{V \cdot (1 - e^{-k\tau})} \tag{14-7}$$

稳态最小血药浓度为：

$$C_{\min}^{ss} = \frac{X_0}{V(1 - e^{-k\tau})} \cdot e^{-k\tau} \tag{14-8}$$

两式整理后，得：

$$C_{\min}^{ss} = C_{\max}^{ss} \cdot e^{-k\tau} \tag{14-9}$$

则，用药间隔为：

$$\tau = \frac{1}{k} \cdot \ln \frac{C_{\max}^{ss}}{C_{\min}^{ss}} \tag{14-10}$$

用药剂量为：

$$X_0 = C_{\max}^{ss} \cdot V \cdot (1 - e^{-k\tau}) \tag{14-11}$$

或为：

$$X_0 = C_{\min}^{ss} \cdot V \cdot (e^{k\tau} - 1) \tag{14-12}$$

公式（14-10）给出的 τ 是最大给药间隔，若药物的半衰期过长，给药间隔就会很大。此时，可以缩短给药间隔时间为 τ'（$\tau' < \tau$），则给药剂量可由下式计算：

$$X_0 = C_{\max}^{ss} \cdot V \cdot (1 - e^{-k\tau'}) \tag{14-13}$$

案例解析

【案例】某药 $t_{1/2}$ 为 6 小时，V 为 12.5L。

【解析】现欲达到 4~8mg/L 的血药浓度范围，试设计给药间隔时间及给药剂量。

由（14-10）式，得：$\tau = \frac{1}{k} \cdot \ln\left(\frac{C_{\max}^{ss}}{C_{\min}^{ss}}\right) = \frac{1}{\frac{0.693}{6}} \times \ln\frac{8}{4} = 6(h)$。

由（14-11）式，得：$X_0 = C_{\max}^{ss} \cdot V \cdot (1 - e^{-k\tau}) = 8 \times 12.5 \times (1 - e^{-0.693/6 \times 6}) = 50(mg)$。

答：该药应每 6 小时用药一次，每次剂量为 50mg。

2. 多剂量血管外给药方案设计 对一室模型且吸收呈一级动力学过程的药物，多剂量血管外给药的稳态最大血药浓度为：

$$C_{\max}^{ss} = \frac{k_a F X_0}{V(k_a - k)}\left(\frac{e^{-kt_{\max}}}{1 - e^{-k\tau}} - \frac{e^{-k_a t_{\max}}}{1 - e^{-k_a \tau}}\right) \tag{14-14}$$

式中，k_a 为药物的一级吸收速率常数。

稳态达峰时间为：

$$t_{\max} = \frac{1}{k_a - k} \cdot \ln\left[\frac{k_a(1 - e^{-k\tau})}{k(1 - e^{-k_a \tau})}\right] \tag{14-15}$$

稳态最小血药浓度为：

$$C_{min}^{ss} = \frac{k_a F X_0}{V(k_a - k)}\left(\frac{e^{-k\tau}}{1 - e^{-k\tau}} - \frac{e^{-k_a\tau}}{1 - e^{-k_a\tau}}\right) \tag{14-16}$$

通常，当 $k_a \gg k$ 时，则：

$$C_{max}^{ss} = \frac{F X_0}{V}\left(\frac{e^{-k t_{max}}}{1 - e^{-k\tau}}\right) \tag{14-17}$$

$$C_{min}^{ss} = \frac{F X_0}{V}\left(\frac{e^{-k\tau}}{1 - e^{-k\tau}}\right) \tag{14-18}$$

$$C_{min}^{ss} = C_{max}^{ss} \cdot e^{-k(\tau - t_{max})} \tag{14-19}$$

式（14-19）经整理，得：

$$\tau = t_{max} + \frac{1}{k} \cdot \ln\left(\frac{C_{max}^{ss}}{C_{min}^{ss}}\right) \tag{14-20}$$

给药剂量为：

$$X_0 = \frac{C_{max}^{ss} \cdot V}{F}\left(\frac{1 - e^{-k\tau}}{e^{-k t_{max}}}\right) \tag{14-21}$$

或为：

$$X_0 = \frac{C_{min}^{ss} \cdot V}{F}\left(\frac{1 - e^{-k\tau}}{e^{-k\tau}}\right) \tag{14-22}$$

一般情况下，血管外给药的血药浓度波动比血管内给药要小。所以，在多剂量用药时，对在一些吸收速率较高、生物利用度较高的情况下，如肌内注射等，可以按静脉用药方法设计方案，虽有一定的误差，但不会产生实质性影响。但在一些吸收速率低、生物利用度小于1的情况下，如口服用药等，则必须按血管外给药方法设计方案。

3. 静脉滴注给药方案设计 对于半衰期较短且治疗指数较小的药物，频繁给药不仅繁琐不便，且血药浓度波动过大、易超出设定的治疗水平，故临床多采用静脉滴注给药的方法。

（1）恒速静脉滴注给药 一室模型药物静脉滴注给药时，药-时关系式可描述为：

$$C = \frac{k_0}{kV}(1 - e^{-kt}) \tag{14-23}$$

式中，k_0 为滴注速率。

稳态血药浓度为：

$$C_{ss} = \frac{k_0}{kV} \tag{14-24}$$

故滴注速率为：

$$k_0 = C_{ss} k V \tag{14-25}$$

二室模型药物静脉滴注给药时，稳态血药浓度为：

$$C_{ss} = \frac{k_0}{k_{10} \cdot V_c} = \frac{k_0}{\beta \cdot V_\beta} \tag{14-26}$$

滴注速率为：

$$k_0 = C_{ss} \cdot k_{10} \cdot V_c = C_{ss} \cdot \beta \cdot V_\beta \tag{14-27}$$

案例解析

【案例】庆大霉素 $t_{1/2}$ 为 2.5 小时，V 为 0.25L/kg，有效血药浓度为 4 ~ 8mg/L。

【问题】对体重为 60kg 的患者用药，应如何控制滴注速率？

【解析】由式（14 - 25），以 C_{ss} 为 4mg/L 计，则：

$$k_0 = C_{ss} \cdot k \cdot V = 4 \times \frac{0.693}{2.5} \times 0.25 \times 60 = 16.63(\text{mg/h})$$

以 C_{ss} 为 8mg/L 计，则：

$$k_0 = C_{ss} \cdot k \cdot V = 8 \times \frac{0.693}{2.5} \times 0.25 \times 60 = 33.26(\text{mg/h})$$

答：滴注速率应控制在 16.63 ~ 33.26mg/h。

（2）静脉滴注加静脉注射负荷剂量给药 对一些 $t_{1/2}$ 较长的药物，静脉滴注给药需较长时间才能达到稳态血药浓度。为尽快到达有效浓度，临床上通常先静脉注射负荷剂量，继以静脉滴注维持有效血药浓度。此时，药物的药 - 时关系式为：

$$C = \frac{X_0}{V} \cdot e^{-kt} + \frac{k_0}{kV}(1 - e^{-kt}) \tag{14 - 28}$$

为迅速达到 C_{ss} 所需注射的负荷剂量 X_1 应为：

$$X_1 = C_{ss} \cdot V \tag{14 - 29}$$

滴注速率由式（14 - 27）可知，应为：

$$k_0 = C_{ss} \cdot k \cdot V = X_1 \cdot k \tag{14 - 30}$$

案例解析

【案例】对于上述静脉滴注庆大霉素的患者，要尽快达到 4mg/L 的有效血药浓度。

【问题】负荷剂量与滴注速率应如何设计？

【解析】式（14 - 29），负荷剂量应为：$X_1 = C_{ss} \cdot V = 4 \times 0.25 \times 60 = 60(\text{mg})$。

滴注速率为：$k_0 = X_1 \cdot k = 60 \times \frac{0.693}{2.5} = 16.63(\text{mg/h})$。

答：对该患者可先静脉注射庆大霉素 60mg，继以 16.63mg/h 的速率静脉滴注，即可使血药浓度达到 4mg/L 并维持在该水平。

（3）间歇静脉滴注给药 临床实践中，常采用间歇静脉滴注的方法给药。这种情况下，给药间隔时间为：

$$\tau = T + \frac{1}{k} \cdot \ln \frac{C_{max}^{ss}}{C_{min}^{ss}} \tag{14 - 31}$$

式中，T 为滴注持续时间。

滴注速率为：

$$k_0 = C_{max}^{ss} \cdot k \cdot V \left(\frac{1 - e^{-k\tau}}{1 - e^{-kT}} \right) \tag{14 - 32}$$

案例解析

【案例】某药物 $t_{1/2}$ 为 1.8 小时，V 为 8.5L，治疗浓度为 7~40mg/L。

【问题】拟对患者行静脉滴注给药，试计算给药间隔时间 τ 与滴注速率 k_0。

【解析】根据式（14-31），得：$\tau = T + \dfrac{1}{k} \cdot \ln \dfrac{C_{\max}^{ss}}{C_{\min}^{ss}} = 0.5 + \dfrac{1}{\dfrac{0.693}{1.8}} \times \ln \dfrac{40}{7} = 5.03(\mathrm{h})$。

根据式（14-32），得：$k_0 = C_{\max}^{ss} \cdot k \cdot V \left(\dfrac{1 - \mathrm{e}^{-k\tau}}{1 - \mathrm{e}^{-kT}} \right) = 40 \times \dfrac{0.693}{1.8} \times 8.5 \left(\dfrac{1 - \mathrm{e}^{-\frac{0.693}{1.8} \times 5}}{1 - \mathrm{e}^{-\frac{0.693}{1.8} \times 0.5}} \right) = $ 638.5(mg/h)。

答：对该患者，可每隔 5 小时用药一次，每次剂量为 320mg，于 0.5 小时内滴完，即可使其稳态血药浓度维持在 7~40mg/L 范围内。

（四）非线性动力学药物的给药方案

对于苯妥英钠、水杨酸钠、茶碱等呈非线性动力学特征的药物，若给药剂量稍有增减，稳态血药浓度就可能发生显著变化。而且，这类药物与其他药物联合用药时也更容易发生药物相互作用而影响其药物动力学过程，使血药浓度和药物效应发生复杂的变化。因此，对这类药物通常需要进行治疗药物监测、实施个体化给药，以确保临床用药的安全性和有效性。

对于呈非线性动力学特征的药物，其动力学过程可用米氏方程描述：

$$R = -\frac{\mathrm{d}C}{\mathrm{d}t} = \frac{V_{\mathrm{m}}' \cdot C_{ss}}{k_{\mathrm{m}} + C_{ss}} \tag{14-33}$$

式中，V_{m}' 为药物的最大消除速率，R 为给药速率。当体内药物达到稳态水平时，R 与消除速率相等，两者均可理解为药量/时间，单位可用 mg/d 等表示。

此类药物的参数 k_{m} 和 V_{m}' 不仅个体差异很大，即使同一个体也会因病情变化、联合用药等因素而发生改变。因此，确定患者的 k_{m} 和 V_{m}' 是设计该类药物给药方案的关键。确定了 k_{m} 和 V_{m}' 后，即可由公式（14-33）求算给药速率或给药剂量。

静脉滴注给药时，给药速率即为滴注速率：

$$R = k_0 \tag{14-34}$$

多剂量静脉注射给药时，给药速率为：

$$R = \frac{X_0}{\tau} \tag{14-35}$$

多剂量血管外给药时，给药速率为：

$$R = \frac{FX_0}{\tau} \tag{14-36}$$

将其代入式（14-33），得：

$$X_0 = \frac{V_{\mathrm{m}}' \cdot C_{ss}}{F(k_{\mathrm{m}} + C_{ss})} \cdot \tau \tag{14-37}$$

$$\tau = \frac{F(k_{\mathrm{m}} + C_{ss})}{V_{\mathrm{m}}' \cdot C_{ss}} \cdot X_0 \tag{14-38}$$

式中，F 为吸收分数或生物利用度，静脉注射给药时，$F = 1.0$。

案例解析

【案例】 已知患者应用苯妥英钠时，V'_m 为 12.2mg/(kg·d)，k_m 为 13.8mg/L。

【问题】 现欲达到稳态血药浓度 18mg/L，试计算患者每天的给药剂量。

【解析】 根据式（14-33），得 $R = \dfrac{V'_m \cdot C_{ss}}{k_m + C_{ss}} = \dfrac{12.2 \times 18}{13.8 + 18} = 6.9[\text{mg}/(\text{kg} \cdot \text{d})]$ 。

答：该患者用药剂量为 6.9mg/(kg·d) 即可达到期望的稳态血药浓度 18mg/L。

第二节　特殊人群的药物动力学与临床用药

一、老年人的药物动力学特点与临床用药

老年人由于各种生理生化功能的退行性改变，药物动力学行为随之发生变化，从而影响血药浓度及靶器官药物浓度，导致药效发生改变，甚至出现不良反应。

（一）老年人的药物吸收

老年人胃排空速率减慢，导致药物进入小肠延迟，吸收速率常数 k_a 和血药峰浓度 C_{max} 降低，吸收 $t_{1/2}$ 和达峰时间 t_{max} 延长，影响药物的疗效。老年人胃酸分泌减少，胃液 pH 升高，因而对地高辛、苯巴比妥等药物的吸收速率降低，起效减缓。老年人消化道血流量减少，胃肠道及肝血流较正常成年人减少 40%～50%，药物吸收受到影响。此外，老年人胃肠运动减少，张力增高，且常伴有胆汁及消化酶类分泌减少等，也会极大地影响药物的吸收。

老年人局部血液循环较差，肌内或皮下注射给药后吸收慢且不完全，故一般宜静脉给药。

（二）老年人的药物分布

老年人体内脂肪增多，水分尤其是细胞内液减少，可导致脂溶性药物分布容积增大、水溶性药物分布容积减小。例如，地西泮的脂溶性较奥沙西泮高。因此，老年人对前者的分布容积增大较后者显著，且随年龄增加，差别更为明显。相反，老年人对吗啡、乙醇等水溶性药物的分布容积明显减小。白蛋白是药物血浆结合的主要成分，老年人血浆白蛋白浓度下降 15%～20%，使蛋白结合率高的药物游离浓度增加、药效增强，甚至出现毒性反应。例如，正常情况下华法林与白蛋白的结合率为 99%；老年人用药时，即使结合率下降不多，也会使血浆游离药物浓度显著增加，引起出血倾向。此外，联合用药引起的血浆蛋白结合率改变对老年人用药也更容易产生较大影响。如保泰松和华法林竞争结合白蛋白，老年人联用时更易引起出血倾向。

（三）老年人的药物代谢

肝脏是药物代谢的主要器官。随着年龄增加，肝重量减轻，肝血流量减少，功能性肝细胞数量减少，肝微粒体酶活性降低，这些因素都会影响老年人的药物代谢功能。与年轻人相比，老年人的药物半衰期延长，药物清除率降低。例如，年轻人氨基比林及保泰松的半衰期分别为 12 小时和 81 小时，而老年人可延长至 17 小时和 105 小时；年轻人服用异戊巴比妥后，约 25% 在肝脏中氧化，而老年人仅有 12.9%，故相同剂量下，老年人的血药浓度也较年轻人高 2 倍。

（四）老年人的药物排泄

肾脏是药物及其代谢物排泄的主要器官。随年龄增加，肾血流量持续减少，肾小球滤过率降低，肾小管的分泌和重吸收功能降低，药物消除减慢，半衰期延长，易导致蓄积中毒。例如，卡那霉素在正常人群的半衰期为 1.78 小时，而在 70 岁以上人群中可延长至 4.70 小时。

二、儿童的药物动力学特点与临床用药

儿童正处于生长发育阶段，许多脏器的发育尚未成熟，功能也尚不完善。因此，许多药物在儿童体内的动力学与成人有很大差异，即使在不同年龄组的儿童之间也会有很大差异。

（一）儿童的药物动力学特点

1. 药物吸收　新生儿及婴幼儿胃酸分泌较低甚至缺乏，可影响药物的溶解、解离及吸收。随着胃黏膜发育，小儿胃酸分泌逐渐增多，至 2~3 岁才能达到成人水平。因此，小儿口服给药对不同药物的吸收率存在差异，与成年人相比，差异更为显著。例如，小儿口服青霉素类时，因胃中破坏较少，吸收也增多、加快；相反，对苯妥英钠等则因解离增多，吸收减少。新生儿及婴幼儿胆汁分泌较少，脂溶性药物口服吸收较差。新生儿及婴幼儿皮肤黏膜薄，且体表面积较成年人相对大，药物易透过皮肤吸收。新生儿皮下脂肪少，吸收不良，故不宜皮下注射给药。婴幼儿肌肉发育不成熟，肌肉血流量不恒定，导致肌内注射给药后吸收缓慢且不稳定。因此，对危重患儿宜静脉给药，但必须警惕高渗注射剂可能导致高渗血症的风险。

2. 药物分布　新生儿及婴幼儿体液比例大、脂肪含量低，对水溶性药物的表观分布容积增大，血药峰浓度降低，消除变慢，作用时间延长；相反，对脂溶性药物，则表观分布容积减少，血药浓度升高，易发生毒性反应。新生儿血浆蛋白含量较少，药物与血浆蛋白的亲和力较低，且存在内生性物质如胆红素、脂肪酸等，可与药物竞争血浆蛋白结合部位，导致药物表观分布容积增大，血浆及组织中游离药物浓度升高，易导致药效过强甚至毒性反应。例如，成人苯妥英钠的血浆蛋白结合率为 89%~92%，表观分布容积为 0.6~0.67L/kg；而新生儿血浆蛋白结合率仅为 80%~85%，表观分布容积为 1.2~1.4L/kg。小儿血脑屏障和脑组织发育不完善，多种药物如镇静催眠药、吗啡类镇痛药、全身麻醉药等易透过血脑屏障，使作用增强，这也是此类药物易发生中枢神经不良反应的原因之一。

3. 药物代谢　新生儿的肝微粒体酶发育不足，药物代谢能力低于成人。因此，某些需经氧化代谢的药物如苯巴比妥、地西泮、苯妥英钠、利多卡因等，或需与葡萄糖醛酸结合代谢的药物如氯霉素、吲哚美辛、水杨酸盐等，在新生儿体内的代谢率降低，必须调整给药剂量以避免蓄积中毒。儿童的肝微粒体酶活性高于成人，可使某些药物的代谢率增高。总之，儿童的药物代谢较成人更为复杂。例如，一方面新生儿对药物的代谢减慢；另一方面又可能因血浆蛋白结合率降低而使游离药物浓度升高，使药物代谢加速。因此，应综合分析儿童的药物体内处置过程，才能制定合理的给药方案。

4. 药物排泄　新生儿肾组织结构发育不完全，肾功能较成人差，清除率也低，从而使主要经肾消除的药物的半衰期显著延长。此时，给药剂量和给药间隔自然应做相应的调整，以免蓄积中毒。

（二）小儿给药剂量的计算

一般来说，对小儿用药应较成人更审慎、更精准。小儿给药剂量的计算方法很多，常用的有按体重、按体表面积或按年龄计算等方法。按年龄计算虽较简便，但可靠性不高。药物剂量与体重并非完全呈正相关，而与体表面积的相关性更好，因此，按体表面积计算小儿给药剂量更为合理。

1. 小儿体表面积　估算方法如下。

体重 <30kg 者：体表面积（m²）= 体重 ×0.035 +0.1。　　　　　　　　　　　　（14 −39）

体重 >30kg 者：体表面积（m²）=（体重 −30）×0.02 +1.15。　　　　　　　　　（14 −40）

2. 儿童维持剂量　估算方法如下。

$$小儿维持剂量 = 成人维持剂量 × \frac{体表面积}{1.73} \qquad (14-41)$$

三、孕期与哺乳期妇女的药物动力学特点与临床用药

妊娠期及哺乳期是妇女的特殊生理时期。在这两个时期，妇女机体的各种功能均会发生明显的适应性改变。对此类人群用药时，应充分考虑母体、胎儿及乳儿的药物动力学特点，既要保证母体获得安全、有效的治疗，又要确保胎儿、乳儿生长发育的安全。

（一）妊娠期母体的药物动力学特点

孕期母体的各种生理变化均可能对药物的体内过程产生重大影响，使药物的体内过程发生明显改变。

1. 药物吸收　妊娠早、中期胃酸分泌减少，而妊娠晚期胃酸分泌增加，妊娠期间，胃排空时间延长，肠蠕动能力下降。上述生理变化可使孕妇口服药物吸收变慢，达峰时间延迟，峰值偏低。

2. 药物分布　妊娠期血容量增加约50%，体液平均增加8L，使药物尤其是水溶性药物的表观分布容积明显增大，血药峰浓度降低，常需加大给药剂量。另一方面，血浆容积增加使血浆白蛋白被稀释，且蛋白结合部位可能被一些妊娠相关的激素占据，导致药物蛋白结合能力下降，游离药物浓度升高，药效增强。

3. 药物代谢　妊娠期孕酮、雌激素分泌增加，胆汁淤积，使药物经由胆汁的排泄能力降低。因此，对孕妇应用肝毒性药物须格外谨慎。孕酮可诱导肝药酶活性，使某些药物如苯妥英钠等的肝代谢加快。

4. 药物排泄　妊娠期肾血流量和肾小球滤过率增大，使主要经肾排泄的药物如硫酸镁、地高辛等的排泄明显加快。但妊娠晚期若卧床过多，则肾血流量减少，可使药物的肾排泄能力降低，易导致药物体内蓄积。

（二）胎盘的药物动力学特点

胎盘（placenta）是一个特殊器官，既起着联系母体和胎儿的作用，又是分隔母体血与胎儿血的屏障。多数药物以被动转运方式通过血胎屏障，胎盘血流量可以明显影响药物的胎盘转运。随着妊娠时间增加，脐血流量增加，药物的胎盘分布量相应增加，同时也使药物在胎儿与母体间的扩散时间延长。药物的分子大小、脂溶性高低、解离程度、蛋白结合率等因素都会影响药物的胎盘转运。胎盘有众多酶系统，具有相应的代谢功能。故有些药物经胎盘后活性增高，有些药物则活性降低。例如，氢化可的松由于被胎盘代谢为无活性的Ⅱ-酮衍生化合物而失效。

（三）胎儿的药物动力学特点

胎儿期各器官均处于发育阶段，故胎儿的药物动力学与成人存在显著差异。因此，必须高度警惕母体用药对胎儿可能产生的影响。

1. 药物吸收　大多数药物可通过胎盘转运到胎儿体内，也有少量药物可经羊膜转运进入羊水。羊水中蛋白含量很低，药物主要以游离形式存在。羊水中的药物可被胎儿皮肤吸收或被吞饮进入体内。而胎儿经尿排泄到羊水中的药物又可经"羊水-肠循环"被胎儿吞咽，再次进入胎儿体内。

2. 药物分布　胎儿机体组成及血液中蛋白质的变化是影响胎儿药物分布的重要因素。胎儿的肝脏、脑的体积相对较大，血流多，药物进入脐静脉后，约60%～80%可随血流进入肝脏。胎儿的血脑屏障功能较差，药物更易进入中枢神经系统。胎儿血浆蛋白含量较低，游离药物浓度较高。

3. 药物代谢　胎儿药物代谢的主要器官是肝脏。胎儿的药物代谢也是将极性小、脂溶性高的药物代谢成为极性大、脂溶性低的物质。由于脂溶性低的物质较难通过血胎屏障，药物及其代谢物通过血胎屏障扩散至母体的量减少，在胎儿体内蓄积。例如，沙利度胺（thalidomide，反应停）导致胎儿畸形的毒性即与其亲水性代谢物在胎儿体内蓄积有关。胎儿肝代谢能力较低，尤其是妊娠早期，胎儿肝脏中的某些代谢酶缺乏，对某些药物如巴比妥、水杨酸盐等的解毒能力差，易产生毒性。

4. 药物排泄　自妊娠第11～14周开始，胎儿肾脏开始具备排泄功能，但能力低下。至第36周，肾脏结构基本发育成熟，但功能和成人相比仍有很大差距，肾小球滤过面积和肾小管容积都相对不足。因此，许多药物在胎儿体内排泄缓慢，易造成蓄积。药物经代谢形成的极性大、脂溶性低的代谢物不易通过胎盘转运回母体，导致代谢在胎儿体内蓄积。

（四）哺乳期妇女的药物动力学特点

1. 药物分布　通常，多数哺乳期妇女的体重高于正常，且由于乳汁中也有药物分布，药物分布容积

增大，血药浓度降低；另一方面，哺乳期泌乳素水平升高，可竞争药物的血浆蛋白结合部位，导致血浆游离药物浓度升高。

大部分药物可以经乳腺被动转运到乳汁中。母体内药物进入乳汁的量可用乳药/血药比（milk - to plasma ratio，M/P）表示，即乳汁药物浓度与血浆药物浓度的比值。M/P 值越大，药物进入乳汁的比例也就越大。影响药物 M/P 值的因素很多，常见的主要有药物分子量、脂溶性及蛋白结合率等。分子量小的药物较易进入乳汁，分子量 <200Da 的药物，M/P 约为 1。脂溶性高的药易进入乳汁，M/P 甚至可大于 1，乳汁药物浓度高于血药浓度。蛋白结合率低的药物，其游离型浓度高，更易进入乳汁。

2. 药物的代谢及排泄　哺乳期妇女泌乳素水平升高、雌激素水平降低，可影响肝脏 CYP 的活性，从而影响某些药物的肝代谢。

哺乳期妇女的药物排泄较常人增加了乳腺排泄途径。

第三节　疾病状态下的药物动力学与临床用药

一、肝脏疾病状态下的药物动力学与临床用药

（一）肝功能不全对药物动力学的影响

肝脏是药物进行生物转化的主要器官。肝脏发生疾病时，肝细胞受损，有效肝细胞总数、肝药酶活性、肝血流量、血浆蛋白浓度、药物排泄及胆汁排泄能力都会受到很大影响。肝功能不全对药物动力学的影响主要包括以下方面。

1. 肝清除率降低　药物的肝清除率主要取决于肝脏的血流量和肝药酶活性。肝功能不全状态下，肝血流量减少，肝药酶活性降低，从而导致药物的肝清除率降低，易在体内蓄积。这在肝提取率高的药物中尤为显著。

2. CYP 含量及活性降低　慢性肝功能不全患者的肝脏 CYP 含量及活性均明显下降，且降低程度与肝功能受损程度直接相关。CYP 含量及活性下降可使药物清除率降低，$t_{1/2}$ 延长，AUC 增大。不同的肝脏疾病情况下，肝功能受损程度不同，对药物动力学的影响也不同，其中以肝硬化患者受影响最甚（表 14 - 2）。

表 14 - 2　肝脏疾病对安替比林药物动力学参数的影响

	CYP（nmol/g）	$t_{1/2}$（h）	Cl（ml/min）	AUC（h·mg/ml）	V（L/kg）
脂肪肝	7.9	8.1	58	491	0.54
酒精性肝炎	4.5	22.3	29	1681	0.47
肝硬化	5.9	28.9	15	1965	0.46
正常人	12.6	6.5	79	355	0.57

3. 血浆蛋白结合率降低　肝功能不全状态下，肝内蛋白合成减少，血浆蛋白含量降低。同时，肝功能受损使体内游离脂肪酸、胆红素、尿素等物质代谢受阻、蓄积并与药物竞争血浆蛋白结合位点，进一步降低药物的血浆蛋白结合率，使游离药物浓度明显增高，导致药物过量甚至中毒。

4. 肝血流速度降低　正常人肝血流速度约为 1.5L/min，其中约有 75% 来自肝门静脉，25% 来自肝动脉。肝功能不全尤其肝硬化患者因已形成肝外侧支循环，门脉血流可不经肝脏直接进入体循环，致使肝血流量明显降低，从而导致药物的肝清除率及肝首过效应下降，生物利用度增大，这在肝提取率高的药物中更为显著。

（二）肝功能不全时的用药注意事项

由于迄今仍缺乏能够精确反映肝功能状态对药物清除率影响的临床指标，根据肝功能进行给药方案

调整远较肾功能不全时困难。经验表明，有两项临床检测值能间接反映肝药酶活性，可作为调整用药方案的参考。其一是，血清白蛋白浓度低于 3.0g/dl；其二是，凝血酶原时间低于正常值的 80%。这两种情况提示肝药酶活性明显降低，应降低给药剂量。

对肝功能不全患者用药，还应着重考虑药物的动力学特征，如药物的清除途径、药物的肝提取率等。一般来说，主要经肝代谢消除或肝提取率高的药物更易受肝功能影响，肝功能不全时应调整用药方案。

表 14－3 给出的肝功能不全时的用药注意事项可供参考。

表 14－3　肝功能不全时的用药注意事项

剂量调整方案	适用情况
不调整或略作调整	①轻度肝病 ②药物主要经肾排泄且肾功能正常 ③肝疾病不影响药物消除 ④肝提取率低且为短期用药 ⑤肝提取率高但为静脉短期用药 ⑥药物敏感性不变
剂量下调约 25%	①药物经肝脏消除量低于 40%，肾功能正常 ②肝提取率高、静脉给药且药物蛋白结合率不变 ③肝提取率低，短期用药 ④治疗指数较大的药物
剂量下调 25% 以上	①药物代谢受肝病影响且为长期用药 ②治疗窗窄，药物血浆蛋白结合率明显改变 ③肝提取率高，口服给药 ④药物虽经肾排泄但肾功能不全 ⑤肝病导致药物敏感性改变

二、肾脏疾病状态下的药物动力学与临床用药

（一）肾功能不全对药物动力学的影响

肾脏疾病患者的肾小球滤过率、肾血流量、肾小管分泌、肾小管重吸收等功能均可能发生改变，导致肾排泄功能降低，患者体内药物及其代谢物浓度较正常人明显增高，从而提高不良反应发生率。肾功能不全对药物动力学的影响主要有以下几方面。

1. 药物吸收减少，生物利用度改变　重症肾功能不全患者可发生尿毒症，导致消化道水肿，使药物吸收减少，生物利用度降低。此外，肾功能不全使体内代谢废物排泄减少，血氨浓度增大，胃 pH 升高，导致弱酸性药物解离增多、吸收减少，进一步使生物利用度降低。但另一方面，药物吸收减少使肝首过效应也相应降低，反使生物利用度增大，这在首过效应强的药物中尤为明显。例如，慢性肾衰患者服用 β－受体阻滞剂普萘洛尔后，AUC 及 C_{max} 均明显高于正常人。

2. 药物血浆蛋白结合率及分布容积改变　肾功能不全对药物血浆蛋白结合率的影响因药物而异。一般来说，弱酸性药物主要与血浆白蛋白结合，肾功能不全时，可因白蛋白合成减少及其他原因导致的有效结合位点减少等而致血浆蛋白结合率降低；而弱碱性药物主要与 α－酸性糖蛋白结合，故肾功能不全时，血浆蛋白结合率可能不变，如普萘洛尔等，或稍有变化，如吗啡、地西泮等。

肾功能不全引起的低蛋白血症可使药物血浆蛋白结合率降低，游离药物浓度增高，药物分布容积增大。例如，肾功能不全患者的苯妥英钠游离血药浓度及分布容积均为正常人的 2 倍以上。

3. 药物代谢改变　肾功能不全对主要经肝消除药物代谢的影响与药物的代谢方式有关。对于通过氧化代谢的药物，因游离型浓度升高，肝代谢能力亢进，药物消除加快。对于通过乙酰化代谢的药物，其代谢物消除减慢。而对通过葡萄糖醛酸、硫酸结合代谢的药物，其消除则几乎不受影响。

肾功能不全时，肾代谢能力降低，使某些经肾代谢药物的代谢减慢。如亚胺培南主要由肾脱氢肽酶水解消除，肾功能降低时，该酶活性随之降低，药物消除明显减慢。

4. 药物排泄改变　一般来说，对于主要经肾排泄的药物，肾功能不全使原型药及代谢物的排泄减

慢，$t_{1/2}$ 延长，血药浓度增高，效应增强，甚至产生毒性反应。但如果药物尚存在其他消除途径，消除受到的影响可能会比较小。例如，抗高血压药替莫普利可经尿及胆汁排泄，肾功能不全时，虽经肾排泄减少，但仍可通过粪便排泄，故血药浓度变化不明显。

（二）肾功能不全时给药方案的调整

1. 根据肌酐清除率调整给药方案　大多数药物的肾清除率与肾对内生肌酐的清除率呈正比关系。因此，临床上可用肌酐清除率（creatinine clearance，Cl_{cr}）作为评价患者肾功能的指标。正常人的 Cl_{cr} 值基本稳定，成年男性为 85 ~ 125ml/min，女性为 75 ~ 115ml/min。Cl_{cr} 降低提示患者肾功能受损，降低得越多，说明损伤越严重。

由于尿液收集困难且耗时、费力，临床实践中，通常是直接测定血清肌酐浓度进而估算肌酐清除率。估算公式如下。

成年男性：
$$Cl_{cr} = \frac{(140 - y) \cdot BW}{72 \cdot S_{cr}} \quad\quad (14-42)$$

成年女性：
$$Cl_{cr} = \frac{(140 - y) \cdot BW}{85 \cdot S_{cr}} \quad\quad (14-43)$$

儿童：
$$Cl_{cr} = \frac{0.48 \cdot H}{S_{cr}} \cdot \left(\frac{BW}{70}\right)^{0.7} \quad\quad (14-44)$$

上式中，y 为年龄（岁），BW 为体重（kg），S_{cr} 为血清肌酐浓度（mg/dl），H 为身高（cm）。儿童指 1 ~ 20 岁的人群。

对于主要以原型经肾排泄的药物，可以根据患者的肌酐清除率 Cl'_{cr} 与正常人 Cl_{cr} 的比值（R）来调整用药剂量及间隔。

$$R = \frac{Cl'_{cr}}{Cl_{cr}} \quad\quad (14-45)$$

$$X'_0 = RX_0 \qu\quad (14-46)$$

$$\tau' = \frac{\tau}{R} \quad\quad (14-47)$$

上式中，τ、τ' 分别为正常人及患者的用药间隔，X_0、X'_0 分别为正常人及患者的用药剂量，Cl_{cr}、Cl'_{cr} 分别为正常人及患者的肌酐清除率。

案例解析

【案例】正常人庆大霉素的用药剂量为 160mg，每 8 小时用药一次。现已知正常人 Cl_{cr} 为 100ml/min，患者 Cl'_{cr} 为 40ml/min。

【问题】应如何调整用药方案？

【解析】该患者的 R 值为：$R = \dfrac{Cl'_{cr}}{Cl_{cr}} = \dfrac{40}{100} = 0.4$。

可根据患者的 R 值，减少给药剂量。

由（14-46）式，得：$X_0' = RX_0 = 160 \times 0.4 = 64(mg)$。

或延长用药间隔时间。

由（14-47）式，得：$\tau' = \dfrac{\tau}{R} = \dfrac{8}{0.4} = 20(h)$。

答：对该患者，可以将给药剂量减至 64mg，或将用药间隔延长至 20 小时，或对用药间隔和剂量均做相应的调整。

2. 根据药物清除率及消除速率常数调整用药方案　主要经肾清除的药物的机体总清除率 Cl 与肌酐清除率 Cl_{cr} 有以下关系。

$$Cl = A + Cl_{cr} \qquad (14-48)$$

而药物的消除速率常数 k 与肌酐清除率 Cl_{cr} 呈正比关系。因此，在已知 Cl_{cr} 的情况下，可由下式估算患者的 k_r，并根据 k_r 值调整给药方案。

$$k_r = a + bCl_{cr} \qquad (14-49)$$

式中，a 为药物肾外消除速率常数，b 为比例常数。

部分药物根据 Cl_{cr} 值估算的消除速率常数见表 14-4。

表 14-4　部分常用药物的消除速率常数

药物	$\dfrac{k_r \times 100 = a' + b'Cl_{cr}}{a' \qquad b'}$		正常人 k（h^{-1}，$\times 100$）	正常人 $t_{1/2}$（h）
青霉素	3	1.37	140	0.5
氨苄西林	8.3	0.45	53	1.3
羧苄西林	6	0.54	60	1.2
甲氧西林	17	1.23	140	0.5
苯唑西林	35	1.05	140	0.5
头孢氨苄	3	0.67	70	1.0
头孢噻吩钠	3	0.37	40	1.7
头孢噻啶	6	1.34	140	0.5
链霉素	1	0.26	27	2.6
庆大霉素	2	0.28	30	2.3
卡那霉素	1	0.24	25	2.75
红霉素	13	0.37	50	1.4
四环素	0.8	0.072	8	8.7
金霉素	8	0.04	12	5.8
多西环素	3	0	3	23
吡甲四环素	2	0.04	6	11.6
万古霉素	0.3	0.117	12	5.8
多黏菌素 E	8	0.23	31	2.2
多黏菌素 B	2	0.14	16	4.3
林可霉素	6	0.09	15	4.6
氯霉素	20	0.10	30	2.3
甲砜霉素	2	0.24	26	2.7
磺胺嘧啶	3	0.05	8	8.7
磺胺甲噁唑	7	0	7	9.9
磺胺异二甲基嘧啶（儿童）	1	0.14	15	4.6
甲氧苄啶	2	0.04	6	12

获得患者的消除速率常数 k_r 后，即可估算患者用药后的血药浓度，并按"稳态一点法"调整患者的用药方案（详见下文）。

3. 根据血药浓度调整给药方案　根据患者的实测血药浓度调整给药方案最为直观、可靠，但取血会给患者带来不必要的痛苦。因此，应通过尽量少的血样获取准确的药物药动学参数。目前常用的方法主要有三种。

（1）稳态一点法　多次给药后，在预测血药浓度已达到稳态水平时，抽取血样，测血药浓度（C'）。若 C' 与设定的目标浓度（C_0）相差较大，应酌情调整原定的给药剂量（X_0）。

$$X' = X_0 \cdot \dfrac{C'}{C_0} \qquad (14-50)$$

此法简便易行，适用于血药浓度与剂量呈线性关系的药物。但此法需要在血药浓度达到稳态后才能进行调整，对于 $t_{1/2}$ 较长的药物，需耗费较长的时间。

（2）重复一点法 临床上，对于一些药动学参数偏离正常值较大的患者，往往需要根据其个体参数制定给药方案。但测定和求算病人的药动学参数往往需反复取血，而应用本法只需取血2次即可求算出与给药方案相关的2个参数 k 和 V。具体步骤是：静脉注射给予患者两次试验剂量，剂量相同（X_0），于每次给药后，在药物消除相的相同时间取血，测定两次血样的药物浓度，按下式求算患者的 k 和 V。

$$k = \ln\left(\frac{C_1}{C_2 - C_1}\right)/\tau \qquad (14-51)$$

$$V = X_0 \cdot \frac{e^{-k\tau}}{C_1} \qquad (14-52)$$

式中，C_1、C_2 分别为两次给药后的血药浓度，X_0 为试验剂量，τ 为给药间隔。

应当指出，试验前若患者已用过同一药物而又未获得相应的血液样本，此法不再适用。此外，由本法求算的 k 和 V 两参数在某些肝肾功能不全、肥胖、水肿患者等中往往会有较大误差，应予注意。

案例解析

【案例】 对患者静脉注射某药物100mg，用药后6小时取血样。随后即刻给予第二次剂量100mg，并于6小时后取血样。测得两次血药浓度分别为：$C_1 = 1.65$mg/L，$C_2 = 2.5$mg/L。

【问题】 求算该患者的药动学参数 k 和 V。

【解析】 由公式（14-51），得：$k = \ln\left(\frac{C_1}{C_2 - C_1}\right)/\tau = \ln\left(\frac{1.65}{2.5 - 1.65}\right)/6 = 0.11$（$h^{-1}$）。

由公式（14-52），得：$V = X_0 \cdot \frac{e^{-k\tau}}{C_1} = 100\frac{e^{-0.11 \times 6}}{1.65} = 31.1$（L）。

答：求得该患者的 k 和 V 后，即可根据参数调整患者的用药方案。

（3）Bayesian 反馈法 本法是根据具体患者1~2个血药浓度信息，结合已知的群体药动学参数，估算该患者的药动学参数，具体步骤如下。

①根据大量患者1~4个点的血药浓度数据建立群体数据库。数据应具备较好的代表性，涵盖各个年龄组以及不同体重、心肝肾功能状态等；还应包括药物在体内不同阶段如吸收、分布、消除等时相的信息。

②通过群体药动学程序估算群体药动学参数。

③将患者的1~2个血药浓度及时间数据输入 Bayesian 反馈程序，即可得该患者的药动学参数。

④应用所获得的参数重新调整给药方案。

本法具有取血点少而获得的个体参数准确性高的优点。由于本法综合考虑了患者肝、肾、心等功能影响，对于一些药动学偏离正常值较大的个体，如老年人、婴幼儿、孕妇及肝肾功能不全患者尤为适用。

三、其他疾病状态下的药物动力学与临床用药

（一）心力衰竭患者的药物动力学与临床用药

心力衰竭患者心肌收缩无力、心输出量明显降低，可导致包括肝、肾在内的多种器官血流灌注不足，也可导致肝、消化道等器官充血、水肿，从而影响药物的体内过程。心衰患者的药物动力学变化多表现为吸收减少、分布容积及清除率降低。因此，心衰患者血药浓度通常高于健康者，达稳态血药浓度的时间延迟。例如，心衰患者对奎尼丁的吸收减少，但血药浓度却明显增加，这是由于患者的分布容积明显

减少，甚至可降低 30% 以上。心衰患者肝肾等器官的血流灌注减少、肝药酶活性降低，导致肾清除率降低，$t_{1/2}$ 延长，稳态血药浓度明显升高，达到稳态血药浓度所需时间延长。再如，健康人体内利多卡因 $t_{1/2}$ 为 10～16 小时，心衰患者 $t_{1/2}$ 长达 19～44 小时，消除速率降低 50%；相同剂量静脉滴注时，稳态浓度也比正常人高出 50%，极易导致利多卡因及代谢物的体内蓄积而出现心脏抑制与中枢兴奋等毒性反应。因此，对心衰患者更应特别注意临床用药的安全性。对一些治疗窗狭窄的药物如地高辛、利多卡因、普鲁卡因胺等用药时，应尽量进行治疗药物监测。

（二）糖尿病患者的药物动力学与临床用药

糖尿病患者血糖增高，血浆渗透压升高。病程长者多有血管形态和功能异常；重症患者常伴有肝、肾功能障碍，因此，此类患者的药动学明显改变。此外，糖尿病患者常伴有多种生理功能改变，也可能影响药动学过程。例如，约 20% 的慢性糖尿病患者会发生胃肠道功能紊乱，导致胃排空延迟，进而影响口服药物的吸收速率和程度。伴自发性神经疾病的糖尿病患者的妥拉磺脲吸收速率比健康人低。胰岛素依赖型糖尿病患者对氨苄西林的吸收比其他患者少。糖尿病患者肝糖原增加、沉积可造成肝细胞核空泡，导致肝脏肿大，明显影响药物代谢。研究发现，未经治疗的糖尿病患者体内，非那西丁转化为对乙酰氨基酚的速率及结合反应速率降低；经胰岛素控制病情后，代谢可恢复正常；但如果撤去胰岛素，代谢会再次减慢。糖尿病对肾功能的影响尤为显著。发病初始阶段，肾小球滤过率升高，药物的肾清除率升高；随病程延长，肾小球滤过功能逐渐衰退，药物的肾清除率降低。

（三）肿瘤患者的药物动力学与临床用药

肿瘤患者的生理、病理改变可导致药物动力学发生相应改变。尤其是出现并发症的肿瘤患者常需联合用药，更增加了药动学变化的复杂性。因此，对肿瘤患者用药需要进行特别的药学监护。多数接受化疗的患者有胃肠道反应，严重者可出现肠黏膜坏死、脱落甚至肠穿孔，影响药物的吸收。常用的化疗给药途径主要是口服、静脉输注和肿瘤实体组织局部化疗。给药方式不同，化疗药物在体内的药动学过程也不同。对 20 例进展期胃癌患者于术前腹腔及静脉注射卡铂，腹腔给药者组织药物浓度较高，以腹膜浓度最高，超出静脉给药近 4 倍；癌组织内含量也高于其他组织。接受化疗的患者可发生高尿酸血症，严重时可形成尿酸结晶，堵塞肾小管，导致肾衰竭。甲氨蝶呤大剂量应用时，因代谢物水溶性低，在酸性环境中易形成沉淀，需采取利尿和碱化尿液等措施加速排泄，并应增加每日饮水量。

（四）消化系统疾病患者的临床药物动力学

消化系统疾病可导致胃排空时间、小肠通过时间、胃肠道黏膜血流量、膜通透性、胃肠道 pH 及吸收功能等多方面改变，影响药物的吸收。通常胃癌、胃萎缩、幽门狭窄、胰腺炎和胃溃疡等疾病使胃排空延迟；而腹泻、胆囊炎、十二指肠溃疡等则使胃排空加快。胃切除可导致渗透性腹泻及胃肠道通过时间增加。短肠综合征可导致脂肪和脂溶性维生素吸收不良。胃酸缺乏时，肠道 pH 升高，使阿司匹林吸收加快，生物利用度增高，这与其溶出是吸收的限速过程有关。吸收不良综合征患者的药物吸收一般会减少，但因药物而异。吲哚美辛、阿司匹林等药物的吸收可无显著改变；阿莫西林、林可霉素等的吸收减慢；青霉素、匹氨西林、甲状腺素等的吸收减少；夫西地酸、盐酸普萘洛尔等的吸收增加。

第四节　治疗药物监测与个体化用药

一、治疗药物监测及其意义

治疗药物监测（therapeutic drug monitoring，TDM）是指在药物治疗过程中应用现代化分析技术，监测体内药物浓度，进而根据药动学、药效学原理判断药物应用的合理性并制定个体化给药方案的临床药学实践。

TDM 是实现临床个体化药物治疗的重要手段，对于深入研究患者的药物体内过程、阐明血药浓度与临床疗效及毒性的关系、保证用药的安全性和有效性都具有重要意义。

（一）指导临床合理用药

药物动力学参数是制定给药方案的重要依据。通过 TDM 可以获得个体的药动学特征及参数，应据此制定个体化给药方案并适时监测用药方案实施的效果、进行必要的调整，从而提高药物治疗的科学性、降低盲目性。例如，临床研究表明，TDM 可使小儿癫痫控制率提高 1 倍以上。

（二）确定联合用药

联合用药在临床极为常见，但联合用药导致药源性疾病或药物毒性反应的发生率大为增加。通过 TDM 获得相关信息有助于了解药物的相互作用、确定联合用药的原则。

（三）预防用药过量

药物不良反应与其血药浓度密切相关，通过 TDM 可及时发现患者的血药浓度异常，有助于防范药物过量 。例如，临床已证明 TDM 可使地高辛的中毒发生率较经验疗法大幅度降低。

（四）辅助临床诊断

通常，药物的血药浓度与疗效有明确的相关性，若给予足够剂量且血药已达到有效浓度而未见预期疗效，应考虑疾病诊断是否有误、用药是否对症。TDM 结果可间接地为临床诊断提供依据。此外，在中毒解救中，准确的毒物判断是关键，TDM 也可提供参考依据。

（五）评价患者用药依从性

通过 TDM 可及时了解患者用药依从性，如是否自行停药、减量或超量用药等。此外，TDM 还可作为医疗差错或事故的鉴定依据。

二、治疗药物监测的临床指征

存在下述情况或使用下列药物时，通常需考虑 TDM。

（一）治疗指数低、毒性大的药物

治疗指数低的药物，如地高辛、茶碱、奎尼丁、洋地黄毒苷、锂盐等，因安全范围窄、毒性大，血药浓度过高时易产生不良反应，而过低则无效，应进行 TDM。

（二）个体差异大的药物

个体差异大的药物，如苯妥英钠等，按相同剂量给药，个体血药浓度及临床疗效差异较大，应进行 TDM。

（三）呈非线性动力学特征的药物

治疗剂量下呈非线性特征的药物，如苯妥英钠、水杨酸盐、普萘洛尔、双香豆素等，当机体消除能力达到饱和时，剂量稍有增加就会使血药浓度急剧升高、$t_{1/2}$ 延长，易产生不良反应，应进行 TDM。

（四）肝、肾、心及胃肠功能不全

肝功能损害者的药物肝代谢减慢，肾功能减退使药物肾排泄减少，这两种情况均可使药物消除减慢，极易导致药物蓄积中毒，应进行 TDM。此外，心衰患者的心输出量减少使肝、肾血流量减少，导致药物的消除变慢。胃肠道疾病干扰药物吸收，必要时也应进行 TDM。

（五）联合用药

药物相互作用能明显改变药物的体内过程、疗效或增加不良反应时，应进行 TDM。

（六）长期用药

某些药物长期用药易产生耐药性而导致药效改变或发现其他不明原因的药效改变时，应进行 TDM。此外，长期用药使患者依从性降低时，应进行 TDM。

（七）鉴别药物治疗作用与毒性反应

有些药物的治疗作用与毒性反应的症状相似，临床上难以辨别，如地高辛用于治疗室上性心律失常时，可因剂量过大而发生心律失常。此时，可通过 TDM 鉴别是药物过量还是剂量不足所致。

表 14 – 5 列出了临床需进行 TDM 的常用药物，供参考。

表 14 – 5　临床需进行 TDM 的常用药物

类别	药物
强心苷类	地高辛、甲基地高辛、洋地黄毒苷
抗心律失常药	利多卡因、普鲁卡因胺、N – 乙酰普鲁卡因胺、奎尼丁、胺碘酮、丙吡胺
β – 受体阻滞剂	普萘洛尔、美托洛尔、阿替洛尔
抗癫痫药	苯妥英、苯巴比妥、戊巴比妥、丙戊酸、卡马西平、扑米酮、乙琥胺
抗抑郁药	阿米替林、去甲替林、丙咪嗪
抗躁狂症	碳酸锂
解热镇痛药	阿司匹林、对乙酰氨基酚
平喘药	氨茶碱
抗生素类	庆大霉素、阿米卡星、奈替米星、妥布霉素、氯霉素、万古霉素
免疫抑制药	环孢素、他克莫司
抗肿瘤药	甲氨蝶呤

三、治疗药物监测实施方法

TDM 实施流程大致分为申请、取样、测定、数据处理和结果分析五个步骤。

1. 申请　应由临床医师提出对患者进行 TDM 的申请并填写申请单。申请单内容除应包括所需监测的药物外，还应详细填写患者的情况及用药情况。TDM 应有明确的监测目标，以免增加患者不必要的痛苦和费用。

2. 取样　应按生物样本采集要求采集样本并尽快送检或妥善贮存，以保证样本药物的稳定性。监测的体液除血浆、血清和全血外，还可以是唾液、尿液等其他体液。

取样时间对 TDM 结果有很大影响。药物的体内变化是动态的，不同时间取样，体液药物含量不同。一般情况下，测定血药浓度的目的是分析患者分布容积和消除速率变化。单剂量给药时，应选择药物体内分布已达到平衡后的时间点。如地高辛口服给药时，应在给药后 6～8 小时取样。多剂量给药通常应在血药浓度达到稳态水平后采取谷浓度样本，即在下次给药前即刻取血。如地高辛 $t_{1/2}$ 长达 36 小时以上，为取得准确结果，宜在用药一周后取血检测。

3. 检测　必须从专属性、精密度、灵敏度、测定成本及测定样品所需时间等各方面综合考虑，建立合适的测定方法。

通常是检测体液中原型药物的浓度，必要时也可以检测游离药物、活性代谢物及对映体的浓度。

测定必须符合生物样本的检测技术要求。一般来说，变异系数应小于 10%，灵敏度应保证能测出体液药物浓度的低限，样本中的杂质应不干扰被检品的测定。

4. 数据处理　根据药物浓度测定结果，拟合模型，求算个体药动学参数。

5. 结果分析　根据测定数据、药动学参数及患者其他相关情况，综合分析判断，得出客观结论。分析报告应以书面形式提交申请人。报告主要应包括以下内容。①资料：患者姓名、年龄、体重、药品名称、给药时间表和血药浓度实测值。②血药浓度的药物动力学分析：包括患者药物动力学参数，如清除率、表观分布容积、消除半衰期等。应做出客观评价，并与文献报告值进行比较，分析误差情况及引起误差的可能原因。③若必须改变给药方案，应给出方案建议和要求，并提出下次血药浓度测定的取样方法及时间。

四、常需进行治疗药物监测的药物举例

（一）万古霉素

万古霉素（vancomycin）对 G^+ 菌有强大的抗菌作用，尤其对常见的院感菌如耐甲氧西林金黄色葡萄球菌（MRSA）、耐甲氧西林凝固酶阴性葡萄球菌（MRCNS）等的效果较好。本品耳毒性和肾毒性较大，长期大量使用时易发生毒性反应，需定期进行 TDM。

万古霉素通常采取静脉滴注用药，很少口服。消除 $t_{1/2}$ 为 6 小时。肾功能不全者的 $t_{1/2}$ 明显延长，无肾者可达 7.5 天。本品在胃肠道中吸收较少，胃肠道炎症时，生物利用度增高。肾功能不全导致清除率降低，故肾功能受损患者口服治疗细菌性肠炎时，应进行 TDM。该药表观分布容积为 0.5 ~ 1.0L/kg，血药浓度与给药剂量成正比。给药后，药物可迅速分布到组织与体液中，浓度约为血药浓度的 15%。该药蛋白结合率约为30% ~ 55%，体内代谢较少，静脉给药仅少量药物经胆汁排泄。该药无法经过血液透析或腹膜透析清除。该药主要经肾脏排泄，静脉给药 24 小时内 80% ~ 90% 以原型经肾排出。

临床上，万古霉素的血药峰浓度应控制在 30 ~ 50μg/ml，谷浓度应控制在 5 ~ 15μg/ml。峰浓度高于 50μg/ml 时，易发生耳毒性。静脉滴注给药时，滴注时间应控制在 1 小时以上，滴注速率以 7.5 ~ 15mg/min 为宜，滴注过快时，易出现面部潮红、心动过速等症状。该药不宜与氨基糖苷类、铂类等损害肾功能的药物联用。静脉给药时，该药不能与氨茶碱、氯霉素、肾上腺皮质激素等药物配伍。

（二）地高辛

地高辛（digoxin）为强心苷类药物，临床上用于慢性心力衰竭和心房颤动等疾病。该药血浆半衰期较长，临床上常一天给药一次，剂量为 0.25 ~ 0.375mg，用药 6 ~ 7 天后可达稳态血药浓度。该药的治疗浓度范围较窄，常需进行 TDM。

地高辛的肠道吸收为被动转运，无明显首过效应。食物、联合用药及患者个体差异等均可影响其吸收。食物可延缓地高辛吸收，与抗酸剂同服可降低其吸收约 25% ~ 35%。该药血浆蛋白结合率为 20% ~ 30%，呈非浓度依赖性。该药在组织中分布较广，以骨骼肌、肾脏、肝脏、心脏、眼组织、肾上腺、膈肌和肠道的分布较多，脂肪组织分布较少。该药可透过血胎屏障，故可通过母亲用药治疗胎儿室上性心动过速。该药代谢速率的个体差异很大。有研究表明，给药后 6 小时，血浆原型药为 11% ~ 88%，强极性代谢物为 7% ~ 76%。该药 60% ~ 90% 以原形从肾脏排泄。肾功能减退者的清除率与肌酐清除率呈线性相关。

地高辛的治疗浓度范围为 0.8 ~ 2.0ng/ml，浓度超过 2.0ng/ml 时，易发生中毒。

（三）苯妥英

苯妥英（phenytoin）临床多用于癫痫大发作和室性心律失常。该药在体内呈非线性药物动力学特征，个体差异大，长时间用药应进行 TDM。

苯妥英口服易吸收，但慢且不规则。该药在胃内几乎不吸收，主要吸收部位在小肠。胃肠道疾病尤其腹泻、肠蠕动增加时，生物利用度降低。该药与血浆白蛋白的结合率高。与其他药物如丙戊酸钠等联用时，由于竞争血浆蛋白结合位点，其血浆蛋白结合率降低。静脉注射给药后，苯妥英迅速分布到各组织，30 ~ 60 分钟内即达到平衡。该药可迅速分布到脑组织，脑内药物浓度等于或略高于血浆药物浓度。该药在治疗浓度时即可产生代谢饱和，此时，剂量稍有增加即可引起血药浓度异常升高，出现毒性反应。该药代谢个体差异大，且受遗传因素影响。大部分药物以代谢物形式从尿和粪排泄，尿中 5 - 羟基苯妥英及其葡萄糖醛酸结合物的回收率约为 60% ~ 90%。

苯妥英的治疗浓度为 10 ~ 20mg/L，其中枢神经系统毒性如眼球震颤、共济失调、意识模糊等与血药浓度密切相关。血药浓度 >15mg/L，即可发生眼球震颤；血药浓度 >30mg/L，可发生眼球震颤及共济失调；血药浓度 >40mg/L，可引起意识模糊。

（四）卡马西平

卡马西平（carbamazepine）在临床上主要用于癫痫治疗。该药的口服吸收因剂型不同有较大差别，

且个体差异较大、不良反应较多，需进行 TDM。

卡马西平的胃肠道吸收缓慢且不规则，单剂量口服速释片后 3~8 小时，血药浓度达峰值，血药浓度个体间差异显著。该药可迅速而均匀地分布到全身各组织。该药主要与白蛋白和 α_1-酸性糖蛋白结合，血浆蛋白结合率约为 75%。该药主要经肝脏代谢，主要代谢产物为 10,11-环氧化卡马西平，约占给药量的 20%~40%。该药为药酶诱导剂，能诱导自身代谢，并与剂量相关。剂量增加则自身诱导加速，故连续给药时，清除率增加，$t_{1/2}$ 缩短，稳态血药浓度降低。该药约 72% 的原型药及代谢物经肾排泄，其余经粪便排泄。

卡马西平的治疗浓度范围为 4~12mg/L，但很多患者在血药浓度 >9mg/L 时即可发生中枢神经系统毒性反应。因此，在监测血药浓度的同时，应严密观察患者临床表现。

（五）环孢菌素 A

环孢菌素 A（cyclosporin A，CsA）为免疫抑制剂。该药用药后吸收不完全，个体差异大，治疗效果与血药浓度相关，因而需进行 TDM。

CsA 口服主要经小肠吸收，吸收缓慢且不完全，许多患者在第一个吸收峰后 5~6 小时会出现第二个吸收峰。CsA 与血浆蛋白和红细胞的结合率很高，血药浓度为 500ng/ml 时，58% 与红细胞结合。CsA 具有较高的组织结合率，且随体重不同而异。CsA 广泛分布于富含白细胞的器官，如胸腺、脾、淋巴结、骨髓及脂肪和富含脂肪的器官（如肝、胰、肾等），浓度约为血药浓度的 10 倍。CsA 主要在肝脏由 CYP3A 酶系代谢。约 90% 的原型及其代谢物经胆汁排泄。CsA 个体差异较大，常与移植器官的种类、患者年龄、给药方案有关。

CsA 的有效血药浓度为 100~350μg/L，最小中毒浓度为 600μg/L。

知识拓展

群体药物动力学

群体药物动力学（population pharmacokinetics，PPK）是一种药动学群体分析法。它将药动学的基本原理与统计学方法相结合，研究药物体内过程的群体规律，尤其注重研究特殊群体药动学参数的分布特征，即研究群体的药动学参数及其在群体中存在的变异性，这种变异性包括确定性变异（固定效应）和随机性变异（随机效应）。

群体药物动力学于 20 世纪 70 年代由 Sheiner 首次提出，现已成为药物动力学的重要分支学科之一，广泛用于临床优化个体给药方案、药物 TDM 以及新药临床评价。PPK 应用数学模型如隔室模型等，分析个体观察值，描述和解释个体间变异，阐明群体的行为。与传统的药物动力学研究相比，PPK 更适用于参数变异的分析和稀疏数据的分析。

PPK 的研究大致包括以下步骤。①查阅相关文献，依据文献确定影响药动学的因素。②建立包括各影响因素如生理和病理状况、吸烟、联合用药、遗传、环境等因素的固定效应以及偶然误差等随机效应的数据库。③建立固定效应模型，用 NONMEM 法求算固定效应参数，设计个体的初始剂量。④给予患者初始剂量，取 1~2 点血药浓度，用 Bayesian 反馈程序处理，求出患者个体的药动学参数，再据此调整给药方案，实施个体化药物治疗。

本章小结

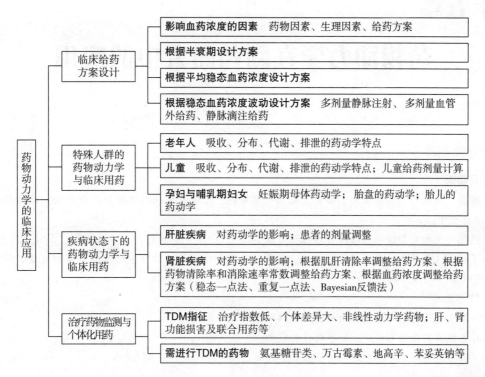

练习题

题库

1. 影响药物血药浓度的因素有哪些？

2. 请分析药物的药动学参数在临床给药方案设计中的意义。

3. 卡那霉素在20~50岁正常人体内的 $t_{1/2}$ 为1.78小时，而在70岁以上人群中为4.70小时。请对此现象进行分析。

4. 患者，男，70岁，咳黄脓痰，发热，最高体温38.6℃；血常规检查：WBC 12×10^9/L，中性粒细胞87.3%；胸片显示右下肺斑片状影。综合临床症状和相关检查，诊断为肺炎球菌性肺炎。主要应用加替沙星进行治疗。第1天口服加替沙星片1次，400mg/次，服药后10小时，测血药浓度为2.2mg/L；第2天口服加替沙星片1次，400mg/次，服药后10小时，测血药浓度为2.6mg/L。现希望达到的稳态最小浓度为0.4mg/L。请使用重复一点法判断该给药方案是否合理。

5. 哪些情况下需要进行TDM？临床实践中常需进行TDM的药物主要有哪些？

（宋珏）

PPT

第十五章

药物动力学在新药研究中的应用

学习导引

知识要求

1. **掌握** 生物利用度的概念、研究方法和研究目的；生物等效性的概念和评价方法；缓控释制剂的体内外评价方法。

2. **熟悉** 生物利用度的实验设计和评价方法。

3. **了解** 生物等效性的统计分析方法；新药非临床和临床药物动力学研究的内容和方法；药物动力学在新药研发中的作用和意义。

能力要求

1. 具备设计生物利用度实验和评价生物利用度的基本能力。

2. 具备根据实验结果评价生物等效性的能力。

第一节 新药药物动力学研究

药物动力学贯穿新药开发的全过程，且有明显的阶段特征。新药研发通常包括非临床研究和临床研究两部分，因而药动学研究也分为非临床药动学研究和临床药动学研究。

非临床药动学研究是通过体外和动物体内的研究方法，揭示药物在体内的动态变化规律，获得药物的基本药代动力学参数，阐明药物的吸收、分布、代谢和排泄的过程和特征。对于新的候选药物，可以了解药物的药动学性质，为结构改造、剂型设计和临床研究提供依据；对于仿制制剂，通过与已上市的常规制剂的药物动力学行为进行比较，评价试验制剂的体内质量与疗效一致性；对于新的复方制剂，进行非临床药物动力学研究可以为组方的合理性提供参考依据。

临床药物动力学研究则是研究药物在人体内的吸收、分布、代谢和排泄的动态变化规律和作用特点，揭示疾病对药物体内过程的影响规律，探讨联合用药的药物体内过程相互作用等，为新药临床试验给药方案的拟定以及新药上市后临床药物治疗方案的制定提供理论依据和实验基础。临床药物动力学研究分为健康志愿者药物动力学研究、目标适应证患者的药物动力学研究以及特殊人群（如肝功能损害患者、肾功能损害患者、老年患者和儿童患者）的药物动力学研究。

一、新药非临床药物动力学研究

新药的开发研究包括药物发现、制备工艺与质量研究、药理毒理研究、临床研究等阶段，而药动学研究在每个阶段都有所体现。非临床药动学研究与制剂学、药效学、毒理学和临床研究密切相关。在进行新药非临床药物动力学研究的过程中，要遵循以下基本原则：①试验目的明确；②试验方案设计科学合理；③试验方法稳定可行；④试验参数全面；⑤针对不同问题进行针对性分析。

（一）试验对象的选择

新药非临床研究一般采用成年健康动物。常用的有犬、小鼠、大鼠、兔、豚鼠、小型猪和猴等。实验动物的选择原则包括如下。①在考虑与人体药动学性质相关性的前提下，尽可能选择与药理学和药效学研究相同的动物。②尽量在动物清醒状态下进行试验，最好从同一动物多次采样获取药物动力学参数。③创新药物应选用两种或两种以上的动物，其中一种为啮齿类动物，另一种为非啮齿类动物（如犬、小型猪或猴等）；其他药物可选用一种动物，建议首选非啮齿类动物。④口服药物不宜选用兔等食草类动物。

在选择动物时，建议首先采用体外模型比较动物与人代谢的种属差异性，包括代谢反应类型的差异和代谢产物种类及量的差异。根据实验结果选取与人代谢性质相近的动物进行非临床药动学评价；同时尽可能明确药物代谢的研究对象，例如可选择原型药物、原型药物与代谢产物或几种代谢产物同时作为药物动力学研究观察的对象。

在开展常释制剂、缓控释制剂药物动力学研究时，原则上采用成年 beagle 犬，口服给药一般在给药前禁食 12 小时以上。

（二）试验样品的要求

进行新药的药物动力学研究时，必须保证试验药品质量稳定，且与药效学或毒理学研究所用试验药品一致。

（三）试验方案的设计

1. 给药途径和给药剂量　药物动力学研究所用的给药途径和方式应尽可能与临床用药一致。动物药物动力学研究应设置至少三个剂量组，低剂量与动物最低有效剂量基本一致，中、高剂量按一定比例增加。不同物种之间可根据体表面积或药物暴露量进行剂量换算。试验主要考察在所设剂量范围内，药物的体内动力学过程是属于线性还是非线性，以利于解释药效学和毒理学研究结果，并为新药的进一步研究和开发提供信息。

2. 动物数的确定　一般地，药－时曲线的每个时间点应不少于 5 只动物。建议受试动物采用雌雄各半。对于单一性别用药，应选择与临床用药一致的性别。

3. 取样点的确定　采样点的确定对药物动力学研究结果有较大影响，若采样点过少或选择不当，得到的药－时曲线可能与药物在体内的真实情况具有较大差异。给药前需要采血作为空白样品。为获得给药后完整的药－时曲线，采样时间点的设计应兼顾药物的吸收相、平衡相（峰浓度附近）和消除相。对于吸收快的血管外给药的药物，应尽量避免第一个点是峰浓度（C_{max}）；在 C_{max} 附近需要 3 个时间点。整个采样时间应持续至 3～5 个半衰期，或持续到血药浓度为 C_{max} 的 1/20～1/10。

（四）药动学参数的计算

根据药－时数据，可采用适宜的隔室模型或非隔室模型方法进行数据处理，求算药物动力学参数。新药的药物动力学研究通常要求提供的基本药物动力学参数有：静脉注射的 $t_{1/2}$、V、AUC 和 Cl 等，血管外给药的 k_a、C_{max}、t_{max}、$t_{1/2}$ 和 AUC 等。对于水溶性药物，还应提供血管外给药的绝对生物利用度。对缓、控释制剂，应根据多次给药稳态时完整给药间隔的药－时数据，提供稳态时达峰时间 t_{max}、稳态峰浓度 C_{max}^{ss}、稳态谷浓度 C_{min}^{ss}、波动度 DF 和稳态平均血药浓度 $\bar{C}_{ss}$ 等参数，并与被仿制药或普通制剂比较吸收程度、DF 及 $\bar{C}_{ss}$ 是否有差异，考察试验制剂是否具有缓、控释特征。

（五）非临床药物动力学的研究内容

1. 药物的吸收研究　对于口服给药的新药，进行整体动物实验时应尽可能同时进行血管内给药的试验，提供绝对生物利用度。如有必要，可进行体外细胞试验、在体或离体肠道吸收试验等，以阐述药物的吸收特性。

对于其他血管外给药的药物及某些改变剂型的药物，应提供绝对生物利用度或相对生物利用度。建议采用非啮齿类动物（如犬或猴等）自身交叉试验设计，用同一受试动物比较生物利用度。新药开发研究要求进行缓、控释制剂及速释制剂与普通制剂比较的单次及多次给药的药物动力学研究，以考察制剂的释放特点。

2. 药物分布研究 通过新药的组织分布研究，可以获得试验药物在实验动物体内的分布规律、蓄积情况、主要蓄积的器官或组织、蓄积程度等。组织分布研究一般选用小鼠或大鼠，应至少设置 3 个剂量组，给药后分别在吸收相、分布相和消除相各选一个时间取样测定；每个时间点至少应有 5 只动物的数据。测定药物在心、肝、脾、肺、肾、胃、肠道、生殖腺、脑、体脂、骨骼肌等组织的浓度，了解药物在各组织的分布情况，尤其关注药物在靶组织和靶器官的分布。实验中必须注意取样的代表性和一致性。若某组织的药物浓度较高，则应进一步研究药物在该组织的消除情况。

3. 血浆蛋白结合试验 一般情况下，只有游离型药物才能通过脂膜向组织扩散，被肾小管滤过或被肝脏代谢，因此，药物与蛋白的结合会明显影响药物分布与消除的动力学过程，并降低药物在靶部位的浓度。建议根据药理毒理研究所采用的动物种属，进行动物与人的血浆蛋白结合率比较试验，以预测和解释动物与人在药效和毒性反应方面的相关性。

研究药物与血浆蛋白结合可采用多种方法，如平衡透析法、超过滤法、分配平衡法、凝胶过滤法、色谱法等。根据药物的理化性质及实验室条件，可选择使用一种方法进行至少 3 个浓度（包括有效浓度）的血浆蛋白结合试验，每个浓度至少重复试验 3 次，以了解药物的血浆蛋白结合率以及可能存在的浓度依赖性和血浆蛋白结合率的种属差异。

对血浆蛋白结合率高且安全范围窄的药物，建议开展体外药物竞争结合试验，即选择临床上有可能与之合并使用的高蛋白结合率药物，考察其对所研究药物蛋白结合率的影响。

4. 药物代谢研究 对于创新药物，尚需了解其在体内的生物转化情况，包括主要代谢方式、代谢途径、主要代谢产物及其可能涉及的代谢酶。对于新的前体药物，除对其代谢途径和主要活性代谢产物的结构进行研究外，尚应对原型药和活性代谢产物进行系统的药物动力学研究。而对在体内主要以代谢消除为主的药物（原型药排泄 <50%），生物转化研究则可分阶段进行：非临床阶段可先采用色谱方法或放射性同位素标记方法分析和分离可能存在的代谢产物，并用色谱 – 质谱联用等方法初步推测其结构；如果临床研究提示其在有效性和安全性方面有开发前景，需进一步研究并阐明主要代谢产物的代谢途径、结构及酶催化机制。当多种迹象提示可能存在有较强活性或毒性的代谢产物时，应尽早开展活性或毒性代谢产物的研究，以确定开展代谢产物动力学试验的必要性。

体内药物代谢可考虑与药 – 时曲线和排泄试验同时进行，应用这些试验采集的样品进行代谢产物的鉴定及浓度测定。

应尽早考察药效和毒性试验所用的实验动物与人体代谢的差异。这种差异有两种情况，其一是量的差异，即动物与人的各代谢产物的量不同或所占的比例不同；其二是质的差异，即动物与人的代谢产物是不一致的，这时应考虑这种代谢的种属差异是否会影响其药效和毒性，并以此作为药效和毒性试验动物选择的依据。建议在早期非临床药代动力学研究时，同时进行药物体外（如动物和人肝组织匀浆、原代肝细胞、肝 S9、肝微粒体等）代谢试验，以预测动物与人体内代谢有无差异。

5. 药物排泄的研究 排泄是药物从体内消除的主要方式之一，研究排泄的目的是确定药物的排泄途径、排泄速率和各排泄途径的排泄量。药物进入体内后可以原型或其代谢产物的方式经排泄器官排出体外，其主要的排泄途径有肾、胆汁和粪便，其他还可以通过呼吸道、唾液、乳汁、汗液等途径排泄。药物排泄试验一般选用小鼠或大鼠进行。将动物放入代谢笼内，给药后按一定时间间隔分段收集尿或粪的全部样品，一直收集到药物排尽为止。之后，测定药物浓度并计算药物经此途径排泄的速率及排泄量。每个时间点至少有 5 只动物的试验数据，应收集给药前尿及粪样并参考预试验的结果，设计给药后收集样品的时间点，包括药物从尿或粪中开始排泄、排泄高峰及排泄基本结束的全过程。研究胆汁排泄时，一般用大鼠在乙醚麻醉下做胆管插管引流，待动物清醒后给药，并以合适的时间间隔分段收集胆汁，进行药物浓度测定。需记录药物自粪、尿、胆汁排出的速率及总排出量（占总给药量的百分比）；提供物质平衡的数据。

二、新药临床药物动力学研究（Ⅰ期）

新药临床药物动力学研究在于了解新药在人体内吸收、分布和消除的动力学规律和特点，为指导临床给药方案和临床安全有效用药提供理论依据。临床药物动力学试验过程应遵循临床试验相关法律法规、规范性文件和技术指导原则，执行临床试验方案，保护受试者的权益与安全，保证临床试验结果的真实可靠。

新药Ⅰ期临床研究一般在健康受试者中进行，其研究内容分别为评价药物的耐受性、考察药动学特征、探索药物代谢和药物相互作用。研究者可以结合研究药物的特征和目标适应证特点来选择和确定研究人群。

（一）受试者选择

Ⅰ期试验受试者多为健康成人，如需选择特殊人群，如儿童、老年人、孕期妇女、患者或其他弱势群体等进行研究，应有合理的理由，并采取相应保障措施。

1. 性别　原则上应男女兼有，一般男、女各半，这样不仅可了解药物在人体的药动学特点，同时也能观察到该药的药动学是否存在性别的差异。但应注意，女性作为受试者往往受生理周期或避孕药物的影响，因某些避孕药物具有药酶诱导作用或抑制作用，可能影响试验药物的药动学特性。所以，在选择女性受试者时必须对此进行询问和了解。

2. 年龄　18~45 岁，同批受试者年龄不宜相差 10 岁以上。

3. 体重　按体重指数 = 体重（kg）/身高（m²）计算，一般在 20~27 范围内。

4. 生活习惯　无嗜酒，不吸烟。

5. 病史　无心、肝、肾、消化道和血液等疾病史，试验前进行体检，心电图、血压、肝、肾及血常规检查正常者。如受试药具有特殊药理作用，则应增加相应检查指标。

6. 不宜选择作为受试者的情况　①体检及生化、血、尿检查超过正常范围者；②病史中有药物过敏史或变态反应，心、肝、肾、消化道等病史及与试验药物作用有关的病史者；③儿童、妊娠妇女及经期妇女；④近 3 个月献血及试验采血者；⑤试验前 2 周内曾应用各种药物者（包括中药）。

7. 知情同意　受试者要求自愿参加试验，可随时终止，并签订书面知情同意书。

（二）受试药物的要求与剂量设计

试验药品应当在符合《药品生产质量管理规范》条件的车间制备，并经检验符合质量标准。试验药品由专人保管，记录药品使用情况。试验结束后，剩余药品和使用药品应与记录相符。

剂量的设计主要依据Ⅰ期临床耐受性试验的结果，一般选用高、中、低三种剂量，并且参考药物动力学、药效学及毒理学的试验结果以及经讨论后确定拟在Ⅱ期临床试验时采用的治疗量推算。高剂量组的剂量必须接近或等于人的最大耐受剂量。根据研究结果对药物的药动学特性作出判断，为临床合理用药及药物检测提供有价值的信息。

（三）实验方案的设计

根据前述确定给药剂量后，进行新药临床药动学的研究。

1. 药-时曲线的数据测定　单剂量试验时，确定 12 例以上受试者，在试验前一日晚，统一进清淡饮食，进入监护室或病房，而后禁食、不禁水过夜。次日晨空腹（注射给药可不空腹）给药，用 150~200ml 温水送服，2~4 小时后进统一早餐（根据药物吸收速率确定），4 小时后进统一午餐。试验期间，受试者均应在监护室内，避免剧烈活动，禁止饮茶、咖啡和含咖啡的饮料及其他醇类和葡萄柚饮料，并禁止吸烟。

多剂量试验时，12 名以上的受试者应在Ⅰ期临床监护室进行服药、采集样本和活动，早、中、晚三餐均应进食标准餐。对于每日 1 次给药的方案，受试者应在禁食 10 小时后的早晨空腹服药；对于每日 2 次给药的方案，受试者应在禁食 10 小时后的早晨空腹服药，并在晚餐进食至少 2 小时后第二次服药；对于每日 3 次给药的方案，受试者应早晨空腹服药，其他服药时间则按 6 小时或 8 小时时间隔服药。

研究食物对口服药物制剂药动学的影响时，采用随机双周期交叉试验设计。受试者随机分成两组，一组在试验前禁食 10 小时左右，于次日早晨空腹口服药物，用 250ml 温水送服，服药后 4 小时进统一饮食，并严格控制进餐量。另一组在试验前禁食 10 小时，然后进食统一餐，并在餐后 5 分钟内立即口服药物，用 250ml 温水送服，4 小时后进统一饮食。其余步骤同上。两组的洗净期为 1 ~ 2 周或更长，也可以是被测药物半衰期的 7 倍以上时间，洗净期后两组交叉试验。

取血时间应注意各时相的时间点分布。血管内给药应该有分布相和消除相数据；血管外给药应该有吸收相、分布相、平衡相和消除相数据。一般在服药前采空白血样，药 – 时曲线峰前至少取 4 个点，峰后取 6 或 6 个以上的点，一般共为 11 ~ 13 个采样点。血样采集的时间至少应有 3 ~ 5 个消除半衰期，或采样持续到血样浓度为 C_{max} 的 1/20 ~ 1/10。

如果同时收集尿样，则应收集服药前尿样及服药后不同时间段的尿样。取样点的确定可参考动物药动学实验中药物排泄过程的特点，应包括开始排泄时间、排泄高峰及排泄基本结束的全过程。为保证为最佳的采样点，建议在正式试验前进行预试验，根据预试验的结果，修正原设计的采用点。

2. 实验结果处理 采用适当方法测定生物样品中的药物浓度。测得的各受试者的药 – 时数据一般可用隔室模型法或非隔室模型法进行药动学参数的计算，求得新药的主要药动学参数，包括 k_a、t_{max}（实测值）、C_{max}（实测值）、AUC（梯形法计算）、V、k_e、$t_{1/2}$ 和 Cl 等；多剂量试验还应根据测定的三次谷浓度及稳态血药浓度 – 时间曲线数据，计算平均稳态血药浓度 $\bar{C}_{ss}$、稳态血药浓度 – 时间曲线下面积（$AUC_{0-\tau}$）及波动系数（DF）等药动学参数。根据尿药浓度计算药物经肾排泄的速率和总量。

3. 新药临床药物动力学研究报告 新药临床药物动力学研究报告应该提供各个受试者的药 – 时数据及曲线图、平均药时数据值（$\pm s$）；将单次给药与多次给药的药动学特点进行比较，并对新药临床药物动力学规律和特点进行扼要的讨论和小结。通过对药动学参数的分析，说明其临床意义，并对 II 期临床研究方案提出建议。

知识链接

新药药物动力学研究中生物样品分析方法的建立和验证

1. 选择性 该分析方法应该能够区分目标分析物和内标与基质的内源性组分或样品中其他组分。应该使用至少 6 个受试者的适宜的空白基质来证明选择性（动物空白基质可以不同批次混合）。

2. 标准曲线与线性范围 是指所测定物质的浓度与响应的相关性，用回归分析方法（如最小二乘法或、加权最小二乘法）所得的回归方程来评价。标准曲线范围应该尽量覆盖预期浓度范围，由定量下限和定量上限（校正样品的最高浓度）来决定。

3. 准确度 进行批内准确度和批间准确度验证。要求定量下限及低、中、高浓度质控样品，每一浓度至少测定 5 个样品。准确度均值一般应在质控样品标示值的 ±15% 范围内；对于定量下限，应该在标示值的 ±20% 范围内。

4. 精密度 进行批内精密度和批间精密度验证。要求定量下限及低、中、高浓度，每个浓度至少测定 5 个样品。批内变异系数一般不得超过 15%；定量下限的变异系数不得超过 20%。

5. 定量下限 能够被可靠定量的样品中分析物的最低浓度，是标准曲线上的最低浓度点。

6. 稳定性 采用低和高浓度质控样品，对含药生物样品在室温、冰冻和冻融条件下以及不同存放时间进行稳定性考察，以确定生物样品的存放条件和时间。每一浓度的均值与标示浓度的偏差应在 ±15% 范围内。

7. 提取回收率 应考察高、中、低三个浓度的提取回收率。其限度一般应高于 50%。

8. 质控样品 是将已知量的待测药物加入到生物介质中配制的样品，用于质量控制。

9. 质量控制 每批生物样品测定时，应建立新的标准曲线，并平行测定高、中、低三个浓度的质控样品。质控样品测定结果的偏差一般应小于 20%。

第二节　生物利用度研究与生物等效性评价

一、基本概念

生物利用度是指药物制剂中的药物被吸收进入体循环的速率与程度，通常用药－时曲线下面积来评估。生物利用度是一个相对概念，仅仅是比较各种制剂之间药物利用程度的尺度，与临床疗效的意义并不完全相等。根据比较对象的不同，可分为绝对生物利用度和相对生物利用度。

（一）绝对生物利用度

绝对生物利用度是药物吸收进入体循环的量与给药剂量的比值，是以静脉注射给药制剂（通常认为静脉注射给药制剂的生物利用度为100%）为参比制剂获得的药物吸收进入体循环的相对量。实际工作中，用血管外给药制剂与同一药物静脉注射的药－时曲线下面积 AUC_T 之比来计算血管外给药制剂的绝对生物利用度：

$$F = \frac{AUC_T \times D_{iv}}{AUC_{iv} \times D_T} \times 100\% \tag{15-1}$$

（二）相对生物利用度

相对生物利用度又称比较生物利用度，是以其他非静脉注射给药的制剂（如口服片剂或溶液）为参比制剂获得药物吸收进入体循环的相对量，是同一种药物不同制剂之间比较吸收程度而得到的生物利用度。利用速率则可用 t_{max}、k_a 等参数反映。与绝对生物利用度类似，相对生物利用度也是试验制剂与参比制剂的 AUC 比值：

$$F = \frac{AUC_T \times D_R}{AUC_{iv} \times D_T} \times 100\% \tag{15-2}$$

式（13-1）和式（13-2）中，T 与 R 分别代表试验制剂与参比制剂，D 表示给药剂量。另外，参比制剂应采用已批准的临床应用，并具有相同给药途径的同种或相接近的药物剂型，最好选用临床占主导地位的药物制剂。

（三）生物等效性

含有相同活性物质的两种药品药学等效或药剂学可替代，并且它们在相同摩尔剂量下给药后，生物利用度（速率和程度）在预定的可接受限度内，则被认为生物等效。

1. 药学等效性　两种制剂含等量的相同活性成分，具有相同的剂型，符合同样的或可比较的质量标准，则可以认为它们是药学等效的。药学等效不一定意味着生物等效，因为辅料的不同或生产工艺差异等可能会导致药物溶出或吸收行为的改变。

2. 治疗等效性　两种制剂含有相同活性成分，并且临床上显示具有相同的安全性和有效性，可以认为两种制剂具有治疗等效性。如果两种制剂所用辅料本身并不会导致有效性和安全性问题，生物等效性研究是证实两制剂治疗等效性最合适的办法。如果药物吸收速率与临床疗效无关，吸收程度相同但吸收速率不同的药物也可能达到治疗等效。

3. 基本相似药物　两种制剂具有等量且符合同一质量标准的药物活性成分，具有相同剂型，并且经过证明具有生物等效性，则两种制剂可以认为是基本相似的药物。从广义上讲，这一概念也应适用于含同一活性成分的不同剂型，如片剂和胶囊剂。

二、研究目的和意义

对同一种药物的两种或两种以上的制剂进行比较时，需要进行制剂生物利用度研究和生物等效性评价。我国新药审批规范规定，在报送新药（包括新制剂）资料时，需要提供生物利用度研究资料和进行生物等效性评价。

生物利用度是衡量药物制剂中的主药进入血液循环的速率与程度的一种量度。生物等效性是反映新制剂与其参比制剂生物等效程度的重要指标，它是以生物利用度研究为基础的药物制剂质量控制研究项目。

同一种药物因制剂不同甚至是不同厂家生产的同一制剂，尽管药物含量相同，也可能因生物利用度差异而产生不同的临床效果，从而影响药物的安全性和有效性。有报道两种符合药典规定的地高辛制剂的峰浓度相差59%，其药-时曲线下面积也相差55%。可见，充分了解药物制剂的生物利用度有助于指导药物制剂的研制与生产、指导临床医生合理用药并为评价药物处方设计的合理性提供依据。

三、基本要求和研究方法

（一）生物利用度研究的基本要求

1. 研究单位应具备的条件 新药生物利用度评价要符合新药临床试验的有关要求，研究单位一般应是国家药品临床试验机构，若因特殊需要选择非临床试验机构参加药品临床研究，该机构应是在国家药品监督管理局登记备案的医疗机构。同时，鉴于生物利用度研究需要多学科、多部门的协同合作，参加生物利用度研究的人员应包括临床药物动力学研究人员、临床医师、分析检验技术人员和护理人员等。

2. 受试药品和参比药品 受试制剂应当在符合《药品生产质量管理规范》条件的车间制备，制备过程应当严格执行《药品生产质量管理规范》的要求，应符合国家药品监督管理局审定的药品标准要求，并有质量检验报告。生物利用度与生物等效性的研究必须有参比药品作为对照。参比制剂的选择原则为：进行绝对生物利用度研究时，选用上市的静脉注射剂作为参比制剂；进行相对生物利用度或生物等效性研究时，应选用国内外上市该药品最初批准的剂型作为参比制剂。

3. 试验设计 由于生物利用度的影响因素多，生物利用度试验中要尽量避免生物因素与给药方法对结果产生的影响。生物利用度试验设计的主要目的就是消除个体差异与试验周期对试验结果的影响。

生物利用度的试验设计：要求采用随机交叉试验法。随机是要求受试者的来源与分组具有随机性以及各组给药顺序的随机性。交叉试验则是在同一个体身上做对比的试验设计方法。多数药物的吸收和清除在个体之间均存在很大差异，个体间的变异系数远远大于体内变异系数，因此，生物等效性研究一般要求按自身交叉对照的方法设计，把受试对象随机分为两组，一组受试者先给予受试制剂，后给予参比制剂；另一组受试者先给予参比制剂，后给予受试制剂（表15-1）。两顺序间应有足够长的洗净期。每位受试者都连续接受两次的处理，这样可以将制剂因素对药物吸收的影响与其他因素区分开来，减少了不同试验周期和个体间差异对试验结果的影响。

如两个受试制剂 T1 和 T2 共用一个参比制剂 R，可采用三周期、三交叉试验设计。若受试者为24人，则试验时将24名受试者随机分为 A、B、C、D、E、F 六组，每组4名受试者，按表15-2的试验安排进行。由表15-2可知，每一受试者均接受三种制剂的试验，从而尽量排除个体差异对试验结果的影响；三种制剂组合成的6种顺序均在试验中出现，从而避免用药顺序对结果可能产生的影响。

表15-1 两制剂、双周期交叉试验设计

试验周期	受试者分组	
	1	2
1	T	R
2	R	T

表15-2 三制剂三周期二重3×3拉丁方交叉试验设计

试验周期	受试者分组					
	A	B	C	D	E	F
1	T1	T2	R	T1	R	T2
2	T2	R	T1	R	T2	T1
3	R	T1	T2	T2	T1	R

4. 检测方法的选择和评价 生物样品中药物的分离测定应选灵敏度高、专属性强、精密度好、准确度高的分析方法。

5. 对受试对象的要求 临床生物等效性评价中，对药物制剂进行生物利用度研究时，受试对象是健康人。年龄一般不小于 18 岁，体重指数 BMI 在 19～26 范围内；受试者应该通过临床实验室检查、病史和体检，筛查受试者根据药物的治疗类别和安全模式，可能在试验开始前、过程中和完成后进行特殊的医学检查和预防。受试者可以是任何性别，但应该考虑可能怀孕的妇女的风险。受试者最好为非吸烟者，无酗酒和药物滥用史。

6. 受试者例数的确定 按照目前的统计方法，受试者例数一般不应少于 18 名，可满足大多数药物对样本量的要求，但对某些变异性大的药物可能需要适当增加例数。

7. 洗净期的确定 生物利用度试验的洗净期是指两次试验周期间的间隔时间或交叉试验时各次用药间隔的时间。试验中设置洗净期是为了避免前一次所用药物对后一次试验产生影响。

生物利用度试验时，洗净期应依受试药的 $t_{1/2}$ 而定。要求洗净期内应保证受试药物体内消除 99% 以上，按药物动力学原理计算，洗净期一般不少于 7 倍 $t_{1/2}$，通常为 1 周或 2 周，半衰期长的药物需要更长的洗净期。

8. 给药剂量与方法 进行生物利用度和生物等效性研究时，药物的剂量应与临床常用量一致。有时因血药浓度测定方法灵敏度有限，可适当增加剂量，但不得超过最大安全剂量，以防给受试者带来不应有的不良反应，剂量过高尚需防止出现吸收饱和现象或非线性药物动力学行为。受试制剂和参比制剂最好采用相同的剂量。

一般情况下，普通制剂可仅进行单剂量给药研究。然而在一些特殊情况下，如受试药单次服用后原型药或活性代谢物的浓度很低，难以用分析方法精密测定血药浓度或受试药的生物利用度有较大个体差异以及缓控释制剂等，则需要考虑进行多次给药研究。如进行多次给药研究，应按临床推荐的给药方案给药，至少连续 3 次测定谷浓度、确定血药浓度达稳态后，选择一个给药间隔取样进行测定，并据此计算生物利用度。

为了避免食物对药物吸收的影响，要求受试者禁食至少 8 小时，早晨空腹给药，以 200ml 温水送服，服药后至少 4 小时不进食。给药后用餐在组成和时间上应该标准化。

需要在餐后条件下进行试验时，推荐受试者在给药前 30 分钟开始进餐，在 30 分钟内进餐完毕。

9. 采用点的确定 取样点设计对实验结果的可靠性起着十分重要的作用。一个完整的药－时曲线应包括吸收相、平衡相和消除相。在每个时间相应有足够的取样点。一般在吸收相和平衡各有 2～3 个取样点，消除相内有 4～5 个取样点。对于药－时曲线变化不明显的制剂如缓、控释制剂，取样点应相应增加。整个采样时间至少应为 3～5 个半衰期，或采样持续到血药浓度为峰浓度的 1/20～1/10。$AUC_{0-t}/AUC_{0-\infty}$ 通常应大于 80%。多次给药研究中，对于一些已知生物利用度受昼夜节律影响的药物，则应该连续 24 小时取样。

当受试药不能用血药浓度测定方法进行检测时，若该药原型或活性代谢物主要经尿排泄（70% 以上），亦可以用尿药法进行测定。尿样的收集为 7 倍 $t_{1/2}$，间隔时间应满足估算受试药原型或活性代谢物经尿排泄程度的要求。

10. 医学伦理委员会批准 所有涉及人的试验在试验前，其研究计划和知情同意书必须经过医学伦理委员会批准，且试验过程接受医学伦理委员会的监督和检查，以保证最大限度地保护受试者的权益，降低试验风险。

11. 结果处理方法 一般用非隔室模型分析方法估算药物动力学参数。用于制剂生物等效性评价的指标如前所述，主要是 AUC、C_{max}、t_{max} 等，其中 C_{max}、t_{max} 采用实测值。通常，新药生物利用度试验的研究报告中应提供如下资料。

（1）受试者的血药浓度数据、平均值及标准差，并绘制药－时曲线。

（2）生物利用度评价所需参数如药－时曲线下面积 AUC_{0-t} 或 $AUC_{0-\infty}$、C_{max}、t_{max}、k_a、生物利用度 F、MRT、$t_{1/2}$ 等。AUC_{0-t} 采用梯形面积法计算，$AUC_{t-\infty}$ 采用 C_t/λ 计算，其中，λ 为消除速率常数，可以

通过末端药－时数据，用对数血药浓度对时间所得的直线斜率计算。$AUC_{0-\infty}$ 按下式计算：

$$AUC_{0-\infty} = AUC_{0-t} + C_t/\lambda \tag{15-3}$$

要求 $AUC_{0-t} > 80\% \, AUC_{0-\infty}$。在生物等效性评价时，以 AUC_{0-t} 为主，$AUC_{0-\infty}$ 作为参考。

（二）生物利用度研究方法

生物利用度的研究方法有血药浓度法、尿药浓度法和药理效应法等。具体方法的选择取决于研究目的、测定药物的分析方法和药物的药动学特征等。

1. 血药浓度法 血药浓度法是进行生物利用度研究的最常用方法。分别给予受试者试验制剂和参比制剂后，测定其血药浓度，求算生物利用度。药物的吸收量应等于给药剂量乘以吸收分数 F，即：

$$FX_0 = AUC \cdot KV \tag{15-4}$$

制剂的生物利用度为：

$$F = \frac{(AUC)_T \cdot (kV)_T \cdot (D)_R}{(AUC)_R \cdot (kV)_R \cdot (D)_T} \times 100\% \tag{15-5}$$

式（13-5）中，脚注 T 与 R 分别代表试验制剂和参比制剂，k 为药物的消除速率常数，V 为表观分布容积，D 为给药剂量。

如果给予试验制剂与参比制剂后，机体的清除率不变，所给剂量相等，则药物的生物利用度为：

$$F = \frac{(AUC)_T}{(AUC)_R} \times 100\% \tag{15-6}$$

如果所给剂量不相同，则生物利用度为：

$$F = \frac{(AUC)_T \times (D)_R}{(AUC)_R \times (D)_T} \times 100\% \tag{15-7}$$

如果药物吸收后很快经生物转化为代谢产物，如安乃近迅速被代谢为4-甲氨基安替比林、阿司匹林转化为水杨酸而无法测定其原型药物的血药浓度，或如某些前体药物，此时可通过测定血液中代谢产物的浓度来进行生物利用度研究，但测定的代谢产物最好为活性代谢产物，此时的生物利用度为：

$$F = \frac{(AUC)_{m(T)}}{(AUC)_{m(R)}} \times 100\% \tag{15-8}$$

式中，$(AUC)_m$ 为血中活性代谢产物的浓度－时间曲线下面积。

2. 尿药浓度法 当体内药物或其代谢物的全部或大部分（70%以上）经尿排泄且排泄量与药物吸收量的比值恒定时，药物的吸收程度可用尿中排泄量进行计算，以此进行生物利用度评价，该法称为尿药浓度法。测定尿中药物或代谢物的浓度具有取样无伤害、样品量大、药物浓度较高及无蛋白质干扰等优点。但采用尿药浓度法测定生物利用度时，要求收集尿液的时间足够长，至少完全收集该药的 7 倍 $t_{1/2}$ 内的尿样。此外，尿药浓度法的影响因素较多，因而在生物利用度研究中应用较少，当血药浓度法因检测原因或其他原因应用受限时，才选用该法。用尿药浓度法计算生物利用度的公式为：

$$F = \frac{(X_u^\infty)_T \times D_R}{(X_u^\infty)_R \times D_T} \times 100\% \tag{15-9}$$

式中，X_u^∞ 为尿药排泄总量。

3. 药理效应法 当采用血药浓度法和尿药浓度法研究药物的生物利用度有困难，而药物的效应与其体内药量有定量相关关系且较容易定量测定时，可以通过药理效应测定结果进行药动学和生物利用度研究，该法称为药理效应法。采用该法的要求是，选择的药理效应指标具有客观性、可定量描述，如瞳孔大小、眼内压、血压和体温等；或药物诱导的生理变化可用精密仪器连续、定量地测定，如心电图、心音图和肌电图等；药理效应的测定时间通常应大于药物 $t_{1/2}$ 的 3 倍。

（三）生物等效性评价方法

目前 FDA 推荐的方法包括：药物动力学研究方法、临床比较试验方法、体外研究方法。

1. 药物动力学研究方法 即采用人体生物利用度比较研究的方法。通过测量不同时间点的生物样本（如全血、血浆、血清或尿液）中的药物含量，得到药－时变化曲线图，对数据进行处理，计算出与吸收程度和速率有关的药动学参数，如 AUC、C_{max}、t_{max} 等，以此反映药物从制剂中释放、被吸收进入体循环的动态过程，再通过统计比较分析两制剂的等效性。

2. 临床比较试验方法 在无可行的药动学时，可以通过对照的临床比较试验，以综合的疗效终点指标验证制剂的等效性。然而，该法可能存在检测指标不灵敏、样本量需求较大等缺点，一般情况下应尽量采用前述方法。

3. 体外研究方法 一般较少应用体外研究方法进行生物等效性研究，因为体外情况不能完全反映体内行为。但在某些情况下，如某些高溶解度、高渗透性、快速溶出的口服制剂也可以采用体外的方法来进行研究。

四、生物等效性统计分析

（一）等效性判断标准

如前所述，生物等效性是指一种药物的不同制剂在相同的实验条件下给予相同剂量，其吸收程度和吸收速率没有明显差异。因此，对受试制剂与参比制剂的生物等效性评价应从药物吸收程度和吸收速率两方面进行，评价反映这两方面的 3 个药物动力学参数即 AUC_{0-t}、C_{max}、t_{max} 是否符合规定的等效标准。

通常，制剂生物等效的标准为：供试制剂与参比制剂的 AUC 和 C_{max} 对数比值的 90% 可信限在 80% ～ 125% 置信区间内，供试制剂与参比制剂的 AUC、C_{max} 的双向单侧 t 检验均得到 $P < 0.05$ 的结果，$t_1 \geq t_{1-\alpha}(\nu)$ 同时成立，t_{max} 经非参数法检验无差异，则供试制剂与参比制剂具有生物等效性，供试制剂与参比制剂为生物等效制剂。

（二）生物等效性评价的检验方法

药物制剂的生物等效性评价实际上是一个统计学概念，即受试制剂在多大的程度上可以代替参比制剂。常用的统计方法有方差分析、贝叶斯分析、双单侧 t 检验和 $(1-2\alpha)\%$ 置信区间法。对于 t_{max} 而言，由于分布特性未知，通常采用非参数法。目前被大家公认的等效性检验方法是双单侧 t 检验和 $(1-2\alpha)\%$ 置信区间法。

案例解析

【案例】 为考察仿制的氟康唑胶囊（T）与已上市的氟康唑胶囊（R）是否生物等效，对 20 名健康男性受试者单剂量口服 200mg 氟康唑后的药 – 时数据进行处理，求算的主要的药动学参数，结果见表 15 – 3。

表 15 – 3 受试者单剂量口服 200 mg 氟康唑后主要的药物代谢动力学参数

受试者	C_{max} （μg/ml）		t_{max} （h）		AUC_{0-t} （h·μg/ml）		F_r （%）
	T	R	T	R	T	R	
A	4.52	5.19	1	0.5	157.55	140.57	112.08
B	4.90	4.24	1	2	146.79	151.49	96.90
C	3.86	5.87	1	1.5	192.89	189.41	101.84
D	7.48	6.79	1.5	1	251.80	228.43	110.23
E	5.11	4.99	1	1.5	183.14	171.52	106.77
F	4.71	5.17	1.5	1	183.62	156.43	117.38
G	3.77	4.65	1.5	1	134.64	150.78	89.30
H	4.04	3.48	2	1	137.90	118.91	116.32
I	5.02	4.31	0.5	2	137.27	139.62	98.32
J	4.31	4.93	2	1	139.62	155.42	89.83
K	4.26	4.58	1	1	144.46	141.67	101.97
L	3.73	5.00	2	3	180.81	167.47	107.97
M	3.35	5.61	1	1	148.32	173.41	85.53

続表

受试者	C_{max} (μg/ml)		t_{max} (h)		AUC_{0-t} (h·μg/ml)		F_r (%)
	T	R	T	R	T	R	
N	5.43	4.49	1.5	1	148.03	161.07	91.90
O	4.33	3.50	1	1	145.63	117.11	124.35
P	5.40	4.79	3	1.5	160.09	188.68	84.85
Q	3.89	4.44	2	1	145.65	140.72	103.75
R	3.90	3.87	2	3	148.07	151.57	97.69
S	4.15	3.79	2	1.5	167.10	124.75	133.95
T	3.60	5.16	1.5	2	148.43	153.22	96.87
均数	4.49	4.74	1.5	1.4	160.09	156.11	103.09
$\pm s$	0.93	0.81	0.6	0.7	27.66	26.17	13.01

【问题】 试根据有关参数评价两制剂是否生物等效?

【解析】

1. AUC_{0-t}的等效性评价 用方差分析将表 15-3 中的 AUC_{0-t} 值进行对数转换（$\ln AUC_{0-t}$）后，按交叉试验设计的方差分析方法进行分析，结果见表 15-4。

表 15-4 AUC_{0-t}自然对数转换后的方差分析结果

误差来源	SS	DF	MS	F	临界值	P
总变异	0.947	39				
药品间	0.0066	1	6.65×10^{-3}	0.861	$F0.05\ (1,\ 18) = 4.41$	0.3659
周期间	0.0047	1	4.74×10^{-3}	0.614	$F0.05\ (1,\ 18) = 4.41$	0.4434
个体间	0.796	19	4.19×10^{-2}	5.43	$F0.05\ (19,\ 18) = 2.20$	0.0004
误差	0.139	18	7.72×10^{-3}			

方差分析显示，两制剂间、周期间无显著差异，但个体间存在显著差异（$P < 0.05$）。

2. C_{max}等效性评价 将表 15-3 中的 C_{max} 值进行对数转换（$\ln C_{max}$）后，按交叉试验设计的方差分析方法进行分析，结果见表 15-5。

表 15-5 C_{max}经对数转换（$\ln C_{max}$）后的方差分析结果

误差来源	SS	DF	MS	F	临界值	P
总变异	1.23	39				
药品间	3.48×10^{-2}	1	3.48×10^{-2}	1.48	$F0.05\ (1,\ 18) = 4.41$	0.2393
周期间	1.73×10^{-2}	1	1.73×10^{-2}	0.738	$F0.05\ (1,\ 18) = 4.41$	0.4016
个体间	0.750	19	3.95×10^{-2}	1.68	$F0.05\ (19,\ 18) = 2.20$	0.1384
误差	0.423	18	2.35×10^{-2}			

方差分析显示，两制剂间、周期间、个体间的 C_{max} 均无显著差异。

3. t_{max}等效性评价 对表 15-3 中的 t_{max} 值用非参数方法进行计算，结果见表 15-6。

表 15-6 t_{max}的非参数方法的计算过程和结果

受试者编号	T	R	差值 (d)	正号序值	负号序值
A	1	0.5	0.5	5	157.55
B	1	2	-1		12.5
C	1	1.5	-0.5		-5
D	1.5	1	0.5	5	

受试者编号	T	R	差值（d）	正号序值	负号序值
E	1	1.5	-0.5		-5
F	1.5	1	0.5	5	
G	1.5	1	0.5	5	
H	2	1	1	12.5	
I	0.5	2	-1.5		-16.5
J	2	1	1	12.5	
K	1	1	0	0.5	-0.5
L	2	3	-1		-12.5
M	1	1	0	0.5	-0.5
N	1.5	1	0.5	5	
O	1	1	0	0.5	-0.5
P	3	1.5	1.5	16.5	
Q	2	1	1	12.5	
R	2	3	-1		-12.5
S	2	1.5	0.5	5	
T	1.5	2	-0.5		-5
均数	1.5	1.4		序值和	85.5	-70.5
±S	0.6	0.7			

$s = \min$（85.5，-70.5）$= 70.5 > s_{0.05}$（20）$= 52$；两制剂的 $t_{\max}$ 无显著差异。

（1）对 AUC 进行统计分析　在方差的基础上进行双向单侧 t 检验，检验统计量为：

$$t_1 = \frac{(\bar{X}_{\mathrm{T}} - \bar{X}_{\mathrm{R}}) - \ln r_1}{s \cdot \sqrt{2/n}} = 2.8329$$

$$t_2 = \frac{(\bar{X}_{\mathrm{T}} - \bar{X}_{\mathrm{R}}) - \ln r_1}{S \cdot \sqrt{2/n}} = 2.2473$$

查 t 单侧分位数表的 $t_{1-0.05(20)} = 1.734$，即 $t_1 > t_{1-0.05(20)}$，$t_2 > t_{1-0.05(20)}$，所以，试验制剂与参比制剂生物等效。

进行 90% 置信区间分析，按公式 $(\bar{X}_{\mathrm{T}} - \bar{X}_{\mathrm{R}}) \pm T_{0.1(v)} \cdot s \cdot \sqrt{2/n}$ 计算得到：上限等于 1.195，下限等于 0.881。即试验制剂与参比制剂 AUC 比值的 90% 置信区间为 88.1%～119.5%，在 80%～125% 的范围内。结果表明，以 AUC 为评价指标，试验制剂与参比制剂生物等效。

（2）对 $C_{\max}$ 统计分析　在方差的基础上进行双向单侧 t 检验。检验统计量为：

$$t_1 = \frac{(\bar{X}_{\mathrm{T}} - \bar{X}_{\mathrm{R}}) - \ln r_1}{s \cdot \sqrt{2/n}} = 1.868$$

$$t_2 = \frac{(\bar{X}_{\mathrm{T}} - \bar{X}_{\mathrm{R}}) - \ln r_1}{s \cdot \sqrt{2/n}} = 3.212$$

查 t 单侧分位数表的 $t_{1-0.05(20)} = 1.734$，即 $t_1 > t_{1-0.05(20)}$，$t_2 > t_{1-0.05(20)}$。进行 90% 置信区间分析，按公式 $(\bar{X}_{\mathrm{T}} - \bar{X}_{\mathrm{R}}) \pm T_{0.1(v)} \cdot s \cdot \sqrt{2/n}$ 计算得到：上限等于 1.097，下限等于 0.809。即试验制剂与参比制剂 $C_{\max}$ 比值的 90% 置信区间为 80.9%～109.7%，在 70%～143% 的范围内。结果表明，以 $C_{\max}$ 为评价指标，试验制剂与参比制剂生物等效。

第三节 缓释、控释、迟释制剂及纳米药物的药物动力学

一、缓释、控释及迟释制剂的药物动力学

《中国药典》对缓控释及迟释制剂的定义分别如下。缓释制剂系指在规定的释放介质中，按要求缓慢地非恒速释放药物，与相应的普通制剂比较，给药频率减少一半或有所减少，且能显著增加患者用药依从性。控释制剂系指在规定释放介质中，按要求缓慢地恒速释放药物，与相应的普通制剂比较，给药频率减少一半或有所减少，且能显著增加患者用药依从性。迟释制剂系指在给药后不立即释放药物的制剂，包括肠溶制剂、结肠定位制剂和脉冲制剂等。缓释、控释制剂与普通制剂比较，药物可缓慢释放进入体内，血药浓度"峰谷"波动小，既可避免超过血药浓度安全范围又能保持在有效浓度范围（治疗窗）之内以维持疗效。

（一）研究特点和设计要求

口服缓控释制剂虽有显著性的优点，但并非所有的药物都适合制成缓控释制剂。对于溶解度差、剂量很大（如 > 0.5g）、半衰期很短（如 < 1 小时）或很长（如 > 24 小时）、吸收差、体内吸收部位受限的药物，制成口服缓控释制剂应特别慎重，必须充分考虑制成缓控释制剂后对溶出、吸收、蓄积效应等的改变或影响。在设计缓控释制剂时，应从以下四个方面具体考虑。

1. 药物的理化性质 大多数固体药物适于制成缓控释制剂。一般而言，水溶性较大的药物比较合适，难溶性药物一般不能制成不溶性骨架片。溶解度与胃肠道生理 pH 关系密切的药物很难控制释药速率，通常不易制成良好的缓控释制剂。对于一些在胃肠道中易水解或被酶代谢的药物，需选择适宜的处方和制剂工艺以增加药物的稳定性，如采用抗酸辅料、加入酶抑制剂、微囊化等，否则不考虑制成缓控释制剂。

2. 药理学性质 在缓控释制剂的设计中，应充分考虑候选药物的局部刺激性、有效剂量与治疗指数等药理学性质。一般安全性差、治疗窗窄的药物，如洋地黄毒苷，不宜制成缓控释制剂。对于药效激烈、剂量大的药物（ > 0.5g），如设计不周、工艺不良或释药太快等，有使患者中毒的可能，故通常也不适于制成缓控释制剂。治疗指数（TI）小的药物在设计中更应注意血药浓度的波动性，一般 TI 为 2 ~ 3 的药物较适宜；TI 太小的药物选用需慎重，最好制成零级释药的制剂。

3. 药物动力学性质 药物半衰期 $t_{1/2}$ 的长短是设计缓、控释制剂需要考虑的一个重要方面。一般 $t_{1/2}$ 为 2 ~ 8 小时的药物较理想，如茶碱、硝酸异山梨酯等；对于 $t_{1/2}$ 在 12 ~ 16 小时的药物，可考虑制成一天服药一次的缓控释制剂。$t_{1/2}$ 很短（如 < 1 小时）的药物由于单位时间所需的剂量相应较大，制成缓控释制剂比较困难，且注射或吞服也极不方便；若 $t_{1/2}$ 太长（ > 24 小时），因药物本身的作用时间已经够长，一般没有必要制成缓控释制剂。

缓控释制剂的设计与药物代谢密切相关。具有强首过效应的普萘洛尔、烯丙洛尔若制成缓控释制剂，其生物利用度往往比普通制剂低。但如果药物的代谢物也有活性，则可考虑制成缓控释制剂。

4. 生物药剂学因素的考虑 对于吸收不完全或吸收无规律的口服药物，如季铵盐类药物、铁盐类药物以及地高辛等，制成理想的缓控释制剂比较困难。一般而言，在胃肠道整段或较长部分都能吸收的药物是制备缓控释制剂的良好的候选药物。有特定吸收部位的药物通常制成胃肠道滞留型制剂，以延长药物的吸收时间。

根据胃肠道的吸收情况，一般药物在胃内滞留约 2 ~ 3 小时，通过小肠（包括十二指肠、空肠、回肠）约 4 ~ 6 小时；多数药物在给药后 6 ~ 9 小时到达吸收较差的大肠部位（包括盲肠、结肠、直肠），药物在结肠及直肠的停留时间可长达 30 小时。若药物的吸收部位主要在胃与小肠，宜设计每 12 小时服一次的缓控释制剂；若药物在大肠也有一定吸收，则可考虑设计为 24 小时服一次。

缓控释制剂的稳态峰浓度（C_{max}）与谷浓度（C_{min}）之比应小于普通制剂。根据此项要求，一般 $t_{1/2}$ 短、TI 窄的药物可设计为每 12 小时服用一次；而 $t_{1/2}$ 长、TI 宽的药物则宜设计为 24 小时服用一次。迟释制剂设计中，应注意避免药物在胃内被灭活或对胃的刺激。

（二）体内动力学过程

口服缓释制剂的体内过程可以表示为：

$$X_s \xrightarrow[\text{释放}]{k_r^1} X_{gi} \xrightarrow[\text{吸收}]{k_a} X \xrightarrow[\text{消除}]{k}$$

(15 – 10)

式中，X_s 为缓、控释制剂中的药物量；k_r^1 为一级释放速率常数；X_{gi} 为胃肠道可吸收药物的量；X 为体内药物量。因为缓释制剂的 $k_r^1 \ll k_a$，则符合一室模型药物的血药浓度与时间的关系为：

$$C = \frac{FX_s k_r^1}{(k_r^1 - k)V}(e^{-kt} - e^{-k_r^1 t})$$

(15 – 11)

控释制剂中的药物以零级速率释放，药物很快被吸收，则其血药浓度与时间的关系为：

$$C = \frac{k_r^0}{kV}(1 - e^{-kt})$$

(15 – 12)

式中，k_r^0 为零级释放速率。如果吸收过程不能被忽略，则为：

$$C = \frac{k_r^0}{kV}(1 - e^{-kt}) - \frac{k_r^0}{V(k_a - k)}(e^{-kt} - e^{-k_a t})$$

(15 – 13)

如果控释部分以零级速率释放药物，同时，当速释部分剂量为 X_i 时，血药浓度与时间的关系为：

$$C = \frac{Fk_a X_i}{V(k_a - k)}(e^{-kt} - e^{-k_a t}) + \frac{k_r^0}{kV}(1 - e^{-kt})$$

(15 – 14)

（三）体内外质量评价

1. 释放度考察　释放度是指一定剂型的药物在规定介质中释放的速率和程度，是在模拟体内消化道的条件下（如温度、介质的 pH、搅拌速率等）对制剂进行药物释放速率试验，最后制订出合理的体外药物释放度，以监测产品的生产过程与对产品进行质量控制。

除另有规定外，缓释、控释、迟释制剂的体外药物释放度试验可采用溶出度测定仪进行。释放度测定时，应对释放介质、种类与量、温度控制、仪器转速、取样时间点等进行选择；建立释放介质中药物测定方法，考察制剂的释放均匀性与重现性，通常还要求测定完整的释放曲线与普通制剂进行比较。

除迟释制剂外，体外释放速率试验应能反映受试制剂释药速率的变化特征，且能满足统计学处理的需要，释药全过程的时间不应低于给药的间隔时间，且累积释放百分率要求达到 90% 以上。除另有规定外，通常将释药全过程的数据作累积释放百分率 – 时间的释药曲线图，制定合理的释放度检查方法和限度。

对于缓释制剂，从释药曲线图中至少选出 3 个取样时间点，第一点为开始 0.5 ~ 2 小时的取样时间点，用于考察药物是否有突释；第二点为中间的取样时间点，用于确定释药特性；最后的取样时间点用于考察释药是否基本完全。此 3 点可用于表征体外缓释制剂药物释放度。控释制剂除以上 3 点外，还应增加 2 个取样时间点，此 5 点可用于表征体外控释制剂药物释放度。释放百分率的范围应小于缓释制剂，如果需要，可以再增加取样时间点。迟释制剂根据临床要求设计释放度取样时间点。

2. 药动学研究

（1）单剂量给药的药动学研究　以普通制剂为参比，采用随机交叉的试验方法进行。该试验旨在比较受试者于空腹状态下单剂量服用缓、控释制剂与参比制剂的吸收速率和吸收程度，并确认受试制剂的缓、控释药物动力学特征。实验设计基本同普通制剂，给药方式与临床推荐用法用量一致。试验中至少计算出 AUC、C_{max}、t_{max}、MRT 等参数，并与同剂量参比制剂的参数比较，判断试验制剂在体内是否具有所设计的释药特征。

（2）多剂量给药的药动学研究　仍以普通制剂为参比，采用随机交叉的试验方法进行。对于每日 1 次用药的缓控释制剂，受试者于空腹至少 8 小时后晨间服药，服药后至少 4 小时不进食；对于每日 2 次用药（每12小时1次）的缓控释制剂，首剂于空腹8小时后服用，并继续至少4小时不进食。每次用200ml温开水送服。连续给药7个半衰期以上，至少3次在给药前取血分析，以确定是否达到稳态水平并获得稳态血药浓度最小值 C_{min}^{ss}。确认达稳态后，在最后一次给药后多次取血样进行分析，测定一个给药间隔内完整的药－时曲线，求算 $AUC_{0-\tau}$、t_{max}、MRT、C_{min}^{ss}、C_{max}^{ss}、DF 和 $\bar{C}_{ss}$ 等参数，并和参比制剂进行比较，阐明多次给药达稳态时的速度是否一致、DF 和 $\bar{C}_{ss}$ 是否有差异，从而确定试验制剂是否符合所希望的缓控释特征。

3. 生物利用度与生物等效性研究 为了表征缓控释及迟释制剂的体内行为，可通过生物利用度试验考察吸收的速率和程度、药物浓度的波动、药物制剂引起的药动学变异、剂量比例关系、影响缓控释药物制剂的因素以及释放特征的意外风险（如剂量突释）。

（1）吸收的速率和程度以及药物浓度的波动 需要进行单次和多次给药的药动学试验，通过与普通制剂比较，评价缓控释及迟释制剂药物吸收的速率与程度。药物波动研究应在多次给药达稳态后进行。通过比较研究，证实缓控释制剂具有符合要求的释放特性，通过与普通制剂比较，其峰、谷浓度波动较低或与之相似，并具有相似的药物暴露量。在该研究中，主要观察的药动学参数为 AUC、C_{max}、C_{min} 以及其他反映血药浓度波动的参数 C_{max}/C_{min} 等。

（2）药动学参数的变异性 通过个体间药动学参数分析，比较缓控释及迟释制剂与普通制剂间药动学参数的变异。缓控释及迟释制剂在个体间的药动学参数的变异一般不应超过普通制剂个体间的变异。也可以通过重复测量达稳态时的药－时曲线或再次重复单次给药，评价个体内药动学参数的变异。

（3）剂量效应一致性 当有多个规格时，应进行剂量效应一致性研究。应根据药物的药动学特性提供必要的数据。如果药物呈线性药动学特征，必须确定缓控释及迟释制剂的一个剂量水平在多次给药后的药物总暴露量与普通制剂近似。如果药物在治疗血浆浓度范围内呈非线性药动学特征，则有必要在多次给药条件下对缓控释及迟释制剂与普通制剂最高剂量和最低剂量进行比较。此外，在任何情况下，缓控释及迟释制剂所有规格的剂量与效应一致性均应充分说明。

（4）缓控释及迟释制剂的生物等效性试验 缓控释制剂在单剂量有多个规格时，需要对每个规格进行空腹单剂量试验。如果满足普通制剂生物等效性试验外推的相同标准（线性药动学、相同的定性组成等），稳态试验可仅在最高规格进行。对于一种药品的多种单位制剂显示多规格线性药动学的情况，在空腹下进行最大规格单次给药试验即足够，只要小规格的组成与最大规格成比例、制剂含有相同的颗粒且溶出曲线可以接受。可根据 AUC、C_{max} 和 C_{min} 以及与普通制剂相似的统计分析步骤，评价生物等效性。迟释制剂采用与普通制剂相同的主要参数和统计方法评估生物等效性，强调迟释特点。

对于仿制缓控释制剂，推荐进行下列试验：一项单剂量、非重复性、空腹试验，比较受试制剂的最高规格和参比制剂表中列出的药品；一项食物影响、非重复性试验，比较受试制剂的最高规格和参比制剂。由于单剂量试验被认为可以更敏感地回答生物等效性的基本问题，一般不推荐进行仿制缓控释制剂的多剂量试验。

（5）生物利用度评价参数 ①单剂量试验：各受试者受试制剂与参比制剂的药－时曲线；$AUC_{0-\infty}$、DF、$AUC_{0-\tau}$、C_{max}、t_{max} 和 F 值，应尽可能提供其他参数，如平均滞留时间（MRT）等体现缓控释特征的指标。②多剂量达稳态试验：各受试者受试制剂与参比制剂的药－时曲线；各受试者在血药浓度达稳态后末次给药的药－时曲线；C_{min}^{ss}、C_{max}^{ss}、t_{max}、$AUC_{0-\infty}$、DF、$AUC_{0-\tau}$、MRT、$t_{1/2}$ 等。其中：

$$DF = (C_{max}^{ss} - C_{min}^{ss})/\bar{C}_{ss} = (C_{max}^{ss} - C_{min}^{ss}) \times \tau/AUC_{0-\tau} \qquad (15-15)$$

$$\bar{C}_{ss} = AUC_{0-\tau}/\tau \qquad (15-16)$$

（6）等效性检验标准 当参比制剂为普通制剂时，供试品与参比制剂的 $AUC_{0-\infty}$ 比值的90%可信限在80%~125%置信区间内，双向单侧 t 检验 $P < 0.05$，$t_1 \geq t_{1-\alpha}$（ν）、$t_2 \geq t_{1-\alpha}$（ν），则认为供试品与参比制剂为吸收程度上的生物等效制剂；DF、C_{max} 和 C_{max}^{ss} 显著降低，t_{max} 显著延长，表明供试品具有缓、控释特征。

4. 体内外相关性评价 体内－体外相关性是指由制剂产生的生物学性质或由生物学性质衍生的参数

（如 C_{max}、t_{max} 或 AUC），与同一制剂的物理化学性质（如体外释放行为）之间建立的合理的定量关系。

缓控释制剂要求进行体内外相关性试验，应反映整个体外释放曲线与药 - 时曲线之间的关系。只有当体内外具有相关性时，才能通过体外释放曲线预测体内情况。体内外相关性可归纳为以下三种方法。

（1）体外累积释放百分率和体内吸收曲线的相关性　如果缓释、控释、迟释制剂的释放行为随外界条件变化可变化，就应该另外再制备两种供试品（一种比原制剂释放更慢，另一种比原制剂释放更快），研究影响其释放快慢的外界条件，并按体外释放度试验的最佳条件，得到基于体外累积释放百分率 - 时间的体外释放曲线。根据单剂量交叉试验所得的药 - 时数据，对体内吸收符合单室模型的药物，可获得基于体内吸收百分率 - 时间的体内吸收曲线，体内任一时间药物的吸收百分率（F_a）可按以下 Wagner - Nelson 方程计算：

$$F_a = \frac{C_t + k \cdot \mathrm{AUC}_{0-t}}{k \cdot \mathrm{AUC}_{0-\infty}} \times 100\% \tag{15-17}$$

式中，C_t 为 t 时间的血药浓度；k 为由普通制剂求得的消除速率常数。双室模型药物可用简化的 Loo - Riegelman 方程计算各时间点的吸收百分率。以体外累计释放百分率为自变量、体内吸收分数为因变量进行最小二乘法线性回归，求得相关方程和相关系数，判断体外释放与体内吸收的相关性。

（2）统计矩分析法　用于比较体内平均滞留时间（MRT）与体外平均释放时间（$\mathrm{MDT}_{体外}$）之间的相关性。

体内平均滞留时间（MRT）：

$$\mathrm{MRT} = \frac{\mathrm{AUMC}}{\mathrm{AUC}} = \frac{\int_0^\infty tC\mathrm{d}t}{\int_0^\infty C\mathrm{d}t} \tag{15-18}$$

平均吸收时间（MAT）：

$$\mathrm{MAT} = \mathrm{MRT}_{片} - \mathrm{MRT}_{iv} \tag{15-19}$$

体外平均释放时间（$\mathrm{MDT}_{体外}$）：

$$\mathrm{MDT}_{体外} = \frac{\int_0^\infty t(\frac{\mathrm{d}M}{\mathrm{d}t})\mathrm{d}t}{\int_0^\infty (\frac{\mathrm{d}M}{\mathrm{d}t})\mathrm{d}t} = \frac{\int_0^\infty (\frac{\mathrm{d}M}{\mathrm{d}t})\mathrm{d}t}{M_\infty} \times 100\% \tag{15-20}$$

式中，M_∞ 为药物的累积释放量，$\mathrm{d}M/\mathrm{d}t$ 为释药速率。

统计矩分析法不受模型的限制，把药 - 时曲线看作是概率统计曲线，无须假设药物在系统中的转运动力学。应用所有的体内外数据进行计算，体内参数可采用体内平均药物滞留时间、平均药物吸收时间或体内平均释药时间。体外参数采用体外平均释放时间，通过比较体内外参数建立起较高水平的相关性。但是，能产生相似的平均滞留时间的可有很多不同的体内曲线，体内平均药物滞留时间不能代表体内完整的药 - 时曲线。

（3）体外释放数据与药物动力学参数的相关性　以药物动力学参数 AUC、C_{max} 或 t_{max} 作为体内参数，与体外累积释放百分率、$t_{50\%}$ 和 $t_{90\%}$ 之间进行相关性分析。此法属部分相关，其较适合普通制剂，不宜用于缓控释制剂，故使用较少。

案例解析

【案例】以市售甲磺酸多沙唑嗪缓释片（R 药）为参比制剂，考察新研制的甲磺酸多沙唑嗪缓释片（T 药）的生物等效性。

【问题】对受试者药 - 时数据进行分析，求算主要的药物动力学参数。评价指标如下。单次给药：C_{max}、T_{max}、$t_{1/2}$、AUC_{0-t}、$\mathrm{AUC}_{0-\infty}$；多次给药：C_{min}^{ss}、C_{max}^{ss}、C_{av}、t_{max}、AUC_{ss}、DF。

【解析】药 - 时数据见表 15 - 7 至表 15 - 10，求算的动力学参数见表 15 - 11 和表 15 - 12。

表 15 - 7　血药浓度（ng/ml）- 时间数据（单剂量 R 药）

受试者编码	时间（h）												
	0	2	4	6	8	10	12	14	24	36	48	60	72	84
a	0	0.00	1.53	3.08	4.80	5.89	5.88	6.04	4.10	1.38	0.54	0.25	0.15	ND
b	0	0.19	3.63	4.39	5.36	6.05	8.04	6.73	4.63	3.45	1.15	0.86	0.47	0.35
d	0	0.15	3.59	5.48	8.53	9.15	8.19	11.00	9.03	5.88	3.80	2.30	1.23	0.82
e	0	0.20	2.04	4.52	6.52	8.11	7.73	8.20	6.05	3.28	1.88	0.93	0.63	0.37
f	0	0.00	3.26	4.82	5.55	5.14	5.86	8.57	8.96	5.93	3.82	2.11	0.99	0.60
g	0	0.13	1.43	2.25	2.95	3.70	4.59	4.58	5.39	3.47	2.53	1.38	0.83	0.43
h	0	0.31	5.78	13.17	12.51	12.82	15.17	14.50	7.27	5.41	2.46	1.29	0.60	0.39
j	0	0.20	2.19	3.35	4.95	5.39	6.70	7.48	8.17	3.70	2.02	0.95	0.62	0.36
k	0	0.00	3.23	4.86	5.14	5.72	5.76	8.00	5.88	3.69	1.54	0.74	0.38	0.23
m	0	0.00	3.86	6.02	5.10	6.13	6.41	8.59	9.60	6.56	4.37	2.18	1.06	0.60
n	0	0.00	2.53	3.14	2.79	3.44	3.60	4.43	4.94	2.87	1.26	0.80	0.39	0.17
o	0	0.00	1.68	3.32	3.48	4.55	5.41	5.56	6.35	4.06	2.07	1.63	1.04	0.66
p	0	0.00	1.87	2.54	2.85	2.42	3.54	3.52	4.42	2.78	1.54	1.35	0.85	0.70
q	0	0.16	1.34	1.55	1.89	2.83	2.59	3.95	2.71	2.32	1.29	0.60	0.19	0.12
r	0	0.12	2.56	4.54	5.58	6.59	7.90	7.92	4.74	2.17	0.98	0.75	0.33	0.24
s	0	0.00	1.78	3.96	4.35	4.74	5.62	6.06	5.46	3.26	1.09	0.85	0.37	0.31
t	0	0.38	2.82	3.66	5.15	6.63	6.57	7.11	5.39	2.98	1.70	0.81	0.52	0.22
u	0	0.00	1.25	1.92	2.37	2.59	4.20	4.08	5.23	2.71	1.64	0.77	0.39	0.22
w	0	0.13	2.71	5.79	6.07	4.55	5.13	5.92	7.31	5.18	2.62	1.63	0.71	0.60
Mean	0.000	0.10	2.58	4.33	5.05	5.60	6.26	6.96	6.09	3.74	2.02	1.17	0.62	0.41
s	0.000	0.12	1.13	2.49	2.43	2.49	2.68	2.67	1.86	1.42	1.04	0.58	0.31	0.21
RSD（%）		113.65	43.86	57.45	48.08	44.54	42.84	38.35	30.50	37.95	51.65	49.30	50.12	50.09

表 15 - 8　血药浓度（ng/ml）- 时间数据（单剂量 T 药）

受试者编码	时间（h）												
	0	2	4	6	8	10	12	14	24	36	48	60	72	84
a	0	0.23	2.91	5.00	4.60	5.83	5.01	5.54	7.71	4.16	1.53	0.83	0.29	0.17
b	0	0.00	1.53	3.65	5.97	5.21	7.43	6.28	3.20	1.66	0.73	0.46	0.18	0.13
d	0	0.00	2.83	8.59	6.84	7.96	8.20	6.94	9.55	5.50	1.71	1.24	0.72	0.37
e	0	0.19	2.94	6.72	6.61	7.40	7.43	9.17	7.39	3.34	1.42	0.86	0.48	0.32
f	0	0.37	1.43	2.87	3.27	4.81	6.81	8.73	9.88	6.22	3.77	2.14	1.11	0.52
g	0	0.00	1.96	3.18	4.15	4.95	4.45	4.23	4.14	3.83	2.18	1.28	0.79	0.48
h	0	0.00	3.69	11.23	6.74	11.61	9.68	10.60	8.82	5.65	2.58	1.72	0.80	0.48
j	0	0.29	2.28	2.82	4.10	5.41	5.54	6.15	7.24	3.43	1.66	1.02	0.70	0.45
k	0	0.16	2.42	2.74	4.97	5.63	5.73	6.89	5.54	2.73	1.07	0.65	0.38	0.25
m	0	0.44	2.06	3.32	4.15	5.23	6.75	9.17	10.55	6.77	3.98	2.20	1.20	0.56
n	0	0.19	2.19	2.96	3.29	3.81	4.05	5.14	5.14	3.77	1.65	1.15	0.73	0.48
o	0	0.11	0.75	2.39	2.88	3.97	5.93	5.05	7.41	2.84	1.60	0.95	0.65	0.31
p	0	0.16	1.16	3.11	3.48	3.38	4.44	4.56	4.23	3.12	2.75	1.58	1.18	0.98

续表

受试者编码	时间（h）													
	0	2	4	6	8	10	12	14	24	36	48	60	72	84
q	0	0.48	2.77	3.81	4.67	5.81	5.91	6.01	4.17	1.84	0.78	0.37	0.18	0.12
r	0	0.00	1.76	4.36	6.00	4.91	5.12	6.12	4.60	2.03	0.83	0.38	0.26	0.15
s	0	0.00	1.63	2.66	3.30	4.13	4.54	4.94	4.36	2.30	0.89	0.44	0.22	0.13
t	0	0.23	2.38	3.02	3.67	5.31	5.80	6.91	6.14	5.45	2.65	1.25	1.05	0.68
u	0	0.12	2.31	6.78	7.83	7.03	6.94	6.66	6.03	4.06	2.52	1.34	0.77	0.36
w	0	0.18	1.68	2.72	3.97	4.86	6.08	6.87	7.54	4.75	3.55	1.96	1.02	0.67
Mean	0	0.17	2.14	4.31	4.76	5.65	6.10	6.63	6.51	3.87	1.99	1.15	0.67	0.40
s	0	0.15	0.71	2.38	1.47	1.86	1.44	1.72	2.18	1.52	1.02	0.58	0.35	0.23
RSD（%）		90.70	33.19	55.27	30.85	32.98	23.59	25.92	33.50	39.25	51.17	50.24	51.93	56.64

表 15 – 9　血药浓度（ng/ml）－时间数据（多剂量 R 药）

受试者编码	谷浓度1	谷浓度2	谷浓度3	时间（h）												
	-48	-24	0	2	4	6	8	10	12	14	24	36	48	60	72	84
a	4.75	6.13	7.25	6.08	7.86	9.88	9.83	9.81	11.43	10.12	8.05	4.49	1.75	0.95	0.51	0.35
b	8.24	8.43	5.39	6.62	7.49	12.30	12.17	13.45	10.74	11.10	9.31	4.11	2.52	1.68	0.89	0.52
d	12.90	9.40	14.10	12.33	15.87	17.60	20.00	19.53	20.00	20.00	14.23	6.97	3.73	2.69	1.85	1.47
e	7.60	7.34	10.11	8.08	12.07	13.29	13.32	15.60	15.06	16.61	10.23	5.28	2.42	1.45	0.77	0.53
f	10.88	9.77	10.68	9.13	11.49	12.42	10.69	11.06	10.93	11.16	11.65	8.55	4.40	2.52	1.57	0.79
g	5.89	6.12	5.73	5.65	6.89	8.12	7.54	6.84	7.31	6.81	5.85	3.54	2.48	1.01	0.76	0.44
h	16.33	12.14	14.03	14.96	19.88	15.85	21.73	29.38	22.74	23.32	17.99	10.97	5.00	3.38	2.17	1.31
j	10.94	9.15	8.41	7.58	11.67	12.53	11.05	10.33	12.56	12.64	8.82	5.79	3.45	1.61	1.31	0.72
k	5.58	5.54	5.43	6.56	7.50	9.79	9.92	10.24	11.83	12.04	8.81	3.56	1.79	0.94	0.55	0.38
m	1.44	6.91	11.19	10.09	13.52	12.85	13.28	10.43	12.05	9.44	3.92	9.94	4.48	2.92	1.73	1.05
n	4.57	3.96	3.88	4.36	6.80	7.61	7.23	6.18	5.43	5.49	5.37	2.92	1.08	0.57	0.25	0.19
o	9.55	8.88	9.16	8.68	13.38	15.59	15.37	15.97	14.28	12.34	10.54	7.92	4.60	2.30	1.59	1.46
p	6.97	5.60	7.71	8.52	11.26	15.03	14.46	13.69	10.76	11.14	10.11	5.96	3.90	2.42	1.69	1.25
q	5.68	6.70	3.61	3.79	3.78	4.85	5.05	5.89	6.18	5.79	5.34	1.86	0.81	0.36	0.24	0.10
r	5.99	6.07	7.81	7.52	9.71	10.18	10.32	9.18	10.64	9.74	7.51	4.26	2.26	1.32	1.09	0.92
s	5.91	1.51	3.62	3.91	5.96	6.31	5.83	5.87	5.49	5.32	3.17	1.70	0.96	0.54	0.32	0.26
t	10.40	9.62	13.04	12.60	18.21	14.52	15.22	16.55	15.28	13.66	10.33	4.74	3.15	1.54	1.22	0.80
u	5.71	7.75	7.68	7.23	8.29	8.49	8.01	7.50	7.35	7.82	9.24	3.85	1.89	0.86	0.52	0.24
v	7.06	14.08	7.35	7.26	9.61	9.90	11.77	12.78	14.68	14.53	12.35	6.26	3.56	1.75	0.93	0.74
w	8.54	6.52	7.21	6.70	8.57	9.13	8.94	8.56	10.42	10.52	8.64	5.14	4.12	2.93	1.99	1.43
Mean	7.75	7.58	8.17	7.88	10.49	11.31	11.59	11.94	11.76	11.49	9.53	5.39	2.92	1.69	1.10	0.75
s	3.36	2.78	3.22	2.89	4.15	3.43	4.32	5.63	4.49	4.61	3.39	2.49	1.30	0.90	0.61	0.45
RSD（%）	43.4	36.7	39.5	36.7	39.5	30.3	37.3	47.2	38.2	40.2	35.5	46.1	44.5	53.2	55.9	60.7

表 15 - 10 血药浓度（ng/ml）- 时间数据（多剂量 T 药）

受试者编码	谷浓度1 -48	谷浓度2 -24	谷浓度3 0	2	4	6	8	10	12	14	24	36	48	60	72	84
a	4.33	2.50	5.90	5.14	7.25	8.84	7.96	7.03	7.54	5.92	7.49	4.90	1.95	0.74	0.36	0.20
b	7.98	11.90	5.58	4.25	8.16	8.29	5.70	8.86	9.45	7.59	6.90	5.12	2.70	1.12	0.86	0.37
d	7.03	8.65	11.13	13.11	20.00	13.00	18.18	18.19	14.59	13.05	11.20	5.59	2.97	1.60	0.90	0.74
e	10.42	11.90	11.48	10.56	11.07	14.09	11.06	13.37	15.30	17.63	10.38	6.19	3.90	2.18	1.42	0.95
f	11.98	9.97	8.13	8.21	8.93	6.86	13.48	12.90	13.19	11.57	13.37	6.05	2.97	1.52	0.90	0.78
g	6.93	4.42	5.10	4.48	5.80	6.72	5.95	6.72	7.82	8.13	7.20	4.15	3.38	2.14	1.62	1.09
h	17.95	10.89	13.64	12.78	18.99	18.14	20.00	23.37	14.82	19.66	11.47	6.36	4.44	2.95	1.83	1.30
j	8.81	9.43	10.36	10.95	12.91	13.86	13.64	14.80	13.48	13.35	11.99	8.36	5.29	3.73	2.51	1.75
k	8.30	9.94	9.22	8.27	8.95	11.81	12.67	11.23	11.91	11.47	4.92	2.64	1.50	1.05	0.89	
m	11.60	12.00	9.19	9.27	10.56	11.86	13.40	14.15	14.50	14.17	14.66	8.19	4.13	2.17	1.26	0.85
n	4.94	4.76	5.08	4.90	9.16	11.03	11.10	11.58	10.16	8.73	6.52	3.01	1.35	0.86	0.56	0.48
o	8.50	12.72	9.84	9.87	11.66	10.99	14.61	18.01	19.09	19.14	14.06	8.23	5.28	3.31	1.95	1.60
p	8.95	8.02	9.25	10.69	10.77	11.58	10.06	10.59	9.64	9.57	9.09	6.69	3.10	1.90	1.28	1.03
q	5.24	2.08	5.04	4.80	4.63	5.21	5.99	6.64	6.67	7.74	4.75	2.17	0.81	0.41	0.28	0.21
r	5.90	8.43	6.31	6.40	9.43	12.35	11.50	13.21	11.68	11.53	8.15	3.85	2.11	1.67	1.09	0.84
s	3.00	6.43	1.71	1.48	3.08	4.07	4.22	4.15	4.29	4.73	5.19	2.79	1.06	0.66	0.41	0.18
t	4.30	10.36	11.44	11.31	14.88	15.54	17.68	15.01	16.01	17.24	12.81	7.12	3.63	2.11	1.45	0.77
u	9.46	2.99	7.24	6.06	10.94	12.75	11.33	10.13	9.69	8.77	7.56	2.68	1.45	0.79	0.50	0.33
v	10.06	9.29	11.02	11.48	15.14	15.40	14.89	15.93	15.39	12.52	11.28	6.71	3.85	2.04	1.08	0.80
w	7.85	7.43	7.21	6.75	9.69	8.99	9.98	8.63	10.13	9.85	7.75	4.68	2.68	1.35	1.01	0.62
Mean	8.18	8.21	8.19	8.04	10.60	11.07	11.67	12.23	11.77	11.62	9.67	5.38	2.98	1.74	1.12	0.79
s	3.38	3.33	2.96	3.28	4.27	3.64	4.32	4.67	3.71	4.28	2.98	1.89	1.29	0.89	0.58	0.43
RSD（%）	41.3	40.5	36.2	40.8	40.3	32.9	37.0	38.2	31.5	36.9	30.8	35.2	43.4	51.1	51.6	55.1

表 15 - 11 受试者单次口服受试制剂与参比制剂后药动学参数

参数	受试制剂	参比制剂
C_{max} (ng/ml)	7.44 ± 1.99	7.47 ± 2.62
T_{max} (h)	16.84 ± 5.86	18.53 ± 0.48
AUC_{0-84} (ng·h/ml)	252.11 ± 73.10	249.39 ± 86.38
$AUC_{0-\infty}$ (ng·h/ml)	261.55 ± 75.25	257.75 ± 83.66
$t_{1/2}$ (h)	15.26 ± 3.57	14.07 ± 3.31

表 15 - 12 受试者多次口服受试制剂与参比制剂后药动学参数

参数	受试制剂	参比制剂
$\overline{C}$ (ng/ml)	10.71 ± 3.48	10.61 ± 3.85
t_{max} (h)	11.20 ± 5.29	10.20 ± 4.76
C_{max}^{ss} (ng·h/ml)	13.40 ± 4.61	13.20 ± 5.36
C_{min}^{ss} (ng·h/ml)	8.89 ± 2.85	8.85 ± 3.18
AUC_{ss} (ng·h/ml)	257.00 ± 83.61	254.69 ± 92.50
$t_{1/2}$ (h)	17.38 ± 3.96	17.55 ± 7.86
DF（%）	41.73 ± 15.59	39.87 ± 16.03

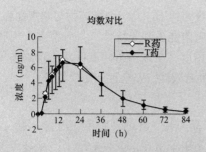

图 15 - 1　单次口服试验制剂与参比
制剂药 - 时曲线图

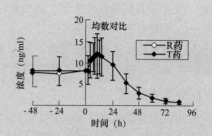

图 15 - 2　多次口服试验制剂与参比
制剂药 - 时曲线图

　　对上述实验结果进行统计分析，结果表明，试验制剂甲磺酸多沙唑嗪缓释片与参比制剂甲磺酸多沙唑嗪缓释片相比，单次用药后，试验制剂甲磺酸多沙唑嗪缓释片的相对生物利用度为 $(105.0 \pm 25.7)\%$；多次用药达稳态后，试验制剂甲磺酸多沙唑嗪缓释片的相对生物利用度为 $(103.0 \pm 18.5)\%$。两制剂的 AUC_{0-84}、$AUC_{0-\infty}$、AUC_{ss}、C_{max}、C_{max}^{ss} 经自然对数转换后进行双单侧 t 检验，单次用药及多次用药后均显示生物等效。单次用药和多次用药达稳态后的 C_{max} 和 C_{max}^{ss} 的 90% 可信区间分别为 93.9% ~109.7% 和 95.1% ~110.7%，在等效范围 80% ~125% 之内；单次用药和多次用药达稳态后的 AUC_{0-84}、$AUC_{0-\infty}$ 和 AUC_{ss} 的 90% 可信区间分别为 93.4% ~112.1%、93.5% ~112.8% 和 95.0% ~108.2%，均在等效范围 80% ~125% 之内。单次用药、多次用药后 t_{max} 经非参数检验，两制剂无统计学差异，显示两种制剂的体内药动学过程相似，峰时间差异均无统计学意义，说明试验制剂甲磺酸多沙唑嗪缓释片与参比制剂甲磺酸多沙唑嗪缓释片生物等效。多次用药后试验制剂和参比制剂的主要药动学参数经配对双单侧 t 检验均为 $P > 0.05$，差异无统计学意义，显示两种制剂的体内药动学过程相似，生物等效。

二、纳米药物的药物动力学

案例解析

　　【案例】Abraxane® 为已上市的注射用紫杉醇纳米粒（白蛋白结合型），用于转移性乳腺癌联合化疗失败后或辅助化疗 6 个月内复发的乳腺癌。其输注剂量为 $260mg/m^2$，输注时间为 150 分钟。相对于紫杉醇注射液（Taxol，输注剂量为 $175mg/m^2$，输注时间为 180 分钟），Abraxane® 的剂量增加了 50%，而静脉输注时间缩短了 30 分钟。药物动力学研究结果也显示，与紫杉醇注射液相比较，紫杉醇纳米粒的总清除率分别提高了 43%（欧美患者）和 56%（中国患者），分布容积分别增加了 53%（欧美患者）和 112%（中国患者），药物半衰期无显著差异。

　　【问题】与紫杉醇注射液比较，Abraxane® 注射用紫杉醇纳米粒的输注剂量、输注时间、分布容积都有较大的变化，说明了什么？

　　【解析】输注剂量的提高和输注时间的缩短说明紫杉醇纳米粒可以显著提高药物的安全性和耐受性。分布容积增加和药物半衰期无显著差异说明血管外广泛分布或与组织的结合率更高，但不会导致药物在体内的蓄积。纳米药物与常规药物相比较，具有很多常规制剂难以比拟的优点。

　　近 20 年来，纳米药物研究迅速发展，纳米制剂新药申请也逐年增多。2014 年，FDA 的指导文件对纳米药物的定义给出了新的解读：纳米产品或纳米材料的粒径在 1～100nm 范围内，它们的特性（理化或生物学特性）改变是其粒径改变所致，即使粒径达 1μm，也可视为纳米产品。纳米药物与常规药物相比较，具有颗粒小、比表面积大、表面反应活性高、活性中心多、吸附能力强等特性，具有很多常规制剂难以比拟的优点。纳米药物递送系统可改善溶解度，提高生物利用度，在许多条件下可减小毒副作用，有助于通过血脑屏障等。同时，纳米药物还可以提高难溶性药物的有效性、安全性和耐受性等。

（一）分类及特点

纳米药物制剂种类较多，最多的是脂质体，其次是纳米晶药物、乳剂、胶束、药物－蛋白复合物、药物－聚合物复合物、复合物纳米粒等。大部分的纳米药物是用于治疗，少数的纳米产品是用于体内成像。绝大多数纳米产品是用于肿瘤治疗，其他还有炎症、精神障碍治疗、肠外营养、影像学诊断等。

从药代动力学/药效学观点来看，纳米药物可分成两类：一类是通过高强度机械力将活性药物成分本身粉碎至纳米级别，制备方法相对简单，药物负载量很高（例如纳米晶体）。纳米晶体药物具有可增强难溶性药物的溶解度、改善黏附性、提高细胞膜渗透性和生物利用度等特点。另一类是通过溶解、连接、缔合或包封递送活性成分的纳米载体，制备过程复杂，药物负载量相对较低（例如纳米载体药物）。纳米载体药物可通过载体保护药物免受降解而增加体内滞留时间，延长半衰期，同时可提高难溶性药物的溶解度和递送效率。

（二）体内外质量评价

1. 体外释放度　药物的溶出/释放是评价纳米制剂质量的重要指标，对药物的释放、吸收、体内安全性、有效性和体内外稳定性等可能有明显影响。体外溶出/释放不仅是纳米药物的质量控制指标，也可在一定程度上反映纳米药物的体内行为。采用不同处方和制备工艺制备的药物产品在临床疗效上可能具有明显区别，因此，为了与普通制剂区别，纳米药物要进行体外溶出或者释放度试验。对于纳米药物进行溶出试验时，其方法需要特别注意，在进行体外溶出/释放测定时，要充分考虑方法适用性，应详细描述所用方法、试验条件和参数（如设备/仪器的型号规格、介质、搅拌/旋转速度、温度、pH 值、所用表面活性剂的类型和浓度等），一般应对体外释放行为进行完整考察，绘制完整释放曲线。应建立科学、合理的体外试验方法，以确保试验结果准确、可靠。纳米制剂在进行体外释放度试验时，要求制剂中药物累计释放率不低于 85%。

纳米制剂体外释放度评价方法包括透析法、流通池法、弗朗茨扩散池法、结合法以及电化学法、非电化学法、微渗析法等新方法。

2. 药物动力学研究与生物等效性研究　纳米药物新药开发需要提供药物动力学及生物利用度、临床药理学、临床效果及安全性试验等信息资料。

纳米药物的药物动力学研究需进行以下试验：单剂量药物动力学试验、多剂量药物动力学试验以及预期治疗剂量范围内的剂量比值试验、纳米药物和非纳米药物之间的对比试验等相关试验。在开发纳米药物新药时，还需评价纳米药物的体内稳定性。纳米药物的体内稳定性可通过单剂量药物动力学试验进行，试验中采用的药物分析方法应能有效区分及测定包裹的药物及游离的药物，药－时曲线的测定时间应足够长、取样时间点足够多，并要测定每个时间点的包裹药物和游离药物的浓度。当然，如果纳米药物在体内稳定，药物进入体循环后，绝大部分药物都应以非游离状态存在，且游离药量与非游离药量的比值恒定，可通过测定药物总浓度来确定。

为了评价药物以纳米药物形式给药后的生物利用度和药物动力学性质，需要进行相对质量平衡的试验。采用交叉或平行实验设计来评价纳米药物与非纳米药物药品之间 ADME 过程的区别（非纳米药物药品为已上市产品）。所评价的指标结果应与相同给药途径的非纳米药物不同，具体包括：静脉注射的纳米药物消除的部位和途径及 C_{max}、AUC、Cl、$t_{1/2}$ 等药动学参数。

纳米药物在临床试验前，需要参照非临床药动学参数及稳定性数据来合理设计临床试验方案，并需要足够的样本量描述纳米产品在体内的药－时曲线及研究其在靶器官和其他器官中的分布，从而设计出适合的给药剂量，避免药物毒性。为了给纳米药物建立给药方案并确定剂量－浓度－效应的关系，药物动力学试验设计应在预期病患人群的预定给药方案基础上进行。评价纳米药物的药物动力学参数应包括：AUC、t_{max}、$t_{1/2}$、V、Cl、Cl_r 等。通过临床药动学数据，可以评估纳米药物与非纳米药物在人体内释放的速率和药物分布、代谢的不同。

纳米制剂的仿制药也要进行生物等效性试验，以证明其与原研产品的临床治疗效果一致。

3. 体内外相关性评价　纳米药物制剂也需要进行体内外相关性（IVIVC）评价。由于纳米药物体内释药的复杂性，体外试验所建立的释放方法可能不能完全模拟体内行为，导致纳米药物的体内外相关性评价具有较大困难。但是，在一些纳米药物具有较好的体外溶出或释放行为并与体内药物动力学具有很好的相关性时，还是建议进行体内外相关性评价。体内外相关性的具体评价方法可参考缓释、控释及迟释制剂的药物体内外相关性评价部分的内容。

本章小结

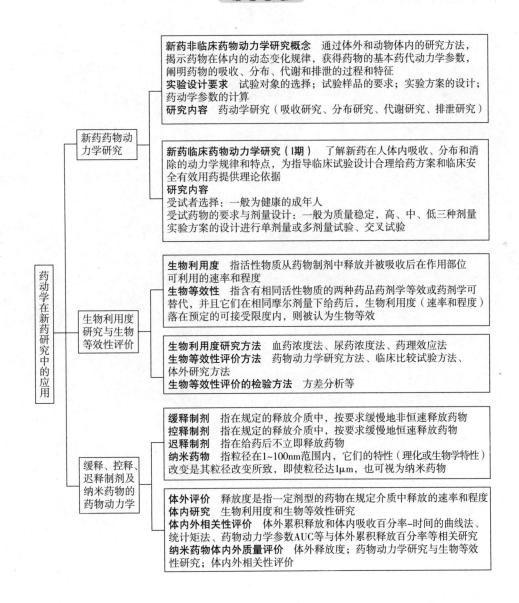

题库

练 习 题

1. 药物动力学在新药开发中的研究内容包括哪些？具体内容是什么？
2. 为什么要进行生物等效性研究？其在新药开发中具有什么意义？
3. 生物利用度试验时，采用交叉给药方案的目的是什么？
4. 已知某药物口服的肝首过效应很强，改用肌内注射后，其消除半衰期和生物利用度有什么变化？
5. 应从哪些角度评价缓控释制剂？
6. 纳米药物的质量如何评价？

（张纯刚）

PPT

第十六章

药物动力学研究进展

学习导引

知识要求

1. **掌握** 生理药物动力学模型、药物动力学/药效动力学联合模型的概念；时辰药物动力学、生物技术药物的概念；立体选择性和手性化合物的概念；判别效应室归属常用的方法。

2. **熟悉** 药效动力学的几种模型；影响时辰药物动力学的因素；生物技术药物动力学的生物药剂学特征。

3. **了解** 生物技术药物动力学的研究方法；影响手性药物动力学立体选择性的因素。

能力要求

1. 学会应用生理药物动力学模型和药物动力学/药效动力学联合模型分析和解决实际问题。

2. 具备熟练应用影响时辰药物动力学过程因素的技能。

3. 具备熟练应用影响手性药物动力学立体选择性因素的技能。

第一节　生理药物动力学模型

一、生理药物动力学模型概述

应用隔室模型相关理论描述药物在体内的吸收、分布、代谢和排泄过程具有良好的实际应用价值，是药物动力学研究的主要理论依据。但是，传统隔室模型中的"隔室"是以药物的转运速率划分，仅是数学上的抽象概念，与解剖结构或生理功能并没有直接联系。对于某些药物，例如具有高亲和性的药物或对某些组织具有毒性以及有特殊目标器官的药物，传统的隔室模型则无法描述。为了克服以上局限性，人们以体内器官的解剖生理学特征为依据，建立了生理药物动力学模型（physiologically based pharmacokinetics model，PBPK model）。

PBPK模型根据机体的生理学、生物化学和解剖学特性，通过模拟机体循环系统的血液流向，将药物处置相关的各组织或器官相互连接，形成一个整体，每一组织或器官在实际血流速率、组织/血浆分配系数以及药物性质的控制下，遵循物质平衡原理进行物质转运。与传统的隔室模型相比，生理药物动力学模型通常将每个组织器官当成一个单独的房室，房室间借助于血液循环进行连接。它将药物复杂的吸收、分布、代谢、排泄过程简化为以生理学事实为基础的房室结构，可反映药物在体内变化过程的机制，是一种基于作用机制的整体模型。

生理药动学模型具有可预测性，它可预测药物在特定组织或器官内的时变过程，并可模拟不同病理和生理条件对药物体内过程的影响。此模型可以进行不同药物、不同个体、不同给药剂量、不同给药途径和不同种属间的药物动力学行为及参数的放大与转换。生理药动学模型最突出的优点在于，它可以利用动物的生理学和解剖学参数来预测药物对人体的作用，为各种动物之间药物动力学资料的相关关系研究提供了合理基础。

生理药物动力学模型的不足之处包括：①由于采用的微分方程组通常较大，模拟和求算的难度较大，只有依靠药动学软件或大型计算机才能解决，限制了模型的推广和应用；②人体的相关资料不易获得，目前主要依靠动物实验，由于要取得足够资料，实验工作量较大；③为简化模型或降低计算难度，建立模型时需提出假设。

二、模型的建立与应用

（一）生理药物动力学模型的分类及结构

1. 全身生理药物动力学模型 该模型又称为整体生理药物动力学模型，它根据解剖学和生理结构将机体分为若干隔室，分别代表各个组织和器官，通过血液循环将这些隔室串联成一个闭合的模型结构。该模型利用物质平衡方程描述其间的物质转运，通过相应器官或组织血液的灌注和流出分别表示输入和输出（图 16-1）。此外，有时还可将单环的整体生理药动学模型扩展为多环结构，如母亲和胎儿、血液循环和淋巴循环、药物及其代谢产物。

整体模型包括血液以及各个主要组织和器官，它是从整体来描述药物在体内吸收、分布、代谢、排泄过程的模型。实际应用时，常根据研究目的对模型的结构进行简化，将其分为核心器官组织和非核心器官组织。核心器官组织包括如下。①血液循环：如动脉和静脉血流。②与药物代谢相关的组织：主要是肝脏，有时肺和小肠也参与代谢，如药物经肾排泄则纳入肾脏。③与药物效应相关的组织，如抗肿瘤药物中的肿瘤组织以及孕妇的乳汁。④给药部位：如皮下给药时的皮肤组织、大分子蛋白药物吸收相关的淋巴组织等。⑤特殊部位：如非线性药动学的组织或器官。机体的其余部分为非核心器官或组织，可分为快平衡和慢平衡两类，以简化模型结构。对于易获得且可测定的组织样品，建议将其单列为一个隔室。例如，在研究亲脂性药物时，脂肪组织可作为单独的隔室。上述的结构简化可使生理药动学的研究更为可行，但应注意可能由此引入错误的经验型模型而影响结果。

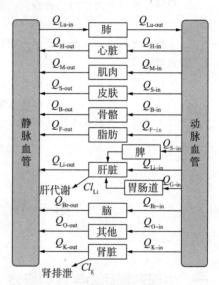

图 16-1 整体生理药物动力学模型示意图
Q_i 表示对应各组织血流量；Cl_{Li} 和 Cl_K 表示肝和肾清除率；in 和 out 分别表示血液的灌注和流出；箭头表示血液流动方向

2. 组织和器官生理药物动力学模型 该模型又称部分生理药物动力学模型，可作为整体模型中的一部分，也可进行单独研究。由于从血液向组织器官分布的速度取决于组织器官的血流灌注速率以及药物与组织器官的亲和力（或药物的透膜转运速率）。因此，依据药物分布过程中血流灌注速率与药物透膜转运速率的差异，可分为血流限速模型与膜限速模型。

（1）血流限速模型 又称血液灌注模型，是指在生理学室中药物的摄取速率受该组织血液速率的限制，而与该物质跨细胞膜速率无关。血流限速模型可用充分搅拌模型的单隔室表示，它假设药物在整个组织中无扩散屏障、迅速分布，并且无浓度梯度，药物在组织中的浓度取决于其组织 - 血浆分配系数（图 16-2a）。大多数药物均属于此类，包括小分子药物、脂溶性药物、吸收良好的药物、弱解离型药物等。

（2）膜限速模型 是指在生理学室中药物的摄取速率由细胞膜的渗透性和膜的总面积决定，药物的跨膜速率是其转运的限速步骤。对于大分子极性药物，药物跨膜转运速率相对于血流速率较慢，因此发生扩散限制转运。膜限速模型可采用两个或三个充分搅拌模型的隔室结构表示。此外，如果药物的扩散屏障无法从生理结构上辨别但存在扩散梯度时，可以采用分散模型来描述组织中存在药物浓度梯度的情形。分散模型用分散系数（D_N）描述混合的程度，分散系数越大则分散程度越高，当分散系数无穷大时，分散模型近似于充分搅拌模型（图 16-2b）。

（二）生理药物动力学模型的研究步骤与方法

建立一种生理药物动力学模型一般需要遵循如下步骤。

1. 资料的收集 通常包括实验动物或人体的生理数据、药物的理化性质和生物学资料，它们多数可从文献查得，但也有些需要通过实验得到。

2. 确定模型结构与设计循环血流图 根据机体真实的解剖和生理状况以及药物在人或动物体内的处置过程，设计模型的结构。

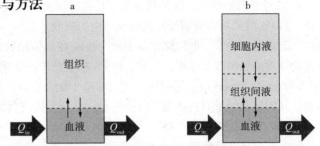

图 16-2 血流限速模型（a）和膜限速模型（b）
Q_{in} 和 Q_{out} 分别表示血液输入和输出的流量

纳入整体模型的器官至少应该包括：①药理活性的作用部位；②药物蓄积部位；③药物消除部位。如有需要，还应包含肝肠循环、肠道清除等重要的药物处置过程。模型设计的原则是突出重点、去繁存精，能够按照解剖学、生理学知识尽量反映机体的真实情况，以满足研究目的的要求，其他方面则应该尽可能简化，以利于实际运用，不应过分强调模型的复杂精细和多室性。设计好的生理模型应该以循环血流图表示出来（图 16-1）。

3. 模型模拟和运算 将模型方程中的机制决定因素（生理、生化参数等）代入模型。用质量平衡方程表示各房室内的物质变化，即用流入该房室的动脉血中该物质的浓度和流出该房室的静脉血中的浓度之差乘以该室的血流量，同时将该房室中该物质的生成项和消除项纳入计算，即可得该房室内该物质的瞬时变化量。每个房室可建立一个微分方程，因此，模型就简化为微分方程组，然后再利用药动学软件进行求解。模型建立后，根据需要进行灵敏度分析以及简化模型结构等。

4. 模型的验证和修正 通常通过求解模型的物质平衡方程式得到各器官预测的药物的药-时曲线，并与动物实验所得的各器官药物浓度数据比较，以此验证模型的准确性和有效性。若预测值与实验值不符，则需要对模型进行修正。

（三）生理药物动力学模型方程

在生理药动学研究中，应该综合考虑药物在整个机体以及各器官或组织中的清除情况，在考虑某生理学室的真实状况时，还应全面考虑与其相邻的有关联的生理学室，它们之间均通过血液流通来联系。因此，可做如下假设：①药物的分布受到血流速率的限制；②各房室内的药物分布是均匀的；③肝代谢和肾排泄服从一级速率过程；④药物在组织血液中的分配系数与时间无关。

根据物质平衡原理，当药物进入某组织时，组织中药物的浓度变化可利用药物进入组织和离开组织的速率来表示。对于非消除性的生理房室，单位时间内流入该房室的药量为 $Q_T \cdot C_A$，流出该房室的药量为 $Q_T \cdot C_V$，则单位时间内该房室药量的改变量为：

$$V_T \cdot \frac{dC_T}{dt} = Q_T \cdot C_A - Q_T \cdot C_V \tag{16-1}$$

式（16-1）中，V_T 为组织或器官的体积；C_T 为组织或器官中的药物浓度；Q_T 为流经组织或器官的血流量；C_A 为动脉血中的药物浓度；C_V 为流出静脉血中的药物浓度。由于在活体组织中，C_V 是难以测定，可通过测定组织中药物的浓度以及药物在组织和血液中的表观分配系数 K_P 来换算，计算公式如下：

$$C_V = \frac{C_T}{K_P} \tag{16-2}$$

对于消除性器官，药物被清除的部分是组织中的游离型药物，而组织中的游离型药物浓度又等于血液中游离型药物的浓度。因此，药物在消除性组织中的浓度变化可表示为：

$$\frac{dC_T}{dt} = \frac{Q_T \cdot C_A - Q_T \cdot C_V - Cl_{int} \cdot C_V^{uT}}{V_T} \tag{16-3}$$

式（16-3）中，Cl_{int} 为药物在该组织中的内在清除率；C_V^{uT} 为流出组织的静脉血中游离型药物的浓度。

（四）生理药物动力学模型的应用

1. 指导新药的研发　新药研发周期长、投资大、成功率低，研发失败的主要原因之一是药动学性质不良。PBPK 模型可以分别研究药物在体内的吸收、分布、代谢、排泄过程，得到吸收速率常数、生物利用度、表观分布容积、肝清除率等参数，也能在整体动物实验基础上建立整体模型，预测各器官、组织中药物浓度的经时变化过程。目前，PBPK 模型已广泛应用于药物研发的各个阶段。

（1）药物发现阶段　通过体外试验和基于化合物自身理化性质的药动学性质预测，即可筛选出理想药物。利用这些结果对药物在人体中的动力学行为进行预测，可分析其研究开发价值。例如，Germani 等运用 PBPK 模型预测比较了 45 种药物（为使模型性能评估具有高可信度，45 个化合物来自不同发现方案，包含 6 个已知药物和 39 个候选药物）的动力学参数（包括清除率、组织分布和血浆游离分数等），结果发现，预测得到的血浆药-时曲线具有良好的精密度，所得药动学参数的平均值是实际值的 2～3 倍。

（2）临床前开发阶段　可用 PBPK 模型预测候选药物在动物和人体的药动学行为（通过结合体外试验数据和生理放大系数）、预测有效剂量和进行吸收研究。例如，Naritomi 等人用大鼠、犬和人肝微粒体研究盐酸法贝司琼、FK480、唑吡坦、奥美拉唑、尼卡地平、尼伐地平、地西泮和地尔硫草 8 种模型药物体内和体外内在清除率（Cl_{int}）的相关性。用 1 μmol/L 药物与肝微粒体温孵不同时间后，测定介质中的原药浓度，对浓度时间数据进行拟合，求得体外内在清除率（$Cl_{int,\ in\ vitro}$）。采用大鼠、犬和人相关的生理参数数据（肝微粒体蛋白、肝重、肝血流速率等），分别应用充分搅拌模型、平行管模型和散射模型求算体内的内在清除率（$Cl_{int,\ in\ vivo}$）。进一步比较动物与人体的比放系数（scaling factor，SF）发现，用动物的比放系数对人体的结果进行校正后，预测效果良好。这三种模型均能得到与实际值接近的预测结果。

（3）临床开发阶段　PBPK 模型有助于预测不同参照人群的差异。此外，PBPK 模型还有助于从动力学角度比较同系列药物某些作用上的差异，在新药开发过程中可通过与已上市的同系列药物进行比较来评估其异同，预测临床应用的前景。

2. 评价药物间相互作用　患者在治疗疾病时，常同时接受两种或两种以上药物以增强治疗效果。多种药物同时给药时，就可能发生药物间相互作用，这也是目前临床上合并用药出现毒副作用的主要原因之一。但是，在动物体内和体外观察到的相互作用会因为代谢酶或转运体的种属差异而缺乏临床相关性；同时，也可能因伦理的限制而无法进行人体研究的验证。PBPK 模型可以通过模拟组织中的代谢速率和浓度变化，说明不同药物之间的相互作用。多种药物联合应用时，首先建立每个药物的生理学模型，然后将单一模型通过二元相互作用连接起来，形成多个药物相互作用的生理模型，进而推算多个药物之间的相互作用，这对于指导合理的临床药物联合应用具有重要意义。目前，FDA 已推荐采用 PBPK 模型作为一种可靠的方法来评价基于酶抑制或诱导的药物间相互作用。

3. 预测儿童给药剂量及采样时间　在使用 PBPK 模型对儿童用药的给药剂量进行预测和建议方面，已有诸多研究和报道。例如，Hsien 等通过体质量对成人西地那非 PBPK 模型进行剂量校正，利用虚拟的不同年龄的儿童人群估计药物的暴露量，建立儿童西地那非的 PBPK 模型。建立和使用 PBPK 模型并获得数据可使临床试验更具实证性，从而节省大量时间和临床试验所需的儿童人数。

新生儿和婴儿的血样采集与成年人相比更加困难，找到最佳采样时间尤为重要。Willmann 等人对基于成年人的药-时曲线数据的儿童采样时间与基于 PBPK 模型模拟出来的采样时间进行比较，观察两者存在的差异，有助于寻找最佳采样时间，避免在药物浓度达不到检测线时采集血液样品，有助于优化临床试验设计。

4. 评估药物毒性　由于 PBPK 模型具有可以将动物实验结果外推到人类的特点，其在药物毒性与危险性评估中有着特殊的价值。与经典房室模型不同，PBPK 模型的房室和绝大部分参数具有生理意义，可以分别预测药物在靶组织与非靶组织中的暴露程度及其代谢变化情况，这对于评价药物的治疗效果和安全性非常重要。

此外，PBPK 模型在与药效动力学模型联合应用时，不仅可从药物浓度方面，而且还可从药效方面进行危险性评估，使结果更为直接和明确。在毒理学领域，PBPK 模型还可用于药物毒理机制研究。

第二节　药物动力学与药效动力学的相关性研究

药物动力学着重阐明机体对药物的作用，即药物在体内的吸收、分布、代谢和排泄及其经时过程。药效动力学侧重研究药物对机体的作用原理与规律，主要描述药理效应是如何随血药浓度变化的，并对药理效应的时间过程进行分析，因此更具有临床实际意义。两者按时间同步进行，关系非常密切。两者的关联性研究是衔接药动学和药效学的桥梁，因此，研究人员提出了药动学 – 药效学结合模型（pharmacokinetic – pharmacodynamic model，PK – PD model）。

PK – PD 模型是通过测定不同时间的血药浓度和药物效应，将时间、浓度、效应三者进行模型分析，拟合出血药浓度及其效应经时过程的曲线，推导产生效应部位的药物浓度，定量地描述在一定剂量下药物的"效应 – 时间"过程。在研究方法上，可在确定剂量与效应的关系后，根据药物动力学模型研究经时过程血药浓度和效应的关系。PK – PD 模型能较客观地阐明"时间 – 浓度 – 效应"之间的三维关系，在优选临床用药剂量、提高疗效和减少药物毒副作用等领域具有重要的应用价值。

一、血药浓度和药理效应的关系

血药浓度与药理效应之间存在相关性，但并不意味着简单的比例关系，随意加大剂量，往往并不能获得预期效果。两者的关系往往比较复杂，受到多种因素的影响。对于大多数药物，药理效应的强弱和持续时间取决于药物在受体部位的浓度，与受体部位的浓度有直接关系。

（一）直接相关

直接相关即药物到达作用部位后立即产生药理效应，没有药效延迟或提前现象。直接相关包括血药浓度和药理效应在一定范围内呈现线性相关以及非线性相关。

1. 线性相关　在一定范围内，药物的剂量和药效之间呈一定线性关系，随着血药浓度的增加，药效也逐渐增强，最终达到一个最大值，且最大效应与血药浓度达峰浓度同时发生（图 16 – 3a）。

2. 非线性相关　随着血药浓度不断升高，药理效应的增加趋势逐渐减小，最终趋向于一个恒定的最大值，这种变化是非线性的；用效应对血药浓度的对数作图，可得一条"S"型曲线（图 16 – 3b）。药物的作用部位可能是中央室（血液室或血流丰富的器官或组织），药物能很快分布到作用部位，没有时间的滞后且药物到达作用部位后以原型药物直接起效。可用 S 型 E_{max} 模型表示，符合 Hill 方程。

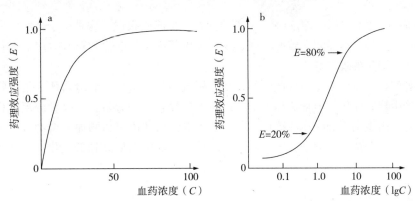

图 16 – 3　血药浓度与药理效应直接相关示意图

a. 效应 – 浓度曲线；b. 效应 – 浓度半对数曲线

（二）间接相关

间接相关指药物的效应与其作用部位的浓度没有直接相关性，药物的效应相对于药物的血浆暴露会有一定的提前或延迟。典型的效应－血药浓度滞后环提示，单一血药浓度可对应两个效应水平，这种滞后现象是多种原因引起的，包括药物分布至靶点的延迟、通过间接机制产生活性、受体激活延长以及耐受现象的产生等（图16－4）。

1. 药理效应滞后于血药浓度 效应部位所在机体组织的生理特性直接影响药物的起效时间。如果效应部位血流充盈，有足够的血流量和较快的流速，则药效部位药物浓度和血药浓度可以快速达到平衡，不会存在滞留现象；但是，如果效应部位处于血管分布较少、血流慢、流量小的周边室，药物进入作用部位的速率很低，随着血药浓度进一步分布到周边室后，才逐渐产生药理效应，一定时间后体内浓度才能逐步趋向平衡。直至中央室和外周室血药浓度达到平衡时，药理效应达最大值。随后，药理效应才随着血药浓度的衰减而减少，此时就会出现药理效应滞后于血药浓度的现象，其药物的浓度－效应曲线呈现逆时针滞后环特征（图16－4b）。

例如，静脉给予地高辛后，血药浓度一开始便处于峰值状态，而地高辛向作用部位心肌组织的分布一般需要大约6个小时才能达到平衡，可见在血药浓度较低的时候呈现最大药理效应。

2. 血药浓度滞后于药理效应 一些药物随着时间的增加，血药浓度上升较慢，而药效强度的增加相对较快，血药浓度刚开始下降时，药效强度已大大减弱，这种情况不太常见。如果按时间顺序进行浓度－效应作图，呈现顺时针滞后环特征（图16－4a）。造成这种现象的常见原因包括：药物耐受性的产生、拮抗型代谢物的形成、立体选择性代谢仍然用消旋体表示等。

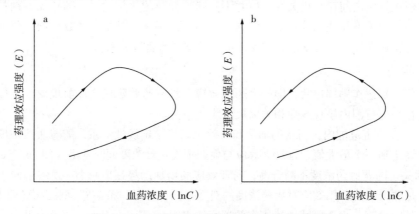

图16－4　血药浓度与药理效应间接相关示意图
a. 顺时针滞后环曲线；b. 逆时针滞后环曲线

3. 药理效应间接产生 不少药物到达效应部位很快，但起效很慢，这是由于药物要通过间接作用与某一活性介质起效。这种过程需要一定的时间，所以，血药浓度的变化和药理效应的变化在时间上可能不一致，从而出现不同步的现象。

例如，华法林的抗凝血效应是间接产生的，其作用机制是华法林抑制凝血酶原复合物的合成，使其体内浓度降低而产生抗凝作用。但华法林不影响凝血酶原复合物的分解，而这种分解过程速率很低，因此，给药后一段时间内观察不到明显的抗凝作用，直到数天后体内凝血酶原复合物慢慢分解，才逐渐达到最大抗凝作用。临床上按一定剂量口服给药，华法林的血药浓度从高到低变化，但其抗凝作用通常要到2天后才能达到最大活性。

二、药效动力学模型

药效动力学模型将药物的药理作用和作用部位的浓度联系起来，建立数学关系式。常见的药效动力学模型包括固定作用模型、线性模型、对数线性模型、最大效应模型、S型最大效应模型。

（一）固定作用模型

固定作用模型描述血药浓度和药理效应的简单模型。只有当血药浓度达到阈值以上时，药物才能产生特定的药理作用。由于不同个体的阈值浓度不同，可根据群体中的阈值浓度分布情况，计算特定药理效应的发生概率。

此模型可用于临床剂量研究。例如，根据地高辛浓度和毒性的关系可以求算出：地高辛在 3ng/ml 时，发生毒性反应的概率为 50%。

（二）线性模型

当药理效应与血药浓度呈直线关系时，可用线性模型来描述两者之间的关系：

$$E = A \cdot C + E_0 \tag{16-4}$$

式（16-4）中，E 为药理效应强度，E_0 为给药前的基础效应强度，C 为血药浓度，A 为直线斜率。如图 16-3a 所示，当 C 达一定值后，药理效应和血药浓度不再呈直线关系。因此，线性模型只能描述一定浓度即远小于 EC_{50} 应用范围内的浓度与效应间的关系。

（三）对数线性模型

大多数药物的治疗浓度通常介于其最大效应的 20%～80% 范围内。通常，药理效应强度和血药浓度的对数在此范围内呈现近似的线性关系，即：

$$E = A\lg C + B \tag{16-5}$$

式（16-5）中，E 为药理效应强度，C 为血药浓度，A 为直线斜率，B 为给药前的基础效应强度，即外推线的截距。此时，可以通过监测治疗药物血药浓度的经时变化，预测药理效应的变化规律。对数线性模型适用于大多数药物，可用来描述体外药理试验所观察到的、经典的浓度-效应关系。

但线性模型和对数线性模型仅适用于研究一定浓度范围内的药效作用，均不能预测最大药理效应。

（四）最大效应模型

大多药物发挥药理作用是通过与受体非共价键结合而产生的，最大效应模型（$E_{\max}$ 模型）是基于药物受体理论衍生的。

$$E = \frac{E_{\max} \cdot C}{EC_{50} + C} \tag{16-6}$$

式中，E 为血药浓度等于 C 时对应的药理效应强度；$E_{\max}$ 为药理效应强度的最大值，即 $C \to \infty$ 时的 E 值；EC_{50} 为药理效应强度达最大值的 50% 时对应的血药浓度。

最大效应模型描述的浓度范围较宽，即描述从给药前的基础效应到最大效应的浓度-效应关系。

（五）S 型最大效应模型

S 型最大效应模型简称 S 型 $E_{\max}$ 模型，又称 S 型 $E_{\max}$ 方程或 Hill 方程。该模型是最大效应模型（$E_{\max}$ 模型）的延伸，与最大效应模型相比，增加了指数常数 h，符合 Hill 方程。

$$E = \frac{E_{\max} \cdot C^{\mathrm{h}}}{EC_{50} + C^{\mathrm{h}}} \tag{16-7}$$

式中，E 为血药浓度等于 C 时对应的药理效应强度；$E_{\max}$ 为药理效应强度的最大值，即 $C \to \infty$ 时的 E 值；EC_{50} 为药理效应强度达最大值的 50% 时对应的血药浓度。

h 为 Hill 系数，也称为形状因子，用于描述与受体结合的药物分子数量。h 非常大表明药物分子与受体之间存在"变构或协同作用"。

h 可以衡量浓度-效应曲线的陡度，其值一般在 1 附近变化。$h=1$ 时，简化得到最大效应模型；$h<1$ 时，曲线较为平坦；$h>1$ 时，曲线变陡，且更趋向 S 形，同时最大效应增大。h 反映了浓度-效应关系曲线的形态，可准确表述浓度与效应之间的定量关系，是目前最广泛应用的一类模型。它对于最大药理效应的预测、有效血药浓度范围及药理效应变化幅度等的分析具有指导意义。

三、药动学－药效学联合模型

在进行药物动力学和药效动力学模型分析时，给药后测定不同时间的血药浓度与药理效应，利用药物动力学模型计算药物动力学参数，同时拟合药理效应时间曲线，求出药效动力学参数。

有些药物的血药浓度和效应之间并非简单的一一对应关系，即效应峰值明显滞后于血药浓度的峰值或效应的峰值超前于血药浓度的降值等。此时，通常在传统的房室模型中引入一个效应室（effect compartment，E）来解释这一现象。因此，具有效应室的 PK－PD 模型通常用于解释间接或滞后的药效动力学现象。

（一）具有效应室的药动学－药效学联合模型

效应室不是药物动力学模型的一部分，而是与含药物的血液连接的虚拟药效动力学室，可能是某一特定组织或器官，如眼睛、消化道、皮肤、肺部、中枢神经系统、淋巴系统或肿瘤组织等，也可能是药物的某种活性代谢产物。效应室的引入将经典的药动学模型与药效学模型有机结合在一起，起到了桥梁的作用。

假设效应室与中央室（血液室）相连接，且药物从中央室向效应室转运，其转运速率通常服从一级过程，记为 k_{1e}。k_{e0} 为药物从效应室消除的一级速率常数，X_1 和 X_e 分别为中央室和效应室的药量，对应 V_1 和 V_e 分别为中央室和效应室的表观分布容积。与中央室的药量相比，效应室中的药量甚微，假定药物只从血液室转运至效应室而基本上不从效应室逆转至血液室，只有游离的药物能扩散进入效应室，药理效应取决于药物向效应室转运的速率常数（k_{e0}）和效应室药物浓度（C_e）。k_{e0} 越小，则效应越延迟，且作用时间越长。该模型的特点是：随着给药剂量的增加，药效增强，发挥药效的时间延长，但是出现最大效应的时间不变（图 16－5）。

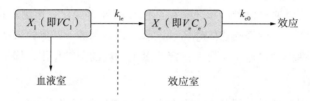

图 16－5　具有效应室的 PK－PD 模型

药物在体内达到动态平衡时，由中央室向效应室的清除率应等于由效应室向外的清除率，可用式（16－8）表示：

$$k_{1e}V_1 = k_{e0}V_e \tag{16-8}$$

因此，可以推导出不同给药途径对应的效应室浓度－时间曲线方程（表 16－1）。

表 16－1　基于 PK－PD 模型的效应室浓度－时间曲线方程

模型		方程
单室模型	静脉给药	$C_e = \dfrac{k_{e0}X_0}{V_1}\left(\dfrac{e^{-kt}}{k_{e0}-k} + \dfrac{e^{-k_{e0}t}}{k-k_{e0}}\right)$
	静脉滴注给药	$C_e = \dfrac{k_{e0}k_0}{V_1 k\,(k_{e0}-k)}(1-e^{-kT})\,e^{-kt'} + \dfrac{k_{e0}k_0}{V_1 k_{e0}\,(k-k_{e0})}^{(1-e^{-k_{e0}T})e^{-k_{e0}t'}}$
	血管外给药	$C_e = \dfrac{k_{e0}FX_0 k_a}{V_1}\left[\dfrac{e^{-kt}}{(k_{e0}-k)(k_a-k)} + \dfrac{e^{-k_a t}}{(k_{e0}-k_a)(k-k_a)} + \dfrac{e^{-k_{e0}t}}{(k_{e0}-k_a)(k_{e0}-k_a)}\right]$
双室模型	静脉给药	$C_e = \dfrac{k_{e0}X_0}{V_1}\left[\dfrac{(k_{21}-\alpha)}{(k_{e0}-\alpha)(\beta-\alpha)}e^{-at} + \dfrac{(k_{21}-\beta)}{(k_{e0}-\beta)(\alpha-\beta)}e^{-\beta t} + \dfrac{(k_{21}-k_{e0})}{(\alpha-k_{e0})(\beta-k_{e0})}e^{-k_{e0}t}\right]$
	血管外给药	$C_e = \dfrac{k_{e0}k_a FX_0}{V_1}\left[\dfrac{(k_{21}-k_a)}{(k_{e0}-k_a)(k_a-\alpha)(k_a-\beta)}e^{-k_a t} + \dfrac{(k_{21}-\alpha)}{(k_a-\alpha)(k_{e0}-\beta)}e^{-at} + \right.$ $\left. \dfrac{(k_{21}-\beta)}{(k_{e0}-\beta)(\alpha-\beta)(k_a-\beta)}e^{-\beta t} + \dfrac{(k_{21}-k_{e0})}{(k_a-k_{e0})(k_{e0}-\alpha)(\beta-k_{e0})}e^{-k_{e0}t}\right]$

（二）判别效应室归属的常用方法

在 PK – PD 模型中，效应室的归属是一个关键问题。效应室是连接 PK 模型和 PD 模型的桥梁，PK 与 PD 的转换是通过效应室实现的，它的归属直接关系到 PK – PD 模型解析的正确与否。因此，在建立 PK – PD 模型时，首先要确定效应室归属。判别效应室归属的常用方法包括以下几种。

1. Wagner 法　该法的理论认为，药物所产生的效应变化与其在作用部位的药量变化应是平行的关系。该方法就是分别将各室内药量的经时变化规律与效应的经时变化规律进行比较，通过两者的变化情况是否同步来判别效应室的归属。如效应的经时变化与某一室内的药理变化是平行的，则说明其效应室就在该室之中。

2. Gibaldi 法　该法的理论基础是药物产生的效应与其在作用部位的药量应是一一对应的关系。该法是通过观察多剂量给药后各室中产生同一强度的效应所需要的药量是否相同来判别效应室的归属。若为效应室，则产生相同的效应所需要的药量应是相同的，与给药剂量无关；若产生相同的效应所需的药量是不同的，则说明该室不是效应室。

3. Paalzow 法　该法是通过作图的方法确定效应室的归属。如血药浓度与效应呈现 S 型曲线，则说明血药浓度和效应是严格的一一对应关系，这提示效应室就在血液室；如血药浓度 - 效应曲线呈现明显的逆时针滞后环特征，则说明血药浓度和效应不是严格的一一对应关系，这提示效应室不在血液室，因而会出现效应滞后于血药浓度的现象。

4. Sheiner 法　该法在研究血药浓度与效应之间的关系时首次提出了一个全新的概念，即效应室，认为有必要在原 PK 模型中增设一个效应室，且应把效应室看成一个独立的房室，而不是归属于哪一个房室，效应室与中央室按一级过程相连。

知识链接

群体药物动力学/群体药效动力学模型

群体药物动力学 – 群体药效动力学（population pharmacokinetics – pharmacodynamics，PPK – PPD）模型是将经典的 PK、PD 或 PK – PD 链式模型与群体统计学模型相结合，分析 PK – PD 模型特性中存在的变异性，表征与描述个体参数的离散程度与分布情况，确定各种动力学/药效学参数的平均值与标准差，以估算单个患者的药物动力学/药效学参数，并研究各种病理生理状态对药物动力学/药效学的影响。

该模型可以更好地表征临床 PK/PD 参数的离散程度，确定参数的群体值和变异度，同时考察不同固定效应对 PK – PD 模型的影响。其中，固定效应包括年龄、身高、体重、体表面积、性别、种族、肝肾等主要器官的功能、疾病状况以及用药史、合并用药、吸烟、饮酒、饮食习惯、环境、遗传特性等。

常用的 PPK – PPD 参数估算方法包括非线性混合效应模型法（NONMEM）和二步法（two – step，TS）。其中，NONMEM 法是将经典的 PK、PD 或 PK – PD 联合模型与各固定效应模型及个体间、个体自身变异的统计模型结合起来，一步就能求算出群体参数，是目前国际上应用最广泛、功能开发最成熟且获得 FDA 认可的方法；二步法能够对群体特征进行充分估算，但存在方差和协方差估计过高、均值估计无偏差的现象。

微课

第三节　时辰药物动力学

节律活动是生命的基本特征之一，其中，以昼夜节律（circadian rhythm）的研究最多。当人体生理功能的昼夜节律与其所处环境的昼夜节律同步时，称为人体昼夜节律，这是最普遍、最重要的人体生物节律。人体的大多数生理功能，如心输出量、各种体液的分泌量、胃肠运动、肝肾血流量、pH、血浆蛋白量、肝药酶的活性、膜通透性以及尿和胆汁的排泄等均存在明显的昼夜节律，其变化可导致药物的体内过程发生改变，这种改变与药物治疗效果有着密切的关系。

时辰药物动力学（chronopharmacokinetics）是研究药物及其代谢物在体内过程中的节律性变化及其规律和机制的科学。它主要研究药物浓度－时间的规律及由此得出的各种药物动力学参数，如峰浓度、半衰期、药－时曲线下面积、表观分布容积、达峰时间、吸收速率常数、血浆蛋白结合率、消除速率常数、清除率、生物利用度等。

时辰药物动力学研究有助于理解药物体内的处置过程、阐明其时辰药效现象，并可运用时辰药物动力学有关理论知识来制定合理的给药方案，对提高药物疗效、降低不良反应、指导临床合理用药具有重要意义，同时也能更好地指导药物新剂型的设计和开发。

一、药物体内过程的时间节律

药物在体内的吸收、分布、代谢和排泄过程均可能受到人体昼夜节律变化的影响，导致药物体内过程存在时辰差异，从而影响药物的药效和毒性。

时辰改变药物动力学的机理是相当复杂的，涉及多方面的因素：药物理化性质（如亲水性、亲脂性、溶解度）、药物的吸收（如胃排空速率、生物膜的面积和结构、胃肠道中的 pH 值等）、药物的分布（如器官的血流、血浆蛋白的结合力等）、有关肝脏功能的代谢率（如肝酶活性）、有关肾脏功能排泄（肾小球滤过、肾小管重吸收和尿液 pH 值）都与生物系统的昼夜周期节律性变化有关。

（一）药物吸收的时间节律

口服药物的吸收受药物理化性质和生理因素的影响。生理因素如胃液 pH、胃肠的蠕动强度、胃酸分泌量、胃排空时间以及胃肠血流量等都具有昼夜节律性。例如，胃排空的速率和小肠的蠕动速率均是早晨快于傍晚；胃液 pH 在 8：00 最高，在 22：00 最低；胃液分泌量在 6：00 最低，在 22：00 最高；血流量在活动期较高，而在休息期较低。以上这些因素导致大多数脂溶性药物的吸收呈现时间节律，如吲哚美辛、保泰松、呋塞米等一般在早晨的吸收比在傍晚的吸收要好。健康人 7：00 服用吲哚美辛的血药浓度比 19：00 服用要高得多。但是，水溶性药物（如 β 受体阻断药阿替洛尔）的吸收基本不受这种生物节律的影响。

此外，其他给药方式如透皮、肌内注射、眼部用药的药物吸收也受到昼夜节律的影响。例如，对于肌内注射哌替啶，上午给药的吸收速率为晚上给药的 3.5 倍。给儿童用利多卡因经皮吸收制剂，早晨给药时，局部麻醉作用的维持时间较短；而药物在下午的经皮渗透速率较高，给药后其局部麻醉作用的维持时间较长。

（二）药物分布的时间节律

一般地，药物分布过程的昼夜变化非常明显，这是由于影响药物分布的因素大多呈现时间节律变化，包括组织器官血流量、药物的理化性质、血浆和组织蛋白的结合率以及生物膜通透性的节律变化。

1. 组织器官血流量　一般来说，组织器官血流量在活动期较高而在休息期较低，存在时辰差异。给大鼠腹腔注射 20mg/kg 普鲁卡因胺，吸收未见昼夜的节律变化，而 V 的变化较明显，即在 4：00 最高，达到（2.35 ± 0.17）L/kg，主要与组织器官血流量的昼夜变化有关。

2. 药物的理化性质　脂溶性强的药物在血浆中的 AUC 明显低于水溶性药物，而在脑、肺中的 AUC 较水溶性药物高。脂溶性药物在血浆、肺、脑中的初始浓度具有节律性变化，而水溶性药物无明显昼夜变化。可见，脂溶性药物膜通透性的节律性变化明显大于水溶性药物。

3. 血浆和组织蛋白的结合率　血浆蛋白的含量具有明显的昼夜变化。健康成人血浆蛋白水平的昼夜节律变化幅度较大，其峰值在 16：00，谷值在 4：00；而老年人不同，其峰值大约在 8：00，谷值仍在 4：00，峰谷浓度相差 20%。

此外，蛋白结合能力同样具有昼夜变化。健康成年人的血清皮质激素转运球蛋白与泼尼松龙的结合能力为白天低、夜间高，最大结合能力出现在0：00。对于具有高蛋白结合率（>80%）且 V 小的药物，其蛋白结合率的昼夜节律变化将明显影响游离药物的浓度，使其成倍变化，从而影响药物的临床疗效，甚至产生不良反应。

4. 生物膜通透性的节律变化　组织细胞膜通透性的节律变化也会导致药物分布的时辰差异。例如，在给予大鼠利多卡因后采集全血，发现其红细胞内的药物浓度不单纯依赖于血浆中的药物浓度变化，有其自身的昼夜节律。另有报道，吲哚美辛在人红细胞的通透性也有类似现象。此外，血脑屏障的通透性也具有昼夜节律，如大鼠的血脑屏障通透性在白天要高于夜间。

5. 细胞外液 pH　细胞外液 pH 的昼夜变化较细胞内明显，而细胞内液 pH 相对比较稳定。随着细胞外液 pH 昼夜节律的改变，药物的分布也会存在节律变化。夜晚睡眠时，细胞外液的 pH 降低，此时酸性药物在细胞外液中以非解离形式存在，使药物 V 增加。但细胞外液 pH 昼夜节律对碱性药物和非电解质药物无明显影响。

（三）药物代谢的时间节律

肝脏是药物代谢的主要器官，药物代谢取决于肝血流量以及肝药酶的活性。

1. 肝血流量　药物转化率较高（即肝提取率 ER>0.7）时，肝血流量的大小是限制因素，药物清除率的变化主要依赖于肝血流量的节律变化。

健康成年人仰卧时，8：00肝血流量最大，14：00最小。因此，在服用高肝提取率的药物如咪达唑仑、硝酸甘油时，其清除率在白天较高，夜晚减少；相应地，$t_{1/2}$ 在白天较短，夜间延长。然而，人和动物的生理节律有所不同。啮齿类动物的活动周期在夜间，导致肝、肾血流量均是夜间高于白昼。例如，大鼠的肝血流量在21：00最高，在15：00最低。

2. 肝药酶的活性　某些药物的转化率较低（即 ER<0.3），此时，酶的清除速率成为限制因素。动物实验研究证实，肝、肾、脑中许多代谢酶的活性均存在昼夜节律变化。例如，大鼠肝微粒体细胞色素P450s、NADPH-细胞色素 C 还原酶以及二甲基亚硝胺脱甲基酶峰具有昼夜变化，且三者的变化趋势同步：峰值在21：00~0：00，3：00开始下降，至6：00达最低，然后缓慢上升。

（四）药物排泄的时间节律

肾脏是药物及其代谢产物的重要排泄器官。肾脏的排泄过程具有昼夜节律变化，这主要是由肾血流量和尿液 pH 的昼夜变化引起的。在肾排泄过程中，肾血流量对肾小球滤过和肾小管分泌有重要影响，而重吸收过程与尿液 pH 和尿量有关。肾排泄功能的昼夜变化引起药物排泄的相应变化，主要体现在肾排泄速率和肾排泄量上。

1. 肾血流量　正常人的肾血流量、肾小球滤过率、排尿量和尿素清除率以17：30为峰值，5：00为最低。

2. 尿液 pH　尿液的 pH 通常在4.5~8.0之间变化。正常人尿量为早晨多而睡眠时少。根据尿液 pH 的时辰变化特点，傍晚的尿液 pH 较高，酸性药物如水杨酸钠的脂溶性降低，肾小管重吸收减少，药物经尿排泄快，排泄时间较短；早晨的尿液 pH 较低，则酸性药物经尿排泄较慢，排泄时间较长。对于弱碱性药物苯丙胺，其在夜间或早晨（尿液 pH 较低）的尿排泄率高，白天（尿液 pH 较高）的排泄率则较低。

二、影响药物动力学时辰节律的因素

药物体内过程时间节律的主要影响因素包括生理因素、病理因素以及药物与剂型因素。

（一）生理因素

1. 年龄　人体年龄的改变会导致其生理结构及功能发生变化，在较大程度上影响药物体内过程的时间节律。通常，高血压的年轻患者与老年患者口服普萘洛尔的给药时间不同，一般分别于09：00和21：00服药。这是由于年轻患者胃排空和肠蠕动的速率在白天较高，胃液 pH 在09：00较高，其于09：00给药的 C_{max} 较21：00的大而 t_{max} 较短，说明年轻患者的普萘洛尔吸收具有典型的昼夜节律。年龄增加导致胃排空和肠蠕动的速率减慢、胃肠道血流量减少 40%～50%，活动期与休息期的生理差异减小，使老年患者 09：00 给药与 21：00 给药的 C_{max} 和 t_{max} 未见显著性差异，说明老年患者普萘洛尔吸收的时间节律消失。又如吲哚美辛在老年人和成年人中的时辰药物动力学行为不同。

2. 性别 男性与女性的肌肉和脂肪组织不同，使药物在体内的 V 和 Cl 也不同。例如，在臀肌、三角肌、股外肌这些不同部位肌内注射头孢拉定，两者的药物动力学参数存在着明显差异，男性的 α、β、C_{max} 均比女性高，女性的 t_{max}、$t_{1/2}$ 比男性高。

3. 特殊生理时期 特殊生理时期的人体生理变化将影响药物体内过程的时间节律。通常在月经期，胃排空速率加快，而孕期则降低。尤其在特殊生理时期，雌激素、孕激素、促卵泡激素、体内水和电解质平衡的波动均会影响药物在体内的处置。例如，妊娠期妇女出现心排血量增加 30%～50%、肾血流量增加 25%～50%、肾小球滤过率增加 50%、血浆白蛋白浓度下降 30%、雌激素和孕激素分泌增加、胃排空时间延长 30%～50%、肠蠕动减弱等生理变化，共同影响药物在妊娠期妇女体内的吸收、分布、代谢和排泄的时间节律。

4. 体位变化和运动 人体体位变化或运动，如静息、运动、仰卧和直立，均会引起器官组织血流量的改变，从而影响药物体内过程的时间节律。人体站位与卧位的肝脏血流量相差约 60%，体位变化将影响肝脏血流量的时间节律，从而影响药物肝脏代谢的时间节律。例如，人站立 45 分钟后，苯妥英血药浓度上升；运动可使普萘洛尔清除率增加、阿托品的 $t_{1/2(\beta)}$ 和 V 下降。

（二）病理因素

人体病理变化影响生理节律，如癌症、炎症时血浆蛋白的结构呈昼夜节律变化，进而影响药物蛋白结合率。人体病理变化还会影响药物体内过程的时间节律。例如，活动性胃溃疡患者的 H^+ 分泌速率明显加快，pH 下降，使弱酸性药物的吸收增加，影响这类药物的吸收时间节律；肝功能或肾功能异常患者的生物节律发生改变，影响药物代谢或排泄的时间节律。

（三）药物与剂型因素

1. 药物的理化性质 药物的酸碱性容易影响尿液 pH 及其时间节律，从而影响弱酸性和弱碱性药物在尿液中的解离度及其重吸收时间节律，最终影响这些药物的排泄时间节律。

2. 剂型 剂型不同对药物吸收的时辰波动有一定影响。单硝酸异山梨酯速释剂在早 6：30 给药的 t_{max} 显著缩短，缓释剂则无显著变化。硝苯地平速释片在早 8：00 给药的 C_{max}、AUC 均增高，t_{max} 明显缩短，缓释剂和静脉注射则无明显差异。

3. 药物间相互作用 同时服用两种药物时，其他药物所产生的药物效应可能间接影响药物体内过程的时间节律。例如，雷尼替丁具有抑制胃酸分泌的作用，如果在使用弱酸性药物的同时服用雷尼替丁，由于胃液 pH 升高，弱酸性药物的解离度增加、吸收减少、吸收时间节律改变。弱碱性药物的情况则相反。

4. 食物 食物可以影响人体的一些生理变化，如胃酸分泌、组织血流量等，这些可能间接影响药物的体内过程的时间节律。

食物的组成和形态对胃排空速率有较大影响。与低热量液体食物相比，高热量固体食物的胃排空时间明显较长，会影响依赖胃排空速率吸收的药物，使其 t_{max} 延迟、吸收时间节律发生改变。此外，由于食物的刺激，进食大约 30 分钟后，胃液 pH 升高；待胃排空 3～4 小时后，胃液 pH 又降低至原有水平。

食物所致的胃液 pH 变化影响弱酸性和弱碱性药物的吸收时间节律。另有研究显示，进食可以通过胃肠道以外的生理机制影响药物体内过程的时间节律。对健康受试者分别在 08：00 和 20：00 静脉注射庆大霉素，禁食条件下给药时，庆大霉素体内过程的时间节律未见变化；但是，进食条件下于 20：00 静脉注射庆大霉素的 $t_{1/2}$ 比禁食条件下的短，说明进食影响了庆大霉素静脉注射的体内过程时间节律。

三、时辰药物动力学与合理用药

时辰药物动力学是根据机体生理、生化和病理功能的节律变化以及药物在体内的代谢动力学特征、靶器官的敏感性节律等制定合理的给药方案。它对合理用药具有重要的指导意义，可提高药物疗效、减轻不良反应。此外，时辰药动学也可以指导药物新剂型的设计与开发。

（一）确定最佳服药时间

对于治疗具有明显昼夜节律疾病的药物，如治疗心绞痛、夜间哮喘、高血压等的药物，研究其时辰药物动力学很有必要。例如，健康人或高血压患者的血压变化均呈明显的昼夜波动性。一般来说，血压在凌晨3：00～4：00最低，早晨清醒后逐渐升高，至16：00最高。因此，高血压患者的给药时间通常为早晨一次给药或上、下午两次给药。此外，人体内胆固醇的合成也有昼夜节律性，通常在午夜至清晨之间合成最旺盛。故对洛伐他汀、普伐他汀等他汀类药物采用每日睡前顿服代替一天3次服药后，效果更佳。对于某些治疗消化性溃疡的药物，如奥美拉唑、雷尼替丁等，由于夜间胃酸分泌较多，夜间服药有助于病灶的迅速愈合，同时又可保证患者白天正常的生理分泌和消化功能。

药物的毒副作用有时也会随着生物节律变化而波动，时辰药动学的研究有助于此类药物给药方案的合理制定，从而减少不良反应的发生。例如，抗肿瘤药舒尼替尼是新型的酪氨酸激酶抑制剂，患者早上和晚上服用所产生的耐受性没有显著差异，但是早上服药组的疲劳、3级腹泻和中性粒细胞减少的发生率明显低于晚上组。因此，临床上舒尼替尼多采用早晨服药。

（二）确定给药剂量

在剂量调整时，对于治疗窗窄的药物，除了需要进行血药浓度监测外，还应考虑药物的时辰药动学差异。例如，地高辛的治疗浓度与中毒浓度非常接近，而心力衰竭患者在凌晨4：00对该药最为敏感，作用比其他时间强10～20倍，故地高辛在晚间给药时，需要调整剂量。如白天给药剂量为300μg时，血药浓度达1.5μg/ml，晚上可调整至250μg，这样不仅可以增强疗效，还可减少毒性反应的发生。

（三）联合给药

时辰药动学的研究有助于联合给药方案的制定。对氟尿嘧啶治疗膀胱癌的研究发现，其血药浓度在个体间及个体内的波动均很大。用不恒定速率持续输注并且将其流速峰值定在凌晨4：00，患者可耐受较高剂量而毒性较低；对转移性实体瘤患者，当晚18：00给予卡铂相较于早6：00给药，恶心、呕吐等不良反应的发生率更低；而肾毒性与患者尿钾的昼夜排泄节律有关，在尿钾排泄峰值时，肾毒性最小。有研究者在制定两者的联合化疗方案时，将氟尿嘧啶的流速峰值定在凌晨4：00，将卡铂的流速峰值定在16：00，取得了较好的疗效和较低的毒性。

知识拓展

生物节律与新型药物开发

临床用药时，应根据机体对药物反应的节律性等因素决定最佳的给药时间和剂量，以提高疗效、减少毒性和药物用量。因此，开发根据疾病昼夜节律特点释放需要量的新剂型药物，具有良好的临床应用价值和广阔的发展前景。新型给药系统包括脉冲给药方法、脉冲控释制剂、脉冲控释片、定时脉冲塞胶囊、血糖敏感给药系统、智能给药系统等。

美国Alza公司设计开发的盐酸维拉帕米择时释放渗透泵片在体内释药的速率通过半透膜上的释药孔径控制，故不受胃肠道蠕动、pH、胃排空时间等因素的影响。将渗透泵外包裹一层肠溶衣并置入脉冲系统，待肠衣溶解后，随着由时间控制的推动部分膨胀，在预定的延迟时间后，药物开始自动、定时地脉冲释放。

人体血压变化具有明显的昼夜节律性，导致心脑血管事件多出现于早晨。因此，最佳给药时间为3：00左右。采用渗透泵激光孔栓塞技术制备药物，在晚间临睡前服药，次日凌晨栓塞完全溶解、释放脉冲量药物，从而有效地控制高血压患者在清晨体内儿茶酚胺水平升高的问题，符合疾病节律变化的需要。

第四节 生物技术药物动力学与手性药物动力学

一、生物技术药物动力学

（一）概述

生物技术药物（biotechnology drugs）又称基因工程药物，指采用 DNA 重组技术或其他创新生物技术生产的药物。它是指运用微生物学、生物学、医学、生物化学等的研究成果，使用生物体、组织、细胞、体液等，综合利用微生物学、化学、生物化学、生物技术、药学等科学的原理和方法，生产的用于预防、治疗和诊断疾病的药物。生物技术药物包括应用 DNA 重组技术生产的蛋白质、多肽、酶、激素、疫苗、单克隆抗体、细胞因子和核酸类药物，也包括利用蛋白质工程技术制造的上述产品的修饰物，还包括用于基因治疗的基因药物等。

与传统药物相比，生物技术药物具有免疫原性、种族特异性和非预期的多向活性等特点。它在体内易降解，降解部位广泛，代谢、排泄与内源性同类分子相似，原型药物的排泄量极低。该类药物大多数为生物大分子，以蛋白多肽为主。由于具有疗效好、副作用小等优点，其研究已成为当今药物研发最迅速和最活跃的领域。

（二）生物技术药物的生物药剂学性质

与传统化学药物相比，生物技术药物有其特殊的生物药剂学性质和体内药物动力学过程。

1. 吸收与给药途径 由于蛋白多肽类药物相对分子质量大、极性大，故膜透过性差；易被胃肠道中的酶降解，在胃肠道中的稳定性差，所以大多数肽类和蛋白质药物口服后不能被吸收，最常用的给药途径为静脉注射、肌内注射和皮下注射等非口服给药方式，其中，静脉注射效果最好。另外，采用鼻腔、经皮、肺部给药等给药途径可避免胃肠道酶解及肝首过效应，目前已经成为蛋白多肽类药物给药途径的研究热点。

2. 分布 与小分子药物相比，蛋白多肽类药物的强亲水性导致其表观分布容积通常较小，接近血浆容积，组织药物浓度与血药浓度的比值为 1% ~ 10%，脑组织中更低（约为 0.1%）。另外，该类药物还可以与血浆蛋白非特异结合，如奥曲肽与血浆蛋白的结合率高达 65%。

3. 消除 一般与内源性或膳食蛋白质的分解代谢途径一样。蛋白多肽类药物分解产生的氨基酸进入内源性氨基酸库，进而被用于重新合成机体蛋白质，原型药物排泄量极低。

蛋白多肽类药物的代谢部位不仅包括肝脏、肾脏和胃肠道，还包括血液和其他组织，其代谢在机体各部位均可能发生，且具有非特异性。

影响肽类和蛋白质消除速率和清除机制的决定因素为相对分子质量。代谢速率通常随着相对分子质量的降低而增加，顺序依次为：大蛋白质 < 小蛋白质 < 肽。除此之外，其他理化性质包括总电荷、亲脂性、糖基化、二级和三级结构等也会影响其清除。

（三）生物技术药物动力学的研究方法

开展生物技术药物动力学研究的关键是建立有关生物技术药物的定性、定量分析方法。生物技术药物的血药浓度低、体内消除速率高，且它与内源性物质的结构和理化性质相似而分子量较大，要达到与化学药物分析方法一样的特异性、灵敏度、精密度、准确度和稳定性，难度较高。

常用的生物技术药物的分析方法包括以下几种。

1. 同位素标记示踪法 该法通过在目标蛋白、多肽上标记同位素来鉴别目标蛋白和内源性蛋白、多肽，并根据放射性计数来计算标记药物的体内浓度，是蛋白多肽类药物动力学研究的主要手段之一，常用于研究药物在生物体内的处置过程，包括内标记法和外标记法。

标记的同位素包括稳定性同位素和放射性同位素。标记稳定性同位素主要利用它和普通相应同位素的质量之差，通过质谱仪、核磁共振仪等仪器进行测定；放射性同位素则广泛采用闪烁计数器进行测量。

同位素标记法的灵敏度高，可获得血药浓度的经时变化以及药物分布、代谢和排泄的有关信息，但无法用于人体，且需要专门的同位素实验室。此外，它还可分别与分子筛色谱、反相色谱、离子交换色谱、聚丙烯酰胺凝胶电泳法、酸沉淀法等分离分析方法结合进行分析。

2. 免疫学分析法　这是一种基于抗体－抗原反应的分析方法。其原理是针对被分析蛋白多肽上的不同抗原，采用单克隆抗体或多克隆抗体特异性地识别被检测的蛋白。该法具有快速、灵敏、特异性强、准确度高、经济等特点，适用于批处理，是人体药物动力学研究的主要方法，具体包括如下。

（1）酶联免疫吸附分析（ELISA）　为最常用的免疫分析法，具有灵敏度高、重复性好、操作简便、适用范围广等优点。其原理是将一种针对抗目标蛋白的抗体（通常为单抗）预包在固相载体上，加入含有目标蛋白的基质，通过酶偶联的抗目标蛋白的第二抗体（通常为多抗）与酶的底物产生颜色或荧光反应来进行分析。

（2）放射免疫分析（RIA）　利用标记抗原与未标抗原竞争有限量的抗体，然后通过测定标记抗原－抗体复合物中放射性强度的改变来测定未标记抗原量。该方法的特异性取决于抗原－抗体的亲和力及标记药物的纯度。但是，放射免疫分析可能受内源性物质干扰而影响分析的特异性。

（3）酶免疫分析（EIA）　与 RIA 相似，也是一种对单个抗体的竞争性分析方法，但其检测的终点并非同位素，而与 ELISA 方法相近，是酶－底物系统产生的颜色或荧光反应。

此外，还有其他免疫学分析方法可用于生物药物动力学研究，如免疫沉淀电泳、免疫印迹、免疫亲和层析等，但这些方法通常只能作为某种药物特异的分析方法，很难作为蛋白多肽类药物动力学研究的常规方法。免疫分析法难以针对多肽、蛋白给出确切的生化组成和序列，难以鉴别蛋白的活性与无活性形式，不能同时测定代谢物，且代谢物和内源性物质也可能干扰测定。此外，免疫分析的变异系数相对较大（15%～20%）。

3. 生物检定法　它是针对被分析蛋白多肽的某种特异反应，通过剂量（或浓度）－效应曲线对目标蛋白进行定量分析的方法。生物检定法的特异性较差、灵敏度不高、变异性较大、费时费力，通常作为与免疫学方法相互印证以及同位素标记前后活性对比性测定等的辅助方法。

4. 活体成像技术　这是一类以分子标记与体外显影成像技术为基础的在体监测技术，包括核素活体成像与荧光标记技术等。核素活体成像技术主要包括正电子发射断层显影技术（PET）和单光子发射断层成像技术（SPECT）。该方法通过给动物静脉注射少量放射性核素标记的药物，在体外采用特定的检测仪器对射线信号进行收集，从而获得目标分子在体内的实时分布信息。荧光标记技术采用荧光素、量子点等对目标物进行标记，不具有放射性，检测过程中激发波长和测定波长同时变化，可有效减少血浆中的杂质对荧光检测的干扰。

5. 色谱法及质谱联用技术　色谱法中最常用的是高效液相色谱法（HPLC）。HPLC 具有适应性好、重现性好和操作方便等特点。所用的 HPLC 包括反相色谱、离子交换色谱、凝胶过滤色谱、亲和色谱等，其中以反相色谱最为常用。蛋白多肽类药物在体内的浓度较低，单靠色谱技术难以测定。液质联用技术（LC－MS 或 LC－MS/MS）能够检测出生物样品中的痕量组分，具有灵敏度高、专属性强、分析速度快、上样量少的特点，尤其是利用电喷雾电离（ESI）和基质辅助激光解吸电离（MALDI）两种"软电离"技术，近年来在蛋白多肽类药物的体内研究中应用发展迅速。

6. 毛细管电泳技术　高效毛细管电泳（HPCE）是电泳技术与色谱技术相结合的一种分析技术，以高压电场为驱动力，以类似于色谱柱的石英熔融毛细管为分离通道，按照样品中被测组分之间电泳淌度和分配系数的差异进行分离。由于毛细管的柱效与样品分子的扩散系数成反比且蛋白多肽类药物的扩散系数小，HPCE 适合该类药物的分析研究。HPCE 具有分辨率高、分析速度快、样品用量少及操作简单等优点，是一种灵敏的蛋白多肽类药物的分析方法。但其检测灵敏度不足、重现性差。

7. 电化学发光免疫分析法　电化学发光（ECL）检测是在化学发光和电化学的基础上发展而来的一

种分析方法，其通过在电极上施加一定电压以引发电化学反应，电化学反应释放的能量再激发发光体，当激发态发光体返回基态时便产生光发射，根据光发射强度来实现对样品的分析。电化学发光免疫分析法是将电化学发光技术与免疫测定相结合所建立的一种新型免疫分析技术，兼具电化学发光检测的高灵敏度和抗原抗体反应的高特异性。作为一种高灵敏度、强可控性的检测方法，该法适用于各类复杂体系中极低含量生物技术药物的检测。

8. 微流控芯片免疫分析法 该法是以微流控芯片技术为基础构建起来的免疫学分析方法，采用荧光检测和化学发光检测等光学检测作为测定手段，在微芯片上实现进样、稀释、混合、反应、检测等多种功能，具有低样品用量、高灵敏度、高特异性、高通量、低成本的优势，应用前景广阔。但其分析结果的可靠性以及芯片的稳定性需要加强。

（四）生物技术药物动力学的应用

1. 蛋白质和多肽 蛋白质和多肽类药物对维持机体的正常功能有重要作用，并可用于治疗肿瘤、病毒性肝炎、艾滋病及一些自身免疫性疾病。现已上市的药物包括重组胰岛素、重组人血管内皮抑制素等。蛋白多肽类药物动力学研究的难点在于分离纯化较困难、血药浓度远低于内源性蛋白以及难以区分游离药物、代谢物和结合药物。有研究建立了用于重组人血管内皮抑制素的药动学研究方法，在样品制备时用 Ni$^+$ 琼脂糖凝胶来分离纯化血浆样品，再利用 LC－MS/MS 对特异性肽段进行定量，进而对重组人血管内皮抑制素进行定性和定量，从而获得大鼠在不同剂量下的重组人血管内皮抑制素的药动学参数。

2. 核酸 核酸药物是指在核酸水平（DNA 和 RNA）上发挥作用的药物，主要包括反义核酸药物、RNA 干扰药物、DNA 疫苗以及其他药物。

（1）反义核酸药物 为人工合成的 DNA 和 RNA 片段，其核苷酸序列与靶 mRNA 或靶 DNA 杂交，抑制或封闭该基因的转录和表达，或诱导 RNaseH（核糖核酸酶 H）识别并切割 mRNA 使其丧失功能，从而发挥治疗作用。福米韦生（vitravene）是第一个通过 FDA 批准上市的反义核酸药物，此外还有很多药物正处于注册前期或临床试验阶段。核酸类药物动力学研究的瓶颈在于如何将药物原型及其代谢产物进行准确区分定量。有研究基于核酸杂交－酶联桥接的悬浮芯片技术，对反义核酸药物 AI－ON1 及其代谢产物进行了分离及定量。该法具有高灵敏度，可同时定量分析多种不同的待测反义核酸。

（2）RNA 干扰（RNAi） 是指在进化过程中高度保守的、由双链 RNA 诱发的同源 mRNA 高效特异性降解的现象。RNAi 技术可用于特异性降低或沉默某些致病基因的表达，因此，RNAi 类药物在传染性疾病、血液病和恶性肿瘤基因治疗领域有着广阔的应用前景。RNAi 类药物能否到达常规部位控制相关基因表达，决定了其能否成为有效的治疗药物。因此，对 RNAi 药物在体内过程的研究将成为此类药物开发的重要内容。

（3）DNA 疫苗 是把外源性基因克隆到真核质粒表达载体上，然后将重组的质粒 DNA 直接注射到体内，使外源基因在体内表达，产生的抗原激活机体的免疫系统，引起免疫反应。DNA 疫苗具备生产周期短、制备方便、安全性好、可引起体液免疫和细胞免疫双重效果等优点。DNA 疫苗在体内的存留时间、组织分布以及能否整合到宿主细胞中等药物动力学问题关系着其能否投入临床使用。

3. 单克隆抗体 根据用途，单克隆抗体可分为治疗剂、诊断用试剂以及"生物导弹"（专门攻击癌细胞）用给药载体。目前已上市的有治疗结肠癌和头颈癌的西妥昔单抗、治疗乳腺癌的曲妥珠单抗、治疗 B 细胞霍奇金淋巴瘤的利妥昔单抗等。抗体药物具有明显的靶向性，其在体内的消除半衰期长，抗体的来源不同，其药动学参数也不尽相同，同一抗体不同片段的药动学参数也有差异。抗体药物的研究方法包括生物鉴定法、免疫学方法等，其中，ELISA 是最为常用的方法。随着药动学研究的不断深入，该类药物将会更多地应用于临床。

二、手性药物动力学

在有机化合物分子中，具有相同结构基团但三维空间排列不同的化合物称为立体异构体。立体异构体可分为对映体与非对映体两大类。对映体之间互为镜像关系，在空间上不能重叠，就像人的左右手一样，因此称为手性化合物（chiral compound）。手性药物对映体与基因、转运体、酶、受体等生物分子的相互识别与作用具有一定的立体选择性，从而导致手性药物对映体的体内过程产生差异，即药物动力学立体选择性（stereo - selectivity in pharmacokinetics）。

（一）手性药物动力学立体选择性的体内过程

1. 吸收　大多数药物以被动扩散的方式被吸收入体，其吸收速率和程度主要取决于药物的脂溶性。由于对映体之间的脂溶性并无明显差异，其吸收与药物的立体结构无关，不存在立体选择性。

但对于通过主动转运或促进扩散方式吸收的药物，不同构型的对映体与细胞膜转运体的结合具有立体选择性，因而出现对映体间的吸收差异。例如，左旋多巴在小鼠小肠内通过与特异性转运体结合的主动转运过程被迅速吸收，而右旋多巴则通过被动扩散方式被缓慢吸收。塞利洛尔的外消旋体在 Caco - 2 细胞模型中，其 $S - (-)$ - 对映体的表观渗透系数大约是 $R - (+)$ - 对映体的 3 倍以上。这是由于外排体 P - gp 对 $R - (+)$ - 塞利洛尔的亲和力比对 $S - (-)$ - 对映体强得多，从而使 $S - (-)$ - 对映体更容易穿透生物膜而利于吸收。

此外，不同的剂型也会导致手性药物不同对映体的吸收差异。例如，当给大鼠服用布洛芬消旋体缓释颗粒剂后，对映体 S - 型与 R - 型的药 - 时曲线下面积（AUC）之比为 7.3，显著高于混悬剂（3.6）和溶液剂（3.5）。这是由于服用布洛芬缓释颗粒剂后，药物在胃肠道中的滞留时间更长，更多 R - 型布洛芬转化为 S - 型，使其 AUC 显著高于混悬剂和溶液剂。

此外，在吸收过程中，药物代谢酶对于不同对映体的代谢程度差异也会导致对映体的吸收差异。

2. 分布　药物分布的立体选择性主要与其血浆蛋白、组织蛋白结合能力的差异有关。与药物结合的血浆蛋白主要包括白蛋白和 α_1 - 酸性糖蛋白，而同一药物不同对映体与两种蛋白的结合力可能不同，进而影响其药动学行为。例如，与 R - 维拉帕米相比，S - 维拉帕米与白蛋白和 α_1 - 酸性糖蛋白的结合能力均较小。立体选择性引起蛋白结合率改变，药物的血浆蛋白结合率越高，立体选择性对药物分布和药效的影响就越大。因此，S - 维拉帕米的游离血浆浓度约是 R - 维拉帕米的 2.42 倍，其表观分布容积分别为 6.42L/kg 和 2.7L/kg。

同样，药物的组织分布也有一定的立体选择性。如大鼠口服抗前列腺增生药萘哌地尔后，其前列腺、肝脏、肾脏中 $R - (+)$ - 对映体的浓度显著高于 $S - (-)$ - 对映体，这与两对映体的组织分配系数不同有关。

此外，在跨膜转运过程中，手性药物各对映体与相关转运体亲和力的不同亦可引起组织分布的立体选择性。

3. 代谢　立体选择性代谢是手性药物产生药物动力学立体选择性差异的主要原因。药物在体内的代谢途径有多种，大多数需要酶、受体及核酸等生物大分子的介导。这些生物大分子本身具有手性，对底物的选择也具有手性，因此会产生不同的代谢行为。

（1）对映体代谢途径的立体选择性　两对映体之间可能存在不同的代谢途径。普萘洛尔在体内的代谢途径有 7 - 羟基化、5 - 羟基化、4 - 羟基化、N - 去异丙基化和葡萄糖醛酸化结合反应，不同的代谢途径表现出不同的立体选择性。例如，犬肝微粒体中 CYP2D15 介导的 4 - 羟基化反应会优先选择 $S - (+)$ - 对映体。

（2）代谢酶对底物的立体选择性　药物代谢酶对手性药物的对映体代谢会产生立体选择性。如对于柚皮素，肝微粒体中 CYP2C19 对 S - 对映体有较高的代谢活性，而 CYP3A 对 R - 对映体的代谢活性更高。又如，R - 华法林依次由 CYP3A4 和 CYP1A2 代谢，而 R - 华法林由 CYP2C9 代谢。

（3）手性对映体之间的转化　不同手性对映体可在人体代谢器官内发生转化，尤其是在肝及胃肠道和肾脏内。例如，吡格列酮的两种对映体可以相互转化，在大鼠血浆中，R - 对映体转化成 S - 对映体的速率是其 S - 对映体转化成 R - 对映体的 3.81 倍。这种对映体之间的转化可使一种对映体的消除减慢甚至产生蓄积，应引起足够的重视。

（4）药物代谢产物的立体选择性　结构中存在酮基或不饱和键的药物经还原、羟化等反应可产生含手性中心的手性代谢产物，从而导致药动学差异。

4. 排泄

（1）肾排泄　包括肾小球滤过、肾小管主动分泌、肾小管重吸收等过程。与吸收一样，被动扩散过程一般不存在立体选择，而主动转运过程则会有对映体肾排泄差别。例如，奎尼丁与奎宁互为对映体，两者的肾清除率之比为 4.2 ± 1.4，这与肾小管主动分泌有关。

此外，药物对映体的蛋白结合率不同致使游离的药物浓度不同，进而间接影响肾小球被动重吸收的过程，导致肾排泄的立体选择性。例如，口服非甾体抗炎药氟罗布芬后，S - 对映体的清除率是 R - 对映体的 5 倍。

（2）胆汁排泄　为药物及其代谢产物的主要排泄途径之一。胆管中存在有机酸、有机碱和中性化合物转运系统，这些需要不同的转运系统介导，往往存在立体选择性。如在大鼠体内，酮洛芬的代谢物酮洛芬葡萄糖醛酸苷的 S - 对映体比 R - 对映体更易经胆汁排泄。

（二）影响手性药物动力学立体选择性的因素

1. 药物因素

（1）剂型因素　不同剂型的手性药物可受到立体选择性首过效应和门静脉内立体选择性血浆蛋白结合的影响，使药物对映体进入体循环的量和速率有所不同，进而导致手性药物动力学立体选择性的差异。例如口服维拉帕米时存在首过效应，其缓释制剂的药效比速释制剂强，这是因为速释制剂中活性高的 S - 维拉帕米可更快地被代谢。

（2）剂量因素　剂量不同也会导致某些受体药物产生药动学立体选择性差异。例如，口服富马酸伊布利特外消旋体后，高剂量（4mg/kg）给药时，两对映体的药动学参数具有显著差异，生物利用度最大相差约 3 倍，而在低剂量（0.3mg/kg）时则不明显。这表明高剂量口服该药的首过效应具有高度的对映体选择性，而在低剂量时不明显。

（3）给药途径因素　给药途径不同可导致不同对映体间药动学或药效学的差异。例如，相比于奥昔布宁的经皮给药，其口服的代谢率更高，其代谢产物氮去乙基奥昔布宁的 R - 对映体比 S - 对映体的 AUC 要大。

（4）药物相互作用　对映体间可能存在相互作用，主要是由于两对映体相互竞争同一酶催化位点或蛋白结合部位。例如，单独给予 S - （+）- 氯胺酮后，测得的清除率明显高于给予消旋体后测得的 S - （+）- 对映体的清除率，这可能是由于 R - （-）- 对映体抑制了 S - （+）- 对映体的代谢。

此外，联合用药对手性药物动力学的立体选择性也有一定影响。例如，美托洛尔与奎尼丁合用时，奎尼丁能使异喹胍快代谢者体内的美托洛尔药物动力学的立体选择性消失。

2. 生理因素

（1）性别　人的性别不同，其酶活性、器官功能及血浆蛋白结合率等也会不同，因此会导致手性药物动力学的立体选择性差异。例如，人体口服（S, S）与（R, R）型瑞波西汀对映体后，其在男性与女性体内的血浆峰浓度比约为 1.6 : 2.3。

（2）年龄　同样，年龄的差异会引起酶活性、器官功能及血浆蛋白结合率等的差异，从而导致手性药物动力学的立体选择性差异。如在老年人体内，氨氯地平对映 R/S 的 AUC 比值显著高于年轻人。

（3）种属与种族因素　已有许多研究表明，药物动力学的立体选择性存在种属差异。如在不同动物肝微粒体中，卡洛芬与葡萄糖醛酸结合具有立体选择性，均为 R - 对映体占优势；但因动物种属不同而有差异，其在大鼠肝微粒体中的立体选择性高，在犬、羊和马的肝微粒体中的立体选择性低。

不同种族间，药物代谢往往也存在立体选择性差异。口服普萘洛尔后，白种人和黑种人体内 R - 对映体的清除率分别约为 S - 对映体的 1.3 倍和 1.5 倍。

（4）遗传因素　药物动力学立体选择性还受遗传多态性的影响，这主要是由药物代谢酶（如 CYP450）的遗传多态性引起的。酶的活性存在较大差异，可将个体按代谢速率的快慢分为弱（慢）代谢型（PM）与强（快）代谢型（EM）。在人体内，兰索拉唑经 CYP2C19 催化代谢。在快代谢和慢代谢受试者体内，R - 对映体的血浆浓度与血浆蛋白结合率均比 S - 对映体高；在快代谢者体内，S - 对映体的表观分布容积比 R - 对映体大 3 倍，而在慢代谢者体内则大 10 倍。

3. 病理因素 人体的疾病状态也会引起药物动力学立体选择性的改变。肝硬化患者由于肝功能性细胞数减少,首过效应减弱,从而对有选择性首过代谢效应的手性药物产生较大影响。肾脏疾病的发生可导致肾血流量减少,也会对药物动力学的立体选择性产生影响,例如,肾功能不全者体内 S/R 布洛芬浓度比及 AUC 的比值均大于正常人。

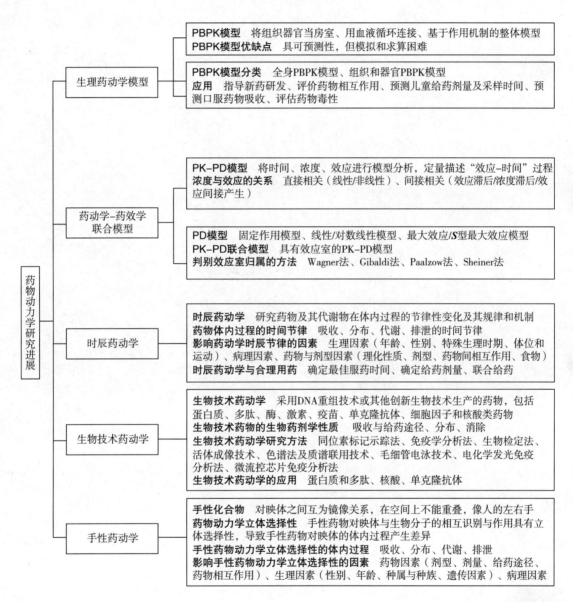

| 生理药动学模型 | **PBPK模型** 将组织器官当房室、用血液循环连接、基于作用机制的整体模型
PBPK模型优缺点 具可预测性,但模拟和求算困难 |
| | **PBPK模型分类** 全身PBPK模型、组织和器官PBPK模型
应用 指导新药研发、评价药物相互作用、预测儿童给药剂量及采样时间、预测口服药物吸收、评估药物毒性 |

| 药动学-药效学联合模型 | **PK–PD模型** 将时间、浓度、效应进行模型分析,定量描述"效应-时间"过程
浓度与效应的关系 直接相关(线性/非线性)、间接相关(效应滞后/浓度滞后/效应间接产生) |
| | **PD模型** 固定作用模型、线性/对数线性模型、最大效应/S型最大效应模型
PK–PD联合模型 具有效应室的PK–PD模型
判别效应室归属的方法 Wagner法、Gibaldi法、Paalzow法、Sheiner法 |

| 时辰药动学 | **时辰药动学** 研究药物及其代谢物在体内过程的节律性变化及其规律和机制
药物体内过程的时间节律 吸收、分布、代谢、排泄的时间节律
影响药动学时辰节律的因素 生理因素(年龄、性别、特殊生理时期、体位和运动)、病理因素、药物与剂型因素(理化性质、剂型、药物间相互作用、食物)
时辰药动学与合理用药 确定最佳服药时间、确定给药剂量、联合给药 |

| 生物技术药动学 | **生物技术药动学** 采用DNA重组技术或其他创新生物技术生产的药物,包括蛋白质、多肽、酶、激素、疫苗、单克隆抗体、细胞因子和核酸类药物
生物技术药物的生物药剂学性质 吸收与给药途径、分布、消除
生物技术药动学研究方法 同位素标记示踪法、免疫学分析法、生物检定法、活体成像技术、色谱法及质谱联用技术、毛细管电泳技术、电化学发光免疫分析法、微流控芯片免疫分析法
生物技术药动学的应用 蛋白质和多肽、核酸、单克隆抗体 |

| 手性药动学 | **手性化合物** 对映体之间互为镜像关系,在空间上不能重叠,像人的左右手
药物动力学立体选择性 手性药对映体与生物分子的相互识别与作用具有立体选择性,导致手性药物对映体的体内过程产生差异
手性药物动力学立体选择性的体内过程 吸收、分布、代谢、排泄
影响手性药物动力学立体选择性的因素 药物因素(剂型、剂量、给药途径、药物相互作用)、生理因素(性别、年龄、种属与种族、遗传因素)、病理因素 |

药物动力学研究进展

题库

练 习 题

1. 什么是生理药物动力学模型?其优缺点分别有哪些?
2. 简述判别效应室归属的常用方法。

3. 时辰药动学主要有哪些影响因素？

4. 生物技术药物的生物药剂学特性是什么？

5. 生物技术药物动力学研究中常用的分析方法有哪些？

6. 简述立体选择性和手性药物的概念。

7. 什么是药物动力学立体选择性？主要表现在哪些方面？

（常星）

附　录

附录一　药物动力学符号注释

α	双室模型分布相速率常数或快配置速率常数（h^{-1}）
β	双室模型消除相速率常数或慢配置速率常数（h^{-1}）
τ	给药间隔（h）
AUC	药－时曲线下面积（$h \cdot mg/L$ 或 $h \cdot \mu mol/L$）
$AUC_{0-\infty}$	时间从 0 至无穷大时药－时曲线下面积（$h \cdot mg/L$ 或 $h \cdot \mu mol/L$）
AUC_{0-t}	时间从 0 时至 t 时药－时曲线下面积（$h \cdot mg/L$ 或 $h \cdot \mu mol/L$）
$AUC_{t-\infty}$	时间从 t 时至无穷大时药－时曲线下面积（$h \cdot mg/L$ 或 $h \cdot \mu mol/L$）
AUMC	一阶矩－时间曲线下面积（$h^2 \cdot mg/L$）
C	血药浓度（mg/L 或 $\mu mol/L$）
C_0	初始血药浓度（mg/L 或 $\mu mol/L$）
C_m	血浆中药物代谢物浓度（mg/L 或 $\mu mol/L$）
C_{max}	血管外给药后最大血药浓度，峰浓度（mg/L 或 $\mu mol/L$）
C_r	残数浓度
C_{ss}	稳态血药浓度（mg/L 或 $\mu mol/L$）
$\overline{C}_{ss}$	多剂量给药达稳态时的平均稳态血药浓度（mg/L 或 $\mu mol/L$）
C_{max}^{ss}	多剂量给药达稳态时的最大血药浓度（mg/L 或 $\mu mol/L$）
C_{min}^{ss}	多剂量给药达稳态时的最小血药浓度（mg/L 或 $\mu mol/L$）
Cl	血浆药物总清除率（L/h）
Cl_r	肾清除率（L/h）
Cl_{nr}	非肾清除率（L/h）
DF	稳态时血药浓度的波动度
ER	肝抽提比
f_{ss}	达坪分数
F	药物的生物利用度
GFR	肾小球滤过率（L/h）
k_0	滴注速率（mg/h）
k	一级总消除速率常数（h^{-1}）
k_a	一级吸收速率常数（h^{-1}）
k_e	一级肾排泄速率常数（h^{-1}）
k_{12}	双室模型中药物从中央室向周边室转运的一级速率常数（h^{-1}）
k_{21}	双室模型中药物从周边室向中央室转运的一级速率常数（h^{-1}）

k_{10}	双室模型中药物从中央室消除的一级速率常数（h^{-1}）
k_b	生物转化速率常数（h^{-1}）
k_r	缓控释制剂中药物释放速率常数（h^{-1}）
K_m	米-曼常数（mg/L 或 μmol/L）
MAT	溶出药物平均吸收时间（h）
MDT	平均溶出时间（h）
MDIT	固体制剂平均崩解时间（h）
MRT	平均滞留时间（h）
R	蓄积因子
t_{max}	血管外给药达到最大血药浓度的时间，达峰时间（h）
$t_{1/2}$	生物半衰期或消除半衰期（h）
$t_{1/2(a)}$	吸收半衰期（h）
$t_{1/2(\alpha)}$	双室模型分布相的半衰期（h）
$t_{1/2(\beta)}$	双室模型消除相的半衰期（h）
t_0，t_{lag}	给药开始至血液中出现药物所需要的时间，滞后时间（h）
V，V_d	表观分布容积（L）
V_c	中央室的表观分布容积（L）
V_m	酶介导代谢反应的最大速率（mg/h 或 μmol/h）
X	体内药量（mg 或 μmol）
X_0	给药剂量（mg 或 μmol）
X_c	中央室的药量（mg 或 μmol）
X_p	周边室的药量（mg 或 μmol）
X_a	在吸收部位有待于吸收的药量（mg 或 μmol）
X_A	吸收进入体循环的药量（mg 或 μmol）
X_0^*	负荷剂量（mg 或 μmol）
X_u	尿中原型药物排泄量（mg 或 μmol）
X_u^∞	尿中累计原型药物排泄总量（mg 或 μmol）

附录二 拉普拉斯变换

拉普拉斯变换（Laplace transform）在某种意义上是为了把复杂的运算转化为简单的运算，它是一种微分方程或积分方程求解的简化方法。即把微分方程通过积分变换（把一个函数变为另一个函数的变换）转换为代数方程并求解，求得代数方程的解后，由逆变换（查变换表）即得原方程的解。此方法简单方便。

（一）定义

函数 $f(t)$ 的拉普拉斯变换定义为 $L[f(t)] = \int_0^\infty f(t) e^{-st} dt = F(s)$。

式中，$L[\ ]$ 为拉普拉斯变换符号；$f(t)$ 为原函数，即给定的时间函数；s 为参变量或拉氏运算子；$F(s)$ 是象函数，即 $f(t)$ 的拉氏变换。

所以，函数 $f(t)$ 的拉氏变换即是将该函数乘以 e^{-st}，然后在 $0 \to \infty$ 时间内定积分。e^{-st} 称为 L 氏变换的核。其结果为仅含有 s 参数的另一个函数 $f(s)$，它建立在 s 变量域上，我们习称为频域。拉氏变换的实质是将时间函数表达式转换为拉氏运算子 s 的函数表达式。

（二）拉普拉斯变换的性质与公式

1. 常数的拉普拉斯变换　$L[A] = \dfrac{A}{s}$

2. 常数与原函数积的拉普拉斯变换　$L[Af(t)] = AL[f(t)] = AF[s]$

3. 函数和的拉普拉斯变换　$L[f_1(t) + f_2(t)] = L[f_1(t)] + L[f_2(t)] = F_1(s) + F_2(s)$

4. 原函数导数的拉普拉斯变换　$L\left[\dfrac{df(t)}{dt}\right] = sLf(t) - f(0)$

5. 指数函数的拉普拉斯变换　$L[e^{-\alpha t}] = \dfrac{1}{s + \alpha}$

（三）拉普拉斯变换表与常微分方程的解

为了计算方便，人们已将某些函数的表达式采用拉普拉斯积分导出这些函数表达式的拉普拉斯变换，进而总结为拉普拉斯变换表（附表 1），直接查表就可省略积分步骤。

常数线性微分方程的解分三步进行。

第一步：将方程中的每一项取拉氏变换。

第二步：解所得拉氏变换的代数方程。

第三步：求出代数方程解的逆变换（查附表 1）

为方便起见，令 $L[X] = \bar{X}$，可以使表达式简化。

例　解微分方程：$\dfrac{dX}{dt} = k_0 - kX$

两边取拉氏变换：

$$L\left[\dfrac{dX}{dt}\right] = L[k_0] - L[kX]$$

因为 $t = 0$ 时，$X = 0$

则：

$$sL[X] - 0 = \dfrac{k_0}{s} - kL[X]$$

$$s\bar{X} = \dfrac{k_0}{s} - k\bar{X}$$

解此拉氏变换的代数方程得：

$$\bar{X} = \dfrac{k_0}{s(s + k)}$$

查表求代数方程的逆变换得：

$$X = \dfrac{k^0}{k}(1 - e^{-kt})$$

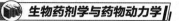

附表 1　常用拉普拉斯变换表

原函数 $f(t)$	象函数 $F(s)$
A	$\dfrac{A}{s}$
t	$\dfrac{1}{s^2}$
t^m	$\dfrac{m!}{s^{m+1}}$
Ae^{-at}	$\dfrac{A}{s+a}$
Ate^{-at}	$\dfrac{A}{(a+s)^2}$
$\dfrac{A}{a}(1-e^{-at})$	$\dfrac{A}{s(s+a)}$
$\dfrac{(B-Aa)e^{-at}-(B-Ab)e^{-bt}}{b-a}(b\neq a)$	$\dfrac{As+B}{(s+a)(s+b)}$
$\dfrac{A}{b-a}(e^{-at}-e^{-bt})$	$\dfrac{A}{(s+a)(s+b)}$
$e^{-at}[A+(B-Aa)t]$	$\dfrac{As+B}{(s+a)^2}$
$-\dfrac{Aa^2-Ba+C}{(c-a)(a-b)}e^{-at}-\dfrac{Ab^2-Bb+C}{(b-c)(a-b)}e^{-bt}-\dfrac{Ac^2-Bc+C}{(b-c)(c-a)}e^{-at}$	$\dfrac{As^2+Bs+C}{(s+a)(s+b)(s+c)}$
$A\left[\dfrac{1}{ab}+\dfrac{1}{a(a-b)}e^{-at}-\dfrac{1}{b(a-b)}e^{-bt}\right]$	$\dfrac{A}{s(s+a)(s+b)}$
$\dfrac{B}{ab}-\dfrac{Aa-B}{a(a-b)^2}e^{-at}+\dfrac{Ab-B}{b(a-b)}e^{-bt}$	$\dfrac{As+B}{s(s+a)(s+b)}$
$\dfrac{B}{ab}-\dfrac{a^2-Aa+b}{a(b-a)}e^{-at}+\dfrac{b^2-Ab+B}{b(b-a)}e^{-bt}$	$\dfrac{s^2+As+B}{s(s+a)(s+b)}$

参 考 文 献

［1］ Andrews CW, Bennett L, Yu LX. Predicting human oral bioavailability of a compound：Development of a novel quantitative structure – bioavailability relationship ［J］. Pharm Res, 2000, 17：639.

［2］ 杨一新. 医学细胞生物学 ［M］. 北京：科学出版社, 2000：53 – 54.

［3］ Drozdowski LA, Thomson AB. Intestinal sugar transport ［J］. World J Gastroenterol, 2006, 12 (11)：1657 – 1670.

［4］ 印晓星, 杨帆. 生物药剂学与药物动力学 ［M］. 2 版. 北京：科学出版社, 2017.

［5］ 朱家壁. 现代生物药剂学 ［M］. 北京：人民卫生出版社, 2011.

［6］ 李晓天, 赵永星. 生物药剂学与药物动力学 ［M］. 郑州：郑州大学出版社, 2006.

［7］ Sanz R, Calpena AC, Mallandrich M, et al. Enhancing topical analgesic administration：review and prospect for transdermal and transbuccal drug delivery systems ［J］. Curr Pharm Des, 2015, 21 (20)：2867 – 825.

［8］ Leon Shargel, Susanna Wu – Pong, Andrew Yu. Applied Biopharmaceutics& Pharmacokinetics. 6th ed. New York：McGraw – Hill Medical, 2012.

［9］ 刘建平. 生物药剂学与药物动力学 ［M］. 5 版. 北京：人民卫生出版社, 2016.

［10］ 王广基. 药物代谢动力学 ［M］. 北京：化学工业出版社, 2005.

［11］ 林宁. 生物药剂学与药物动力学 ［M］. 2 版. 北京：中国中医药出版社, 2018.

［12］ 程刚. 生物药剂学 ［M］. 4 版, 北京：中国医药科技出版社, 2015.

［13］ 姜艳彬, 单吉浩, 王莹, 等. LC – MS/MS 技术在药物代谢研究中的应用进展 ［J］. 药物分析杂志, 2014, 34 (3)：385 – 391.

［14］ 梁文权. 生物药剂学与药物动力学 ［M］. 3 版. 北京：人民卫生出版社, 2007.

［15］ Malcolm Rowland, Thomas N. Tozer. 临床药代动力学与药效动力学 ［M］. 陈东生, 黄璞, 主译. 4 版. 北京：人民卫生出版社, 2012.

［16］ Shargel L, Wu – Pong S, Yu A. Applied Biopharmaceutics & Pharmacokinetics. 5th ed. New York：Appleton & Large, 2005.

［17］ 蒋新国. 生物药剂学与药物动力学 ［M］. 北京：高等教育出版社, 2012.

［18］ Yamaoka K, Nakagawa T, Uno T. Statistical moments in pharmacokinetics ［J］. J Pharmacokinet Biopharm, 1978, 6 (6)：547 – 558.

［19］ Malcolm Rowland, Thomas N. Tozer. Clinical Pharmacokinetics Concepts and Applications. 彭彬, 主译. 临床药动学 ［M］. 长沙：湖南科学技术出版社, 1999.

［20］ 孙进. 口服药物吸收与转运 ［M］. 北京：人民卫生出版社, 2006.

［21］ 蒋学华. 临床药动学 ［M］. 北京：高等教育出版社, 2007.

［22］ 李相鸿, 孙华, 周理想, 等. 甲磺酸多沙唑嗪缓释片人体药动学和生物等效性研究 ［J］. 中国新药杂志, 2015, 24 (2)：177 – 181.

［23］ 高秀蓉, 蒋学华. 胃肠道 p – 糖蛋白在药物外排转运中的作用研究进展 ［J］. 中国药师, 2011, 14 (11)：1583 – 1587.

［24］ 刘克辛. 临床药物代谢动力学 ［M］. 3 版. 北京：科学出版社, 2016.

［25］鲁卫东，张景勋．生物药剂学与药物动力学［M］．北京：科学出版社，2017.

［26］高申，程刚．生物药剂学［M］．北京：人民卫生出版社，2014.

［27］刘克辛．临床药物代谢动力学［M］．2版．北京：人民卫生出版社，2014.

［28］何伍，杨建红，王海学，等．FDA与EMA对纳米药物开发的技术要求与相关指导原则［J］．中国新药杂志，2014，23（08）：925－931.

［29］余敬谋，黄建秋．生物药剂学与药物动力学［M］．武汉：华中科技大学出版社，2019.

［30］孙进．药物转运体［M］．北京：人民卫生出版社，2019.

［31］Sun P, Xiao Y, Di Q, et al. Transferrin receptor－targeted PEG－PLA polymeric micelles for chemotherapy against glioblastoma multiforme［J］. Int J Nanomedicine, 2020, 15: 6673－6688.

［32］Teorell T. Kinetics of distribution of substances administered to the body Ⅰ: The extravasular modes of administration［J］. Arch Int Pharmacodyn, 1973, 57: 205－225.

［33］Teorell T. Kinetics of distribution of substances administered to the body Ⅱ: The extravasular modes of administration［J］. Arch Int Pharmacodyn, 1973, 57: 226－240.

［34］Culter DJ. Theory of the mean absorption time, an adjunct to conventional bioavailability studies［J］. J Pharm Pharmacol, 1978, 30: 476－478.

［35］Riegllman S, Collier P. The application of statistical moment theory to the evaluation of in vivo dissolution time and absorption［J］. J Pharmacokinet Biopharm, 1980, 8: 509－534.

［36］Bellman R, Jaquez JA, Kabana R, et al. Bull Math Biophy, 1960, 22: 181－309.

［37］Sheiner LB, Rosenberg B, Marathe VV. Estimation of population characteristics of pharmacokinetic parameters from routine clinical data［J］. J Pharmacokinet Biopharm, 1977, 5: 445－479.

［38］Whiting B, Kelman AW, Grevel J. Population pharmacokinetics theory and Clinical application［J］. Clin Pharmacokin, 1986, 11: 387－401.

［39］Sheiner LB, Stanski DR, Vozeh S, et al. Simultaneous modeling of pharmacokinetics and pharmacodynamics: application to d－tubocurarine［J］. Clin Pharmacol Ther, 1979, 25: 358－371.

［40］Reigner BG, Willianms PE, Patel IH, et al. An evaluation of the integration of pharmacokinetic and pharmacodynamic principles in clinical drug development. Experience with Hoffman LaRoche［J］. Clin Pharmacokinet, 1997, 33: 142－152.